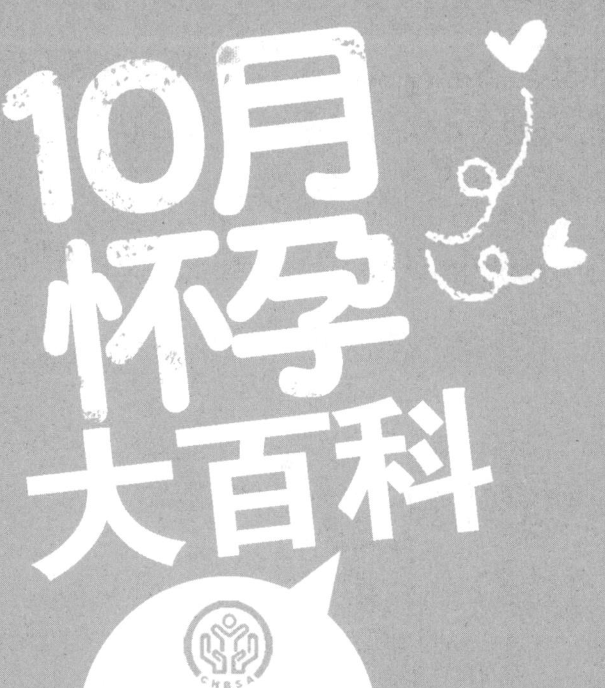

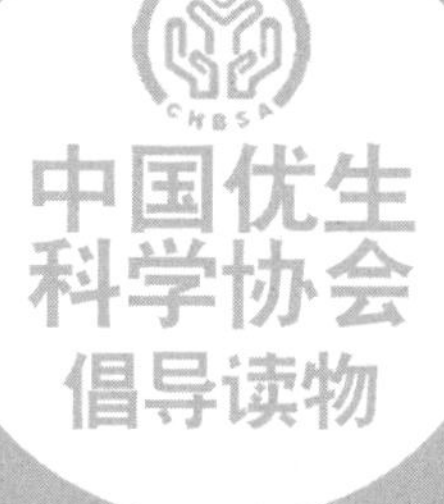

中国优生科学协会专家委员会主任
李崇高 主编

吉林科学技术出版社
JILIN SCIENCE & TECHNOLOGY PUBLISHING HOUSE

图书在版编目（CIP）数据

10月怀孕大百科 / 李崇高主编. — 长春 : 吉林科学技术出版社, 2013.11
ISBN 978-7-5384-7266-0

Ⅰ. ①1… Ⅱ. ①李… Ⅲ. ①妊娠期－妇幼保健－基本知识 Ⅳ. ①R715.3

中国版本图书馆CIP数据核字（2013）第266931号

10月怀孕大百科

主　　编　李崇高
副 主 编　张曦文　王　飞
出 版 人　李　梁
责任编辑　许晶刚　端金香　杨超然
封面设计　长春市一行平面设计有限公司
制　　版　长春市一行平面设计有限公司
开　　本　720mm×990mm　1/16
字　　数　600千字
印　　张　31
印　　数　10001—18000册
版　　次　2014年1月第1版
印　　次　2014年4月第2次印刷

出　　版　吉林科学技术出版社
发　　行　吉林科学技术出版社
地　　址　长春市人民大街4646号
邮　　编　130021
发行部电话/传真　0431-85635177　85651759　85651628
　　　　　　　　85677817　85600611　85670016
储运部电话　0431-86059116
编辑部电话　0431-85635186
网　　址　www.jlstp.net
印　　刷　长春新华印刷集团有限公司

书　　号　ISBN 978-7-5384-7266-0
定　　价　35.00元

前言

妊娠期，是每个女人一生中最期待、最渴望的幸福时光，同时在这奇妙的280天，无论身体或是心情，都会经历各种前所未有的变化。当被告知“恭喜！你怀孕了”时，你的心情如何呢？在喜悦的心情下，是否还存在着不安的情绪呢？妊娠、分娩的确是一件大事，不安是理所当然的事。

从生命的最初形态受精卵开始，胎儿在母体子宫内经过10个月的生长发育，就会成为人类社会的一员。母亲要为新生命的诞生度过一段快乐而又难忘的岁月，280天的孕育历程带给年轻父母的不仅是一个惊喜，还有新一轮的操劳。保证母子平安是每一个家庭的心愿。每个准妈妈都希望小宝贝健康、聪明又可爱。从此，心头有了多少牵挂，生活中有了多少希望。然而，在这10个月历程中，伴随你的不仅只是将为人母的喜悦和骄傲，也有很多麻烦和疑虑时时在困扰。怎样轻松、平安、顺利地走过孕育小宝贝的生命历程呢?

生命始于受精卵细胞，一个细胞经过分裂、分化，发育为正常胎儿并娩出，需要母体和胎儿各方面的协调作用。在这个过程中，无论是母体还是胎儿出现异常，都可能影响妊娠的正常进行。总之，妊娠是一个让人既喜又忧的生理过程，准妈妈保持健康的心态是母婴健康的先决条件。充分了解自身的生理变化，合理安排饮食起居，定期进行产前检查，出现异常情况随时就诊，要知道准妈妈关爱自己就是关爱孩子。

本书还将传统坐月子的方法进行了科学系统的更新，结合了现代健康生活的观念，从新妈妈饮食、塑身、美容、心理、疾病等方面讲解了如何科学坐月子，如何合理补充营养与调理身心平衡，如何在最短时间内恢复母亲体力，提供完整的保养知识、配方与诀窍，确保妈妈身体健康与心理复原，确保宝宝的健康成长和家庭的美满幸福。

目录 Mulu

第一章 孕前准备

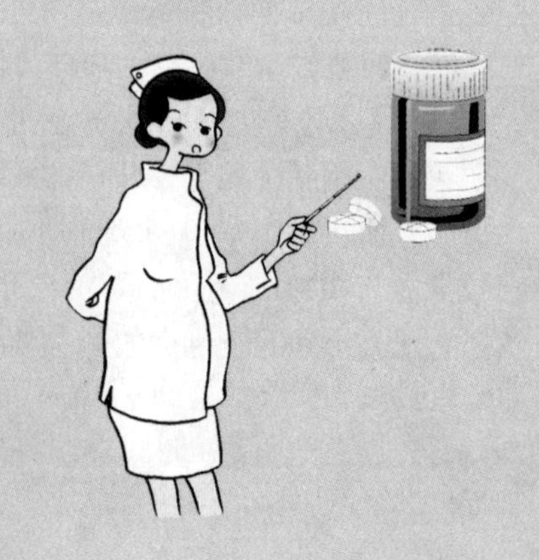

了解优生优育知识 45

怀孕，不打无准备之仗 54

Mulu

第二章 孕期生活安排

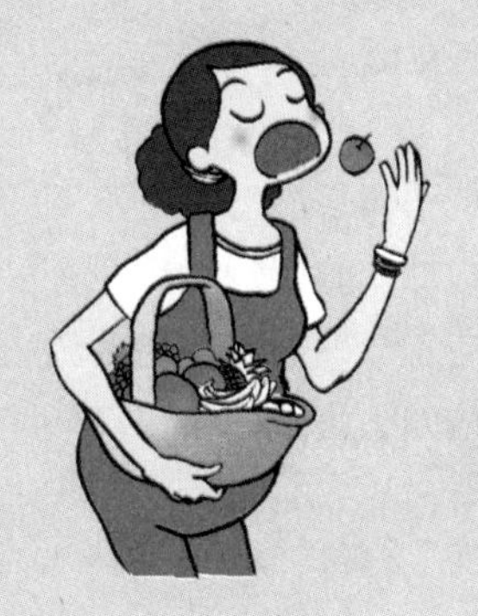

Mulu

2～3个月准妈妈饮食营养 134

3～4个月妈妈宝宝的变化 142

3～4个月准妈妈的生活宜忌 144

Mulu

3～4个月准妈妈的健康护理 149

3～4个月胎教进行时 154

3～4个月准妈妈饮食营养 157

Mulu

4～5个月胎教进行时 182

4～5个月准妈妈饮食营养 184

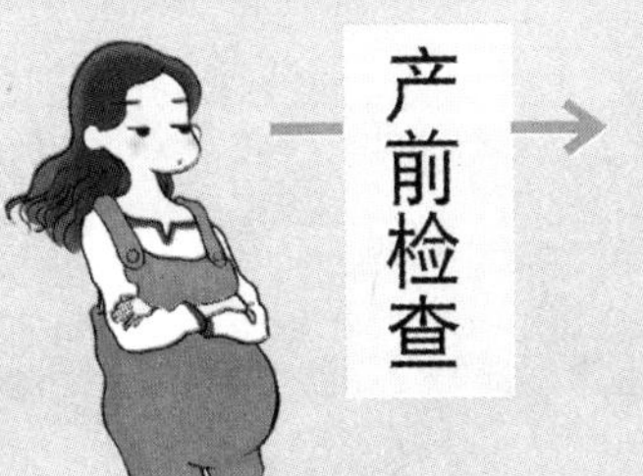

产前检查

Mulu

Mulu

7～8个月准妈妈饮食营养 249

8～9个月妈妈宝宝的变化 257

8～9个月准妈妈的生活宜忌 258

Mulu

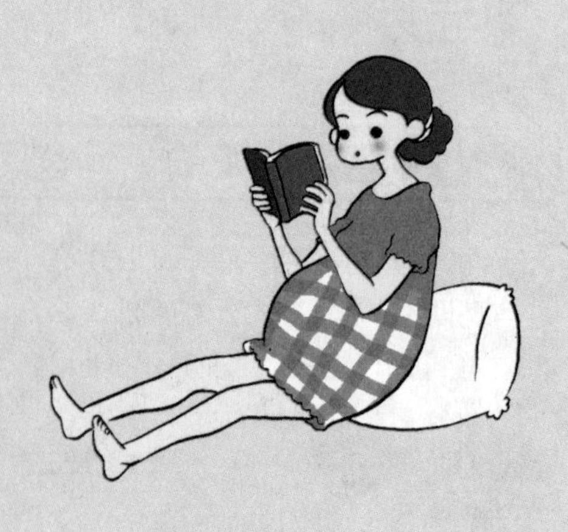

Mulu

分娩！

Mulu

第四章 科学坐月子

Mulu

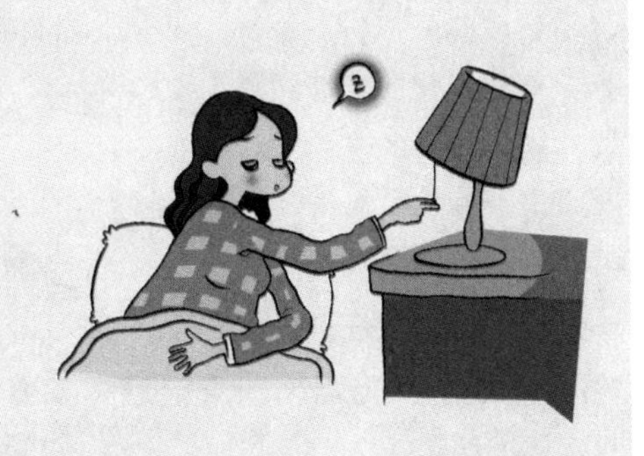

Mulu

产后“亲密接触”宝典 432

第五章　产后恢复

Mulu

附录

Mulu

孕期同步运动 481

第一章

孕前准备

如果各方面条件已经成熟，那就开始准备吧！怀孕前做好周全的准备会给妊娠创造一个好的开端。给家庭多增添一个成员，当然不能是草率上阵，准父母在孕前这个起跑线上就该做好各项准备，让你的宝宝在出生时就站到更高的起点上。你现在的身体状况、心理状态、工作环境、生活环境、生活习惯都适合做妈妈吗？为了让你的身心以最佳的状态迎接新生命，你必须做好充分的准备。不用紧张，也不会麻烦，只要按照它来做，受孕过程就可以轻松开始了。

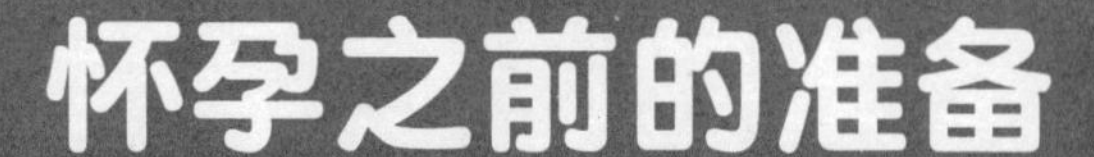

怀孕之前的准备

不管甜蜜的二人世界多么令人留恋，年轻夫妇总要考虑新的家庭成员——“小宝贝”加入的问题，如果各方面条件已经成熟，那就准备和这个小宝宝的约会吧！怀孕前做好周全的准备会给280天的怀孕旅程创造一个好的开端。准爸爸准妈妈对未来的宝宝都寄予了很大的期望：漂亮、聪明，最关键的是健康。这就需要做好充分准备。

从心理上准备宝宝的到来

怀孕和分娩是女人一生最为重要的事情之一。很多人说一个女性只有经历了恋爱、婚姻、妊娠、分娩、做母亲这一过程，才算是拥有了一个完整的人生，才称得上是一个完整而成熟的女性。真的是这样吗?

从少女到妻子，从结婚到怀孕，从怀孕到分娩，所有的变化都是女性一生中所要经历的自然过程。每个成年女性都渴望有一个健康活泼的小宝宝，但是孕育小生命是一个漫长而又艰辛的过程，需要慎之又慎。从准备怀孕起，未来的妈妈便将开始经历生命中最大的变化。

为了更好地适应这一变化，孕前良好的心理准备是准妈妈必须注意的关键问题。一手摸着骄傲的大肚子，另一只手被关爱的丈夫搀扶着，可这只是光彩的一面。未当过母亲的女性的人生是不完整的，想当母亲是每一位女性内心世界所渴望的正常心理需求，但光有愿望不行，在心理上也应做好相应的准备，这种准备有时比其他准备更重要。

怀孕早期，因为早孕反映，你可能食欲缺乏，泛酸呕吐，随着怀孕天数的增加，你可能行动不便，甚至出现一些妊娠并发症，为了治疗，可能需要打针吃药。你是否会以平静的心态对待这些，会不会因此迁怒到丈夫甚至肚子里的孩子身上呢?

给准妈妈的建议

有心理准备的准妈妈与没有心理准备的准妈妈比起来，她们的孕期生活要顺利、从容得多，妊娠反应也轻得多。有了这样的心理准备，孕前孕后生活会尽可能地轻松愉快，家庭也充满幸福、安宁和温馨，宝宝才会在优良的环境中健康成长。

女性怀孕期间的心理状态与情绪变化，对胎儿的发育会造成直接的影响，影响着孩子成年后的性格、心理素质的发展。由此看来，怀孕期间女性良好的心理状态不仅影响着准妈妈，而更重要的是对孩子的直接影响。如果夫妻双方都希望尽快要孩子，就必须从心理和精神上做好准备，内容包括：

1．消费要有计划：妊娠、养育小宝宝不仅辛苦，而且需要一定的物质基础。因此你在准备要孩子的那一刻，就要学会有计划地消费，为妊娠和宝宝的出世做一定的积蓄。

2．面对孕期的各种变化要有平静的心情：怀孕会使女人在体形、情绪、饮食、生活习惯、对丈夫的依赖性等诸多方面发生变化，所有这一切都是生育一个健康小宝宝必经的历程。所有想当妈妈的人都应以平和自然的心境来迎接怀孕和分娩的到来。

3．接受未来家庭心理空间的变化：小生命的诞生会使夫妻双方的二人世界从此变为三人世界，孩子不仅要占据父母的生活空间，而且要占据夫妻各自在对方心中的空间。这种心理空间的变化往往为年轻的夫妇所忽视，从而感到难以适应。

4．认识家庭责任与应尽义务：怀孕的妻子与往日相比需要丈夫的理解与体贴，尤其平时妻子可以做的体力劳动，在孕期大部分都落到了丈夫的肩上。孩子出生后，夫妻双方对孩子的义务与对家庭的义务都在随着时间的推移而增加。

5．学习和掌握一些关于妊娠、胎儿在宫内生长发育和分娩的知识：了解优生知识及妊娠过程出现的某些生理现象，如早期的怀孕反应、中期的胎动、晚期的妊娠水肿、腰腿痛等。若一旦有这些生理现象的出现，应能够正确对待，泰然处之，避免不必要的紧张和恐慌。怀孕期间，母体为了适应胎儿生长发育的需要，全身各系统都会发生程度不同的生理与心理改变，其中神经系统的正常调节规律易失衡被破坏，由此而出现兴奋与抑制间的不协调，了解这些知识就更为必要。

不管你是正在盼望着怀孕，还是始终抱着顺其自然的想法，或是对可能发生的事情感到困惑、担忧、恐惧，甚至在你还没来得及做任何基本准备时已经怀孕，即使这样，一旦怀孕成为事实，就要愉快地接受它。要清楚的是，怀孕、分娩不是疾病，而是一个正常的生理过程，天下几乎绝大多数的女性都经历了或正在经历或将要经历这个阶段。一旦决定成为准妈妈，你就要以一种平和、自然的心境迎接怀孕和分娩的到来，从怀孕的那天起就意味着责任随之而来，这是作为一名女性最重要的时刻，以愉快、积极的心态对待孕期所发生的变化，坚信自己能够孕育一个代表未来的小生命，完成将他平安带到这个世界上的使命，就是我们需要做的心理准备。可以帮助准妈妈顺利度过孕期的每一阶段，并对未来孩子的生长发育奠定坚实的基础。

给宝宝准备温暖的“窝”

当你决定做准妈妈时，定会陶醉于十分美好的憧憬之中。但仅仅有憧憬还是不够的，还要脚踏实地干些实际的事。为自己，为宝宝提供一个舒适温暖的“窝”，才会使准妈妈顺利度过妊娠、分娩的过程。

任何人都离不开衣食住行的问题，准妈妈、婴儿更不例外。不论是宽敞舒适，还是狭小拥挤的住房，都是妈妈和宝宝温暖的家。

当然，最首要的问题是解决阳光照射和室内保温的问题。没有阳光的屋子，准妈妈及将来问世的孩子得不到阳光的照射，身体中的钙吸收就会受影响，也将影响孕产妇及孩子的骨骼发育。由于没有阳光，室内阴暗潮湿，还会增加产妇的产后病，如关节疾病的风险。另外婴儿经常泡于屎尿中，如果在阴暗湿冷的室温中换尿布，还会使婴儿容易患感冒等疾患。所以保持室内阳光充足是十分重要的。

如果住房条件不好，应尽可能解决室外高大树木对室内阳光照射的影响。同时将玻璃窗擦洗干净，增加照明度。冬季的住房更要解决保温问题，具体做法是增设取暖设施，维修好房屋等。

另外，居室中应该整齐清洁。安静舒适，不拥挤，不黑暗，通风通气。

居室中最好保持一定的温度，即20℃～22℃。温度太高，使人头昏脑涨，精神不振，昏昏欲睡，或烦躁不安；温度太低，使人身体发冷，易患感冒。夏天可通风降温，也可使用电扇，但电扇不宜直对准妈妈，更不能长时间直吹。冬天可使用暖气升温，也可使用电热风。但用电热风取暖一定要注意，以防温度太高烫伤。

居室中的湿度也很重要，50%的空气湿度是最适合妈妈和宝宝的。湿度太低，使人口干舌燥，鼻干流血，免疫力下降；湿度太高，使被褥发潮，人体关节酸痛。所以，要保持适宜的湿度。室内太干，可在暖气上搭湿毛巾，可在炉上放水壶或洒水；室内太湿，可以放置去除潮湿之物或开门通气。

还有，居室中的一切物品设施要便于准妈妈日常起居，注意消除一些不安

给准妈妈的建议

家中可以经常播放一些有益的胎教音乐，经常对胎儿说话。当然争吵和打骂是决不应有的，准妈妈要保持良好的情绪，迎接一个健康宝宝的到来。

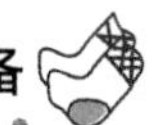

全的因素。经常使用的物品要放在准妈妈站立时就能够方便取放的地方，清理一下床下与衣柜上的东西，调整一下厨房用品的位置。

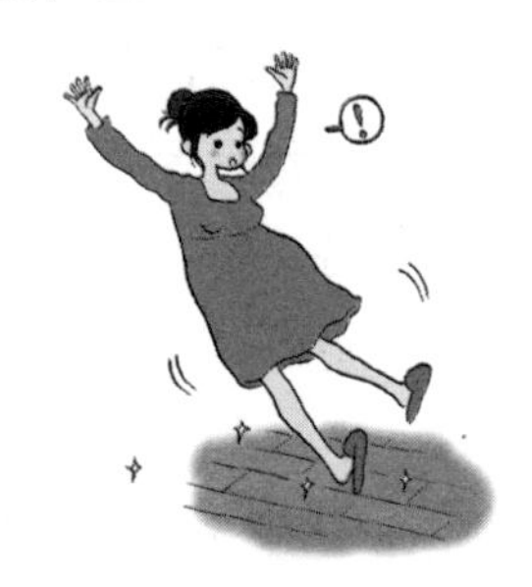

在准备怀孕之前，居室最好不要装修。如果装修了，最好在装修3～6个月后再入住，否则易引起流产或胎儿发育畸形。

居室中的色彩搭配也是一个不可忽视的环节。色彩对人的心理产生明显的暗示作用。准妈妈在不同妊娠期对不同的色彩有不同的感觉，可以选择孕妇所喜爱的颜色来装饰居室，以使准妈妈心情舒畅。

如果觉得房间的布置比较单调，不妨用点艺术作品来加以装点。如果居室小，东西多，使人感到拥挤和紧张，不妨用优美宜人的风景图片、油画来开阔人的视野，帮助准妈妈忘记紧张和疲劳，解除忧虑和烦恼。另外，活泼可爱的娃娃有助于联结起准妈妈与胎儿之间的感情纽带。还可以用小生命给准妈妈的居室生活带来生机，比如说阳台上种植花草、饲养鱼虫，使居室充满活力。

居室中要有良好的音像刺激。噪声不利于准妈妈的健康和胎儿的发育，它会使准妈妈心烦意乱，听力下降，会使胎儿不安、早产，甚至脑功能发育受挫。但是，无声也不利优生。过于寂静可使准妈妈感到孤独、寂寞，使胎儿失去听觉刺激，所以，二者均不可取。

小宝贝需要些什么

离你的宝宝出生还有一段日子，正是采购婴儿用品的大好时机，趁你的行动还比较方便，精力也较充沛的时候赶快行动吧！一个崭新的生命即将降临人世，需要做大量的物质准备，你要买的东西还很多呢！

许多新婚夫妇在初为人父母时，不太清楚应为即将出世的小宝贝准备好哪些东西。其实给新生儿准备用物，不是那么简单，也很有学问。准备得好，方便实用，还有利于孩子的健康；如果准备不好，不但花费大，用不上，还会碰到一些麻烦而叫苦不迭。

首先，没有必要一切东西都买新的，因为孩子尤其是新生儿的生长速度很快，有一些东西很可能只用了几个月的时间就不能再用了。如果有亲朋好友愿意把他们用过的东西送给你或借给你，只要是干净、完好无损就可以愉快地接受它，完全不用去想它们是已经用过的了。但是，如果你觉得自己有这个经济实力，不在乎为孩子多花点钱，那么就尽情享受给宝宝购物的乐趣吧！

一般说来，生活必备用品包括以下几类：寝具、衣物、浴具等。

寝具包括床、床垫、纸尿垫、毛巾被、薄棉被、小枕头、小睡袋等。床最好是木制的，床栏间的距离不能大于婴儿的头围。床垫要和床的尺寸相配合，与床边的空隙不能超过一指。被子一定要买纯棉面料，里料可以是人造纤维。枕头对于刚出生的宝宝，可能没什么用途，但是3个月以后就要用枕头了，枕头不要太高，3厘米左右就可以了，填充物一定要柔软透气。

依季节的不同，给宝宝准备一些衣服，每一个季节至少2～3套才可以替换着穿。衣服的衣料应选择柔软易吸水的纯棉布或纯棉织品，让宝宝穿起来更加舒适。新生儿脖子短，上衣要做成“和尚领”，钉扣子会磨坏宝宝稚嫩的皮肤，所以不要给它选择带扣子衣服。裤子可做成开裆连脚裤，可以让宝宝的脚暖暖的。小帽、鞋、袜也要备齐，每种够用就行，不要贪多。

尿布和尿垫要准备充分，尿布要用白色或浅色旧棉布，用前先用开水煮或烫，然后在阳光下晒干，达到消毒的目的。有条件的家庭可用一次性纸尿布和“尿不湿”。

浴具包括大浴盆、小毛巾、大毛巾、婴儿浴液、婴儿香波、婴儿油、护肤膏、爽身粉、钝头剪刀等，毛巾必须是纯棉制品，柔软舒适。浴液、洗发液和护肤品都必须是婴儿专用的，成人用品的成分不够温和，不适合给宝宝用。

喂食用具，新生儿以食母乳最佳，但也要准备奶瓶、奶嘴，以及洗刷和消毒用的奶瓶刷和消毒锅等。有条件的还要购鲜牛奶，以备母乳不足或者母乳有病时小儿食用。另外，还可以买点浓缩鱼肝油（维生素AD滴液）和钙，在医生指导下，给宝宝服用。如果是母乳喂养，需要胸垫、吸奶器、奶瓶（给婴儿喂水用）；如果是牛奶喂养，奶瓶买一般的玻璃奶瓶即可，便于蒸煮消毒。奶嘴要多备几个，一旦损坏可及时补充，还有围嘴等。最适用的围嘴是塑料底棉布面的，防水，不易弄脏衣服，且容易清洗，还要准备喝水用的小杯。

还可准备好录音机、录音带，可以帮助你录下孩子可爱的童音，哪怕是哭声。还有专用影集，把给孩子拍摄的所有照片保存起来。这些都是最有纪念意义的。

给准妈妈的建议

给宝宝准备东西时不要被广告所迷惑，虽然售货员几乎每件商品都声称是“必备”的用品，但在实际生活中，它们中有很多其实是没有多大用处的。你可以问问亲戚、朋友和同事，哪些用品是真的不可缺少，哪些是可有可无，哪些是买了从未用过的。

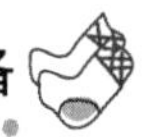

种下一粒小小的种子

为人父母真的是一件幸福无比的事，那些不曾亲身经历的人永远都无法体会其中的乐趣。但另一方面，这真的也是一件相当辛苦的事！开始觉得二人世界好像始终不够完整，如果有个孩子能围绕在自己身边一定充满幸福感，好吧，你已经想有个孩子了。

宝宝最初的摇篮——子宫

子宫是女性最重要的生殖器官之一，被人们誉为“胎儿的宫殿”、“月经的故乡”和“生命的摇篮”，可见，子宫对于人类多么重要。从子宫发育成熟时就开始了它的繁重使命——形成并排出月经、生儿育女，直至衰老退居第二线。

子宫是女性内生殖器中的一部分，孕育生命从子宫开始，所以子宫也称为人类“生命的摇篮”，因为它是每个新生命最初寄居的宫殿。身为女性，你的青春与美丽，都与子宫的健康息息相关，甚至由子宫及其附件掌握着，子宫可谓大权在握。你想终身拥有女性独特的风韵，或享受为人母的权利，绝对不能离开健康的子宫。受精卵经过输卵管最后着床于子宫，小小的生命就在子宫内开始慢慢成长，经过10个月的发育，一个生命便离开子宫来到这个世界。

子宫作为孕育生命的地方，有一个复杂的结构，位于女性阴道上端。呈倒置的梨形，前面扁平，后面稍突出，成年女性的子宫长7～8厘米，宽4～5厘米，厚2～3厘米，子宫腔容量约5毫升。子宫上部较宽，称子宫体，其上端隆起突出的部分，叫子宫底，子宫底两侧为子宫角，与输卵管相通。子宫的下部较窄，呈圆柱状，这就是女性的多事之地——子宫颈。

子宫颈内腔呈棱形，称为子宫颈管，成年女性长约3厘米，其下端称为子宫颈外口，连接阴道顶端。未产妇的

给准妈妈的建议

有人称子宫是“多事之地”，是许多妇科病发源地之一，如子宫肌瘤、宫体癌、宫颈癌、宫脱、糜烂、子宫内膜移位等等。一旦发现必须彻底系统治疗，万万不可大意。除产前检查外，一般每半年或1年，到正规医院进行妇检。

子宫颈外口呈圆形，已产妇的子宫颈外口，由于受分娩的影响，形成大小不等的横裂，而分成前后两唇。

子宫为一空腔器官，腔内覆盖有黏膜，称子宫内膜，从青春期到更年期，子宫内膜受卵巢激素的影响，有周期性的变化，于是我们每个月都会受到月经的拜访。性交时，子宫为精子到达输卵管的通道。受孕后，子宫为胚胎发育、成长的场所。分娩时，子宫收缩，使胎儿及其附属物娩出。

正常的子宫有较大的活动性，但一般呈前倾前屈位。这主要依赖于子宫的圆韧带、阔韧带、主韧带和子宫骶骨韧带的依托及骨盆底肌肉和筋膜的支托作用。子宫位置的异常往往会降低女性的受孕率，甚至成为妈妈的美梦破灭。

子宫壁较厚，妊娠时子宫腔可随胎儿的生长，逐渐扩大到原来25倍左右。

子宫这块圣地的受损与分娩不但可以说是息息相关，而且，必须要做到“三不”，即一不要私自堕胎，有些人出于种种原因，私自堕胎或找江湖医生进行手术，这样做的严重后果是子宫破损或继发感染甚多；二是不要滥用催产素药，在一些偏远农村，当准妈妈分娩发生困难时，滥用催产素的事时有发生，这相当危险，可导致子宫破裂等；三是不要用旧法接生，少数农村仍沿用旧法接生，包括在家自己接生，这对妈妈和宝宝来说都是相当危险的。

如何抓住幸“孕”的尾巴

人类与动物不同就是，动物繁殖有季节性，它们常利用春、秋两个最佳季节来繁衍后代。人类则在这方面没有明显的“季节性”，一年365天，除了有特殊情况外，都可进行性活动，都有可能怀孕。

没有哪一对夫妻不想生个既聪明又健壮的孩子。除日常男女对各自体质锻炼和健康的维护外，科学研究表明，选好受孕时间也是十分重要的因素。

最佳受孕季节

如果选择3～4月份怀孕，此时正是春暖花开的季节，此时气候温和适宜，风疹病毒感染和呼吸道传染病较少流行。准妈妈的饮食起居易于调适，这样使胎儿在最初阶段有一个安定的发育环境，能够防治畸形胎的产生。

给准妈妈的建议

性高潮可以增加受孕机会，因为性高潮中子宫内为正压，性高潮后急剧下降到负压，子宫内产生吸引作用，精子可以很方便地游入。兴奋期子宫上提，消退期子宫下降，这也有利于精子从精液池流入子宫。性兴奋中，阴道分泌碱性黏液，使平常呈酸性的阴道环境pH值上升，有利于精子的生存和活动。

另外，日照充足是春季怀孕的又一个好处，在整个妊娠过程中能提供良好日照条件。准妈妈皮肤里的7－脱氢胆固醇在太阳光中紫外线的照射下，能变成维生素D，促进对钙、磷的吸收，有利于胎儿骨骼的生长和发育。另外，太阳光照射到皮肤上，能促进人体的血液循环，还能杀菌消毒，对准妈妈的身体健康也大有益处。

而9～10月份怀孕，秋高气爽，气候温暖舒适，睡眠食欲不受影响，而且秋季水果多，对准妈妈营养补充和胎儿大脑发育十分有利。预产期又是春末夏初，气候温和，有利于产后新妈妈的身体康复和促进乳汁的分泌。春夏之交婴儿可有良好的光照条件，有利于新生宝宝生长发育和骨骼钙化，这样宝宝就不易患佝偻病。进入冬季，婴儿逐渐长大，可避开肠道传染病流行高峰。

最佳的受孕时间——排卵期

排卵期当天及前5天，此时性交受孕概率比较高，当然了，受孕率最高的还是排卵当天。需要注意的是，性交次数过疏或过频都不利于受孕，性交间隔过短，精液稀薄精子量少，不利于受孕，通常要在排卵期性交前节欲3～5天，以保证足够数量的高质量的精子受精。性交时间应尽量在最接近排卵日的时间。排卵之前过早性交，精子在生殖道里停留时间过长；或者排卵后过迟性交，卵子等待时间过久。这两种情况都影响精子和卵子的质量，不利于优生。

一天之中的最佳受孕时间

科学家根据生物钟的研究表明，人体的生理现象和功能状态在一天24小时内是不断变化的，那么一天当中，何时受孕最为合适呢？早7时至12时，人的身体功能状态呈上升趋势；13时至14时，是白天里人体功能的最低时刻；下午5时再度上升，晚11时后又急剧下降，普遍认为晚9～10时同房受孕是最佳时刻。除此之外，同房后女方长时间平躺睡眠有利于精子游动，可以增加精卵亲密接触的机会。

什么样的姿势有助于受孕

到底什么样的做爱姿势能确保怀孕呢？很多想要当妈妈却未能如愿的女性常常有这样的疑问。

答案是爱人的精子离你的子宫颈越近越好，这是确保怀孕的重要手段之一。怀孕的原理是精子和卵子结合，所以要给精子创造最有利条件，使它能顺利地游至你的输卵管。其实，所有的女性在做爱后采取正常平躺姿势时，都会有液体从身体中流出。这时我们可以想办法利用地球重力来阻止精液流出，如果体力允许，做爱后可把你的双腿朝空中举起，如果体力不支，也可以把双腿举起靠在墙上。或者你也可以在做爱时，采取男方在上，女方在下的传统体位，但躺下来的时候千万别忘了在你的臀部下方塞一个枕头，使下半身垫高。这样同样可以利用地球重力，延长精液在阴道的存留，从而让精子有更多的机会更快地到达子宫。

当你想怀孕的时候，急迫的情绪往往让你心里只想着这么一件事，失去了做爱的浪漫感觉。其实，过于紧张的情绪反而会扰乱女性正常的排卵周期，打消你的性冲动，甚至影响到男性的睾丸激素分泌，导致精子数量下降。如果想让你的受孕过程充满浪漫，那就放轻松，尽情地享受性爱。

哪些食物可以提高生育能力

1．富锌食物：各种植物性食物中含锌量都比较高，比如说豆类、花生、小米、萝卜、大白菜等；各种动物性食物中，牡蛎的含锌最为丰富，此外，牛肉、鸡肝、蛋类、羊排、猪肉等含锌也较多。

2．动物内脏：这类食品中含有较多量的胆固醇，其中，10%左右是肾上腺皮质激素和性激素，适当食用这类食物，可以增强性功能。

3．富含精氨酸的食物：精氨酸是精子形成的必需成分，并且能够增强精子的活动能力，对男子生殖系统正常功能的维持有重要作用。富含精氨酸的食物有鳝鱼、芝麻、花生仁、核桃等。

受孕是一个复杂的生理过程，必须具备下列条件：卵巢排出正常的卵子，精液中含有正常活动的精子，卵子和精子能够在输卵管内相遇并结合成为受精卵，受精卵能被送到子宫腔中，子宫内膜发育必须适合孕卵着床，这些条件只要有一个不正常，便能阻碍怀孕。

受孕避开6个黑色时间

“黑色”受孕时间，指的是精子和卵子在人体不良的生理状态下或不良的自然环境下结合为受精卵。这样的受精卵容易受到各种干扰，质量受到影响。

优生学家认为，夫妻在受孕前和受孕时的心理与生理必须处于健康状态，有一个适宜的环境和良好的条件，否则可能就会影响将来宝宝的健康，甚至造成悲剧。因此，准备受孕的夫妇应该避免以下6个黑色时期。

不要在情绪不佳时受孕

情绪与健康息息相关，并且还可影响精子质量。不良的情绪刺激可影响母体激素分泌，使胎儿不安、躁动而影响生长发育，或者造成流产。因此，精神不愉快时不要怀孕。

不要在蜜月时受孕

不要在新婚时马上受孕。在蜜月里，身体一般处于过度疲劳状态，加之

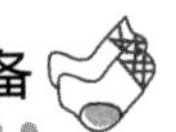

新婚夫妇性生活频繁，会大大影响精子与卵子的质量和状态，故应该在婚后的一段时间后再受孕。

不要在不良的环境下受孕

我们的人体也是一个充满电磁场的导体，自然环境的变化也会影响这个导体的运转，如太阳磁爆、雷电交加、山崩地震、日食月食等，都会影响人体的生殖细胞引起畸变，所以在这些时间都不宜受孕。否则，容易生育出不健康或者畸形的孩子。

停用避孕药后不要立即受孕

长期口服避孕药的女性，由于药物对生殖细胞的影响，易于排出不良卵子，所以至少要等停药后两个月，一般主张半年后再要孩子。放置避孕环的女性在取环后，也应该等2～3次正常月经后再受孕。

不要在患病期间受孕

疾病会影响体质、受精卵的质量、宫内着床环境。患病期间服用的药物也可能对精子和卵子产生不利影响。因此，夫妇双方若有人患急性病，最好等体质康复停药并咨询医生后再考虑受孕为宜。

不要在炎热和严寒季节受孕

酷暑高温，准妈妈妊娠反应重，食欲不佳，蛋白质及各种营养摄入量减少，机体消耗量大，会影响胎儿大脑的发育。另外，严寒季节准妈妈接触呼吸道病毒的机会增多，容易感冒而损害胎儿的健康。

6个恶魔让你做不成妈妈

夫妇同居，若性生活正常，不采用任何避孕措施，婚后 2 年内未受孕的称为不孕症。女方从未怀过孕的为原发不孕，其中约1/3是由女方的原因造成的。女性不孕有先天性的生理原因，也有自身保健问题。

年轻时很多女性总觉得生孩子的条件不具备，好不容易和老公攒下了钱，买了房子、车子，万事俱备，只欠东风了，可左等右等，殷切期盼的宝宝就是迟迟不肯到来。问题到底出在哪儿呢？怀孕，这个看起来简单的问题，为什么变得这么难呢？关于女性不孕的病因很多，它是多种疾病共同作用的临床表现，包括全身、卵巢、输卵管、宫腔、阴道等疾病。重要的是找到病因，对症治疗。

妇科病惹的祸

在女性生殖道中，衣原体最常侵犯的部位是子宫颈，可引起局部炎症，并可由此向上蔓延引起子宫内膜炎、输卵管炎等疾病。

多次人流引起继发性不孕

人工流产是导致宫内环境恶劣的始作俑者，尤其是多次人工流产，会使孕育宝宝的“土地”变得越来越“贫瘠”，短期频繁流产的女性，很容易造成习惯性流产。频繁人流还可能会引起宫颈粘连或宫腔粘连以及盆腔炎、输卵管阻塞等症状，这些都是导致不孕的重要原因。

长期吸烟容易发生流产

很多人都没有料到吸烟和不孕之间有任何关系，其实吸烟对怀孕也有一定影响。

专家称，香烟中含有大量烟碱和尼古丁，进入人体后会造成全身血管病变，子宫血管也会因此受到牵连。长期吸烟不但会伤害身体的整个激素系统，影响卵巢功能，导致内分泌失调而引发不孕，还能使女性绝经期提前2～3年，倘若在怀孕早期吸烟还容易导致流产。

酒精可使染色体畸变

酒精是生活中常见的致畸剂之一，极易引起人体染色体畸变。女性对酒精的耐受性比男性要低，酒精易集中于滋养胎儿的血液中，造成胎儿酒精症，影响其身体和大脑的发育。

酒后受孕是胎儿先天性畸形、先天智力低下等缺陷的主要原因。准妈妈喝酒，更会直接影响到胎儿的生长发育。妊娠的前3个月，尤其是8周以内，是胎儿器官形成的重要时期，也是致畸敏感期。如果这时妈妈饮酒，可造成小头、小眼裂、塌鼻梁、上颌骨发育不全等面部异常，以及指趾短小、先天性心脏病等缺陷。所以，计划怀孕的女性一定要远离酒精。

压力过大卵巢暂停工作

社会竞争的压力加剧使不少职场女性压力增大，紧张焦虑、精神压力过大或长期处于忧虑、抑郁或恐惧不安精神状态中。

医学研究表明，女性长期处于紧张情绪，不仅会引起自主神经功能失调，也会影响性激素的分泌而造成生殖功能失调，并通过神经内分泌的改变影响到卵巢功能，由此降低正常受孕率。

减肥过度导致排卵停止

合理的脂肪摄入对生育功能的维持可以说是至关重要的。盲目减肥会导致营养不均衡，微量元素严重缺乏，从而影响到生育能力，如缺铁则难以维持正常的月经量和月经周期，缺锌易导致卵巢功能发育不全，缺碘则有可能引起闭经，导致排卵停止。

据研究发现，脂肪太少也会干扰女性月经规律，所以盲目减肥的女性可能会失去做妈妈的机会。

了解优生优育知识

每个爸爸妈妈都想顺利地生一个健康、聪明的宝贝。那就应该从怀孕之前就准备好，尽早解决碰到的各种问题。优生优育应该在孕前就开始。如果有一天你们决定要个可爱的宝宝，别忘了先拟订一份详细的孕前计划，这样可为健康宝宝的到来做好充分的准备。

什么年龄做妈妈最好

准妈妈选择在最佳生育年龄期生育，对于胎儿的生长发育，对未来孩子的成长都是十分有利的。

生育虽然是婚后的自然规律，但掌握它的主动权使其更加科学，对家庭和社会都是有利的。年轻夫妇建立家庭之后，何时生育更加适合，要从很多方面来考虑。

女性在13岁左右开始进入青春发育期，卵巢发育成熟，开始周期性地排卵和月经来潮，这时就已经具备了做妈妈的能力。育龄时间一般可持续30多年。25～35岁这段时间是生育功能最旺盛的时期，是最佳的受孕时期，进入更年期（45～55岁）后，生育力就逐渐减退，最后生殖器官萎缩，月经停止。这时生育力也就完全丧失了。

因此，一般认为，女性的最佳生育年龄在25～29岁。这个时期从身体状况到社会经验都是女性生育的黄金时期。此时身体发育成熟，激素分泌旺盛，胎儿发育环境好，有利于胎儿的生长发育。同时产妇的胎位异常率和手术率均低于其他阶段，妊娠高血压综合征的发生率也低，母亲和孩子的身体健康都可以得到保障。

一般来讲，23岁前，女子正处在身体各器官急速发育时期，生殖系统还不完全成熟，过早结婚生育，容易给生殖器官留下隐患，导致疾病。而且，正当发育时期的女青年本身需要大量的营养物质，如蛋白质、碳水化合物、维生素、各种矿物质、微量元素等等。倘若

给准妈妈的建议

女性25～29岁是生育的最佳年龄段。不过如果你已经或即将成为高龄准妈妈，也不必过度担忧。此时最重要的是做好产前检查，以便发现问题时及时处理。此外，许多优生检查可在怀孕早期进行。

过早结婚生育，胎儿就要从母体内获得以上营养物质，母体和胎儿的同时需求势必造成供应不足，结果影响胎儿的健康，也可能使母体受到影响。早育母亲往往刚到中年，就会出现未老先衰、腰腿疼痛等症状。

这时医生就会告诉你与过早生育有关系，此时后悔已经来不及了。对孩子的影响有时还会造成身体和智力发育的不良，以致终生痛苦。

随着职业女性的增多，高龄产妇的数量也越来越多，医学上将35岁以上产妇称为高龄初产妇。与适龄生育相比，高龄初产妇要承担更多的风险：分娩时间越迟，越容易生下畸形儿。这时的女性不但卵细胞老化，而且还易受到病毒感染、物理及化学的刺激、激素变化的影响等，导致人体卵子分裂发生异常，受精后形成的个体就产生染色体病，比如唐氏综合征的悲剧。女性随着年龄的增长，子宫的收缩力和阴道的伸张力也较差，开宫口慢，自然分娩困难，所以高龄产妇产程可能比年轻产妇长，剖宫产率也比年轻产妇高，容易发生大出血和难产。此外，高龄产妇可能面对的还有来自妊娠的并发症。

高龄产妇生育后还要面临养育和教育问题。高龄产妇在精力和体力上都比不上较年轻的父母，生完孩子后还要以从前双倍的精力投入工作……这一切都是高龄产妇需要面对的烦恼。

30岁以后准妈妈须知

如今，30岁以后才准备当妈妈的职业女性多了起来。一般来说，女性的最佳怀孕年龄为25～29岁，随着年龄的增长，生育力逐渐下降。大龄准妈妈一定要做足准备工作，把握身体功能衰退前的最佳时间，才有可能在事业有成后，再成为幸福的妈妈。

对于高龄产妇来说，最害怕的就是生育一个有残疾或者智力有问题的婴儿，母亲的高龄会增加婴儿先天性缺陷和无法存活的可能性。但幸运的是，现在随着胎儿期诊断技术的逐步提高，医生们已经可以在怀孕后8个月及时发现许多因各种因素引起的先天性缺陷的遗传异常。有些情况可以在出生前或分娩后进行及时治疗。

所以大龄准妈妈必要的超声波检查一般需要做2次，分别在12周和20周的时候进行。这项检查可用来进一步确定怀孕日期及任何发育异常的情况，如腭裂、脏器异常。绒毛及羊水检查在11周左右进行，用一根活检针通过宫颈或腹壁进入宫腔到达胎盘位置，取出少许绒毛组织进行检查。

另外，也可在16周左右，在麻醉的状态下，以针头穿刺的方法，抽取羊水、收集胚胎脱落细胞进行检查。这些方法都能够很准确地检测胎儿是否异常。甲胎蛋白检测在16～20周进行，是

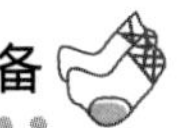

一种无危险的血样检查，测定血液中用甲胎蛋白水平，可发现神经缺损。

高龄初产妇应缩短检查间隔时间，要从确诊怀孕开始，每半月检查一次，并要特别注意血压和尿的检查，以便及时发现妊娠高血压综合征。自第三个月起，每周检查一次，发现胎位异常，应请医生及时采取有效措施，进行矫正。

除了做必要的检查，在生活中，30岁才做妈妈的高龄产妇还必须注意哪些问题?

如果你在公司有很长的工作经历，工作环境中有X线辐射或需要搬提重物，应该向老板或主管负责人提出更换工作的要求。有些如吸烟、酗酒等不良生活习惯，一些长期困扰你的“隐形”疾病如牙痛、神经性头痛等同样会影响未来宝宝的健康。

高龄产妇要生下健康的宝宝，必须比二十几岁的产妇更加精心地呵护自己和胎儿。就目前来讲，如果你想要晚些成家，或者晚些要小孩的话，一定要注意身体的健康，最好定期去妇产科检查身体，这样即使推迟怀孕时间，也不必担心。

30岁怀孕并不会影响你的皮肤的变化。如果你本来就有比较顽固的皮肤问题，孕期的激素分泌并不会使其严重，当然此时你需要停止一切药物。可以选择使用一些安全的除皱霜、保湿露，它们对孕期的肌肤都有很好的保护作用。

整个孕期应保持心情的舒畅，适当地运动，尽量避免去人群密集的地方。至于分娩方式要因人而异，高龄初产可以是剖宫产的指征，如果年龄不是很大，身体健康，又没有并发症发生，也可以考虑自然分娩。

另外，当你怀孕时，还要十分注意饮食营养。平衡饮食包括：每日摄取的蛋白质（肉类、鱼、蛋），碳水化合物（面、米）和维生素（新鲜的水果、蔬菜），你还应该增加必要的脂肪酸，这些可以从鱼油、坚果、绿色蔬菜、水果中获得。

高龄初产妇整个孕期需要比一般准妈妈更为谨慎，从衣食住行等方面加强保健。在饮食上，既要保证充足的营养供应，又不要吃得过多，并要适当进行体力活动，防止胎儿过大。

为确保母子安全，高龄初产妇应比一般准妈妈提前几天到十几天入院待产，具体时间可根据准妈妈的不同情况，由医生决定。

给准妈妈的建议

有些高龄初产妇自确诊怀孕后，就忧心忡忡，担心分娩时会出现问题，这其实是大可不必的，这种不良心理对准妈妈和胎儿都很不利。在现代医疗条件下，只要产妇积极与医生配合，听从医生指导，完全可以平安分娩。

父母的血型和宝宝的健康

许多人都知道，如果输血时血型不合，两种血型就会在体内“战斗”而造成严重后果，所以在输血前必须做血型鉴定。同样，如果母亲与孩子的血型不合，母亲体内的抗体通过胎盘进入宝宝的身体，会引起新生儿溶血症。

在进行产前检查时，医生会要求准妈妈进行血型检查。对于ABO血型为O型或Rh血型为阴性者，还要查其丈夫的血型。

对此，很多准妈妈不理解。我们都知道孩子的血型是遗传父母的，对小孩的血型起到决定的作用。但是，应该有很少的人知道，父母的血型对胎儿乃至后来新生儿的健康起到很大的影响，轻者是黄疸加重，重者可患贫血乃至有生命的危险。

在正常的情况下，孩子出生后的第二天开始都会有一定程度的黄疸，妈妈会发现孩子的头面部或者胸腹部会出现柠檬黄一样的颜色；到了4～6天的时候黄疸变得更加严重，出现一个小高峰；出生后10天左右黄色就逐渐消退，恢复正常，因为婴儿体内来自母亲的抗体每天在消耗，所以症状会逐渐好转。

如果在孩子出生后24小时内出现皮肤黄疸，进展迅速，甚至发展到全身，颜色由浅黄变成金黄色、橘黄，这个时候就应该引起足够的警惕。新生儿溶血症的原因主要分为两种：ABO血型系统不合和Rh血型系统不合。在我国，最常见的是ABO血型系统不合，尤其是母亲血型为O型、父亲是AB型的时候，因为这样血型的父母生出的孩子，血型不是A型就是B型，很容易发生溶血症。

一旦发生此种免疫性溶血，对胎儿或新生儿危害极大，孕期可导致流产、早产、胎儿宫内发育迟缓、死胎、死产等。此外，新生儿还可因严重贫血、心力衰竭而死亡，也可因大量胆红素侵入脑细胞引起核黄疸。核黄疸病死率高，即使幸存，病儿的神经细胞发育及运动能力也会受到影响。

准妈妈要记得从孕16周左右开始，定期检测血液中抗体的情况，一般在4周左右一次，密切注意宝宝有否发生溶血可能。如有异常可以在孕期治疗，效果也不错。Rh血型不同的准爸妈，第一次怀孕时基本上没事，但如果有过流产或生过孩子等现象，一定要查准妈妈

给准妈妈的建议

如果准爸爸是A型血、B型血或AB型血，准妈妈是O型血，且有过流产史或者输血史的话，就要当心新生宝宝有无贫血以及黄疸出现的时间、程度，不要和其他原因所致的黄疸、贫血混淆，以免耽误治疗。

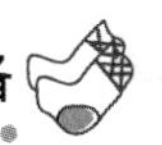

体内Rh抗体。若抗体阳性的“活性”很强，就不应该怀孕，否则容易发生死胎、新生儿严重溶血。

生男生女掌握在自己手中

在自然情况下受孕，正常的爸爸妈妈生男孩和生女孩的概率各占50%。生男生女到底是由什么决定的呢？古往今来，曾经出现了许许多多的猜测。科学家为此曾作了不懈的探索。

生男还是生女，是人类很注意的一个问题。男子和女子无论在体型结构、生殖器官、心理特征上都有很大的差异。其实，男女最本质的不同，在于细胞内的染色体。

大家都应该发现一个有趣的现象：父母和孩子之间总有些相似的地方。这种亲代和子代间的特征相像，就叫遗传。为什么亲代能将自己的特征传给下一代呢？这是因为人体细胞（包括精细胞——精子；卵细胞——卵子）中，有一种特殊构造的小体，叫染色体。染色体上有许多顺序排列的遗传物质，叫做基因。基因的化学成分是脱氧核糖核酸（DNA）。它把父母的特征全部记录下来，又巧妙地传给下一代。遗传就是由基因控制的。在染色体上贮存着人的全部10万个遗传基因。

每一个细胞内都有46条染色体，配成23对。其中，1～22对染色体称为常染色体，是男女所共有的。第23对是性染色体，显示出男女的不同。女性的性染色体是由两条X染色体组成，即XX型；而男性的性染色体是由X和Y两条不同的染色体组成，即XY型。

人类性别是在受精的一刹那由精子决定的，而卵子是被动的、中性的。受精卵发育成男胎或女胎，关键取决于捷足先登同卵子结合的精子是Y型还是X型。X型精子和Y型精子与卵子是随意结合的，即生男生女的可能性各占50%。

当精子与卵子结合成为受精卵后，就可能有两种选择：一种结合是X精子与X卵子结合，则为XX型，生女；另一种可能是Y精子与X卵子结合，则为XY型，生男。有人易得男孩，有人老生女孩，这是因为XY精子和卵子结合受许多因素制约，这是极为复杂的，目前还不能按人们的愿望随心所欲地控制

给准妈妈的建议

男性的精子数会随着年龄的增加而减少，所以生女孩的概率相对提高，这是已被证明的事实。同样地，女性的年龄越大，由于老化作用的影响，会使子宫内的碱性分泌物逐年降低，生女孩的机会也大幅提高。所以，一般来说年纪较大的夫妻生女儿的概率比年轻夫妻高。

性别，但是也有一些相关因素可以影响宝宝的性别。

一般情况，带Y染色体的精子活动力强，但其耐力差，易受外界不良因素伤害，存活时间短，在接近排卵日同房，怀男宝宝的可能性大。而带X染色体的精子活动力较差，对不良环境耐力好，存活和保持授精能力的时间较长，所以在排卵前数日同房，怀女宝宝的可能性大。

减少性生活次数，能提高精液浓度和性接触的敏感度，性交时间选择在排卵期，性交时充分提高女方性欲，让女方达到性高潮后射精，容易怀上男宝宝。因女方性高潮时分泌物中含有碱性。反之，性生活过频，过早射精，可增加生女孩机会。

带X染色体精子喜欢酸性环境，而带Y染色体精子喜欢碱性环境。所以调整饮食习惯，多吃蔬菜类食物，用弱碱稀释溶液冲洗阴道，可以提高怀男宝宝的概率，反之，多吃肉类食物则易怀女宝宝。

遗传因素影响宝宝的智商

人类智慧之根究竟是什么？智力是否完全取决于基因？基因的作用是有条件的，而后天培养同样起着重要作用。

智商（IQ）也称为智力商数，是对人的语言、乐感、数学逻辑、时空概念、运动感觉等方面的综合测试参数。目前普遍使用的智力测量标准是智商。智商为200分制，即最高的分数是200，最低的是0。如果一个儿童的智龄与实际年龄相等，则其智商为100分，说明其智力中等；智商在120分以上则表示聪明；在80分以下则表示弱智。

不少父母对自己孩子的智力高低非常关心，甚至专门请医生给孩子测定智商，力求早日了解孩子的智力情况，以便及早定向培养。面对参差不齐的智商数，人们不禁要问，究竟是什么因素决定了智力水平？智力水平是不是也可以遗传呢？

从遗传学的角度上讲，人体的每一个性状都与遗传有密切关系，如相貌、形体、性格、动作姿势、声音等等方面，子女都可能与父母有相似之处。

智力的遗传更是相当复杂，它并非只是一个遗传单元，因此可能会从父母那里继承智力的方方面面。许多基因的共同参与决定了智力，因此单个基因对智力的特定贡献显得非常渺小。虽然每一基因对智力产生细小的影响，但是IQ产生的累积效应却是巨大的。

一般来说，智力受遗传的影响是十分明显的，有人认为智力的遗传因素约占60%。古今中外不少超智力的人有家族聚集趋势，遗传因素是个体间智力差异的主要原因，遗传结构完全相同的同卵双生子，即使在不同的环境中长大，

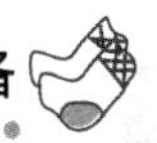

其智商仍极为一致。人们从家谱的研究中发现，天才往往具有家庭聚集性。我国历史上的“三苏”在文学上都有很深的造诣。俄罗斯巴赫家族8代136人中有50名男人都是著名音乐家。这不禁让人们感到好奇，智力是不是也能遗传？单卵双胞胎具有几乎相同的遗传基因，将他们与双卵双胞胎比较，就可以了解智力与遗传有无关联。而在不同环境下长大的单卵双胞胎之间进行比较研究，就可以了解遗传在智力方面有多大的决定意义。通过这一研究方法，人们发现，智力与遗传确有关联，智商的70%由遗传决定。

一般来说，父母的智力高、孩子的智力往往也高；父母智力平常，孩子智力也一般；父母智力有缺陷，孩子有可能智力发育不全。这种遗传因素还表现在血缘关系上，父母同是本地人，孩子平均智商为102；而隔省结婚的父母所生的孩子智商达109；父母是表亲，低智商的孩子明显增加。

但是，不可否认，智力虽然受遗传影响，而后天的环境对智力也有极大的影响。即后天教育、训练以及营养等起决定作用。音乐世家对孩子自幼有熏陶作用，但将一个音乐世家的子弟放到一个完全没有音乐的环境中去，那么这孩子也难成音乐家。

所以说，绝大多数人，后天条件如教育、个人学习和实践是智力差异的重要因素。可以说遗传提供了智力的基本素质，后天因素则影响其发展的可能性。因此，要想使后代智力超群，就必须在优生和优育上一起下工夫，使孩子的智能潜力得到最充分的发挥。

给准妈妈的建议

不管智力与遗传的关系有多密切，毕竟智力是多基因遗传，环境因素仍积极影响着智力。遗传只是智商的潜在值，而不是智商的绝对值。它为智力的发育提供了潜在的物质基础，只有在环境因素的作用下，特别是后天早期良好的、适时的教育刺激下，才能充分开发智力的潜力。

生下来就近视的宝宝

近视是我国人群中患病率较高的眼科疾病，给我们日常生活、工作中带来许多不便。因此许多年轻的患有近视的夫妇十分担心自己的近视能否遗传给下一代。近视是由遗传因素和环境因素引起的。调查分析证明，近视眼约65%是由遗传决定的，35%是由环境所决定，因此，可以肯定地说，近视会遗传给下一代。

病理性近视通常指近视程度在300～600度，有的甚至超过600度；有的虽然屈光度不一定很高，但有严重的眼底变性，这些都表现为高度近视。

我国一般人群中，约有1/5是近视眼基因的携带者。遗传因素是高度近视的主要发病原因。我国高度近视眼的发生为常染色体隐性遗传，即父母双方均为高度近视者，子女100%为高度近视；父母一方为高度近视者，子女50%为高度近视；但也有的表现不完全。如果父母双方都不是高度近视，只是致病基因的携带者，子女的发病率可能是25%。

中国中医研究院眼科医院的专家在研究中发现，在有遗传近视家族史的100例儿童中，67%是在10岁以前发病的。专家从诊治的上千份病历统计中观察到：儿童在5～10岁发生近视、散光的，他们的父母一方或双方多有近视、弱视、散光等眼病。后天近视一般低于600度，主要与环境因素有关。

双生子近视患病率高达40%以上，显著高于非双生子的患病率。这是因为双生子在胚胎发育期间营养分配给两个胎儿，缺乏足够的营养，直接影响眼球和巩膜组织的发育。

早产儿巩膜发育不完善或提前接受过多的氧气，使婴儿的视网膜发生水肿，造成玻璃体容积增加，眼轴拉长，成为近视的患病因素。此外，婴幼儿时期如果拴在面前的玩具过近，常常会诱发宝宝近视。上学期间不规律的生活或看书、写字的不良姿势、过近距离，也可引起眼球长度的变化，而导致近视眼的发生。

尽管我们在前面讲了高度近视可以遗传，但也不必过于紧张，因为降低这种遗传病不是不可能的。

首先，孩子应该注意用眼卫生，学习时的照明度要合适，光线不要太强或太弱。看书时，眼睛和书的距离应保持在30厘米左右。少年儿童连续看书写字的时间不宜过长，大约40分钟就应休息一会儿。看书写字的姿势应端正，不走路看书或躺着看书。

看电视时要注意距离，电视亮度应适中。还要做眼保健操和预防疾病及增加营养，保证睡眠时间等。

如果是个年轻的高度近视患者，将来在选择配偶时，就要尽量选择没有近视病的，这样可以在一定程度上避免自己身上的有害遗传因素在下一代身上表现出来。

给准妈妈的建议

早产是引起近视眼的另一个环境因素。要注意护理早产儿，尽可能不吸氧气。这是因为早产婴儿的眼球血管丰富，被安置在暖箱内接受了过分的氧气，容易促使视网膜发生水肿，使眼球内容物的容积增加，视轴过度拉长而导致近视眼发生。视网膜病变者近视发生率高。

宝宝长大了会像谁

我们经常听到人们说：你长得真像你爸爸或你长得真像你妈妈。那我们究竟遗传了父母的哪些容貌特征呢？

在已知的十大特征性遗传中，有些是百分百地像，有些是似是而非，有些像得微不足道，有些像可以通过再塑又不那么像。

接近百分之百的绝对遗传

肤色

肤色在遗传时往往让人别无选择。它总是遵循“相乘后再平均”的自然法则，给你打着父母中和色的烙印。比如，父母皮肤较黑，绝不会有白嫩肌肤的子女；若一方白、一方黑，那么，在胚胎时平均后便给子女一个不白不黑的中性肤色。

鼻子

一般来说，鼻子大、高而宽的鼻子呈显性遗传。双亲中有一个是鼻梁挺直的，遗传给孩子的可能性就很大。另外，鼻子的遗传基因会一直持续到成人阶段。小时候呈矮鼻梁的孩子，长到成人时期，还有变成为高鼻梁的可能。

下颚

是不容商量的显性遗传，像得让你无可奈何。比如即使父母任何一方有突出的大下巴，子女们常毫无例外地长着酷似的下巴，像得有些离奇。

双眼皮

眼睛的形状遗传自父母，而且大眼睛相对小眼睛而言是显性遗传，只要父母双方有一个是大眼睛，生大眼睛孩子的可能性就会大一些。一般来说，单眼皮与双眼皮的男女结婚，孩子极有可能是双眼皮。但如果父母双方都是单眼皮，一般情况下，孩子也会是单眼皮。

耳朵

耳朵的形状也是遗传的。而且大耳朵是显性遗传，小耳朵则为隐性遗传。父母中只要有一方为大耳朵，孩子就极有可能也是一对大耳朵。

半数以上概率的遗传

身高

身高属于多基因遗传。而且决定身高的因素35%来自爸爸，35%来自妈妈，其余30%则与营养和运动有关。这也就是说只有30%的主动权握在你的手里，假若父母双方个头不高，那只剩30%的后天身高因素，也决定了你力求长个的尝试不会有明显效果。

肥胖

据统计，爸妈均瘦，宝宝也多为瘦型，仅有7%会胖；爸妈之一肥胖，宝宝有40%肥胖；爸妈都肥胖，宝宝有80%肥胖。肥胖的人往往有家族史，但环境因素对体型影响也很大，出生后的营养情况、运动情况、工作性质等因素均对体型有作用。

怀孕，不打无准备之仗

准父母在孕前这个起跑线上就该做好各项准备，你现在的身体状况、心理状态、工作环境、生活环境、生活习惯都关系着将来宝宝的健康，所以要以你的身心最佳的状态来迎接他的到来。宝宝的到来是一件大事，千万不能打无准备之仗。

孕前检查

如果怀孕后才发现自己感染了某些疾病，那么你很可能会面临一些痛苦的选择：是终止妊娠，还是冒险继续怀孕？这会使原本欢乐的家庭增添了忧愁和烦恼，影响了身心健康，因此，孕前双方进行健康检查是保证优生后代的必要条件之一。

很多人都有这样的想法：自己在单位每年都进行体检，身体很正常，还用得着再重复地做孕前检查吗？

专家认为，一般的体检并不能代替孕前检查。体检主要包括肝、肾功能、血常规、尿常规、心电图等，以最基本的身体检查为主，但孕前检查主要检测对象是生殖器官以及与之相关的免疫系统、遗传病史等。

特别是在取消婚检的今天，孕前检查能帮助你孕育一个健康的宝宝。必做检查对于每个准妈妈来说，是一个都不能少的。虽然只是简单的常规检查，但对于家庭的幸福和你未来宝宝的健康，影响可能超出你的想象。

病原体检查

子宫内感染是影响胎儿生长发育的重要因素，目前已知的主要病原体有：弓形虫（T）、风疹病毒（R）、巨细胞病毒（C）、单纯疱疹病毒（H）以及其他病毒（O），如人乳头状病毒等。这一组病原体感染称为TORCH病群。医学研究证实，准妈妈如果感染了上述任何病原体，均有可能在怀孕的过程中感染胎儿，导致流产、死胎、畸形、先天智力低下等症状。

有些女性认为，自己身体一向很好，孕前也没有感冒、发热症状，没必要做这些检查。其实不然，因为大多数成人感染TORCH后少有明显症状，不易被觉察，必须通过化验才能发现。对孕前发现TORCH抗体阳性者，应在专业医生指导下进行治疗和定期监测，直到抗体转阴后方可考虑怀孕。

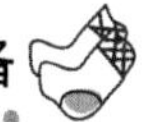

血常规（血型）检查

及早发现贫血等血液系统疾病。因为如果母亲贫血，不仅会出现产后出血、产褥感染等并发症，还会殃及宝宝，给宝宝带来一系列影响，例如易感染、抵抗力下降、生长发育落后等。

乙肝病毒检查

如果母亲是病毒性肝炎患者，没有及时发现，怀孕后会造成非常严重的后果：早产，甚至新生儿死亡。肝炎病毒还可垂直传播给孩子。孕前检查若出现大三阳及肝功能异常，应暂时避免怀孕而先进行治疗。若为乙肝小三阳，应进一步定量检测乙肝病毒DNA，判断其传染性，对于乙肝DNA检测阴性者可以怀孕，孕期及新生儿娩出后24小时内肌注乙肝高效免疫球蛋白，防止新生儿感染上乙肝病毒。

妇科检查

孕前最好做一次妇科检查。因为一些病原微生物如淋球菌、梅毒螺旋体、沙眼衣原体等，也可引起胎儿宫内感染，影响胎儿的正常发育。如果发现上述致病微生物感染，应推迟受孕时间并进行积极的治疗。如果孕前患有真菌性或滴虫性阴道炎，最好是治愈后再怀孕。此外，还应该在孕前做一次B超检查，了解子宫及其附件的情况。

口腔检查

如果孕期牙齿要是痛起来了，考虑到治疗用药对胎儿的影响，治疗很棘手，受苦的是准妈妈和宝宝。如果牙齿没有其他问题，只需洁牙就可以了，如果牙齿损坏严重，就必须拔牙。

尿常规

有助于肾脏疾患的早期诊断，10个月的孕期对母亲的肾脏系统是一个巨大的考验，身体的代谢增加，会使肾脏的负担加重。

血型和溶血

包括血型和ABO溶血滴度，避免婴儿发生溶血症。

对于曾经有过异常孕产史的夫妇，如自然流产、死胎、胎儿发育畸形或新生儿不明原因死亡等，在下次怀孕前应

给准妈妈的建议

进行孕前检查最好是在准备怀孕前2～3个月。这样有充足的时间作准备，有问题也可及时进行治疗。同时，医生还可以给予一定的孕前指导，比如受孕方面的注意事项、饮食方面的营养补充和身体方面的健康准备等等，建议准妈妈要减轻工作压力，要充分休息，准爸爸戒烟戒酒。

到医院遗传优生咨询门诊进行咨询，避免类似情况再次发生。

希望每一位准备做爸爸妈妈的人能够引起足够的重视。其实这些完全可以靠孕前检查来避免。

提前半年为宝宝准备营养

怀孕是一个正常的生理过程。当一个家庭准备迎接一个小宝宝出世的时候，当你渴望做父母的心愿即将实现的时候，优生优育一个健康聪明的宝宝是即将做父母的人们的共同愿望。很多女性都是在知道怀孕后才补充营养，而对孕前的营养却不够重视。

很多准妈妈都习惯于在知道怀孕后再补充营养，其实这时已经有点晚了，宝宝的健康与智力，尤其是先天性体质往往从成为受精卵的那一刻起就已经决定了。父母的健康是宝宝健康的基础，丈夫有良好的营养状况，才能产生足够数量和良好质量的精子。妻子有良好的营养状况，才有可能提供一个胎儿发育成长的温床。这就对父母精子和卵子的质量以及受孕时的身体状况提出了较高的要求。

一个微小的受精卵增长至出生时3～3.5千克体重的胎儿，需要大量的营养；母体在孕期血浆容量增加、器官体积增大也需要额外的能量及营养素补充，对维生素、微量元素和矿物质的需求是非孕期的1.8倍，营养素充足的母亲其胎儿的代谢要优于那些母体营养素缺乏的胎儿。计划怀孕的女性应在孕前注重多种益智营养素的摄入，一旦受孕即可充分满足胚胎大脑发育对多种营养素的需求。

一个人所吃的食物，都会被消化系统转化成容易消化的物质，然后被血液吸收和利用，随时供身体需要，很多营养素可以在人体内储存很长时间，如脂肪能储存20～60天，维生素C能储存60～120天，维生素A能储存90～356天，而钙能储存高达2500天。为了保证母婴健康，应当从准备怀孕时就开始调整夫妻双方的营养。

从孕前至少半年就开始加强“全面营养食谱”的调配，这是优生意识的表现。从这时起，就要特别注重青菜、水果、肉类和豆制品类杂而广的食物摄取，以通过蛋白质及多种维生素的吸收、转化，充分地为子宫内膜输送未来的胚胎发育所必需的各类氨基酸及其他营养物质做好准备。

孕前补碘

孕前补碘比怀孕期补充碘对下一代脑发育的促进作用更显著。准备怀孕的女性最好能检测一下尿碘水平，以判明身体是否缺碘，对缺碘者在医生指导下服用含碘酸钾的营养药，食用碘精盐及经常吃一些富含碘的食物，如紫菜、海

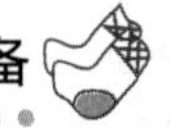

带、裙带菜、海参、蛏子、干贝、海蜇等，可以改善体内碘缺乏状况。

注意补锌

锌是人体100多种酶或者激活剂的组成成分，对胎儿尤其胎儿脑的发育起着不可忽视的作用。准妈妈每天至少需要摄入100毫克锌。孕前及孕期女性宜多摄入富锌食物，如牡蛎、贝壳、海带、黄豆、扁豆、麦芽、黑芝麻、南瓜子、瘦肉等。

补充叶酸

叶酸是一种B族维生素，对细胞的分裂、生长及核酸、氨基酸、蛋白质的合成起着重要作用，是胎儿生长发育中须臾不可缺少的营养素。孕前和怀孕头1～2个月期间每天补充0.4毫克叶酸，胎儿发生兔唇和腭裂的危险可降低25%～50%，有可能避免35.5%的先天性心脏病患儿出世。故孕前及孕早期应注意多摄入富含叶酸的食物，如红苋菜、菠菜、生菜、芦笋、龙须菜、油菜、小白菜、花椰菜、甘蓝、豆类、酵母、全麦面包、动物肝、麦芽及香蕉、草莓、橙汁、橘子等。

给准妈妈的建议

女性在怀孕前应当对自己的营养状况做一全面了解，必要时也可请医生帮助诊断，以便有目的地调整饮食，积极贮存平时体内含量偏低的营养素。不同食物所含的营养成分不同。因此，准备怀孕的夫妇应该尽量吃得杂一些，不偏食、不忌口，保证营养均衡全面。从优生角度考虑，怀孕的准妈妈身体营养失衡会带来胎儿发育所需的某些营养素短缺或是过多，于优生不利。

准妈妈的药品“黑名单”

准备怀孕的女性在怀孕前也会生病，得了病以后，应根据情况合理用药。但药物对治病有利，对怀孕却极为不利。

夫妻双方在孕前服药，会影响将来胎儿的生长发育吗？有研究表明，许多药物会影响精子与卵子的质量，或者使胎儿致畸。忽略用药问题必须引起准爸爸准妈妈的警惕。

西药

抗生素类

如西环素类药，可致骨骼发育障碍，牙齿变黄，先天性损失白内障等。链霉素及卡那霉素，可致先天性耳聋，并损害肾脏；氯霉素可使骨髓造血功能抑制，新生儿肺出血；红霉素能引起肝损害，磺胺（特别是长效磺胺），可导致新生儿黄疸。

解热镇静痛药

阿司匹林或非那西汀，可致骨骼畸形，神经系统或肾脏畸形。

镇静药

甲丙氨酯可导致发育迟缓、先天性心脏病；地西泮可造成发育迟缓；巴比妥可致指（趾）短小，鼻孔通联；氯丙嗪会造成视网膜病变。

激素

雌激素会造成上肢短缺、女婴阴道腺病、男婴女性化、男婴尿道下裂。考地松可致无脑儿、兔唇腭裂、低体重畸形；甲状腺素可致畸形。

抗肿瘤药

环磷酰胺可造成四肢短缺、外耳缺损、腭裂；一硫嘌呤可导致脑积水、脑膜膨出、唇裂、腭裂。

维生素及其他

大量的B族维生素、维生素C会致畸；马来酸氯苯那敏或苯海拉明也可能造成肢体缺损。

中药

中药是复方药物，对于生殖细胞的影响不容易被察觉，而许多人始终认为中药性温，补身无害，甚至随便去药房抓药使用，这都是极其危险的做法。准妈妈应该慎重服用的中药有麝香、斑蝥、水蛭、蛀虫、商陆、巴豆、牵牛、莪术等，这些药物可致畸胎、死胎及流产。

一般医师都有《药物手册》，其中记载各种用药的分级和对胎儿的影响，其分类如下：

A类：安全。准妈妈可放心服用。

B类：相对安全。准妈妈要慎用。

C类：很可能不安全。准妈妈不应使用。

D类：不安全。准妈妈禁用。

一般来说，有资质的医师，在你告知他你已怀孕后，所开给你的用药也应是可以信任的。另外，怀孕时服用中药须谨慎，在使用中药材前，应请合格的中医师诊断，以避免造成无谓的伤害。

给准妈妈的建议

卵子从初期卵细胞到成熟卵子约14天，在此期间卵子最容易受药物的影响。一般说，女性在停药20天后受孕，比较安全；但有些药物的影响时间可能更长。因此有长期服药史的妈妈一定要咨询医生，才能确定安全受孕时间。在计划怀孕期内需要自行服药的准妈妈，应避免服用药物标志上有“妊娠期妇女禁服”字样的药物。

适合孕前做的运动

无论是否怀孕，体育锻炼对你都是有好处的，当然，它也是健康妊娠的重要部分。在怀孕前制订一个好的锻炼计划可以使你更健康，更好地控制体重，更加精力充沛。锻炼也可使将来的分娩更省力。

一个小生命在母体里孕育和生长是让人欣喜和激动的，作为母亲的你除了等待宝宝的降生还能做些什么呢？那就从孕前开始吧！除了有规律的生活起居和科学的饮食计划外，坚持一段有规律的针对腹部肌肉和心血管功能的锻炼对宝宝顺利来到世界上有很大帮助。

在计划怀孕前的一段时间内，若能进行适宜而有规律的体育锻炼与运动，可以促进女性体内激素的合理调配，确保受孕时女性体内激素的平衡与精子的顺利着床，避免怀孕早期发生流产；孕前加强体育锻炼，可增强身体的免疫力，防止孕期被病菌感染；可消耗体内多余的脂肪；可使精子和卵子的活力增强。可使全身肌肉更有力，特别是骨盆肌，更可以减轻准妈妈分娩时的难度和痛苦。

随着妊娠子宫的增大，肾上腺皮质激素的增多，准妈妈腹壁皮肤张力加大，使皮肤的弹力纤维断裂，出现多数紫色或淡红色不规则平行的裂纹，称为妊娠纹，在初产妇中比较常见，脐下、耻骨联合下最为明显。它与突然发胖造成的花斑纹是一样的。许多准妈妈因为体重增长过多，大腿外侧会出现花斑纹。这些斑纹在产后渐渐萎缩，成为银白色，皮肤也变得松弛了，不再像原来那么光滑、富有弹性。孕前就要注意锻炼身体，并且经常做做按摩，坚持冷水擦浴，增强皮肤的弹性。这样，当皮肤张力变大时，皮肤弹力纤维的抗张强度较大，不易断裂。

给准妈妈的建议

准备怀孕的女性，锻炼应以增强体质为主，孕前锻炼可参加快走、慢跑、登山、爬楼梯、郊游等有氧运动，也可做一些游泳健身活动，但每周最好不少于4～6次，每次不少于30分钟。

准妈妈离宠物远一点

很多人对养狗的顾忌就来自于弓形虫，如果女性在怀孕期间首次感染上弓形虫，就会对未出生的婴儿造成危害。所以最安全的方法就是养宠物又准备要孩子的女性要去医院给自己和狗狗抽血检查一下体内是否感染了弓形虫，防患于未然。

要打算怀孕，生活中要注意的方面就太多了，特别是对于一些宠物，还是不饲养为好。其中，弓形体原虫感染，就是由宠物引发的。

有的人爱好养猫、狗、鸟等小动物，还总把它们抱在怀中，殊不知这些小动物身上往往带有寄生虫，这些寄生虫与宠物之间是共生关系，在宠物身上寄生而不引起疾病，但人接触后就会引起疾病。弓形体原虫是一种寄生虫，主要寄生在网状内皮细胞之中，也可侵袭除成熟红细胞外的任何组织细胞。一般来说，多为隐性感染，有的出现乏力、低热、头痛、肌肉关节酸痛，易被忽视。重者会引起高热、淋巴结肿大或非典型肺炎、心肌炎、脑膜脑炎等，波及眼会引起眼部病变，如脉络膜炎、视网膜炎、玻璃体混浊等。因症状没有特异性，临床上往往难以确切诊断。

准妈妈如果感染弓形体原虫，弓形体原虫就会通过胎盘感染胎儿，还可以通过血液、子宫、羊水感染胎儿，其中通过胎盘传给胎儿的机会高达40%。别小看这些小虫子，它们有可能使人感染一些疾病，而如果感染发生在孕期，则有使宝宝神经系统受损害的危险，宝宝可能出现脑积水、无脑儿或视网膜异常等。有些婴儿出生后无明显症状，如不给予及时的治疗，数月或数年后可出现智力低下、癫痫等中枢神经系统损害以及斜视、失明等眼部损害。

怀孕或正准备怀孕时一定要把宠物安置到其他地方，一旦接触了宠物，要马上洗手。如果养小宠物时怀孕了，一定要去医院检查自己有无感染宠物身上的病原体，若已感染，要与丈夫、医生共同探讨胚胎的去留问题。

给准妈妈的建议

虽然感染弓形体原虫对准妈妈和胎儿的影响很大，但只要采取有效的措施，是能够预防的，这就是为什么要求准妈妈不要触摸玩弄小动物的原因。此外，要不吃生或未煮熟的猪、羊、牛肉，不吃被猫等小动物污染的食品，不用被小动物舔过的餐具，饭前便后洗手，避免病从口入。

绕开遗传病的雷池

怀孕，对于怀孕者及其家庭，都是一件大事。生儿育女乃人生中无法忽视的重要内容。但是，为了母体与胎儿的健康，达到优生优育的目的，一些育龄罹患疾病的女性不宜怀孕。不能怀孕，看起来是令人遗憾的事，但从长计议，了解不能怀孕疾病对准备怀孕的女性是有一定益处的。

如果准妈妈患有下面的任一种疾病，那你们的怀孕计划就要暂缓，治疗才是当务之急。

心脏病

怀孕后，身体的负荷逐渐加重，尤其到了孕晚期，准妈妈会有心力不支的感觉。如果孕前有心脏病而且没有得到及时有效治疗，准妈妈很可能会出现心功能不全，从而导致流产、早产、胎盘功能不全等。

所以你患有心脏病，就要慎重考

虑，征询医生的意见。如果有幸得到了怀孕的许可，也不可高兴太早，应在医生的正确指导下，方可安全度过孕期。

肝脏疾病

怀孕可增加肝脏负担，如果原本肝脏就有问题，就会使病情加重。而且如果准妈妈患有肝脏疾病，很可能把疾病传染给宝宝的。因此有肝病的女性在怀孕前最好确定病情已经被控制得稳定，千万不能在肝病的传染期怀孕。

肾脏疾病

妊娠时，由于母体血总量增加，血管外体液积蓄过多，容易出现水肿。肾脏病患者如果妊娠，就会出现妊娠高血压综合征，而且往往比较严重，出现早产、流产等现象。在进行认真的治疗之后，如果病情好转，则可以考虑怀孕。但决定怀孕之前还应对病进行复查，并听取医生的意见。

结核病

活动期的肺结核，需要链霉素、异烟肼等药物抗结核治疗，这些药物具有很大的毒性。如果此时怀孕，这些抗结核药物势必影响胎儿正常发育，甚至导致胎儿耳聋、畸形。罹患急性肝炎者，特别是乙肝、丙肝等具有血液传染途径的传染病，在治愈之前，或具有强烈传染性期间，也不宜立即怀孕，以防止将疾病传染给下一代，当然也防止母亲的疾病加重甚至发生意外。

高血压

平时有剧烈头痛、失眠、眩晕等症状更应做好必要的检查。与肾病相同，高血压的准妈妈也较易出现妊娠高血压综合征，也容易患妊娠高血压综合征。有原发性高血压的女性在怀孕后期，很难控制血压的急剧变化，有时血压升得很高，容易发生子痫或脑出血。若有这样的情况发生，应积极治疗，在血压保持稳定的前提下，方可实施怀孕计划。在孕期须注意保健，采取低盐饮食，并定期做好检查和咨询。

糖尿病

在孕期，糖尿病曾一度是非常严重的疾病。它也是妊娠期的重要并发症。无论是原有糖尿病，还是在怀孕后才出现的病症，都是不容乐观的。对准妈妈来说，糖尿病的最大危险就在于会引发

给准妈妈的建议

顺利度过妊娠期，生育一个聪明、健康的孩子，保证母子平安，是每对已婚夫妇的最大心愿。为此，每对已婚夫妇在决定生育前都应一起去接受健康检查，确认健康状态，积极治愈不宜妊娠的疾病是十分必要的。

妊娠高血压综合征。如不能很好地控制，可导致流产、早产，甚至出现巨型儿等。对这类情况，应在孕前向医生咨询，采用合理的饮食结构和药物治疗，在医生的监护下怀孕和分娩。

贫血

这是一种女性常见病。平时有眩晕，站起来时头晕、头痛等症状。严重贫血不仅对准妈妈本身有影响，还会影响胎儿的发育。

如果女性在怀孕前就患有贫血，那么怀孕后的早孕反应就可能相对强烈，影响到营养的吸收。再加上有宝宝来分享大量的营养，贫血会变得更加严重。如果是重度贫血，可使胎儿宫内发育迟缓、出现早产或死胎。

对准妈妈来说，可引起贫血性心脏病、心力衰竭、产后出血、产后感染等。因此，最好等到贫血治愈后再怀孕。怀孕之后也要定期检查，继续注意防治。

阴道炎

阴道炎患者如果怀孕，就会使胎儿得一种鹅口疮的疾病。其症状是在新生儿口腔黏膜和舌头下面长出像白苔一样的东西，影响吃奶。所以，患阴道炎后抓紧治疗，一般只需10余天就可以治愈。治愈之后再怀孕对胎儿来讲就不会受感染了。

性病

在计划怀孕之时，如夫妻任何一方患有性病，都不可隐瞒，否则会危及到胎儿的健康。例如疱疹病毒感染，如果没有治愈就怀孕，很可能可导致胎儿发育迟缓，出生后也可能会在宝宝的眼睛、口腔和皮肤黏膜等处出现疱疹病毒感染的迹象。

伤害宝宝的危险职业

事实上，多数的性病经过正规治疗是可以痊愈的，只要在孕期不再复发或发生新的感染，完全可以拥有一次健康的妊娠。

随着社会的不断发展，越来越多的女性加入到各行各业的工作中，成为职业女性。有部分女性工作环境中含有较高浓度的化学物质，影响女性的生殖功能，进而影响胎儿的健康发育。

当你想生个宝宝时，想过没有，你目前所从事的工作可能是对宝宝很不利的，甚至会带来无法弥补的伤害，所以，想怀孕的时候，一定不要从事下面的工作：

1．某些特殊工种：经常接触铅、镉、汞等金属，会增加妊娠女性流产和死胎的可能性，其中甲基汞可致畸胎，铅可引起婴儿智力低下；孕期接触高浓度氯乙烯、己内酰胺、铅、苯系混合物以及强烈噪声的女性，妊娠高血压综合征的发病率增高。孕期接触高浓度铅、苯、甲苯等，还有使自然流产发生率增高的危险。

2．高温作业、振动作业和噪声过大的工种：工作环境温度过高，或振动剧烈，或噪声过大，均可对胎儿的生长发育造成不良影响。

3．繁重的体力劳动：繁重的体力劳动会消耗能量很多，增加心脏的血液输出量，加重上班族准妈妈的负担，会影响胎儿的生长发育，甚至造成流产、早产。

4．接触电离辐射的工种：电离辐射对胎儿来说是看不见的凶手，可严重损害胎儿，甚至会造成畸胎、先天愚型和死胎。

5．医务工作者，尤其是某些科室的临床医生、护士。这类人员在传染病流行期间，经常与患各种病毒感染的病人密切接触，而这些病毒（风疹病毒、流感病毒等）会对胎儿造成严重危害。因此，临床医务人员在计划受孕或早孕阶段若正值病毒性传染病流行期间，最好加强自我保健，严防病毒危害。

6．密切接触化学农药的工种：农业生产离不开农药，而许多农药已证实是会危害女性及胎儿健康，引起流产、早产、胎儿畸形、弱智。使用农药地区的胎儿先天缺陷发生率高于非农业地区，频繁使用含氯苯氧基农药的地区，在喷洒农药季节受孕的婴儿先天缺陷明显增加。

给准妈妈的建议

有些有毒物质在体内的残留期可长达1年以上，即使离开此类岗位，从事此类工作的女性也不宜马上受孕，否则易致畸胎，应该采取适当的避护措施。

准妈妈应警惕危险源

上班族准妈妈大都面临着两难选择，一方面割舍不下熟悉的工作环境，另一方面又对宝宝的健康成长充满了担忧……

怀孕了，这个重要事件打破了你往日的平静生活。面对身体发生的奇妙变化以及心理产生的微妙感觉，作为上班族的你可能会觉得身心都有些应接不暇。办公室里存在各种各样的污染源。怀孕后继续在写字楼里工作，我们不能指望人人像老公一样对自己呵护备至，有些问题还要自己小心。

危险因素一：电脑

电脑简直是我们工作中不可缺少的伙伴和搭档。但你可知道，电脑开启时，显示器散发出的电磁辐射，对细胞分裂有破坏作用，在怀孕早期会损伤胚胎的微细结构。根据最新的研究报告，怀孕早期的女性，每周上机20小时以上，流产率增加80%，生出畸形胎儿的机会也大大增加。

因此，在怀孕3个月以前，最好远离电脑，即使是别人操作的电脑，你也要与它保持距离。虽然这很难做到，不过尽量少接触电脑还是可以的，如果必须上机的话，与屏幕保持一臂的距离。你还可以使用一个电脑保护屏，可屏蔽至少75%的电磁辐射，或者穿上一件防辐射马甲或围裙（内有金属薄膜，可遮挡对胸腹部的电磁辐射）。

同时，养成一完成检索或打印马上关掉电脑的习惯，不要在网上无限制地浏览或玩游戏。

危险因素二：电话

你可能没有想到，我们平时用的电话是一项最容易在写字楼里传播疾病的办公用品。电话听筒上2/3的细菌可以传给下一个拿电话的人，是办公室里传播感冒和腹泻的主要途径。如果办公室里有人患感冒，或是如厕后未把双手洗干净，疾病就会在办公室里蔓延开来，很可能殃及你和你腹中的宝宝。

所以，准妈妈最好拥有一部独立的电话机。如果不得不和其他同事共用，准妈妈至少应该减少打电话的次数。或者干脆勤快一点，经常用乙醇擦拭一下听筒和键盘。

危险因素三：二手烟

虽然人们都知道吸烟对胎儿不好，据说被动吸烟的结果更可怕。但和你同一个办公室的瘾君子一旦烟瘾发作，可能就顾不上这许多了。也许他会忘乎所以地对着你吞云吐雾，还在那里自得其乐，全然忘了你的存在、你的担心和顾虑。这样的事可能会经常发生，所以你不能将就这样的瘾君子。

为了胎儿能健康发育你应该向瘾君子及时提出自己的“抗议”，或平时就把空气净化器放在办公桌旁，同时别忘了赶紧开窗换气。反正你不能让自己等闲视之，应加以制止，要不然腹中的胎儿就惨了。

危险因素四：空调

写字楼里的中央空调，给你创造了

给准妈妈的建议

你最好将自己怀孕的消息告诉上司和同事。国家有相关政策保护怀孕的职业女性，你就放松心情坦坦荡荡地过好每一天。因为，腹中的胎儿不仅需要你给他提供营养，也需要你拥有好心情，这样才能让他发育得更好。而且，上司和周围的同事得知你怀孕了，还会在工作上给予你更多的照料和帮助。

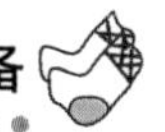

一种舒适宜人的环境。刚从户外步入写字楼，你也许会感觉很舒适，但在里面待久了，你可能会像许多人一样出现头昏、疲倦、心情烦躁的感觉。这多半是身体在提醒你：小心空调！

所以定时开窗通风，排放浊气。还有，怀孕期间，尽量每隔两三个小时到室外待一会儿呼吸几口新鲜空气。

危险因素五：复印机

由于复印机的静电作用，空气中会产生出臭氧，它会使人头痛和晕眩，启动时，还会释放一些有毒的气体，有些过敏体质的人会因此发生咳嗽、哮喘。

如果你的办公室里有一台复印机的话，你可以跟同事商量，把它放在一个空气流通比较好的地方，并要避免日光直接照射。你还要经常减少与复印机打交道。平时还应注意适当增加含维生素E的饮食。

孕前建好感染的隔离墙

准妈妈在怀孕前要打预防针，似乎是一件挺新鲜的事。因为打预防针的一般都是儿童——他们年龄小，抵抗力差，需要借助预防针以增强免疫力，那么，育龄女性在怀孕前为什么要打预防针呢？其目的是为了保证胎儿正常发育，减少病残儿的出生。

快做妈妈了，你肯定希望在未来的10个月里，平平安安，不受疾病的打扰。加强锻炼、增强机体抵抗力是根本的解决之道，但对某些传染疾病来说，最直接、最有效的办法就是注射疫苗。

乙肝疫苗

我国是乙型肝炎高发地区，高达10%左右的人群被乙肝病毒感染。其中，母婴垂直传播是乙型肝炎重要传播途径之一。如果一旦传染给孩子，他们中85%～90%会发展成慢性乙肝病毒携带者，其中25%在成年后会转化成肝硬化或肝癌。因此还是及早预防。

乙肝疫苗按照“0、1、6”的程序注射。即从第一针算起，在此后1个月时注射第二针，在6个月时注射第三针。由此推算，至少在孕前9～10个月，你就应该进行注射。这样才能保证在怀孕的时候，既产生了抗体，又让体内的疫苗病毒完全消失。

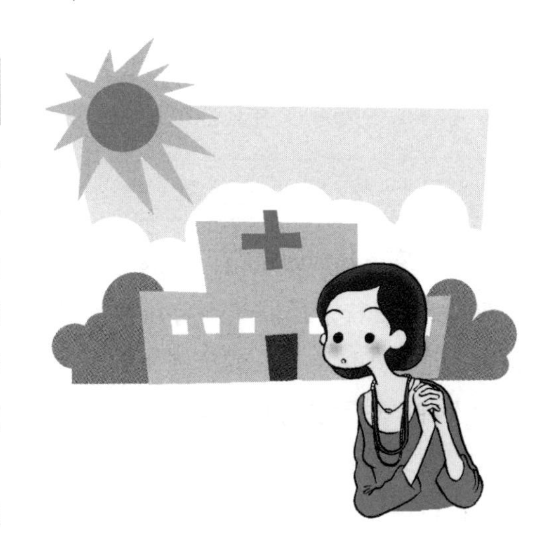

风疹疫苗

女性在怀孕1个月内若感染风疹，胎儿先天性心脏病发生率达60%以上；女性若在怀孕的第二个月内感染风疹，胎儿先天性心脏病发生率为33%；女性若在怀孕的第三个月内感染风疹，胎儿先天性心脏病发生率达5%～7%。风疹病毒导致的胎儿先天缺损除心脏外，还有先天性眼疾、血小板减少性紫癜、肝脾肿大、耳聋、痴呆等。最可怕的是，有2/3的风疹是隐性感染，也就是说，虽然已经感染了风疹病毒，但准妈妈没有任何症状，而胎儿却已受到了严重的损害。

至少在孕前3个月，就应该去完成这个任务，以保证小宝贝不受到疫苗病毒的损害。事实上，最好能留出充足的时间，提前8个月就进行注射，并在2个月后确认抗体是否产生。

除了上述两种必不可少的疫苗外，还可根据自身的情况，结合医生的建议，考虑是否需要注射其他疫苗。

流感疫苗

这种疫苗属短效疫苗，抗病时间只能维持1年左右，且只能预防几种流感病毒，适于儿童、老人或抵抗力相对较弱的人群。对于孕期的防病、抗病意义不大。因此专家建议可根据自己的身体状况自行选择。

甲肝疫苗

甲肝病毒可以通过水源、饮食传播。怀孕期间准妈妈因为内分泌的改变和营养需求量的增加，肝脏负担加重，抵抗病毒的能力减弱，极易感染。因此专家建议高危人群（经常出差或在经常在外面吃饭者）应该在孕前注射疫苗防病、抗病。

水痘疫苗

早孕期感染水痘可导致胎儿先天性水痘或新生儿水痘，如果怀孕晚期感染水痘可能导致准妈妈患严重肺炎甚至致命。从未得过水痘的待孕的女性至少应该在受孕前3个月注射水痘疫苗。

狂犬疫苗

这属于事后注射疫苗，也就是在被动物咬伤后再注射。在生活中注意防范，这种麻烦是完全可以避免的。若不慎被动物严重咬伤，必须征求医生的意见，才能考虑注射。

给准妈妈的建议

无论是注射何种疫苗，都应遵循至少在孕前3个月注射的原则。还要提醒你的是，疫苗毕竟是病原或降低活性的病毒，并非打得越多越好。坚持锻炼，增强体质，才是防病的根本。

开始怀孕了

怀孕是胎儿在母体子宫内生长发育的过程。精子和卵子结合的过程叫做卵子受精或受孕，这就是怀孕期开始了。许多准妈妈最为关心的问题是：如何知道、如何确定自己是否怀孕了？在受孕的第一个月，准妈妈不会感觉到新生命的开始。但是，有一些重要的征兆，会提醒准妈妈，你可能怀孕了。

如何判断自己是否怀孕

凡在生育年龄的女性，发生性关系而又未采取避孕措施，都有怀孕的可能。婚后保持正常性生活的女性，如果没有采取避孕措施，约有85%的人在第一年内就会怀孕，尽早知道自己怀孕，尽早做准备，对妈妈和宝宝都有积极的意义。

在家庭条件下可以采用下列几种简易方法自我判断是否怀孕：

1．测量基础体温：成年女性体温的波动与月经息息相关，据此女性可以方便、可靠地进行基础体温的自我监测，用以判断有无排卵、掌握排卵期、发现早期妊娠。基础体温测量方法是，每天清晨醒来未起床前，不做任何活动，先用口表测量口腔体温并作记录。一般来说，月经周期规则的女性，如果月经到期未来潮，而基础体温保持在高水平上（37℃～37.2℃），并持续16天不下降，即有怀孕之可能；持续20天不下降时，即可确定怀孕。

2．自查晨尿：月经迟迟不来的女性，用一干净玻璃烧杯，接晨尿1/3杯，滴入碘酒数滴，将烧杯放在炉火上加热，待尿液变成红色后，停止加热待其自然冷却，若冷却后的尿液红色消退，则表示已经怀孕；冷却后尿液颜色不变，则说明未怀孕。

3．早孕试纸：从妊娠的第七天开始，准妈妈的尿液中就能测出一种特异性的激素——人绒毛膜促性腺激素（简称HCG），通常在医院进行的尿妊娠试验检查的就是它。目前市售的早早孕试纸，也是通过尿液迅速检测其中的HCG，灵敏度很高。

此外，还应去医院做进一步的检查以确诊。

1．妇科内诊检查：医生在消毒的条件下，对停经女性可进行一次内诊检查。早孕的女性其阴道壁及子宫颈变软，并着色而呈紫蓝色。由于停经时间的不同，子宫可出现不同程度的增大变软，一般在停经5周后即可有此表现。妊娠8周后，部分女性的子宫颈与子宫体间的子宫峡部极其柔软，致使宫颈与宫体似不相连，这种现象称为海格征，是早孕的典型体征。妊娠12周后，子宫底即可超出盆腔而在腹部触及。

2．妊娠试验：是早期妊娠最重要的辅助检查项目。由于妊娠后绒毛的滋养叶细胞分泌人绒毛膜促性腺激素，所以利用生物或放射免疫的方法从血或尿中测定该激素可协助诊断妊娠。既往应用的有蟾蜍试验、乳胶凝集试验及放射免疫测定等。

目前应用得最为广泛的妊娠试验方法是以胶体金为标记的抗体结合物膜上层析免疫的夹心一步法，即早早孕快速检测试纸法。

怀孕后的早期反应

月经突然不来了，许多女性马上心一悬。众所周知，这是怀孕的信号。实际上，生活中还有一些小变化可以帮助女性做出怀孕判断。

怎样判断自己是否怀孕？你的月经一直没来，这是大家都知道的一点。不过你可以在开始等待每个月的好朋友出现之前，就从追踪其迹象与症状而得知。怀孕之后，准妈妈产生一系列的生理变化，这些变化尽管有轻有重，但都可以被准妈妈发现，只要用心注意，你的身体会告诉你已经怀孕了。

停经

停经是怀孕的第一信号。所有的有性生活的女性都应该记住自己的月经日期，可用日历作记号。

一般来说，如果月经过了1个星期，就应该怀疑是否怀孕，到医院做尿HCG检查以确定是否怀孕。如果过期1个月，医生大致能查出怀孕征象，怀孕就比较容易肯定了。

有极少数女性，虽然已经怀了孕，但是在该来月经的时候，仍然行经一两次，不过，来的经血比平常要少，日期也短些，这在中医上称为“漏经”，真正原因尚不十分清楚。

恶心呕吐

一般发生在停经40天左右，大部分准妈妈都会出现恶心呕吐，尤其是在早晨空腹时更为明显。多数人会有食欲缺乏、消化不良等症状，轻的感觉厌油腻，重的表现为厌食。

有些准妈妈还会突然特别厌恶某种气味，甚至觉得不可忍受；有些则表现出对某种食物的特别偏爱，如喜欢酸、辣的食物等等；也有的准妈妈在某一时期特别想吃某种食物，但真正吃到，又可能不想吃了。

发生倦怠、嗜睡

总是精力充沛的你，是否突然感觉疲惫不堪？黄体酮的大量分泌，会让你觉得筋疲力尽。几乎所有怀孕的女性都深受这种症状之苦，你可以再观察其他的症状，以确定你的怀疑。

乳房出现变化

在停经之后，乳房发胀、痛，而且逐渐增大，乳头感到刺痛，乳晕变大、并出现褐色结节，乳房皮下可见静脉扩张。这种乳房发胀也不会伴有发热，也不会有其他异常现象，仅仅是一种正常的生理反应。

胃口的改变

有些准妈妈在月经过期不久的时候（2个星期左右）就开始发生胃口的改变。常发生在早晨起床后，有恶心、泛酸、食欲缺乏、挑食等现象。有些人简直不想吃甚至要呕吐，有些人很想吃些酸味的东西。这些症状称为早孕反应，一般经过半个月至一个月会自然消失。

小便增多

怀孕初期，许多准妈妈有尿频的情形，有的每小时一次，这是增大的子宫压迫膀胱引起的。在怀孕3个月后，子宫长大并超出骨盆，症状会自然消失。这种尿频，没有尿痛、尿急的感觉，更没有疼痛的症状，与尿路感染有本质的区别，并且怀孕后的小便增多，并不是非常明显。

基础体温升高

正常情况下，育龄女性的基础体温是月经自来潮到中期（下次月经前2周）低体温、之后高体温（比前段体温升高0.4℃左右）的典型双向型体温，如果后段时间的体温一直处于高温，并超过21天月经仍不来潮，则属于早孕。这是衡量怀孕与否的重要标志。假若体温高低不平，而且悬殊较大，胎儿往往发生危险，多属于黄体功能障碍，必须及时治疗。

准妈妈的第一次产前检查

产前检查是保障母子健康的最好办法。怀孕虽然不是病，可是从受孕到孩子出生的280天的时间里，准妈妈和胎儿均有可能发生一些异常变化，影响母子的身体健康和生命安全。准妈妈和胎儿的一些异常变化，只有通过产前检查才能被及时发现。

每对夫妇都希望生个健康的宝宝，所以，产前检查对准妈妈及胎儿的健康来说非常重要。产前检查能排除一些主要的异常，如唐氏综合征等染色体异常，先天性心脏病等缺陷，母亲本身的疾病对胎儿的影响等等。一般从确诊早孕时开始，对准妈妈进行全面的体检。比如血压、心脏、肺及呼吸道，血常规、血糖、尿糖等，并可申请生育指标。准妈妈在受孕后最迟不要超过3个月就应该到医院做第一次产前检查，这是为了保护准妈妈和胎儿的健康，便于医师及早了解准妈妈的全面情况和发现潜在的不利于妊娠和分娩的各种因素。如无异常于20、24、28、32、36、37、38、39、40周共检查9次，如果错过1～2次，没有多大关系，定期检查会更安全。

1．产前检查：询问病史。你的第一次产前检查可能要花很长时间。你将被问及许多问题并做体检。实验室检查会在这次或下次做。要了解一般情况，年龄职业、住址等。二是要有无家族病史，传染病及遗传病史。三是既往史，了解是否曾得过各种较严重的疾病。四是月经史，了解月经周期、初潮年龄、月经天数等。五是婚姻史。六是妊娠及分娩史，是否有流产早产情况等。七是本次怀孕经过，早孕反应、是否感染病毒、用药史、胎动开始时间、有无阴道流血、心慌气短、下肢水肿、头痛等。

2．全身检查：检查准妈妈全身情况、测量身高、体重、血压、检查乳房发育情况，并检查各脏器情况。

3．产科检查：包括腹部检查，子宫底高度、腹围、胎位、胎心等；阴道检查，包括阴道有无真菌或滴虫，产道及附件检查是否有异常，骨盆检查，测量骨盆内外径。

4．化验检查：进行必要的血常规、血型、尿常规、肝、肾功能及澳抗等检查。

因为造成胎儿异常的原因很多，有些还查不出原因，有些原因尚无适当的检查方式，一定要按期做正规的产前检查，可防止妊娠意外的发生。

预期宝宝将在哪一天降临

预先推算出孩子的出生日期，无论对于准妈妈做好临产准备还是做好有关迎接新生儿的事情都至关重要，切不可忽视。预产期，顾名思义是预计分娩的日期，胎儿在宫内的年龄是以周为单位计算的。根据孕周可以判断胎儿成熟与否。从末次月经的第一天以后的280天（即40周）为胎儿在宫内的生长发育期。所以，预产期的计算方法是：末次月经的月份加9或减3，日期加7。例如，最后一次月经是在2月1日，则月份2＋9＝11月，日期1＋7＝8日，那么预产期应该是11月8日。

如果末次月经是在4月以后，则采取减3的方法计算。如末次月经来潮是4月2日，就是4月份－3＝次年1月份，2＋7＝9日，即次年1月9日为预产期。如果用农历计算；则月份计算相同，只是日期加7天改为加15天。

第二章

孕期生活安排

从生命的最初形态受精卵开始，胎儿在母体子宫内经过10个月的生长发育，就会成为人类社会的一员。母亲要为新生命的诞生度过一段快乐而又难忘的岁月，280天的孕育历程带给年轻父母的不仅是一个惊喜，还有新一轮的操劳。 保证母子平安是每一个家庭的心愿。每个准妈妈都希望小宝贝健康、聪明、又可爱！从此，心头上有了多少牵挂，生活中有了多少希望。然而，在这10个月历程中，相伴你的不仅只是将为人母的喜悦和骄傲，还有很多麻烦和疑虑时时在困扰。怎样轻松、平安、顺利地走过孕育小宝贝的生命历程?

0～1 个月

妈妈宝宝的变化

怀胎十月，感受到的是宝宝在自己腹中成长，但妈妈却不了解胎儿的困惑，不知道他是在何时长出小手和小脚，何时学会挤眉弄眼。多想了解你，多想走近你，我亲爱的宝贝！

胎儿的成长

精子和卵子结合，医学上叫做受精，形成了受精卵。精卵结合后，成为“合子”。在24小时内，它们的核膜逐渐融合，两者的遗传物质也结合到一起，并且立刻开始分裂，这时，一个新生命萌生了。

着床后，由营养膜发达的绒毛组织产生了人绒毛膜促性腺激素激素。接着，由周围的子宫内膜不断地吸收营养，并进行细胞分裂而开始分化。外壁成为营养细胞，中壁的一部则成为即将成为胎儿的胚结节，整体而言，即成为小型袋状的胚盘胞。

细胞数目发展大致150个左右时，即将成为胎儿（怀孕10周之后，即称为胎儿）的胚结节的细胞，即产生分裂；到了受精后5～6日时即分为内胚叶、中胚叶、外胚叶等三细胞群，以担任将来各种不同的职责，并完成人体内的各种部分。这期间，围绕着将成胚子的胚盘，并在此时，完成了羊膜、卵黄囊、羊水腔、胚外体腔等，而且内含液体。而包藏这些东西的袋状物，即称为胎囊。直径为1～2毫米大小。

另外，营养膜合胞体则位于外侧的营养膜细胞与着床部位的子宫内膜之间，这两种营养膜即在胎盘与胎儿之间形成了脐带。并由母体摄取酸素和营养。受精后3周，胚盘即成胚子，而完成各种器官。这时胎囊的直径约10毫米以上，而且与日俱增。

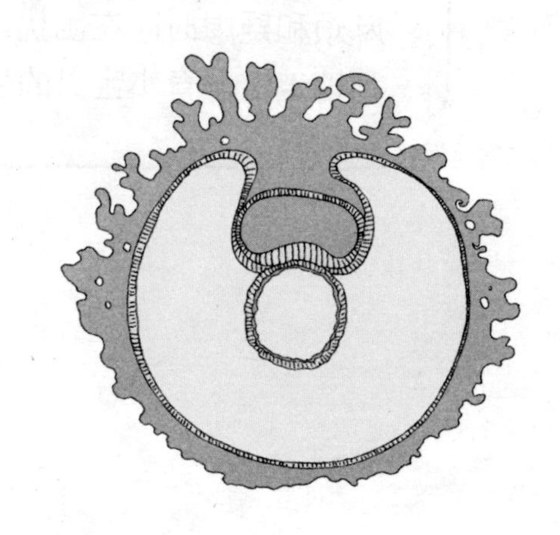

此时的宝宝被称作胎芽。小宝宝在外形上还没有形成人的特征。胚芽表面被绒毛组织覆盖着，不久后将发育成为胎盘。身长和头部的比例为2∶1，有长长的尾巴，整体形状像小海马。脑、脊髓等神经系统、血液等循环器官的原型（形成基础的组织）几乎都已出现。心脏从第二周末开始形成，出现了心脏的原基，虽然还不具有心脏的外形，但已经有了活力，在身体内轻轻地跳动。肝脏在这时也开始明显发育。眼睛和鼻子的原形尚未生成，但嘴和下巴的原形已能看到。与母体相通连的脐带，也从这个时期开始发育。

准妈妈的变化

这个月的前半个月还没有受胎，妊娠大约在中旬前后。这时，绝大部分准妈妈没有妊娠的主观感觉。但如果观测基础体温，则会发现仍保持排卵期的较高温度而没有降低。个别人可出现类似感冒的症状，如周身乏力、发热或发冷、困倦嗜睡、不易醒等。有的人可伴有恶心、呕吐。这时子宫已稍显丰满，但大小还看不出明显变化来，和没有妊娠时一样，只有鸡蛋大小。

然而身体内这些惊心动魄的变化每一位准妈妈并不能察觉，也感觉不到自己的身体有何反应，子宫几乎与往日一样大。因为受精的具体日期不易确定，而且大多育龄女性2次月经间隔的时间为28～30天，而黄体平均寿命为14天，所以医学上将266＋14＝280天定为妊娠天数，即为10个妊娠月，每个妊娠月为28天，包括4孕周，每孕周7天，“十月怀胎”之说即是由此而来。

此阶段准妈妈无明显生理上的变化，但心理上会发生一些变化。对于首次妊娠的女性面临的问题是：如何适应由女人、妻子到母亲的社会角色转变，如何孕育胎儿，以及在孕期和产程中可能遭受的困苦。因此，妊娠初期的她，会更加趋向于表现女性的敏感、依赖和虚荣，并渴望得到丈夫、母亲和友伴的关心、开导与帮助。

要想减轻准妈妈这些心理负担，最主要的责任就落在丈夫身上。丈夫要善待妻子，不仅在身体上照顾好她，为她分担家务，陪她上医院检查，还应该关心她心理的变化。

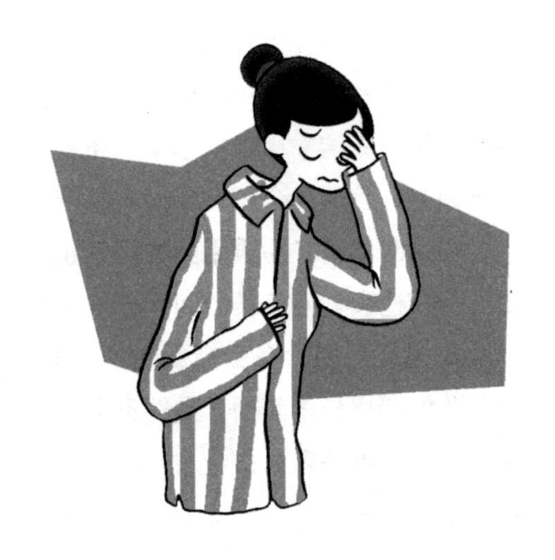

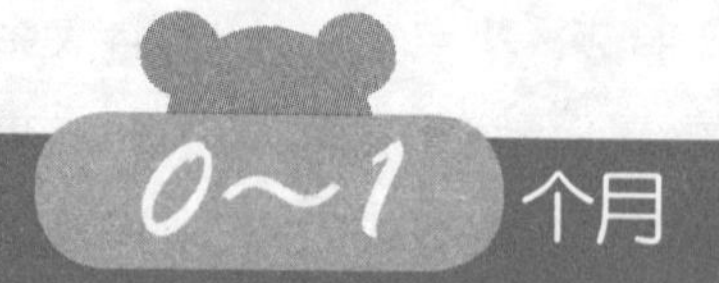

准妈妈的生活宜忌

怀孕了，作为准妈妈的你就要开始在生活的各个方面加以小心了，饮食也应格外讲究一些，那么到底哪些该做哪些不该做呢？你心里一定要有个谱。

准妈妈应注意的问题

现在你已经开始准备要一个可爱的宝宝了，应该准备好身体的内环境与生活的外环境。

环境是指保持健康的身体和心态，过度抽烟喝酒会造成精子和卵子畸形，你一定不愿意让宝宝的生命在异常状态下开始吧，所以戒烟戒酒是非常重要的一步。在有计划的受孕过程中，不要接触有毒物质，如麻醉剂、农药、灭害灵、铅、汞、镉等。这时要保持身体的轻松闲适，不要在大强度运动和过度疲劳的状态下受孕。外环境是指生活居室要保持清新爽洁，尽量把小家庭布置得浪漫温馨，营造一个和谐轻松的氛围。

在这时不要轻易服用药物，禁止做X光、CT检查，避免长时间计算机操作以及看电视。因为在受精后的1～15天为胎儿的器官分化前期，虽然不会使胚芽畸形，但可致它死亡。

坚持口服叶酸片（从怀孕的1个月至妊娠后3个月）每天0.4毫克，以防胎儿神经管畸形。

电视、音响、电脑、微波炉、手机都会造成电磁污染，对胎儿发育极其不利。已经面市的“护胎宝”防护罩可有效防磁，建议你预先购买一套。

从现在开始，不要再洗热水浴（指水温超过42℃）。因为在怀孕的最初几周内，处于发育中的中枢神经系统，特别容易受到热的伤害。如果洗热水浴或做蒸汽浴都可妨碍胎儿的大脑细胞组织生长。有调查显示：凡妊娠早期（2个月内）进行热水浴者或蒸汽浴，所生婴儿的神经管缺陷（如无脑儿、脊柱裂）比未行热水浴或蒸汽浴者大约高3倍。宜洗温水浴（水温在35℃左右）。

如果原来生活不规律，从这个时候起一定要纠正，每天定时休息，保持充足的睡眠，不宜过于劳累。

身体不适去医院就诊时，要向医生讲明自己本月准备受孕情况，以便医生做出合适的处理。

准妈妈要怎么吃

妊娠第一个月，宝宝需要的营养并不多。不过从现在开始必须培养良好的饮食习惯，不挑食，不偏食，保持营养平衡。

受精卵种植在母亲的子宫内膜这块“肥沃的土壤”上的第一个月，正是卵裂期、胚层期和肢节期，它的生长速度快得惊人，到第一个月末，胚胎的体积能增长近10 000倍，大约已经有1厘米长左右。这时母亲的血液已在胎儿的血管中缓缓地流动，心脏已经形成并开始工作。所以准妈妈的饮食需要注意营养。

准妈妈需要平衡合理的营养：荤素搭配、粗细结合、饮食适度，并根据个人活动量、体质及孕前体重决定摄入量和饮食重点。孕早期可以补充多种维生素和适量叶酸。

50天左右的胎儿就像花生那么大，在孕早期应像准备期一样，通过补充叶酸来预防神经管畸形。但不宜过量，否则会导致多胎妊娠，孩子生长发育不良。叶酸理想每日摄入量为0.4毫克。在孕早期服用准妈妈专用含有叶酸的多种维生素，还能帮助减轻早孕时的呕吐等妊娠反应。

此外，在孕早期，大多数准妈妈都会出现妊娠反应，很多准妈妈被恶心、呕吐、食欲缺乏等困扰，尤其在早晨及饭后比较明显，有的还会出现偏食、厌食的现象。很多准妈妈担心孩子的发育而强迫自己吃这吃那，但往往都会吐得一干二净。其实在孕早期，不用太担心孩子的发育，在吃东西方面顺其自然，只要是想吃的，稀饭、榨菜都可以。

若有便秘现象，要多吃蔬菜和水果，并且想办法排便出来。

孕早期应注意食物清淡易消化，少吃油腻食物，吃饭时少喝饮料和汤，避免各种有害刺激。

给准妈妈的建议

有些食物不管你多爱吃，像是薏仁、人参、螃蟹、柿子、鸭肉等有毒性的食物都要尽量少吃，当然泡面也要放弃，刺激性食物也最好别碰，爱吃麻辣锅的人，还是等生完之后再说吧！

准妈妈宜动还是宜静

动与静，是人体生活中的两大常态，对于健康来说，这两种状态如果把握适当，运用适度，对健康是很有积极作用的，这就是人们常说的“动亦健身，静亦养身”的道理。

对于准妈妈来说，静养身、动健身也同样适用。准妈妈在选择运动方式时，关键的是要“适当”。我们可以这样认为，准妈妈保健应当动静相宜。可是现实中有些准妈妈的生活却不是这样。怀孕以后，女性在生理上会发生很大的变化。内脏器官负担加重，活动不便，容易疲劳，出现喜静厌动情况，结果，体质一天天变差。

静自然可以使人少受外界不良因素的刺激和影响，也可以避免一些不慎带来的意外，然而生活中有许多生动有趣的事情，可以让人调节心情，放松情绪，获得轻松和快乐的享受，假如失去了。这对准妈妈来说，是很可惜的。

准妈妈经常让自己过分安静、过分地在单一的环境中生活，心情自然显得沉闷有余，活跃不足，单调之中难免还会出现一些不良情绪来，这对准妈妈自身、对胎儿的发育都没有什么好处。

过于静止的生活状态，会使准妈妈摄入的营养物质得不到消耗而过多地积蓄在体内，结果容易造成体重增加，出现肥胖，实际上形成了不利于准妈妈健康的身体负担，有的准妈妈因此而呼吸都感到困难，行动也非常不利索。甚至，孕育中的胎儿也可能因营养过剩而发生过大，结果为准妈妈分娩增加负担，其实，这样的结果是不好的。

进行适当的体育锻炼，能调节神经系统功能，增强内脏功能，帮助消化，促使血液循环，有利于减轻腰酸腿痛、下肢水肿等压迫性症状。

体育锻炼还能增加腹肌的收缩力量，防止腹壁松弛而引起的胎位不正和难产，从而能缩短产程，减少产后出血。更主要的是，准妈妈体育锻炼有利于增进母子健康和优生。

因此，我们可以这样说，怀孕期间应该科学而又合理地让自己动静相宜，这对准妈妈优生优育都是非常有益的。

电热毯可能导致宝宝畸形

冬季，不少人睡觉时喜欢用电热毯。但一些专家研究认为，怀孕早期的女性不宜使用电热毯。使用电热毯对于正常人来说危害不大，但对于准妈妈则不然，随着围产医学研究工作的进展，关于电磁场对准妈妈会产生不良影响的探讨越来越引人注目，其中的一个问题就是准妈妈不宜睡电热毯。

准妈妈睡觉时使用电热毯可导致胎儿畸形。这是因为电热毯通电后会产生电磁场，这种电磁场可能影响母体腹中胎儿的细胞分裂，使其细胞分裂发生异常改变。胎儿的骨骼细胞对电磁场最为敏感。现代医学研究证实，胚胎的神经细胞组织在受孕后的15～25天时开始发育，心脏组织于受孕后20～40天开始发育，四肢于受孕后24～26天开始发育。怀孕早期，准妈妈受到过强的电磁辐射，易导致胎儿畸形；在怀孕4～5个月，可能引起胎儿智力损害等。因此，准妈妈如果在这段时间内使用电热毯，最易使胎儿的大脑、神经、骨骼和心脏等重要器官组织受到不良的影响。

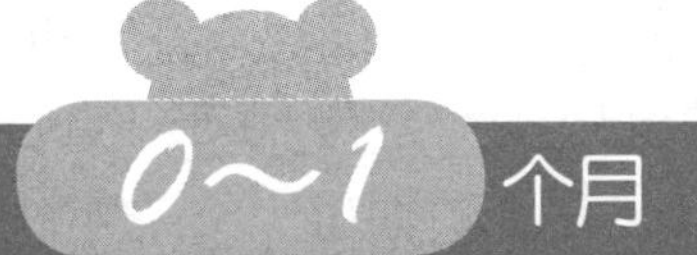

0~1个月

准妈妈的健康护理

怀孕是人生中的大事，它不仅代表着新生命的诞生，也宣告着新的开始与新的希望。然而，在满心期待、欢欣鼓舞地拥抱新生命的同时，准妈妈们必须先经历10个月的辛苦路程——恶心、呕吐、尿频、腰酸背痛、失眠、心烦、乳房胀痛等，准妈妈们都做好心理准备了吗？

妊娠剧吐

女性怀孕之后，胎盘即分泌出绒毛膜促性腺激素，会在一定程度上抑制胃酸的分泌。胃酸分泌量的减少，使消化酶的活力大大降低，从而影响准妈妈的食欲和消化功能。这时，准妈妈就会出现恶心、呕吐、食欲缺乏等症状。

怀孕早期很多准妈妈会发生恶心、呕吐、乏力、瞌睡等症状，医学上称为早孕反应，这是正常的生理现象，可自行消失。

给准妈妈的建议

准妈妈妊娠反应较重或感到不放心时，应首先向医生请教，准妈妈自己也可想些办法使反应减轻，上准妈妈学校了解一些有关的医学知识，增加自身对妊娠反应的耐受力。

可是，少数准妈妈呕吐较为严重，一见到食物就频频呕吐，甚至连喝水也吐，结果发生严重的水、电解质紊乱症状：口渴、烦躁、尿少、形体消瘦，精神委靡、眼眶下陷等。病因尚不明确，可能与绒毛膜促性腺激素水平较高有关，但症状的轻重，个体差异性很大，不一定和激素含量成正比。神经功能不稳定、精神过度紧张的年轻准妈妈常会有较重而持久的妊娠呕吐。这是由于大脑皮质与皮质下中枢功能失调，致使丘脑下部自主神经功能紊乱所致。

医家认为，这种妊娠剧吐持续时间长，往往超过3个月以上，由于营养不良，严重影响准妈妈身心健康与胚胎的正常发育，不利优孕优生。

对胎儿的影响

胎儿生长发育所需的营养，全部靠母体的胎盘供给，因而准妈妈的营养直接关系到胎儿在子宫内的生长发育和出生后的健康。在妊娠的前3个月，这是胚胎初步形成的关键时期，这个时期如果缺乏营养，就会造成一些严重的不良后果，如流产、早产、畸胎、宫内发育迟缓，甚至发生胎儿宫内死亡。

对准妈妈的影响

因发生妊娠剧吐时，准妈妈吃进去的食物几乎都会被呕吐出来，使得准妈妈得不到足够的营养物质，致使准妈妈的体重下降，抵抗力降低，以至于容易感染疾病。严重时还会危及到准妈妈的生命。

发生妊娠剧吐怎么办?

1．避免精神过度紧张，身心放松，注意休息。妊娠反应是生理反应，多数准妈妈经过一两个月就会过去，因此要以“向前看”的心态度过这一阶段。当准妈妈感到身体不适时要及时休息，还要学会转换情绪，多做自己喜欢做的事情，例如看看自己的婚纱照或整理一下自己的心爱之物等等，这样可以使准妈妈自我感觉良好，心情愉快，减轻妊娠剧吐所带来的反应。

2．在饮食方面，准妈妈最好是能吃什么就吃什么，能吃多少就吃多少。这个时期胎儿的营养供给很重要，如果得不到充分保障，会严重影响胎儿的成长发育。饮食不要求规律，想吃时就吃，可少食多餐，不必过多考虑食物的营养价值，避免胃内空虚，可备些饼干、点心等随时食用，这样可以缓解恶心、呕吐。根据个人爱好调味，以增进食欲，避免不良气味刺激，如炒菜味、油腻味等。

便秘能加重早孕反应程度，所以准妈妈要特别提防便秘。要多吃蔬菜、水果，注意补充水分，可以饮水果汁、糖盐水或淡茶水等。通过利尿，可将体内有害物质从尿中排出。

准妈妈最好多选择西红柿、杨梅、石榴、樱桃、葡萄、橘子、苹果等新鲜的菜果，它们不但香味浓郁，而且营养丰富。同时，准妈妈可选用食疗方，减轻妊娠呕吐，保持妊娠期精神的愉快，营养的充足。

3．准妈妈要按时到医院做围产期检查。如果当尿液检查发现酮体为阳性时，即应住院治疗。

最初两三天可能需要禁食，主要通过静脉输液补充营养及纠正酸碱及水电解质平衡，一般经上述治疗后，病情可迅速好转，呕吐停止，尿量增加，尿酮体由阳性转为阴性，食欲好转。此时可给予少量流食，并逐渐增加进食量或改进饮食。

呕吐严重，进食困难者应住院治疗，防止肝肾功能的损害。如经1周的治疗仍持续呕吐，体温超过38℃，黄疸加重、谵妄、昏睡，出现视网膜出血，多发性神经炎者，应考虑终止妊娠。

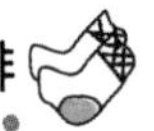

尿频

怀孕以后，准妈妈开始频频光顾卫生间，这都是尿频、便秘等妊娠反应惹的祸。尽管这是大多数准妈妈都会遇到的情况，但为了能享受到怀孕的快乐，应尽力想办法缓解。

“解尿”对一般人而言，是一种很正常的生理症状。所谓的尿频，意思是白天解尿次数超过7次，晚上解尿次数超过2次以上，且解尿的间隔在2个小时以内。处于孕期中的准妈妈，特别是在怀孕初期与后期，很容易有尿频的症状发生。

怀孕的前3个月，尿频的症状比较明显，到了孕期的第四个月，子宫出了骨盆腔而进入腹腔中，症状慢慢地减缓。进入怀孕后期，38周左右，胎头下降，使得子宫再次回到骨盆腔内，尿频又重新变得明显。

女性的子宫位于小骨盆的中央，前面是膀胱，后面是直肠，子宫体可随膀胱和直肠的充盈程度不同而改变位置。通常膀胱贮尿400毫升时才有尿意，约4小时排尿一次。

妊娠早期，子宫体增大又未升入腹腔，在盆腔中占据大部分空间，将膀胱向上推移，刺激膀胱，引起尿频。到了孕期的第四个月，由于子宫出了骨盆腔进入腹腔中，因此症状就会慢慢地减缓，但是，进入怀孕后期（38周左右），由于胎头下降，使得子宫再次重回骨盆腔内，尿频的症状就又变得较明显，甚至有时会发生漏尿。

准妈妈要缓解孕期频尿现象，可从日常生活和饮水量改变做起。也就是说，平时要适量补充水分，但不要过量或大量喝水。外出时，若有尿意，一定要上厕所，尽量不要憋尿，以免造成膀胱发炎或细菌感染。另外，准妈妈要了解尿频是孕期中很正常的生理现象，忍耐力自然会增强。

给准妈妈的建议

妊娠后输尿管、肾盂等都处于扩张状态，尿液会排泄不畅，易发生泌尿道上行感染，出现尿急、尿痛症状，若这些症状加重，且尿频在妊娠早期出现，则需要及时去医院就诊，查明原因，及时治疗。

腰酸背痛

随着肚子一天天隆起，站立时身体的重心一定要往后移才能保持平衡。这种长期采用背部往后仰的姿势会使平常很难用得到的背部和腰部肌肉，因为突然加重的负担而疲累酸疼。除此之外，黄体素使骨盆、关节、韧带软化松弛，易于伸展，但也造成腰背关节的负担。

怀孕时期，体重急剧增加，激素改变，整个身体多少都会有些微水肿、韧带松弛等现象发生。

在怀孕初期，由于这些现象并不会对身体造成太大影响，因此，准妈妈并不会感到腰酸背痛或行动不便，但是，到了怀孕中、后期，随着肚子逐渐变大、体重增加，准妈妈们就会开始行动不便，甚至经常出现腰酸背痛、小腿抽筋、下肢水肿等。其实，这些症状都属孕期的正常现象，准妈妈们不要每天忧心忡忡。

腰酸背痛令准妈妈感到困扰，影响心情。其实要舒缓腰背疼痛有很多方法，以下小贴士可帮助各位挺着大肚子的准妈妈。

维持良好的姿势

最重要的就是不要弯腰驼背，否则，压力往下时，脊柱就会不自主地弯曲，当然就容易造成腰酸背痛。所以，姿势正确、抬头挺胸，让重量平均放在骨骼上，是预防和减缓腰酸背痛的最有效方法。

借助腹带

市面上售有托腹带及侧睡枕，准妈妈们在平时使用托腹带，将肚子托高，可以减轻腹部的负担；而侧睡枕则可在睡觉或坐姿时使用，可以避免腰部悬空，并且同样减轻腰部的压力。

各种舒缓运动

准妈妈平日可定时和适度做运动，促进身体血液循环，增强腹部、背部及骨盆肌肉张力，不仅可减轻腰酸背痛，还可刺激肠蠕动、预防便秘，维持身体健康及为分娩作准备。当然应该请医生评估是否只能从事较轻松的运动，如散步、柔软体操等，或是应该卧床多休息。

除了上述缓解方法，准妈妈亦要经常细心观察症状，因为腰痛伴随阴道出血，且疼痛剧烈，有流产或早产的可能，或是否宫外孕。如疼痛严重到影响活动，伴有坐骨神经痛时，亦可能引起严重病症，应及早就诊。

孕早期检查白带

女性的白带是指从阴道排出来的分泌物，白色糊状液体，一般无气味，由阴道黏膜渗出物、宫颈腺体、子宫内膜及输卵管的分泌物混合而成，含有阴道上皮脱落细胞、白细胞及阴道杆菌。

女性白带的分泌量和性状，通常会随体内雌激素和孕激素分泌情况而变化：当雌激素升高时，白带增多，稀薄而透明；孕激素升高时则变黏稠，呈白色。妊娠以后，卵巢的黄体分泌大量雌激素和孕激素，以维持孕卵的着床和发育。12周以后，胎盘形成，它逐渐代

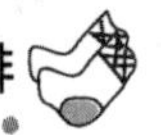

替了黄体，继续合成大量雌激素和孕激素，因此，准妈妈体内始终保持着高雌激素和高孕激素状态。于是，雌激素和孕激素依赖的细胞发生明显变化，外阴组织变软、湿润、阴道上皮增厚、血管充血、渗出液和脱落细胞增多，宫颈肥大、柔软、充血，腺体分泌旺盛。宫颈腺的分泌和阴道渗出液以及脱落细胞混在一起形成白带，在妊娠期就会不断地排出体外。

如果白带增多，并且伴随着性状改变，有臭味，呈豆腐渣样或凝乳块状，或灰白色沫状，并有不同程度的外阴瘙痒时，则属异常现象，应及时诊治。医院的白带检查一般着重观察白带的量、颜色、性状、气味及伴随症状。

如果白带量不多，颜色呈乳白色、鸡蛋清样，稍有腥味，但无不适感觉，则属于生理性白带。如果白带过多，且呈黄色、脓性、甚至是血性等改变时，则属于病理性的范畴。如白带呈灰黄色，泡沫状，有腥臭味，同时伴有外阴瘙痒、灼热、疼痛和性交痛，多为滴虫性阴道炎；白带呈灰白色，豆腐渣样或如凝乳块，有时有臭味伴有外阴瘙痒、灼痛、多为真菌性阴道炎；白带呈黄色和黄绿色，有臭味，好像米汤或脓一样，大多为化脓性细菌感染所引起，一些生殖器官的炎症会造成感染。

给准妈妈的建议

在白带增多时要注意个人卫生，勤洗外阴，勤换内裤，保持外阴清洁。为了防止交叉感染，应准备专用的盆及毛巾洗外阴，内裤及洗外阴用的毛巾不要晾在阴暗角落，要放在太阳下曝晒。擦大便时要从前向后擦，避免污物污染外阴。

战胜感冒全攻略

可以说，准妈妈是最害怕感冒的人群之一，感冒病毒在怀孕早期会对胚胎造成伤害，如果同时还伴有高热，危害就会更大了。更让准妈妈难受的是，感冒后还不能随便吃药。

怀孕期间，准妈妈特别容易感冒。而患了感冒的准妈妈害怕用药治疗会对胎儿产生不良影响，而且又不知道在感冒早期应怎样进行调护，最终使感冒发展严重而导致发热。在孕早期，高热影响胚胎细胞发育，对神经系统危害尤其严重。高热还可使死胎率增加，引起流产。因此，准妈妈如果患了感冒，应该在医生的指导下合理用药。同时，患了感冒，是否需要吃药治疗，需要看病情如何。

轻度感冒

如果只是轻微的流清涕、打喷嚏等，对胎儿影响不大，可不必服药，多喝开水，注意休息就行。

发热超过37℃

如果感冒加重，又是妊娠早期不能拖，否则易延误病情，应尽快到产科就诊，在医生指导下进行治疗。一味地拒绝治疗并不是最佳方法。

准妈妈患感冒自身就已带有病毒，会影响到胎儿健康。如果准妈妈发热超过37℃，身体极端不适时，必须慎防肺炎之类的并发症，必要时医生会给准妈妈做特殊检查，如做血常规，医生会根据其病情用药，选择最为安全、对胎儿影响最小的治疗方法进行治疗。

体温39℃以上

对于发热超过39℃、出现久咳不愈等症状时，准妈妈是必须要去医院就诊的，如果不及时就诊，可能会引起胎儿残废，造成流产。若是咳嗽，仅需在居室制造一些蒸气，防止室内空气干燥，即能减轻病状。万一感冒严重到影响睡眠时，就应到产科医生处就诊，将自己已经怀孕及实际怀孕的周数告诉医师，医生通常会采用一些安全的处方。

孕中期要慎用药，像庆大链霉、链霉素、卡那霉素等对听觉神经有损害的药物应慎用，最好不用。在孕晚期，药物一般对准妈妈、胎儿都没有太大地影响了。

在饮食上，适当吃些富含矿物质、维生素、优质蛋白质的食物，保证睡眠，这些都能增加抵抗力。并且要特别注意不接触感冒病人，家中居室要经常通风换气，温、湿度适宜，可多喝开水。俗语说得好，“常喝萝卜白菜汤，不用郎中开药方”，这两种蔬菜在感冒初期服用，效果很好，平时多食更有好处。下面就介绍几种治疗感冒的食疗小偏方：

1．橘皮姜片茶：橘皮、生姜各10克，加水煎，饮时加红糖10～20克。

2．姜蒜茶：大蒜、生姜各15克，切片加水一碗，煎至半碗，饮时加红糖10～20克。

3．姜糖饮：生姜片15克，葱白3段，加水50克煮沸，饮时加红糖。

4．萝卜白菜汤：用白菜心250克，白萝卜60克，加水煎好后放红糖10～20克，吃菜饮汤。

5．菜根汤：白菜根3片，洗净切片，加大葱根7个，煎汤加糖趁热服。

6．米醋萝卜：萝卜250克，米醋适量，萝卜洗净切片，用醋浸1小时，当菜下饭。

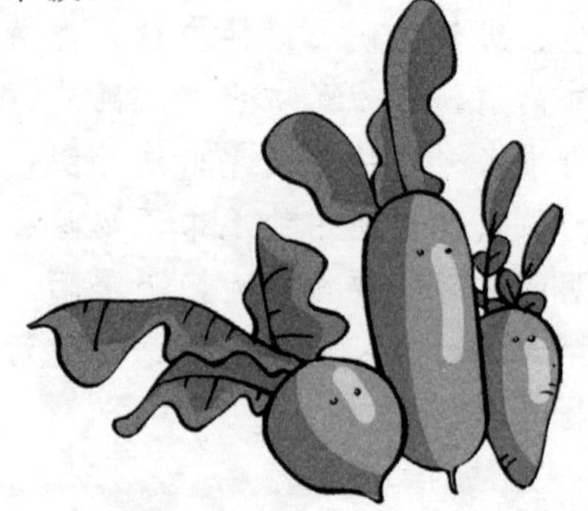

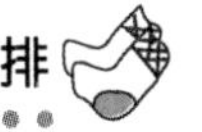

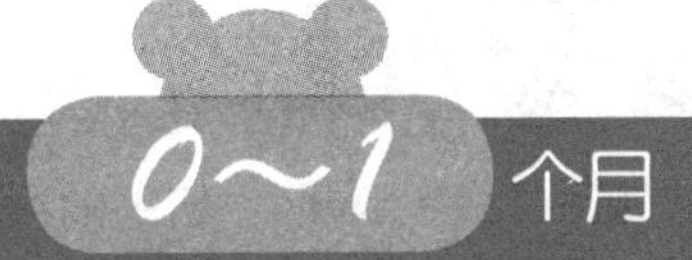

0~1个月

胎教进行时

在怀孕的前3个月，准妈妈的生理反应，如恶心、呕吐、乏力、食欲缺乏等，往往影响准妈妈的心情、情感与心理平衡，容易烦躁、易怒或易激动、抱怨。而恰恰此阶段是胎教的刚刚开始阶段，又是胚胎各器官分化的关键时期（胚胎于此阶段形成）。准妈妈的情绪可以通过内分泌的改变影响胎儿的发育，准妈妈在怀孕早期的不愉快心情，会对胎儿造成巨大的影响。因此，怀孕早期保持健康而愉快的心情是这一时期胎教的关键。

给宝宝的最好教育是宁静

时下，各种各样的胎教方法已成为优生优育的热门话题，而有关专家却认为，心绪宁静是最好的胎教。

宁静，是指准妈妈本身的宁静，即心情不急躁，不愤怒，情绪安定，心情愉悦等精神状态。据国外一个研究机构观测发现，当母亲情绪不安时，胎动明显增加，最高时可达平常的10倍。如果胎儿长期不安，体力消耗过多，出生时体重往往比一般婴儿轻500～1000克。准妈妈情绪不安不仅影响胎儿的体重，也会影响胎儿的智力。

科学家们在研究中还发现，准妈妈在妊娠期间的所想所闻，乃至梦中的感觉，都可以转变为内环境的变化信息，在不知不觉中传给胎儿。而恶劣的情绪必然给胎儿带来不良影响。有研究证实，多动症患儿在胚胎期，母亲都曾有过较大情绪波动和心理困扰的过程。

不仅如此，准妈妈的情绪不安还影响胎儿的智力。这说明母亲在怀孕期间的身心健康和心理状态确实可以影响胎儿的智力发育。

准妈妈们没有必要为了胎教去看一些不喜欢的电视节目及书籍等，到处打听别人的意见，拼命地读有关育儿的书。其实，只要清楚地意识到自己要当母亲了，很好地控制自己的情绪就行了。只要感情丰富、情绪稳定的准妈妈，才有可能生育一个感情丰富、才智不凡的孩子。

给准妈妈的建议

所谓的胎教，很重要的一点就是为了消除母亲的紧张感。如听古典音乐，在树林悠闲散步等，归根结底就是为了让准妈妈有个宁静的心态。

用一些真正有效的胎教法

每个妈妈都希望自己的宝宝再聪明一点，因此把宝宝的智力开发提前到了胎儿时代，然而“胎教”真的会得到想象中的效果吗?

科学合理地对胎儿进行胎教，有助于胎儿的智力和人格的发展。那么，准妈妈究竟怎么做才能让胎教发挥其应有的作用呢?

胎教的外环境

尽量生活在一个轻松、愉快的环境里，使准妈妈情绪乐观、豁达、稳定。丈夫和家人都要给准妈妈以更多的关怀、宽慰和温馨。

适当控制看电视的时间，准妈妈看电视时也不要靠电视太近，3米左右比较安全；准妈妈的房间不要放太多家用电器，尤其是电脑和电冰箱不宜放在准妈妈的房间；不要用电热毯取暖，也尽量少用微波炉。

少去人声嘈杂、空气污浊的公共场所。常到空气新鲜、宁静的公园里散步，欣赏各种鲜花、绿色植物和美丽风景。

妈妈的工作环境如果是长期接触化学品麻醉品、长期面临电脑辐射或工作地点离机场较近的话，都容易导致孩子发育迟缓，或发生流产。

通常当胎动厉害的时候，其实已经说明外部环境的恶劣已经到达相当严重的程度。最好的解决方法是，准妈妈改变工作环境，远离那些容易使孩子受到伤害的污染源。

胎教的内环境

即准妈妈本身的情绪和心情对胎儿的影响。通常，准妈妈的不良情绪会对孩子的心理发展造成一定的不良影响。同时，这些情绪也会对孩子的性格形成起一定的作用。

准妈妈随时调整自己的情绪，一旦发现自己正在陷入忧郁焦虑中，应立刻想办法疏导或转移注意力，可以通过看书和看电视来缓解紧张的情绪，让自己开朗起来。

在情绪不佳时要分散自己的注意力，比如在伤心时找一些事来做，也可以看一些轻松愉快的电影电视来缓解情绪。当然，如果情绪受伤很严重的话，找人倾诉则是最佳的发泄方法。

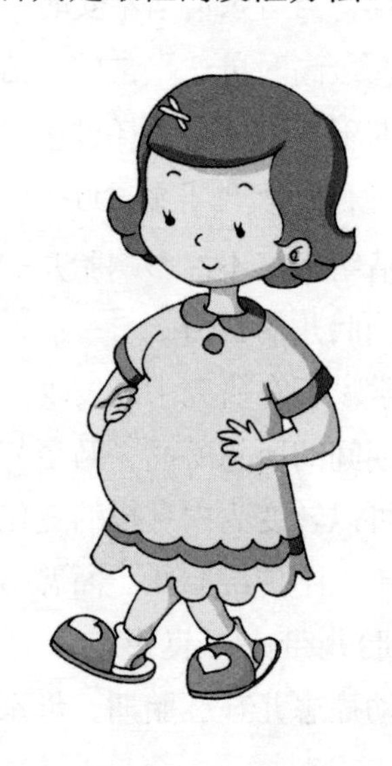

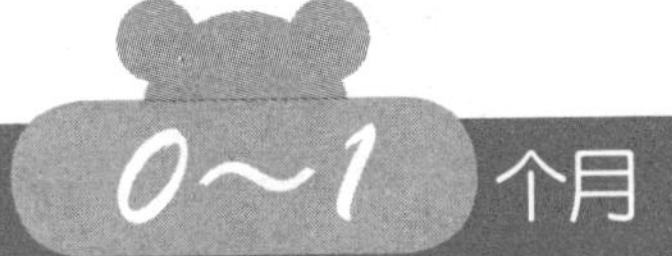

准妈妈饮食营养

怀孕后由于胎儿生长发育的需要，有些营养，如蛋白质、钙、铁、维生素类以及热量必须摄取得比平时多，有些则是相同程度就已足够。营养要均衡地摄取，这样才能促进胎儿脑细胞的形成和智力发育。

营养师建议

在胎儿发育过程中脑细胞形成的关键时期，如果缺乏蛋白质就会影响脑的发育，日后难以弥补，会造成永久性的伤害。

妊娠后，母体会出现一系列的生理变化，并会带来各种不适，如妊娠呕吐、偏食等，这都可能给母体的营养和情绪带来不利的影响。因此，孕妇应合理安排好生活和饮食，选择的食物应是多种多样的，营养要均衡、全面，千万不要偏食、挑食或忌口。

在妊娠期，孕妇情绪稳定是胎儿健康的基础和开发智力的基本保证，其实，人的情绪和营养也有很大的关系。营养合理，身体健康，心情自然就好。孕妇情绪的变化会引起体内生理与心理的变化，惊恐、暴怒会引起肾上腺素分泌增加，使血管收缩，子宫供血减少，对胎儿发育不利。

因此，安排好生活和饮食，不仅能保证供给足够的营养物质，还可以使情绪稳定，避免大的波动。

人体所需的营养素有很多种，在营养学里归纳为：蛋白质、碳水化合物、脂质、维生素、矿物质和水六大类，这些都必须充分供应。这就需要饮食多样化，多吃新鲜蔬菜和水果，适当地吃些粗米面等杂粮。

1月营养食谱推荐

奶油烩白菜

原料

大白菜300克，鲜牛奶60克，火腿、精盐、味精、湿淀粉、鲜汤、植物油各适量。

制作

1. 将火腿切成火腿末备用。
2. 将大白菜洗净，切成4厘米长小

段；将锅中的油烧至五六成热，倒入大白菜翻炒一下后捞出。

3．将锅刷净后再次放在火上，倒入鲜汤、鲜牛奶，加精盐、味精烧沸，再倒入大白菜烧3分钟，湿淀粉勾芡，撒入火腿末，淋油装盘即可。

功效

本品味醇汤鲜，含有丰富的蛋白质、维生素、膳食纤维等营养素，能补虚损、益肺胃、生津润肠，特别适宜于孕早期女性食用。

砂仁鲫鱼汤

原料

鲫鱼2条（约600克），砂仁5克，葱段、生姜、料酒、精盐、味精、胡椒粉、植物油各适量。

制作

1．将鲫鱼洗净，并把砂仁塞入鱼腹之中。

2．把锅放在火上，在锅内倒入适量食用油烧热，加入生姜、葱段煸香，放入鲫鱼略煎，烹入料酒，加清水大火烧开，再改中火烧至汤汁呈乳白色，加入精盐、味精、撒入胡椒粉即可。

功效

鲫鱼含有丰富的蛋白质、脂肪、维生素等营养素，尤其富含钙和磷，对胎儿骨骼发育有良好的作用，孕妇常食，可醒脾开胃，对恶心呕吐、不思饮食的孕妇食用最佳。

香酥鹌鹑

原料

鹌鹑4只，酱油、生姜、葱、料酒、糖、精盐、香料、植物油各适量。

制作

1．将鹌鹑洗净放碗内，加入酱油、精盐、料酒、糖、香料、生姜、葱腌渍1小时，然后上笼蒸熟，取出将其晾凉。

2．把锅放在火上，在锅内倒入适量食用油烧至八成热，放入鹌鹑炸至皮脆肉酥，捞出，改刀装盘即可。

功效

本品色泽红亮，味咸微辣，香酥鲜嫩；富含优质蛋白质、钙、铁等多种营养素。鹌鹑有“补五脏，益中续气，强筋骨，耐寒暑，清热”之功效，因此本品特别适宜于孕妇食用。

猪肝炒菜花

原料

猪肝150克，菜花250克，香菜少许，猪油2大匙，酱油1小匙，绍酒1大匙，糖1小匙，精盐1小匙，味精1小匙，花椒面、葱、蒜片、姜末各少许，淀粉适量。

制作

1．将猪肝切小薄片；菜花掰成小块，下沸水中焯烫透，捞出，沥净水分；香菜洗净，切1.6厘米长的段。

2. 炒锅上火烧热，加入底油，放猪肝煸炒片刻，加葱、姜末、蒜片、花椒面、菜花翻炒。

3. 烹绍酒，加酱油、糖、精盐、味精，用水淀粉勾芡，淋明油，撒香菜段，出锅装盘即可。

功效

猪肝可明目、补血，多食用此菜可改善孕妇孕期贫血的现象。菜花含有维生素C并且有抗癌的作用。

蟹肉冬蓉羹

原料

花蟹300克，冬瓜450克，鸡蛋白2只，鸡汤600克，姜4片，葱花少许，料酒6克，精盐、糖各4克，麻油、胡椒粉各适量，淀粉12克。

制作

1. 将冬瓜去皮、瓤，切成小块，放入碟中；花蟹洗干净、拆件后放在冬瓜上面，再放上姜片，隔水用大火蒸6分钟。

2. 花蟹拆肉，冬瓜压成蓉一同放锅中煮，再加入调料，在上面洒上葱花即可。

功效

怀孕后也应注意对水分的补充，若缺水或失水过多，消化液的分泌便会减少，就容易出现疲劳、食欲缺乏等症状。因此，孕妇应多补充水分，但尽量不要喝汽水类碳酸饮料。

家常豆腐

原料

豆腐1块，猪瘦肉150克，青、红椒、水发木耳各少许，绍酒、酱油、辣椒酱、精盐、味精、葱、蒜片、姜末各少许，淀粉适量。

制作

1. 将猪肉、豆腐切成片，撒少许精盐腌十分钟，下油锅，煎至金黄色，倒入漏匙。

2. 炒锅加油，下入猪肉片煸炒至变色，添少许汤，再下入豆腐片、木耳，烧至入味，加味精，用水淀粉勾芡，淋明油即可。

功效

本品含有丰富的蛋白质，容易消化，能保证孕妇母体蛋白质的平衡。

凉拌五彩鸡丝

原料

熟鸡胸脯肉200克，胡萝卜、金针菇、黄瓜各100克，红椒丝60克，味精、精盐、胡椒粉、糖、麻油各适量。

制作

1. 熟鸡胸脯肉撕成丝；胡萝卜、黄瓜分别洗净切成丝，加精盐略腌一下，金针菇洗净，与红椒丝一起焯熟。

2. 所有原料放入碗中，加精盐、味精、胡椒粉、糖拌入味，淋上麻油，即可装盘。

三鲜炒饼

原料

大饼、水发海参、熟虾仁、净笋片、鸡肉各50克，菜心120克，酱油、料酒、精盐、味精、糖、清汤各适量。

制作

1. 海参、鸡肉、笋片分别切成丁；大饼切成条；菜心洗净焯熟，铺在盘底。

2. 把锅放在火上，在锅内倒入食用油烧热，将饼条炸至金黄色，捞起装入盘中；在把炒好的海参丁、鸡肉等原材料到在饼条上即可。

功效

本品营养均衡，荤素搭配，易被人体吸收利用，对孕早期呕吐严重的孕妇有补充营养、增进食欲的作用。

银鱼炒蛋

原料

银鱼300克，鸡蛋5个，葱花、料酒、味精、精盐、植物油各适量。

制作

1. 银鱼洗净，加入精盐、料酒、味精、葱花拌匀，将鸡蛋磕入碗内。

2. 把锅放在火上，在锅内倒入适量食用油烧热，倒入银鱼炒熟后装盘；锅复上火，在倒入油烧至六成热，倒入鸡蛋清，快速翻炒，再倒入银鱼炒匀，即可起锅装盘。

功效

此菜富含蛋白质，氨基酸其营养价值极高。能滋阴润燥、养血安胎，对孕早期有流产史的孕妇来说，是一道很好的保健安胎食谱，同时也有益于胎儿的神经系统和骨骼系统的发育。

特色温拌面

原料

面条500克，黄瓜丝、熟肉丝各30克，香菜20克，鸡汤、酱油、香醋、芝麻酱、精盐、味精、麻油各适量。

制作

1. 芝麻酱加少许精盐和开水调稀；香菜切细末；酱油、醋、鸡汤、味精、麻油调成味汁。

2. 面条焯熟出锅装盘，放入黄瓜丝、熟肉丝、香菜末，浇入芝麻酱和味汁即可。

功效

本品咸香爽口，含有丰富的蛋白质、糖类、脂肪、钙、磷、铁、锌及多种维生素，孕妇宜常食，尤其对厌食、食欲缺乏的孕妇有一定疗效。

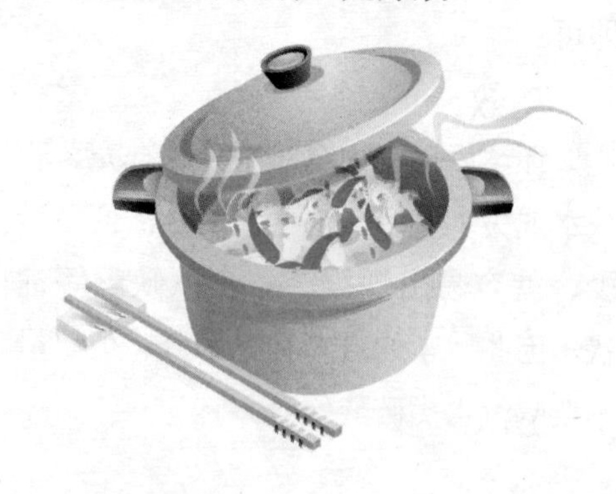

五柳海鱼

原料

海鱼1条，五柳60克，葱段12克，淀粉6克，茄汁40克，糖6克，精盐2克，胡椒粉少许，生粉4克。

制作

1. 将海鱼剖洗干净，在鱼身两面各划几刀，抹干水分后涂上淀粉。

2. 在锅内倒入适量食用油，待油热后，将鱼放入锅内大火煎香，捞起滤油摆入碟中。

3. 利用余油，放入葱段、五柳爆香，再加入调味料煮至呈稀糊状，取起淋在鱼身上即可。

功效

海鱼含有丰富的蛋白质、脂肪、钙、磷、铁、烟酸等营养成分，用五柳烹调后，能增进孕前期孕妇食欲，减轻孕期反应，使孕妇能摄入更多的营养成分。

虾肉水饺

原料

虾胶200克，猪肉泥500克，韭菜末300克，水和面团1400克，葱花、精盐、味精、料酒、酱油各适量。

制作

1. 虾胶、猪肉泥、韭菜末加精盐、味精、料酒、酱油搅匀成虾肉馅。

2. 将和好的面团揉条、揪段，擀成中间厚周边薄的圆形面皮，包入虾肉馅，捏成饺子。

3. 把水烧沸，倒入饺子煮熟，撕上葱花即可。

功效

本品馅心鲜嫩，汁多味美；孕妇常食可滋阴、强体、养胃，有益于胎儿早期大脑的发育。

山药芝麻粥

原料

粳米70克，山药20克，黑芝麻150克，鲜牛奶240克，冰糖100克。

制作

1. 粳米淘净，浸泡1小时，捞出沥干；山药切成小块；黑芝麻炒香，一起倒入搅拌器，加水和鲜牛奶搅碎，去渣留汁。

2. 把锅放在火上，放入水和冰糖烧沸溶化后倒入浆汁，慢慢搅拌，至熟即可。

功效

本品香甜可口，滋阴补肾、益脾润肠，孕妇在孕早期食用，有利安胎。

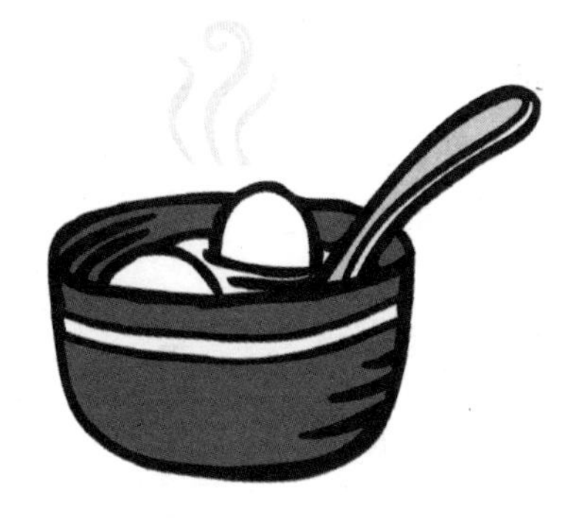

干炸藕合

原料

嫩鲜藕300克，豆沙馅150克，鸡蛋1个，面粉适量，糖、淀粉各适量。

制作

1．鲜藕去皮，去节，洗净切片，两片相连的夹盒。鸡蛋磕入碗内，加适量面粉、淀粉调成糊备用。

2．豆沙馅加入糖调匀，再拌入藕夹盒内，蘸干面粉挂糊，炸至金黄色时，控油捞出即可。

功效

本品可改善孕妇食欲的功能。

香椿蛋炒饭

原料

米饭300克，鸡蛋3个，香椿芽130克，猪瘦肉丝80克，料酒、精盐、味精、干淀粉各适量。

制作

1．香椿芽洗净切末；猪瘦肉丝加精盐、料酒、味精、干淀粉上浆；鸡蛋磕入碗内，加精盐、味精搅匀。

2．在锅中加油烧热，倒入肉丝滑熟，起锅；在倒入鸡蛋清、香椿末，大火翻炒至熟，最后加入米饭、肉丝一起炒，淋上料酒。

功效

本品芳香诱人，富含蛋白质等营养素，最宜孕妇食用，以补充更多营养。

杜仲腰子汤

原料

杜仲30克，猪腰1只，精盐、味精各适量。

制作

1．杜仲用干净纱布包裹；猪腰去筋膜，洗净，切开，去臊腺，再切成小薄片备用。

2．将杜仲、猪腰置锅中，放入清水适量，煮至肉烂。

3．加入精盐、味精调味，再煮片刻即可离火。

功效

此汤对肾脏亏虚、体虚肢冷、胎动不安、习惯性流产等均有一定疗效。而且补益肾气，养血生精。适用于肾虚腰痛者。

养血安胎汤

原料

春鸡1只，石莲子、川续断各15克，菟丝子、阿胶各12克，姜2片，瘦肉120克，红枣5个。精盐、糖各适量。

制作

1．将春鸡剖洗干净，瘦肉切大件，放入滚水中煮3分钟，在把石莲子、川续断、菟丝子放入锅中，加清水煲汁待用。

2．将所有原材料放入炖盅内，隔水炖3小时，放入调料拌匀即可。

参枣米饭

原料

糯米300克，党参15克，大枣30克，糖60克。

制作

1. 党参、大枣泡发，加水煮半小时，捞出党参、大枣，加入糖搅匀成甜参枣汁。

2. 糯米淘洗干净，加适量水蒸熟后扣在盘中，摆上党参、大枣，倒入甜参枣汁即可。

功效

本品适合食欲缺乏的孕妇食用。

番茄炒猪排

原料

番茄2只，肉排400克，菠萝2片，洋葱、青椒各30克，生粉25克。鸡蛋1只，精盐3克，糖6克，淀粉6克，生抽4克，鸡汤12克。

制作

1. 将肉排洗净用料腌6分钟，把番茄放入滚水中焯，去皮后切成粒状，洋葱、青椒切片。

2. 把肉排放入油锅中，用中火炸熟，捞起滤油。利用余油将上述材料炒香，再加入调料煮滚，最后放入排骨炒匀即可。

功效

本品是孕妇孕早期的可口菜肴。

萝卜煲红蟹

原料

红蟹250克，萝卜400克，姜片、葱段各6克，糖6克，精盐4克，鸡粉6克。

制作

1. 将红蟹剖洗干净，保留蟹膏，先用刀斩去蟹爪，再斩成大块待用；萝卜去皮，切成三角形形状。

2. 将萝卜、姜片、葱段同放入锅内，加清水600克煲滚，再放入调料煮至萝卜熟透，加入红蟹用大火煮3分钟即可。

功效

此菜是孕早期补充锌的食疗佳品。有过敏反应的孕妇慎食。

香脆凤尾虾

原料

鲜虾400克，青椒、洋葱各12克，樱桃番茄14个，甜茄汁60克，脆炸粉120克，精盐5克，胡椒粉2克，酒3克，淀粉4克。

制作

1. 将鲜虾去壳留尾，洗净并吸干水分，腌5分钟。把所有材料洗净，沥干水分待用。

2. 将脆炸粉用清水调成稀糊状，放入鲜虾拌匀，放入已烧热的油中，用中火炸脆，取起滤油后摆入碟中,再淋上甜茄汁即可。

木耳马蹄带鱼汤

原料

带鱼1条，荸荠10只，木耳60克，姜片12克，葱段4条，鸡粉6克，精盐5克，胡椒粉少许。

制作

1. 将带鱼去鳞，剖洗干净，去掉头、尾，切成段；马蹄去皮，木耳切片待用。

2. 在锅内倒入食用油，放入带鱼用中火煎香，捞起滤油。在放入马蹄、木耳、姜片、葱段煲2小时后，加入调料即可。

功效

此汤含有丰富的蛋白质、脂肪、碳水化合物等，具有补虚损、益胃气的功效。孕妇常食能摄入更多的营养成分，有利于健身、安胎。

五花东坡肉

原料

五花肉400克，花生90克，葱2条，姜12克，老抽6克，糖25克，精盐3克，胡椒粉少许。

制作

1. 将五花肉放入滚水中煮6分钟，捞起后涂上老抽。锅内倒入适量食用油，放入五花肉，用中火煎香，取出放入冷水中洗净，滤干水分后切成2厘米见方的块状，待用。

2. 将五花肉、花生、姜、葱及调料一同放入锅内，用中火煲至水快干时上碟即可。

功效

猪肉含优质蛋白质，花生能健脾和胃。孕妇常食此菜有很好的滋润作用，对胎儿的生长发育较有益处。

凉瓜清煮花蛤

原料

凉瓜400克，花蛤500克，咸蛋1只，精盐5克，姜片6克，冰糖40克，胡椒粉、麻油各适量。

制作

1. 将凉瓜洗净后切成长5厘米的段，用刀切出瓜皮，加入精盐拌匀、抓透，待用。

2. 把花蛤放入滚开的水中煮至开口，捞起取肉。

3. 在锅内倒入适量食用油，放入姜片爆香，然后加入清水，待水开后放入咸蛋、凉瓜、花蛤及调料煮3分钟，捞起上碟即可。

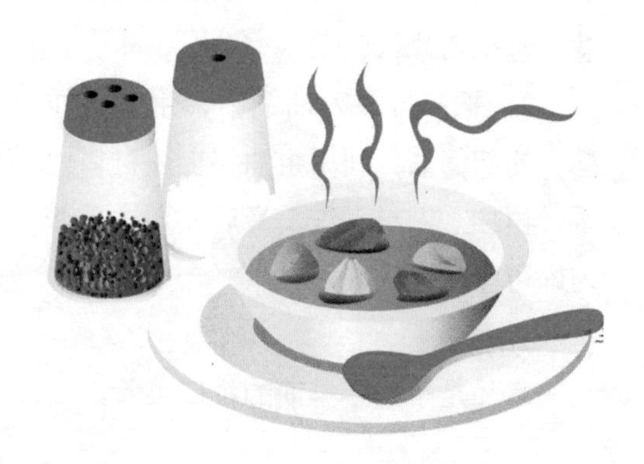

香菇肉粥

原料

猪肉馅120克，香菇3朵，芹菜、虾干各40克，红葱头4粒，酱油及胡椒粉各1小匙。

制作

1．将原材料洗净，分别切细丝；香菇泡软，去蒂切丝；肉馅放入碗中加一半酱油拌匀备用。白米洗净，放入锅中加2杯水大火煮成稀饭。

2．用中火爆香，加入剩余材料快炒，最后加入肉馅、虾干炒熟，加入半熟稀饭用中火煮约15分钟，再加入胡椒粉及芹菜末即可。

功效

香菇富含B族维生素及多量的钾、铁，可降低血中胆固醇及预防高血压、肾脏病，更能增加抵抗力。此粥清淡可口，最适合孕早期胃口不佳者，可作为主食食用。

茄汁味菜牛柳

原料

牛柳肉200克，味菜220克，葱段、青红椒、洋葱各12克。鸡蛋1个，生抽、糖、淀粉、甜茄汁、生抽各适量。

制作

1．将牛肉、葱段、青红椒切丝，用调料拌匀，腌制12分钟。味菜切片，放入滚开的水中煮4分钟，捞起待用。

2．放入牛柳肉用小火煎至八成熟，然后再放入切好的原材料炒片刻，加入调料略煮，最后放入牛柳肉炒匀上碟即可。

功效

牛肉是高蛋白低脂肪的食物，还含有丰富的钙、磷、铁等元素，有补脾胃、益气血、强筋骨的作用；味菜的酸味能分解体内的钙质。常吃此菜能使胎儿的骨髓发育得更强壮。

砂仁腿丝蒸鲈鱼

原料

鲈鱼1条，砂仁12克，火腿丝15克，姜丝、葱丝各30克，生抽25克，精盐2克，生粉3克。

制作

1．将砂仁洗净，沥干水分后分一半捣成末。

2．鱼去鳞、去鱼鳃及内脏，用刀起出鱼脊骨，然后用腌料涂匀鱼身，把砂仁放入鱼腹中，隔水蒸约12分钟后取出备用。

3．将油烧热，下姜丝及葱丝爆香，放在鱼面上，最后淋上酱油即可。

功效

鲈鱼开胃安胎，补肾舒肝。砂仁能治疗消化不良、食欲缺乏、胎动不安及呕吐等症。此菜有补中安胎、开胃的作用，适用于预防脾虚气滞的脘闷呕逆、胎动不安等症。

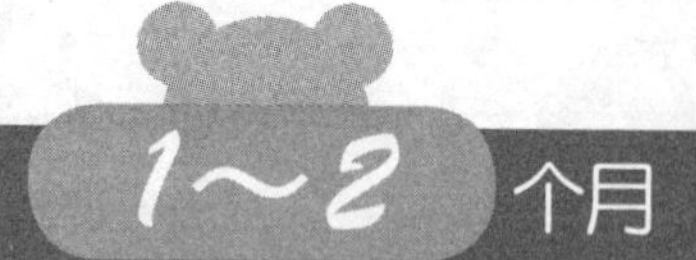

妈妈宝宝的变化

怀孕的第二个月，准妈妈的身体悄悄地发生了一些小变化，如害喜、胸胀、频尿等。此时，月经也完全不见痕迹，你会被“已经怀孕”的充实感所包围。2个月的宝宝虽然只有2～3厘米，但眼睛、耳朵都已经开始发育了！

胎儿的成长

这时候，宝宝的生长发育已由分化前期（受精到形成胚卵）进入分化期（器官形成期），即受精后的15～56天是胚胎器官高度分化和形成期，此时，胚胎的身长约2.5厘米，重量约为3克，严格地说，这样小的胚胎还是称作胚芽合适。然而，如果仔细观察，头和躯干已能分辨清楚了。长长的尾巴逐渐缩短。先出现两条胳膊，然后出现两条腿。手脚已经分明，由肢伸出，甚至5个手指及脚趾也都有了，大体上像个人形了，眼睛出现轮廓，鼻部膨起，外耳开始有小皱纹，颜面已似人形，内外生殖器的原基能辨认，但是从外表上还分辨不出性别。

准妈妈的变化

由于激素的作用，准妈妈可能在未确知怀孕前就已觉得身体有了一种异样的充实感，果然，准妈妈的身体确实开始发生变化了。在这段时期，体重会增加400～750克；外腹部仍无明显的改变；子宫略为增大，如鸡蛋般大小。

月经在这段时间已经不可能到来了，早孕反应出现，大部分人已经觉察出妊娠。而食欲则突然改变，从前一直爱吃的东西却不爱吃了，一直不想吃的东西倒想尝一尝。鼻子变得敏感，有时会对平素没有任何反应的某种食品或者做饭的气味，感到一阵阵的恶心、想吐，尤以晨起为重，可伴有食欲减退、消化不良。

准妈妈还会感觉到乳房格外发胀，稍一接触内衣，就感到针扎似的疼痛，常伴有乳晕色素沉着，发黑。同时小便频数，腰部有压迫感。这往往与子宫的充血增大有关。有些人可出现心绪不佳，感到什么事情都懒得做，常为一些鸡毛蒜皮的小事而苦恼或烦躁不安。

1～2个月

准妈妈的生活宜忌

很多人因为没有明显的早孕反应，直到怀孕2个月才发现自己怀孕，因为害喜严重、需要很长的睡眠时间，加上知道自己怀孕，更要好好保护腹中的胎儿，生活可不能像怀孕前一样自由自在。怀孕2个月的准妈妈在生活中需要注意些什么呢?

准妈妈应注意的问题

随着胎儿的长大，需要的营养越来越多，这是胎儿神经管发育的关键期，因此，为了避免胎儿的异常，准妈妈应尽量避免各种不良因素，并且提高自己的免疫力，免受病毒感染，更不要私自服用药物。

第五周后，胚胎进入器官分化期，易感性最大，避开病毒、有毒化学物质、放射线仍是至关重要的。如果你月经过期7天，就应到医院确诊是否怀孕。

早孕反应是从妊娠4～7周开始的，时间、症状、程度都和个体差异有关。少数准妈妈反应严重，80%的准妈妈有反应，也有部分准妈妈无妊娠反应。一般表现为恶心、食欲减退，空腹时要吐，头晕乏力，不能闻油烟或异味。这些反应怀孕3个月后会自然消失，所以不必过度忧虑。每天增加1小时睡眠时间，注意休息。保证充足的氧气，每天到绿地或林荫中散步1小时。上台阶或楼梯时，先让前脚尖落地，再让其脚掌落地。然后，一面把膝关节伸直，一面把身体重心移到前足。可以轻轻地抓住楼梯扶手以保持平衡，但不要以此拉身体上楼。

另外，要尽量减少上、下楼梯的次数，坐椅子时，先轻轻地坐在椅子中间，然后使腰部向后移动靠住椅背，最后全身放松地坐在椅子上。弯腰劳动时，要先背部垂直，屈膝蹲下再做。

看18英寸以上的电视机，应与电视机保持3～4米的距离，每次看电视时间不要超过1～2小时，屏幕发出的射线对胎儿有影响。避免精神刺激，如不要看恐怖电影。

站立工作时，两脚要一脚前，一脚后，不要并齐靠拢，另外，不要站立过久。为了母子的健康和安全，妊娠时准妈妈应该回避下列几种工作:

接触刺激性物质或有毒化学物品

及农药的工作：比如药厂工人，半导体生产线工人，印刷、喷漆、石油化工厂工人。

需要长时间站立的工作：如饭店招待员、售货员。

振动作业或震动波及腹部的工作：如火车上的服务员。

野外作业：比如有危险，无条件抢救。

受放射线辐射危险的工作：如放射科技术人员。

接触动物的工作：动物身上带有细菌，准妈妈感染后，可能影响胎儿的健康发育。

接触病人病毒的工作：比如医务工作人员。

高温作业和噪声环境中的工作。

上述各种工作都不利于准妈妈、胎儿的健康和发育。妊娠期，准妈妈可以适当请求调整工作，尽量回避上述工作或尽量减轻这些工作的强度和降低危险性。不要使用冷水洗澡、洗头，防止感冒，如果是自己洗衣服也要注意，一次不要太多，以免过累引起流产或早产。短途外出，尽量步行，不挤公共汽车，不逗留于人群拥挤之处，以免腹部被撞，避免感染流行性疾病。远途外出，尽量回避交通高峰时间，不受拥挤。

要学会计算心率，进行自我观察。注意自己是否有呼吸困难、心动过速、心胸疼痛等症状。

一般来说，劳作后15分钟之内，心率可以恢复到劳作前的水平则无心力衰竭的症状。

如果准妈妈在工作或劳动中出现腹痛、阴道出血等，应及时卧床休息并去医院检查。贫血、甲状腺功能亢进、多胎妊娠、有习惯性流产史、妊娠高血压综合征、产前出血、早产史者，要特别注意休息，避免疲劳。尽量避免久蹲或负重劳作，要经常变换劳作姿势，避免部分肌肉过度紧张而产生疲劳。

此时要保持愉快的情绪。你和宝宝的神经系统虽然没有直接联系，但有血液物质及内分泌的交流，你的情绪变化会引起某些化学物质的变化。

在饮食上，应选择清淡可口和易消化的食品。此时，能吃多少就吃多少，不必太介意营养够不够的问题。注意不要缺水，让体内的有毒物质能及时从尿中排出。这一时期最容易发生先兆流产和自然流产，应避免用力的动作。

给准妈妈的建议

这段时间是最容易引起流产失去小宝宝的时候，要正确地对待活动和休息。同时，保持身体的清洁卫生，合理安排膳食营养。尤其要避免活动量过大的运动，曾经发生过流产的准妈妈更须注意。此外，性生活必须节制，严禁性交，一直到妊娠中期。

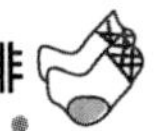

准妈妈的衣服和鞋子

怀孕了，第一件事要做什么？多数人都匆匆赶去购买补品。其实准妈妈们的着装也忽视不得，刚刚怀孕的女性，不妨先清理一下自己的衣柜。

准妈妈着装舒适安全是第一。清理衣柜时，首先要将化纤面料的服装都清出来，尤其是内衣。因为怀孕期间，女性的皮肤会变得敏感且易出汗。如果经常接触人造纤维的面料，容易引起皮肤过敏，可能会影响到腹中宝宝的健康。

第二类应该暂时收起来的是颜色鲜艳的衣服。为了降低衣服的褪色程度，很多服装会使用偶氮作为固色剂，而偶氮可能通过皮肤接触进入血液循环，对胎儿产生不良影响。

准妈妈衣柜里剩下的，应该是纯棉布料及真丝质地的服装。这种材质的服装，透气性、吸湿性和保温性都比较强，很适合准妈妈。纯棉织物不论是作为贴身的内衣，还是作为外衣穿，都会感到凉爽舒适，到了炎热的夏天，其吸汗功能更是能够时刻保证身体的干爽；真丝衣服的保温性较好，且又轻又软，也是准妈妈不错的选择。

给准妈妈的建议

值得注意的是，准妈妈们不要直接穿新衣服，因为衣服在加工过程中，会使用各种染料及其他化学剂，直接穿可能引起皮肤过敏，严重者还可导致皮肤炎症，给准妈妈带来不必要的麻烦。因此，对买来的新衣服，应洗涤一两次再穿。

日本东京谷西光教授对150例缺奶或乳少的哺乳女性以按摩取其乳汁，用现代化的电子扫描显微镜进行分析，发现80%以上的受检人乳汁中有极细的羊毛或化学纤维。因此穿化纤内衣是现代城市女性乳汁分泌不足的原因之一。

所以准妈妈不要贴身穿羊毛、羽绒或腈纶等化纤类衣服。

款式宜选用穿在身上能够很美地体现胸部线条，使隆起的腹部显得不太突出的样式。如上小下大的“A”字形，或者上面再加些褶，下摆宽大，能够很好地显示立体感。裤子要偏肥些，尤其是腰部。如果太厚太重在孕晚期宜选用背带式裤子。

在购置新衣物时，基本的原则就是选择天然的面料。夏季选择棉、麻布料；春秋季以平纹织物、毛织物、混纺织物及针织品为主；冬季则是各种呢绒或带有蓬松性填料的服装。而且，一般来说，夏季准妈妈容易出汗，宜穿肥大不贴身的衣服；冬天要穿厚实、保暖、宽松的衣服，如羽绒服或棉织的衣服，既防寒又轻便，款式也美。现在市场上有很多孕妇服出售，怀孕的女性可选择适合自己的购买。

有些女性，为了显示体形美，喜欢穿瘦、紧、小的衣服，甚至在怀孕以后，也不愿意购买对身体有利的宽大舒适的衣服。其实，女性怀孕以后，由于胎儿在母体内不断地成长发育，会使得母体逐渐变得腹圆腰粗，行动不便。同时，为了适应哺乳的需要，准妈妈乳房也逐渐丰满。此外准妈妈本身和胎儿所需氧气增多，呼吸通气量也会增加，胸部起伏量增大，所以准妈妈的胸围也增大。如果再穿原来的衣服特别是瘦、紧、小的衣服，就会影响自己呼吸运动及身体的血液循环，甚至会引起下肢静脉曲张和限制胎儿的活动。因此，怀孕后的女性应穿轻而柔软、宽大舒适的衣服，内衣、内裤不要太紧，裤带也要松紧适度，这样才有利于准妈妈的身体健康，也有利于胎儿的生长发育。

准妈妈怀孕期间，体重一般增加15千克左右，走路时对腿和脚的压力就大了许多，重心也发生改变，准妈妈在选购鞋时，除了讲究舒服、保暖，还要考虑脚弓的需要，因为脚弓除了可以吸收人体行走时的震荡外，还可以保持人的身体平衡。

许多准妈妈认为平底鞋是最佳选择，但是穿平底鞋走路时，一般是脚跟先着地而脚心后着地，因此平底鞋不能维持中弓吸收震荡，又容易引起肌肉和韧带的疲劳及损伤，相对而言选择后跟2厘米高的鞋比较合适。

中、晚期的准妈妈不宜穿高跟鞋，这一时期准妈妈的身体已经发胖，尤其是臀部开始突起，胸部和腰部的位置都向前挺，身体也自然往后仰，这时若穿着高跟鞋走路，准妈妈身体的重心就会向前倾斜失去平衡，引起摔跤闪腰等麻烦，还可能造成腹腔前后径距离缩短，使骨盆的倾斜度加大，人为地诱发头位难产，同时腹部受到的压力会上升，使血管受到更大压力，从而整个血液循环受到限制，这样易发生妊娠水肿。

准妈妈没食欲的解决之道

孕育一个小宝宝，是一件艰辛而又神圣的事情，准妈妈要付出很多的辛苦，尤其在怀孕早期，会被一些生理反应，如恶心、呕吐、食欲缺乏、偏食等折磨，严重者无法进食，引起各种营养素的缺乏，从而影响准妈妈健康，甚至会导致胎儿发育畸形。

怀孕第二个月，妊娠反应比较大，即使面对一桌的佳肴，也难以激起一些准妈妈的食欲，但准妈妈这时所需要的营养却在增加，如何既让准妈妈胃口大开，又使她吃得有营养呢？

为防止因早孕反应引起准妈妈营养不良，要设法促进准妈妈的食欲，在食物的选择、加工及烹调过程中，注意食物的色、香、味，使准妈妈摄入最佳的营养素。

1．食物形态上的学问：既要做到吸引人的视觉感官，同时还要做到清淡爽口、富有营养。如番茄、黄瓜、辣椒、鲜香菇、新鲜平菇、新鲜山楂果、苹果等，它们色彩鲜艳，营养丰富，易诱发人的食欲。

2．食物选择的学问：选择的食物要易消化、易吸收，同时能减轻呕吐，如烤面包、粳米或小米稀饭。干食品能减轻恶心、呕吐症状，粳米或小米稀饭能补充因恶心、呕吐失去的水分。

3．食物烹调的学问：食品要对味，烹调要多样化，并应尽量减少营养素的损失。

烹调过程中，要尽量减少营养素的损失，如洗菜、淘米次数不能过多，不能切后洗菜、泡菜，不能用热水淘米。又比如蔬菜在烹调过程中应急火快炒，与动物性食物混合烹调时应加少量淀粉，因淀粉中有还原型谷胱甘肽，对维生素C有保护作用。

推荐食谱：

番茄炒豆腐

原料：番茄2个，豆腐1小块，酱油、糖、精盐、味精各适量。

制作：先用开水把番茄烫一下，去皮，切成厚片。把豆腐切成3厘米左右长方块。锅内放少许油，待热后，放入番茄小炒片刻，然后把切好的豆腐放入锅内，加少许酱油、糖、精盐、味精滚几滚，待豆腐炒透即可装盘。

功效：番茄味酸，含有大量维生素C，对骨、血管、肌肉组织极为重要；豆腐含蛋白质、脂肪、糖类、钙、铁、磷、维生素B_1、维生素B_2、维生素C等营养素。番茄与豆腐一块炒，既可以增加准妈妈的食欲，又可以补充营养。

酸菜鲫鱼汤

原料：鲫鱼1条，酸菜、葱、生姜各若干。

制作：鲫鱼去内脏，洗净后用油煎一下，放入2碗水煮开后，放入酸菜、葱、生姜。先用大火煮3～5分钟，然后再用小火煮15～20分钟，汤变成乳白色即可。

功效：鲫鱼含丰富的蛋白质、糖类、钙、铁、磷等营养成分；酸菜有去腥味、开胃作用。准妈妈可以在饭前喝一碗酸菜鲫鱼汤，能够开胃。

自制酸黄瓜

原料：黄瓜2条，醋、糖各适量。

制作：黄瓜洗净后，切成细条，用精盐腌15分钟，沥水，加入少许醋、糖搅拌。用保鲜膜封住碗口放入冰箱内，30分钟后即可吃。如果觉得冰，可以放在桌上晾一会儿。

功效：黄瓜富含碳水化合物、纤维素、维生素C、叶酸、钙、维生素A等营养。刚怀孕的准妈妈吃生黄瓜容易反胃，所以可以通过一些简单的制作，使黄瓜的味道更美而又不失营养。

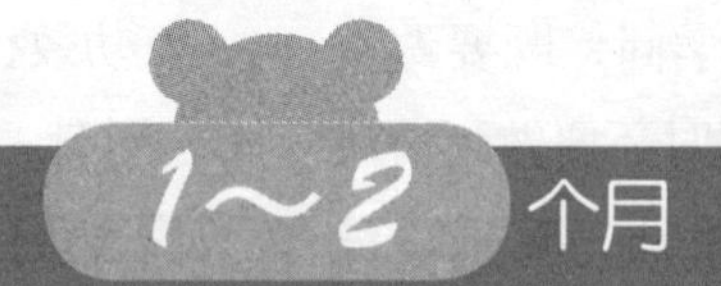

准妈妈的健康护理

在怀孕最初的2个月，你的身体变化还不怎么明显，你看上去和普通女性没有多大区别。对你来说，你也不必把自己当做一个特殊的人来看待。但值得提醒的是，怀孕最初的时期是最容易失去宝宝的，为了留住宝宝，准妈妈的一举一动可要格外当心了。

阿司匹林的危害

有的准妈妈在日常生活中，遇到各种疼痛时，常常不经过医生的指导，自行服用止痛药物。合理使用止痛药，可起到减轻疼痛的作用，但如果长期使用，特别是滥用，则会对自己和宝宝造成严重损害。

阿司匹林可谓家喻户晓，它是19世纪末20世纪初发明的。在这100年间，全世界的人大约服用了10亿片。它被用来治疗头痛、发热，近年来又在治疗风湿病上大显身手。阿司匹林有较强的解热镇痛和抗风湿作用，用于感冒、发热、头痛、肌肉痛和神经痛，疗效迅速而持久。

但是长期服用阿司匹林的不良反应也是不容小看的：

1．损伤胃肠道。超剂量或长期服用阿司匹林，可以导致原溃疡恶化或诱发胃溃疡。

2．干扰凝血机制。服用一般剂量阿司匹林，能够抑制血小板聚集，延长出血时间，但是大剂量或长期服用，虽然能够抑制凝血酶原形成，延长凝血酶原形成时间，造成肝损害。患有低凝血酶原血症、维生素K缺乏和血液病症的人禁用。

3．诱发或加重哮喘。阿司匹林对前列腺素合成有抑制作用，可以间接地诱发或加重哮喘。

4．影响听觉。超剂量服用阿司匹林，能够引起可逆性耳聋、耳鸣、听力减退，并加重噪声对听力的损害。

5．肾脏毒性。超剂量服用阿司匹林，可引起急性肾小管坏死，有严重肾衰竭的患者应禁用。

6．损害肝脏功能。阿司匹林能广泛干扰肝脏代谢过程中的各个环节，因而临床有ASA肝炎之称。

阿司匹林危害最大的还是准妈妈和胎儿。准妈妈小剂量长期使用，会延长孕期及产程，并增加母体出血的危险。妊娠后期超剂量服用，会造成新生儿头部血肿、紫癜和短暂的便血。

一项实验研究的结果提醒人们，那些在怀孕期间经常服用阿司匹林的女性，生下的男孩日后性欲水平可能极其低下。但是研究再次说明准妈妈应当谨慎服药的重要性。因为这类药物都会降低前列腺素的水平，而前列腺素对于雄性的发育是至关重要的。

病毒对宝宝成长的影响

流行病学证明，女性在怀孕前后，如果感染了病毒，不但自身致病，还可使胎儿畸形或者染上先天性疾病。故应对以下几种常见病毒感染予以重视。

遗传因素、物理因素、化学物质及生物因素都可能导致胎儿先天性发育异常。就生物因素看，主要是病毒感染。可致胎儿畸形的病毒有风疹病毒、水痘病毒、巨细胞病毒、单纯疱疹病毒等。准妈妈在妊娠过程中，特别是怀孕初的3个月以内感染了这些病原体，则胎儿发生畸形的可能性要比正常准妈妈高得多。病毒为什么有这么大的危害？原来病原体通过各种途径如呼吸道黏膜、口腔、生殖道以及破损皮肤进入血液，造成病毒血症，并通过血液侵犯到胎盘及胎儿，形成宫内感染，最后影响胎儿的正常发育，导致胎儿畸形。

风疹病毒

准妈妈孕早期感染风疹，会致胎儿心血管异常（如动脉导管未闭、肺动脉狭窄、房间隔缺损、室间隔缺损）先天性耳聋、先天性白内障；小头畸形、智力障碍，以及出生后迟发性损害，如糖尿病、中枢神经系统异常等。

乙肝

准妈妈患乙肝后，可通过胎盘传给胎儿，造成婴儿急性肝炎，如长期带病毒以后可发展为慢性肝炎。因此患乙肝的女性，或是在慢性肝炎活动期，均不宜受孕。

巨细胞病毒

准妈妈感染后常导致早产、流产或胎死宫内；出生后的新生儿有黄疸、肝脾肿大、血小板减少性紫癜、肺炎，并常伴有中枢神经系统损害。部分患儿可

给准妈妈的建议

由于病毒引起的疾病很多，准妈妈不能麻痹大意，尤其在怀孕早期更应加强预防措施。例如注意营养和锻炼，提高机体抗病能力；在传染病流行季节，尽量少到影剧院、舞厅以及人群众多的公共场所活动，不要到医院看望病人，以减少感染机会。

有小头畸形、行动困难、智力低下等现象。有些受巨细胞病毒感染的胎儿，出生时可不表现异常，但出生后数月或数年后发生中枢神经系统损害，如智力低下及耳聋等。

水痘

准妈妈感染水痘后，其病毒可通过胎盘传给胎儿，损害胎儿运动神经，引起先天性白内障、肌肉萎缩等。如在孕早期感染应终止妊娠。

单纯疱疹病毒

单纯疱疹病毒，一般来说，有两个血清型——I型和H型。HSV-1主要引起生殖器以外皮肤黏膜及器官感染。此型病毒较少感染胎儿；HSV-2主要引起生殖器及腰以下皮肤疱疹，常可由性交而传染，故国外将其列为性病。此型病毒多会感染胎儿，致胎儿小头症、智力障碍、脑内钙化、白内障、心脏畸形、视网膜形成异常。如准妈妈阴道受病毒感染，胎儿经产道出生时也会受感染而发病。

弓形体病

它是由弓形体原虫侵入体内而引起的传染病。动物中以猫最易患此病，人与猫密切接触，便可受到传染。妊娠后可使弓形体原虫通过胎盘进入胎儿体内，胎儿感染后，大多会造成流产、死胎或早产。即使出生也易发生视网膜脉络膜炎，造成失明与智力迟钝。

流感病毒

准妈妈感染病毒后可致胎儿兔唇、无脑、脊柱裂等畸形。

如果在怀孕4个月内感染上病毒性疾病，需到医院进行产前诊断。一旦发现胎儿畸形，最好终止妊娠，进行人工流产。

缓解水肿和下肢水肿

水肿是孕期的常见现象，而体重增加也是产前检查时医生和准妈妈关心的问题。总之，只要不是突然肿得很厉害或体重增加得特别多特别快，准妈妈大都可以安心地度过孕期。

约有75%的准妈妈，在怀孕期间或多或少会有水肿情形发生，且在怀孕七八个月后，症状会更加明显，缘由是由于子宫越来越大，压迫到下腔静脉，因而造成血液循环回流不顺，这属于正常的现象。那么，还有哪些水肿是不正常的呢？

过胖的“肿”

孕中期准妈妈胃口大开，营养全面，没有切实地控制体重，到了孕后期，体重一下增加了不少，这样的准妈妈要注意饮食，不能让体重增加过多。

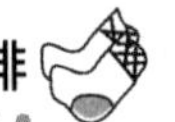

生理性水肿

所谓生理性水肿，主要是由于子宫压迫造成，增大的子宫会压迫从心脏经骨盆到双腿的血管。血液和淋巴液循环不畅，代谢不良，导致腿部组织体液淤积，一般多发生在脚踝或膝盖以下处，这是大多数准妈妈都会遇到的烦恼事。肿胀的手脚，做事和走路都觉得不方便。通常准妈妈在早晨起床时并不会有明显症状，但在经过白天久站和夜间活动量减少后，大约在晚上睡觉前，水肿症状就会比较明显呈现，但生理性水肿大致是不会对胎儿造成不良影响的，但这种水肿产后会自愈，所以准妈妈不用担心。

病态性水肿

病态性水肿则由疾病造成。例如：妊娠高血压综合征、肾脏病、心脏病或其他肝脏方面的疾病，这些疾病不仅会对准妈妈的身体造成不同程度的影响，对胎儿的健康也会有危害。

病态性水肿的症状，不仅呈现在下肢部位、双手、脸部、腹部等都有可能发生。如果用手轻按肌肤时，肌肤反应多会呈现下陷、没有弹性、肤色暗蓝等现象。

以下有一些小方法对减轻准妈妈水肿非常有效。

1．调整姿势。准妈妈晚上睡觉可多采用侧卧的姿势，这能更大限度地减少早晨的水肿。白天，可以经常地把双脚抬高、双腿放平，让腿部的血液循环通畅。

2．适当按摩。有两个简单的按摩方法。一是屈膝坐在地上或坐在椅子上，用两只手捏住左脚，大拇指触到脚背，将两个大拇指并齐沿两根脚趾骨的骨缝向下按摩。按摩2～3分钟后换另一只脚。另一个是盘腿坐在地上或坐在椅子上，抬起左脚，将右手的4根手指（除大拇指外）从左脚的脚底方向全部插进脚趾缝里，刺激脚趾缝。做1分钟左右，换另一只脚。这两个方法对准妈妈消肿都很有效。

3．饮食缓解。准妈妈多吃一些有利尿消肿作用的食物，如西瓜、红豆、洋葱、薄荷、大蒜、茄子、芹菜等，喝温水也可以减轻水肿的症状。

合理饮食

1．火腿冬瓜汤：火腿先煮熟取出，晾凉再切片。冬瓜削去皮，去除瓜瓤，切块。锅中放火腿及鸡汤，再加3杯水，先煮10分钟，再放入冬瓜同煮入味，冬瓜熟软时，熄火盛出，加少许胡椒粉即成。

2．鲫鱼煲赤小豆：鲫鱼500克、赤小豆120克、陈皮6克。加入适量的清水，煲烂，用精盐调味。每日或隔日服用1次。

3．西瓜富含果糖、维生素C等，具有清热解毒、利尿消肿的作用。多食西瓜或其汁，可减轻水肿。

4．红豆、洋葱、薄荷、大蒜、茄子、芹菜等蔬菜也是非常好的利尿食物，可以在平时的饮食中注意食用。

5．喝温度适中（37℃～38℃）的水也可以减轻水肿的症状。

克服头晕的办法

有些女性怀孕后就会感觉头晕目眩，做事总是提不起精神。

头晕是准妈妈常见的症状。轻者头重脚轻，走路不稳；重者眼前发黑，突然晕厥。准妈妈头晕的原因是多种多样的，常由多种疾病引起。

早孕反应

在停经6周左右出现，伴有嗜酸、食欲缺乏、偏食恶心、呕吐等，多在妊娠12周左右自行消失。

给准妈妈的建议

头晕是准妈妈的常见症状之一，准妈妈在空气不佳的场所、强烈阳光照射下、过度疲劳等情况下都会引起头晕，休息后会有所好转。

但有些疾病如贫血、血糖过低等也会出现头晕的现象，如果头晕很严重或持续时间很长，就应及时让医生检查。

供血不足

女性怀孕后，子宫比平时需要更多的血液，这样就导致血液滞留在下半身，当突然站立或久站、空腹状态时，脑部的血液供应较少，便容易发生头晕、倦怠，甚至轻度的头痛。这类准妈妈一般在突然站立或乘坐电梯时会晕倒。妊娠的早中期，由于胎盘形成，血压会有一定程度的下降。

原来就患有高血压病的准妈妈，血压下降幅度会更大。血压下降，流至大脑的血流量就会减少，造成脑血供应不足，使脑缺血、缺氧，从而引起头晕。这种一时性的脑供血不足，一般至怀孕7个月时即可恢复正常。

出现这种情况的准妈妈必须加强自我保护：不骑自行车，以免跌伤；一旦头晕发作，应立即坐下或平卧，以阻止头晕加剧；避免久站，以预防发作。

进食过少

这类准妈妈有时发作性头晕，伴有心悸、乏力、冷汗，一般多在进食少的情况下发生。进食少，使血糖偏低，从而导致身体不适。这类准妈妈早餐要吃得多些，要保证早餐的质量，保证有牛奶、鸡蛋等，还可随身携带奶糖，出现头晕时吃块糖可使头晕症状得到缓解。

妊娠高血压综合征

由于该病出现脑血管痉挛，影响局部血氧供应而发生头晕眼花，伴有头痛、水肿、蛋白尿等，多出现于妊娠中晚期。应立即到医院就诊。

头晕

这类准妈妈一般在仰卧或躺坐于沙发中看电视时头晕发作。该类准妈妈的头晕属于仰卧综合征，是妊娠晚期由于子宫增大压迫下腔静脉导致心脑供血减少引起的。只要避免仰卧或半躺坐位，即可防止头晕发生。如发生头晕，应马上侧卧。

贫血

贫血也是引起准妈妈头晕的常见原因。准妈妈平时应摄入富含铁质的食物，如动物血、猪肝、瘦肉等。一旦发生贫血，应紧急补铁，纠正贫血。特别要指出的是，孕期发生妊娠高血压，也会出现头晕、头痛症状。

若病情进一步发展为先兆子痫时，则可引起抽搐、昏迷，危及准妈妈和胎儿生命。这是孕期最严重的并发症之一，应及早诊治。

乳头下陷的纠正

乳头是哺乳的重要器官，是乳房的重要组成部分。为了保证婴儿能顺利地吮吸乳汁，孕期准妈妈需要注意乳头的护理。

乳头是突出的纤维肌肉组织团，表面有15～20根导管开口，发育完好的乳头外形突出，平均直径1～1.5厘米，发育不良的乳头常有内陷或内翻，为了给以后婴儿哺乳奠定良好基础，每个准妈妈在胎儿娩出前，都应学会保健自己的乳头以防这块人体“弹丸之地”遭受疾病的侵袭。

准妈妈在哺乳前，需买一个适合乳罩，如母亲的乳房较重，或者乳房没有支持物支撑着会感到很不舒服，就应白天与晚上都戴上乳罩。有些女性发现一种增厚乳头皮肤的非常简单有效的方法，特别是对于那些乳头内陷的女性更为适宜。其具体方法是用大拇指与食指轻轻地捏住乳头，使其在大拇指的食指中间来回转动，同时将乳头向外轻轻牵引，然后再捏转另一侧乳房。这个方法应在妊娠的最后3个月内每天做2～3次。使其不再回缩，必要时可重复进行几次。此法无效时，还可用外科手术来纠正。洗澡后用毛巾擦乳头，这对乳头皮肤的增厚也较为有效。

如何诊断乳头是否内陷呢？用拇指和其余四指的指尖压迫乳晕部位，一个正常的乳头便会突出，而一个真正内陷的乳头则会内缩。乳头内陷是指整个乳头陷入乳晕之内，是由乳头发育不良所致，有的是因导管炎、肿瘤的牵拉而引起的。

乳头内陷或内翻，会使脱落的角质层及皮脂腺的分泌物积聚在内，不容易排出或清洗。久而久之可发生臭味，极易继发感染而阻塞导管开口，造成导管发炎，使乳晕周围形成慢性脓肿，破溃造成长久不愈地流脓淌水而形成乳头瘘管，或反复红肿、疼痛。由于乳头内陷或内翻，还可给婴儿哺乳造成困难，因小儿无法叼住乳头，吸不出乳汁，致使奶淤积在里面，还容易患蒙性乳腺炎。

每天早上要用温水清洗乳头，以保持乳房的清洁。另外，胸肌没有办法支撑日渐丰满的乳房，必须要选择合适的乳罩托住乳房，使其保持在原来的位置上。即使乳房小而且结实，也要这样做。

慎做放射线检查

一般来说，准妈妈如果接受放射线过量，可引起胎儿小头畸形、新生儿生活能力低下、造血系统障碍和神经系统缺陷。所以怀孕期间尽量不要做X线检查。

常常有准妈妈到门诊询问怀孕后可不可以接受B超及X线等放射线检查。的确，日益增多的畸形儿使得人们更加小心谨慎。

放射线一般包括X、α、β、γ线以及电子、中子等粒子的放射线。X线作为一种电离辐射，可使妊娠4～8周的胚胎细胞基因突变或染色体发生异常，还可直接影响胚胎细胞的正常发育，使细胞变性坏死以及影响人体造血系统、消化系统和生殖神经系统的发育，造成胚胎的死亡或畸形、新生儿造血系统障碍和神经系统缺陷。因此，准妈妈应尽量避免接触X线。

不过，X线辐射对人的损伤同接受X线的剂量有明显关系。一次胸透接受的射线剂量仅是一次胸片检查的15倍，也低于X线诊断防护学研究致畸的X线射线剂量。故有不少准妈妈在早期因婚检或疾病诊治而做的胸部透视是不足以致畸的，至于B超的射线还要小得多。

在妊娠5～6月前的胎儿，尤其在孕3个月的胚胎期，胚胎正处于分化、发育、形成的旺盛时期，对射线最敏感。妊娠中后期，随着胎儿的发育，对射线的敏感性逐渐下降。准妈妈在做射线检查时应尽量避免在早孕期做X线检查，在做胸部、头部、四肢等部位X线检查时，应尽量做好准妈妈腹部的有效防护，减少不必要的X线损伤。

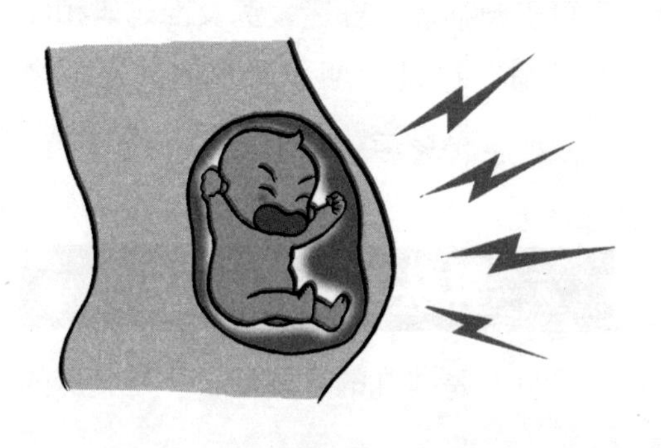

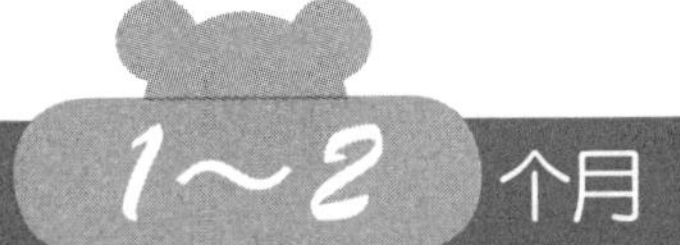

胎教进行时

妊娠第二个月是器官形成的关键时期，宝宝的最原始的大脑已经建立。受孕以后母亲的一举一动，都会对胎儿产生影响，不要以为宝宝没有知觉。为了鼓励母亲能自觉地对胎儿实施胎教，就必须保持一种轻松而愉快的精神状态。

感受古老的心音胎教

由于在妊娠第二个月胎儿的听觉器官已经开始发育，而且神经系统也已初步形成，尽管发育得还很不成熟，但已具备了可以接受训练的最基本条件。

中医心音胎教，又被称作中医养生胎教，是我们祖先经过长期观察实践总结出的一套保胎、养胎、孕胎提高胎儿生命质量、身心素质的一种方法，胎儿在母亲的肚子中，既受母体外环境的影响，也受内环境的作用，母亲的情绪，思维作为信息传递给胎儿，影响胎儿。心音胎教就是妊娠准妈妈在受孕期，运用意识有目的地向腹内胎儿传授知识的一种胎教方式。

在母腹中的胎儿并非与外部隔绝，对内外环境的变化和刺激并不是毫无知觉，相反的它们异常敏感，成人听不到的极低或极高频率声音，胎儿在母腹中都能感觉并作出反应。据现代医学对腹中胎儿的观察，低频声音可以抑制胎动，高频声音则能促进胎动。如果它听到悦耳柔和的声音，胎儿的心律很规整，遇到噪声胎动就增加，胎儿对母亲的心声，血流声既适应又熟悉，在出生后对妈妈的心脏声音就有很强的识别能力。因此，婴儿在妈妈的怀抱里总能很安静地入睡。

胎儿在子宫腔内是有感觉、有意识、能活动的一个小生命，他能对外界的触、声、光等刺激产生反应。准妈妈思维和联想所产生的神经递质，也能传

给准妈妈的建议

外界的各种刺激，由妈妈的感觉器官传递到大脑，在通过心理活动影响母亲的生理活动，继而对胎儿产生影响。因此，为准妈妈和胎儿创造一个良好的内外环境，才能生个既健康又聪明的宝宝。

入胎儿脑部，使胎儿脑神经细胞发育，并创造一个相似的环境。

胎儿和母体之间，是血肉相连的，孕期母亲的营养、情绪、健康状况不仅可使身体血液中的生物反应发生改变，而且也影响胎儿的生存内环境，如压力、温度、羊水中离子浓度等等准妈妈外环境，除了直接作为物理因素作用于胎儿外，还能通过母亲的心理活动作用于胎儿，给胎儿带来或好或坏的影响。

准妈妈的情绪变化，不仅可以影响到准妈妈本人的身心健康，而通过神经和体液的调节也对胎儿的发育产生有着极大影响。在整个妊娠期间要确保准妈妈的情绪乐观稳定，不要大悲大怒，更不应该吵骂争斗，力求始终持着平和的心态。

和宝宝一起做胎教操

胎儿喜欢与妈妈子宫壁接触的感觉，运动训练有利于胎儿宫内发育以及出生后的运动技能发育，所以，在适当的情况下做胎教操是一件非常有意义的事情。

从怀孕第七周起，宝宝就开始变得不老实了，小至吞咽、眯眼、咂拇指、握拳头，大至伸展四肢、转身、翻筋斗，都可以做到。准妈妈和准爸爸可以和宝宝一起做胎教操，这对小宝宝的肌肉活动力增强，出生后翻身、抓、握、爬、坐等各种动作的发展都有利。

你可以每天在固定的时间给小宝宝一个信号：孩子，快来和妈妈做操。

做胎教操的时间要控制在20分钟以内，因为胎儿的睡眠周期是20分钟一次，妈妈可以选择伴随着舒缓的音乐，轻柔缓慢地做胎教操，每节操做4个八拍就可以了。

1．双手放在子宫两侧，用手掌推的力量轻轻从两侧向中间推，先右后左。手掌推压的力量会在子宫内形成羊水的波纹，宝宝会感觉到很舒服。

2．将子宫分为四个象限，从右上开始，以顺时针方向，用手指肚的力量向下压，每个象限按两下，左右两手各负责两侧的两个象限。这节操的目的是对胎儿的全身进行抚触。

3．以顺时针方向用整个手掌对胎儿进行抚触。

4．邀请准爸爸参与的环节，准爸爸坐在妈妈身后，以妈妈子宫的中心为线，两个手掌同时在子宫两侧画圆做抚触。如果准爸爸没有时间，准妈妈自己也可以完成这节体操，双手放在子宫两侧，以中心为线，用手掌的力量画圆。

如果宝宝用力挣脱或者蹬腿反对，就表示宝宝不高兴了，你就要停止。几周以后，宝宝对妈妈的手法熟悉了，一接触妈妈的手就会主动要求“玩耍”。妈妈要记得开始这些动作时要轻，每次持续5～10分钟，每日1次，每周3日。

1～2个月 准妈妈饮食营养

怀孕2个月时，孕妇的反应一般比较明显了，容易因饮食量过少而导致营养缺乏，倘若发生营养不良，胚胎容易因营养物质缺乏而殒坠。就像是果树上的叶子，在水分与养料不足时就容易枯萎掉落，这一点必须引起重视。

营养师建议

养成好的饮食习惯

在妊娠的第二个月，有些孕妇会因孕吐而吃不下东西，并且担心胎儿是否会营养不够。妊娠初期胎儿生长缓慢，但母体体重通常每日也要增加1克左右，但对营养的要求并不是很高。所以不要勉强自己进食，假如为了胎儿，勉强吃下含有钙质或蛋白质的食物，效果也不大。只要能尽量吃些清淡爽口的食物，就不致影响胚胎发育。

温馨提醒

孕早期是妊娠反应最强烈的一个时期，常伴有呕吐、头晕、懒散等症状，因而丈夫的作用更显重要，要贴心帮助妻子，从各个方面给予准妈妈关怀，这样，才称得上称职的好丈夫、好爸爸。

想吃的时候就放心地吃，稍微改变饮食习惯，如可采用少食多餐的方法，并多吃清淡易消化的食物，如面包、饼干、牛奶、稀粥、果汁、蜂蜜及新鲜水果等。

避免吃过甜或刺激性强的食物，如辛辣食品。汤类和油腻食物特别容易引起呕吐，所以吃饭时孕妇不要喝汤和饮料，也不要吃油腻食物。

不吃罐装食品

不要食用经过高度加工过的食品，如罐头食物及各类袋装食品，加工过的食品常常含有大量脂肪以及不必要的防腐剂、香料及色素，购买前仔细地查看标签，要选择没有人造物质或者这些成分含量非常低的产品。

孕妇要少吃糖

因为妊娠第七周胎儿的乳牙胚开始形成，如果服用过量的糖会大量消耗母体的钙质，从而不利于胎儿的牙齿生长和钙化，如出现牙齿先天发育不良，不但牙冠形态可发生永久性异常，而且抗龋能力也会下降。呕吐严重的孕妇，多吃蔬菜和水果，同时口服维生素B族和维生素C。

科学补充叶酸

叶酸是胎儿中枢神经系统发育所必需的，尤其是在妊娠最初几周内更为需要，由于体内不能储存叶酸，并且妊娠期间叶酸的排出量也会大于平时的好几倍，所以，建议准妈妈每天都要适量补充叶酸。

新鲜的、深绿色多叶蔬菜是叶酸良好的来源，但要蒸着吃或生吃，因为经过烹调后，大量维生素会被破坏。

饮食要卫生

不要食用小卖部出售的熟食，也不要买事先烹调过的在市场出售的肉类以及可以即食的家禽食品，因为这些食物中可能含有传入胎儿体内的细菌，会对胎儿的生命造成危险。

给准妈妈的建议

在食物营养成分中，对脑的健全发展起重要作用的有如下8种，脂肪、蛋白质、碳水化合物类、维生素B族、维生素C、维生素E、维生素A、钙。

2月营养食谱推荐

当归黄芪补血鸡

原料

当归12克，黄芪50克，枸杞子15克，鸡腿1只，精盐、米酒各适量。

制作

1. 鸡腿切小块，汆烫后去血水。

2. 鸡腿、药材加清水放入锅内，用大火煮开后，转小火煮至鸡腿熟烂。

3. 加精盐、酒调味即可。

功效

黄芪可补气，当归可补血，前者与后者剂量以5：1的比例调和即为中医有名的补血汤。如果常口干舌燥者，可加麦冬12克同煮。本菜有助于改善血虚引起的手足冰凉，增强造血功能。

白果蒸蛋

原料

鸡蛋2个，白果12粒，精盐1小匙。

制作

1. 白果去除胚芽，放入滚水中煮至熟软，捞起备用。鸡蛋磕入碗中打匀，加入3倍的水，再加精盐继续打匀，盛入蒸碗中备用。

2. 蒸锅中倒入半锅水烧热，放入白果蛋汁的蒸碗，隔水蒸8分钟，锅内水将滚时，搅拌一下蛋汁，使白果浮出蛋面，继续蒸至蛋汁凝固即可。

青椒肚片

原料

青椒420克，熟猪肚180克，蒜片12克，料酒12克，精盐2克，醋2克，湿淀粉10克，汤30克，植物油30克。

制作

1．锅内放油烧热，下入蒜片、青椒炝香、煸炒。

2．猪肚、青椒均切成片。猪片下入加醋的沸水锅中焯透捞出。

3．下入肚片、料酒、精盐、汤炒匀至熟，用湿淀粉勾芡，装盘即可。

功效

猪肚含蛋白质多、脂肪少，还含有维生素、叶酸等，能益胃健脾，补虚。青椒含大量维生素，尤其维生素C的含量丰富，增加胃肠蠕动，可防治腹胀。

山药鱼片汤

原料

山药1段，桑葚子8克，石斑鱼片（或红鲷）240克。

制作

1．山药削皮，切成丁以备用。

2．药材放入高汤内，用大火煮开后，转中小火煮15分钟至山药熟软。

3．放入石斑鱼片续煮3分钟即可。

功效

山药可补虚增气力、益颜色、润皮毛、助消化，相当适合孕妇食用。

排骨莲子芡实汤

原料

排骨500克，莲子40克，芡实30克，百合30克，蜜枣4个。

制作

1．将莲子、芡实、百合、蜜枣洗净备用。

2．将排骨洗净，并放入开水锅中煮5分钟，取出过凉水。

3．用适量清水煲滚，放入排骨、莲子、芡实、蜜枣煲2小时，加入百合煲30分钟，下精盐调味即可。

功效

芡实、莲子具健脾胃、益气血的功效，对孕妇健胃益脾疗效俱佳。

干炸虾肉丸

原料

大虾仁350克，鸡蛋2个，猪肥膘肉20克，口蘑30克，味精2克，料酒、葱姜汁各15克，精盐3克，面粉50克，花生油800克。

制作

1．在鸡蛋清中加入面粉、料酒、葱姜汁、精盐、味精搅匀，猪肥膘肉、口蘑、大虾仁均剁成末，顺同一方向搅匀成馅。

2．将调好的虾肉馅制成均匀的小丸子，下入锅内炸至金黄色，捞出沥油，装盘即可。

山药红枣排骨汤

原料

红枣6颗，排骨300克，山药280克，生姜2片，精盐5克。

制作

1．锅中加清水煮滚后，放入排骨、山药煮8分钟。

2．山药去皮、切小块；排骨洗净、汆烫去血水，入锅中加调料炖煮。

3．待其快煮好时，放入红枣、姜片，再稍微煮一下即可。

功效

孕妇如果有脾胃虚弱、食欲不佳或疲劳等症状时食用本菜会有好的效果。山药、红枣性平味甘，含有维生素C等成分，具有清虚热、固肠胃的作用。

炒鸡胗肝粉

原料

面条300克，鸡胗肝共150克，丝瓜100克，葱头50克，花生油400克，糖8克，精盐5克，湿淀粉、葱花、料酒各6克，鲜汤少许。

制作

1．将鸡胗肝、丝瓜分别洗净，切成小薄片，加调料放入碗内。面条用开水烫熟。

2．下鸡胗肝、丝瓜片炒熟，将调好的汁再炒片刻，洒在面条上，起锅装入盘内即可。

功效

鸡肝有补肝益肾的功效，鸡胗有健脾和胃作用。此菜多种原料制成，营养丰富，孕妇常食，可防治缺铁性贫血。本菜色泽淡雅，柔软滑爽，鲜醇爽口。

雪菜肉丝汤面

原料

猪肉丝120克，面条250克，雪菜60克，花生油、酱油、料酒、味精、精盐、葱花、姜末、鲜汤适量。

制作

1．雪菜洗净，将浓咸味浸出挤干水分，切成碎末；肉丝洗净，放入碗内，加料酒拌匀入味。

2．先炒肉丝，在将葱花、姜末炝锅，放入雪菜末翻炒几下，烹入料酒，加入余下的汁拌匀盛出。将面条煮熟盛出舀入制好的鲜汤，再把炒好的雪菜肉丝均匀地覆盖在面条上即可。

功效

雪菜含维生素C、钙、蛋白质、粗纤维等。此汤色泽清雅，汤醇肉鲜，面滑可口，能补充钙质，具有滋补作用，防治抽搐。

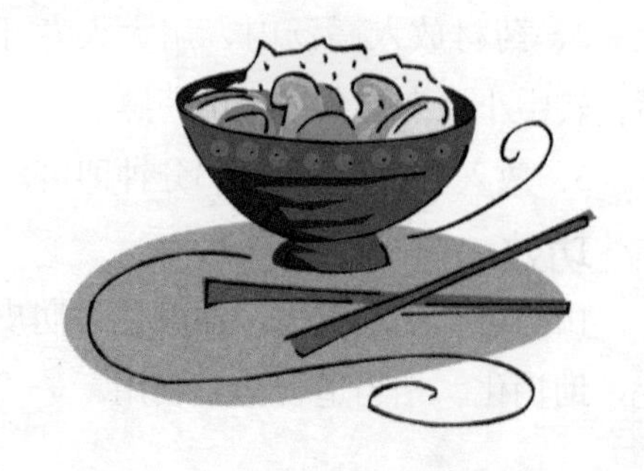

虾皮烧冬瓜

原料

虾皮50克，冬瓜350克，花生油20克，精盐适量。

制作

1. 将冬瓜削去皮，切成块；虾皮浸泡洗净待用。

2. 把锅放在火上，放油，烧热后下冬瓜快炒，然后加入虾皮和精盐，并加少量水，调匀，烧透入味即可。

功效

冬瓜含有大量的水分和维生素C，有清热解毒、利尿消肿的功效。虾皮含有丰富的钙、碘等成分，孕妇吃此菜清淡适口，香鲜，可提高身体免疫功能，有利胎儿骨骼的生长。

炒马鞍鳝

原料

净黄鳝鱼150克，笋片125克，葱段20克，辣椒30克，料酒10克，蒜蓉1.5克，油500克，糖醋汁100克，湿淀粉12克，麻油少许。

制作

1. 将黄鳝鱼洗净滴干水，剞井字纹后剁成块。

2. 鳝肉块过油，放入调味料炒透，加入过油的鳝鱼肉块，滴入料酒，用糖醋汁、湿淀粉调匀勾芡，麻油少许，炒匀装盘即可。

功效

本菜含蛋白质、脂肪、磷、钙、铁和多种维生素。此菜色泽红润，鱼酥汤浓，味鲜醇，适合孕早期食用。

生姜炖牛肚

原料

熟牛肚600克，砂仁12克，陈皮、草果各6克，生姜30克，料酒12克，精盐3克，鸡精2克，芝麻油5克。

制作

1. 锅内放入清汤，下入姜片、陈皮、草果煮10分钟左右。生姜削去外皮，切成条片；牛肚切成条片；下入沸水锅中焯透捞出。

2. 下入其余材料炖20分钟左右，加鸡精略炖，出锅盛入汤碗，淋入芝麻油即可。

羊奶山药羹

原料

山药30克，羊奶400毫升，糖1小匙。

制作

1. 山药洗净、去皮，用磨泥板磨出半碗山药泥，放入蒸笼中蒸熟。

2. 羊奶煮滚后，连同山药泥一起调匀即可。

功效

本菜可改善孕妇的气管功能和容易感冒的体质。

枸杞双仁炒芹丁

原料

芹菜280克，核桃仁60克，松仁、枸杞子各30克，鸡精2克，味精、醋各2克，精盐3克，汤25克，湿淀粉8克，植物油20克。

制作

1．枸杞洗净，芹菜切成丁，用碗将调味料兑成芡汁。将核桃仁、松仁分别炒酥出锅。

2．芹菜丁下入沸水锅中焯熟倒入漏匙，锅加油烧热，下入枸杞、桃仁、松仁略炒，在放入芹菜丁，倒入兑好的汁颠翻至匀，出锅装盘即可。

功效

芹菜具有补钙、补铁的良好功效，核桃仁可健脑，松仁含油脂，可润肠通便。此菜具有补肝肾、益精血作用，可为孕妇提供丰富矿物质，有益于孕妇身体健康和益于胎儿的脑发育，

桂花肉

原料

鸡蛋2个，糯米粉100克，瘦肉500克，生抽、糖、醋、酒、精盐各适量。

制作

1．鸡蛋打散与糯米粉调和成蛋糊备用。

2．瘦肉切片，用糖、用精盐酒略腌一下，然后把腌好的肉拌入蛋糊中。

3．油烧成热，将肉逐个放入，略炸捞起，待油温回升后复炸至金黄色，捞起沥油。加入调料翻匀即可。

功效

此菜色泽金黄，甜酸适口，含有丰富的优质蛋白质、碳水化合物、脂肪和钙、磷、铁、锌、维生素A、B_1、B_2、D等营养素。

芝麻酸奶奶昔

原料

黑芝麻粉6克，酸奶100毫升，牛奶120毫升，蜂蜜适量。

制作

将所有的原材料放入果汁机内一起打匀即可。

功效

黑芝麻滋养肝肾、润燥滑肠，适用于肝肾阴虚、血虚肠燥、便秘等症状。酸奶可养颜美容、预防便秘，有助于肠胃道有益菌群的生长，是健胃整肠的健康食品。牛奶具润肠通便之效。蜜蜂性味甘平，本菜可改善孕期便秘的现象，补充钙质。

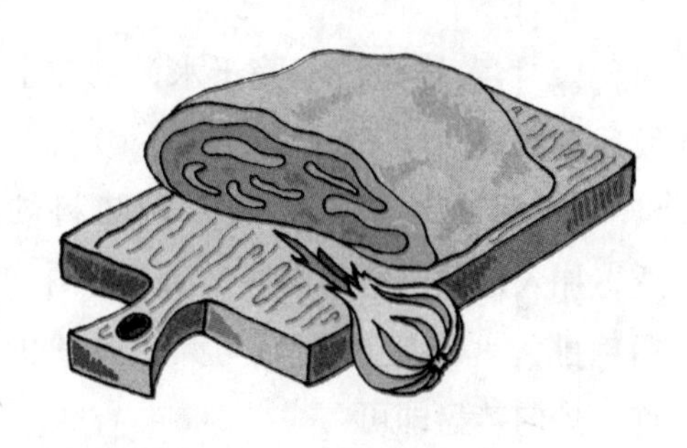

猪肝炒油菜

原料

猪肝60克，油菜240克，酱油25克，植物油20克，精盐、料酒、葱、姜各3克。

制作

1．将猪肝切成薄片，用酱油、葱、姜、料酒等浸泡。油菜洗净切成段，梗、叶单放。

2．把锅放火上烧热，放入猪肝快炒后盛出。

3．再加精盐先炒菜梗，倒入油菜叶，炒至半熟，放入猪肝，并倒入余下的酱油、料酒，用大火快炒几下即可。

功效

此菜富含维生素A、维生素B_2、维生素B_1、维生素C和钙、磷、铁等多种营养素，还有蛋白质、脂肪等，营养丰富，对缺铁性贫血、孕期肝虚水肿有显著疗效。本菜肝嫩香，菜烂滑。

双耳牡蛎汤

原料

水发木耳、牡蛎各150克，水发银耳60克，料酒12克，鸡精3克，葱姜汁20克，精盐3克，味精、醋各2克，胡椒粉1克。

制作

1．将锅内加汤烧热，下入木耳、银耳、料酒、葱姜汁、鸡精煮15分钟。

2．将木耳、银耳撕成小块。牡蛎下入沸水锅中焯一下捞出。

3．下入焯好的牡蛎，加入精盐、醋煮熟，加入味精、胡椒粉调匀，出锅装碗即可。

功效

木耳、银耳均富含钙、铁，是补钙、补铁的佳品；牡蛎营养丰富，锌的含量非常丰富，为其他食物之首，也是补钙的最好食品之一。是孕妇补锌、钙、铁的一款美味汤菜。

黑豆奶

原料

青仁黑豆粉6克，牛奶150毫升，豆浆120毫升，白糖适量。

制作

牛奶、豆浆混匀加热后，放入黑豆粉、白糖一起搅拌均匀即可。

功效

牛奶所含的丰富的食物活性钙为人体钙质的重要来源，既容易吸收利用又安全。豆浆营养价值极高，含有丰富的植物性蛋白质、微量元素等，可预防孕妇因缺钙而导致脚抽筋。

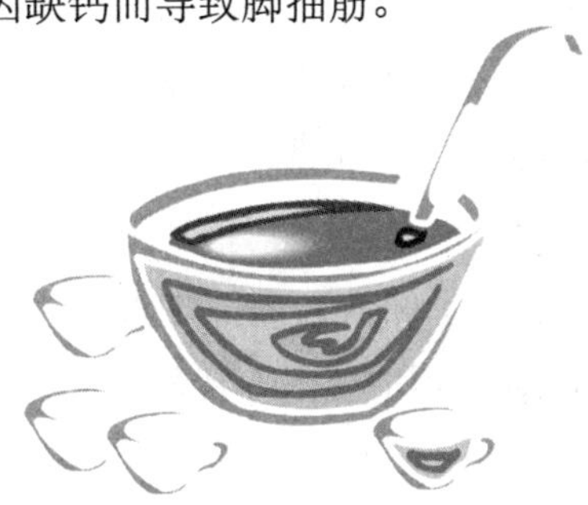

刺嫩芽烧鲫鱼

原料

鲫鱼2条，刺嫩芽120克，熟五花肉50克，料酒、葱段、姜片、酱油各12克，精盐4克，味精、醋各2克，植物油800克（实耗20克），湿淀粉8克。

制作

1．将熟五花肉切成片，刺嫩芽洗净，鲫鱼两面打十字花刀，下入锅中炸透捞出。

2．在下入葱段、姜片炝香，放入肉片煸炒。

3．加入刺嫩芽、料酒、酱油等，将炸好的鲫鱼加精盐、醋烧透入味，用湿淀粉勾芡出锅。

功效

刺嫩芽含有丰富的胡萝卜素、维生素、纤维素。鲫鱼也含有丰富的优质蛋白质和维生素。此菜可为孕妇提供多种营养，同时有防治便秘，对孕妇、胎儿均十分有益。

小米面发糕

原料

小苏打少许，黄豆面300克，小米粉650克，食用碱6克，温水500克。

制作

1．小米面放盆内，加黄豆面、小苏打和碱，再加温水，拌和均匀，调成稀软面团。

2．笼屉内铺好屉布，将稀软面倒在屉布上抹平，放入滚开水、冒大气的锅上，用大火沸水足气蒸约25分钟，蒸至熟透出屉，切成菱形块即可。

功效

本食谱富含磷、脂肪、维生素B_1、铁、钙、维生素B_2、胡萝卜素、烟酸及蛋白质等，适宜孕妇缺铁性贫血患者食用。

香菇烧鲤鱼

原料

鲤鱼1条，黄豆芽150克，水发香菇60克，精盐4克，葱段、姜片、料酒、酱油各10克，味精1克，湿淀粉12克，植物油800克（实耗20克）。

制作

1．将鲤鱼去鳞、鳃、内脏洗净，两面剞上十字花刀。锅内加油下入鲤鱼炸硬捞出。

2．下入葱段、姜片炝香，烹入料酒，加入汤烧开，下入炸好的鲤鱼略烧一下。

3．下入香菇、黄豆芽，加入酱油、精盐烧至熟透入味，用湿淀粉勾芡，出锅装盘即可。

功效

香菇含有大量优质蛋白和多种矿物质，是非常有利于健脑的食品。鲤鱼肉的脂肪主要是不饱和脂肪酸，有促进大脑发育的作用。

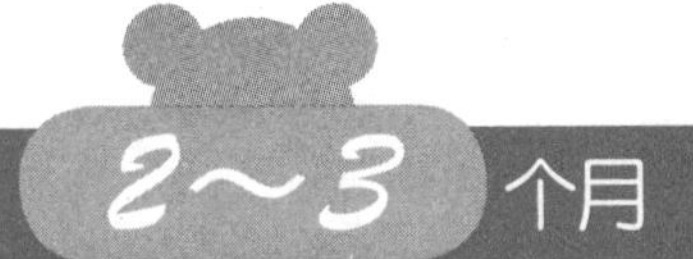

妈妈宝宝的变化

现在已经怀孕3个月了，乳房胀痛、膀胱受到压迫的感觉越来越明显，但令人喜悦的是，宝宝的成长也在一天天加速。透过超音波可以听到宝宝的心跳，这可是会让准妈妈们兴奋得睡不着觉。

胎儿的成长

受精后10周，按妊娠月数计算为3个月末期，胎胞里的羊水漂浮着的胎儿尾巴已经消失，有胚胎逐渐转为胎儿，略呈完整的人形。其身长7～9厘米，体重15～20克。躯干和腿都长大了，然而头部仍占身体全长的大部分，而下颌和脸颊发达，更重要的是已长出鼻子、嘴唇、牙根和声带等，已更像人的脸面，眼睛上已长出眼皮。

此时，胎儿的躯干和腿都长大了，四肢已能活动，但动作很小。尾巴完全消失。心脏的跳动已经很清楚。肝脏也开始工作，肾脏也日渐发达，血液循环开始。已有了输尿管，胎儿则可进行微量的排泄了。外生殖器已经开始发育，但这时尚不容易分辨男、女。胎儿已经能活动了，但很轻微，母体还觉察不到。骨骼开始逐渐骨化，手指和脚趾的指甲逐渐长出。眉毛、头发也长出来了。称为味蕾的味感觉受体开始形成。内耳已达到与成人相同的程度。

准妈妈的变化

这时，准妈妈的基础体温仍然保持升高状态。由于胎儿的不断成长，子宫逐渐增大，膀胱明显受压，母亲常出现小便频数和便秘、腰部沉重感乳头及外阴部位色素沉着加重。白带显著增多，用多普勒超声法已经可以听到胎心。

多数人在8～9周时，妊娠反应的各种不适达到了顶点，到10～11周则逐渐减轻，不久就会消失。到妊娠12周时，准妈妈体重增加2～3千克。偶尔有些准妈妈出现便秘或腹泻。这个时期最易发生流产，准妈妈做任何事情都必须量力而行，并要避免精神过度紧张，积极预防感冒及其他传染病。度过了妊娠最初的3个月后，你会感到舒心一些，胎动的出现又会带来了新的喜悦。

2～3个月

准妈妈的生活宜忌

怀孕3个月的时候，是一段令人兴奋的时光，但也要做好准备应付在这期间最易发生的任何问题。这个孕月保持良好心情非常重要。无论是心情愉快还是紧张焦灼的情绪，都将转化为胎儿的身心感受，对宝宝将来的影响将会很大。因此，准妈妈不要忘记腹中正在发育的胎儿，要心怀博大一些，尽量让自己保持平稳、乐观、温和的心境，这是良好的启蒙胎教。

准妈妈应注意的问题

这个阶段子宫虽然已经增大到拳头大小，子宫底已在耻骨联合上2～3横指，但下腹部的隆起还不明显，只有经过妇科检查才能发现子宫增大。

这个月，阴道分泌物往往增多，应注意经常外阴清洁，每天用清水清洗，保持局部的卫生。此外，容易发生便秘或腹泻。这个月最容易发生流产。因此，日常生活中做事时不要劳累过度，防止腹部受到压迫。即便早孕反应较少，也不要逞强去做激烈的体育活动。性生活应当避免。

这个时候是胎儿最易致畸时期，怀孕的准妈妈们谨防各种病毒和化学毒物的侵害。如果胃口不好，要吃得精，多吃蛋白质含量丰富的食物及新鲜水果、蔬菜等。制作上要清淡、爽口。如果你呕吐得厉害，要去医院检查，可以采用输液治疗。如果你感到腰酸、腰痛，可吃一些阿胶，将10克阿胶与适量糖加水蒸食。或者服用几天六味地黄丸，每日2次，一次1丸。一般而言，正常准妈妈不会有腰痛的感觉，多为先兆流产征兆，应该引起重视，及时治疗。

给准妈妈的建议

风油精所含的樟脑进入人体后，一般正常人体内的葡萄糖磷酸脱氢酶会很快地与之结合，使之变成无毒物质，然后随小便一起排出体外，所以不会发生不良反应。然而由于生理上的变化，准妈妈体内的葡萄糖磷酸脱氢酶的含量降低，怀孕3个月内若过多地使用风油精，樟脑就会通过胎盘屏障进入羊膜腔内作用于胎儿，严重时可导致胎儿死亡或引起流产。

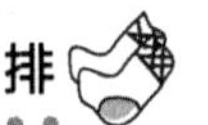

要保证充足的睡眠，如果中午能够午休一会儿当然是最好的了。在体内大量雌激素的影响下，从本月起，口腔出现一些变化，如牙龈充血、水肿以及牙龈乳头肥大增生，触之极易出血，医学上称此为妊娠牙龈炎。准妈妈要坚持早、晚认真刷牙，漱口，防止细菌在口腔内繁殖。温度适宜时每天应到公园、绿地散步1小时。

不可长时间骑单车，尤其是在不平坦道路上，这样易使盆腔充血而导致流产。如果要骑一定要选择平坦路面，但时间不宜过长。

这时的胎儿不仅只是有了人样，而且还开始产生了内在精神。要知道，这种内在精神对于胎儿是否能正常地生长发育非常关键，它与准妈妈的情绪息息相关。因此，准妈妈要注意保持愉快情绪，避免体内经历“坏天气”，只有心灵安定，胎儿才能健康发育。

准妈妈能否吃巧克力

胎儿发育需要很多的能量，但怀孕的准妈妈总担心会发胖，或所吃食物营养不够，又或者营养不能有效被胎儿吸收。而且如果怀孕准妈妈处于反应期，呕吐现象严重时根本吃不下食物。这时就需要有一种好吃且营养丰富的食物。

有的准妈妈担心患上妊娠期高血压、糖尿病，从怀孕开始就拒绝吃糖、巧克力。其实，这是出于对妊娠期糖尿病发病原理的误解。在妊娠期间，胎盘可以分泌物质对胰岛素进行抵抗，以保护胎儿获得充分的糖供应。如果准妈妈摄入的糖越多，胰岛素消耗得越多，而遭遇胎盘分泌物质的“抵抗”也就越多，直至不堪负荷，就可能出现糖尿病症状。

但据英国《太阳报》消息，芬兰赫尔辛基大学的一个科学小组发表报告说，如果准妈妈们每天都嚼上几块巧克力，她们将来的宝宝就会笑得更开心。这些科学家对300名准妈妈的饮食习惯及她们宝宝的日常行为进行了跟踪研究，并在杂志上发表了他们的研究结果报告，专门供准妈妈参考。

研究人员对300名准妈妈在妊娠期间食用巧克力的情况，及其怀孕后的心理压力情况进行了调查。调查和分析结果发现，准妈妈每天吃一些巧克力对宝宝出生后的行为有着积极的影响。

研究人员发现，与那些在妊娠期间很少吃巧克力的准妈妈所生的宝宝相

给准妈妈的建议

正常女性特别是偏瘦的女性根本不需要对糖避之不及；肥胖女性、以前在妊娠期曾患有糖尿病的准妈妈，虽然的确不宜多吃糖，但也不需要一点糖都不碰。

比，在妊娠期间爱吃巧克力的准妈妈所生的宝宝在出生6个月后更喜欢微笑或表现出开心的样子。报告认为，准妈妈如果每天都吃巧克力的话，巧克力中所含有的令人“感觉良好”的化学物质就可以通过母亲传递给肚中的小宝宝。这样，在孩子出生之后，他们将会比一般的婴儿笑得更多，更愉快。

该项研究还显示，那些容易紧张的准妈妈，如果在妊娠期间能经常食用巧克力，其所生的孩子不怕生人。

芬兰科学家认为，喜欢吃巧克力的准妈妈所生孩子容易呈现出比较健康向上的情绪，这与巧克力中所含的某种化学成分有关。准妈妈在食用巧克力后会把这种化学物质传给正在母体内发育的婴儿，从而使得其在出生后，特别是在6个月后，表现出积极的生活情绪。

准妈妈怎样吃酸味食物

很多女性怀孕后特别喜欢吃酸味的食物。酸味能刺激胃液分泌，提高消化酶的活性，促进胃蠕动，有利于食物的消化和各种营养素的吸收。所以怀孕后爱吃酸味的食物是有利于胎儿和母体健康的。

怀孕后的女性在一个时期内，常常想吃酸味食物，这往往与生理变化有一定的关系。

女性怀孕后，胎盘会分泌一种叫做绒毛膜促性腺激素的物质，对胃酸的分泌产生抑制作用，能使胃酸显著减少，消化酶活性降低，并会影响胃肠的消化吸收功能，从而使准妈妈产生恶心欲吐、食欲下降、肢软乏力等症状。由于酸味能刺激胃分泌胃液，且能提高消化酶的活性，促进胃肠蠕动，增加食欲，有利于食物的消化与吸收，所以，多数准妈妈都爱吃酸味食物。

从营养学角度来看，准妈妈吃些酸性食物，确实能够满足母亲和胎儿营养需要。一般怀孕2～3个月后，胎儿骨骼开始形成。构成骨骼的主要成分是钙，但是，要使游离钙形成钙精盐在骨骼中沉积下来，必须有酸性物质加入。准妈妈多吃酸性食物能够帮助胎儿骨骼生长发育；此外，准妈妈吃酸性食物有助于铁的吸收，促进血红蛋白的生成；维生素C也是准妈妈和胎儿所必需的营养物质，对胎儿形成细胞基质、产生结缔组

给准妈妈的建议

有的准妈妈喜欢吃人工腌制的酸菜或者醋制品，其实这些食物吃多了反而会对宝宝造成危害。这些食物虽然有一定的酸味，但蛋白质、维生素、糖分、矿物质等多种营养几乎丧失殆尽，而且腌菜中的致癌物质亚硝酸精盐含量较高，过多食用显然对母体、胎儿健康无益。

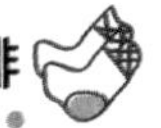

织、心血管的生长发育、造血系统的健全都有着重要的作用；维生素C还可增强母体抵抗力，促进准妈妈对铁质的吸收作用，而富含维生素C的食物大多呈酸性，因此，准妈妈吃些酸性食物可以为自身和胎儿提供较多的维生素C。

很多含酸味的新鲜水果中都含有丰富的维生素C。维生素C可以增强母体的抵抗力，促进胎儿正常生长发育。因此喜吃酸味食物的准妈妈最好选用一些带酸味的新鲜瓜果，如西红柿、青苹果、橘子、草莓、葡萄、酸枣、话梅等，也可在食物中放少量的醋、西红柿酱，增加一些酸味。

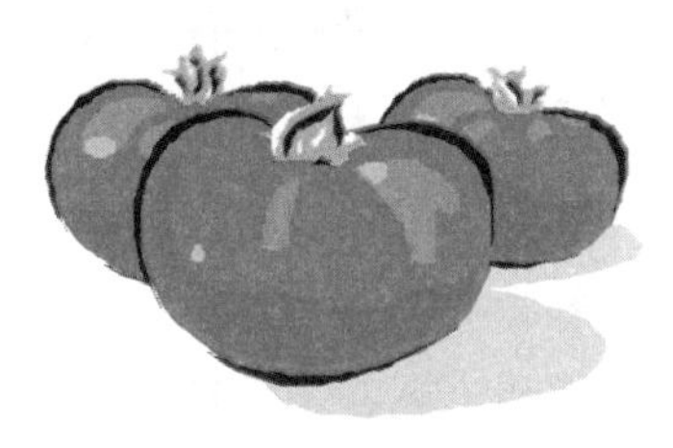

由此可见，准妈妈喜食酸性食物是符合生理及营养需要的。然而，准妈妈食酸应讲究科学。如果酸性食品吃得过多，超过了碱性食品，体内酸碱度失去了平衡，这不但不利于母体健康，而且还会危及胎儿。最近几年国外研究发现，酸性药物是导致畸形儿的“凶手”之一，在最危险的致畸药物中，80%是偏酸性的，其余是中性，而无一是碱性的。同时科研还发现，怀孕的最初半个月内，吃过多酸性食物、服酸性药物最危险。

在我国民间祖祖辈辈流传着“酸儿辣女”的说法，甚至有的人愚昧地认为，只要多吃酸，即使是怀的女胎，也可借助酸的力量转为男胎。其实这些错误的做法很可能毁了胎儿。正确的做法是根据准妈妈的喜好选择食品，但要保证营养丰富，易于消化，清淡可口，切不可偏食，避免酒、葱、蒜等刺激性物品。流质和半流质饮食如萝卜汁、果汁、乳汁、甘蔗汁、山楂汁、冰糖绿豆汤、荷叶粳米粥等，既简便易做，又有利于控制呕吐发作，可随时饮服。

准妈妈的口腔卫生很重要

妊娠期的准妈妈如果有口腔疾病，不仅容易引发并发症，而且还会影响胎儿发育，为了妈妈和宝宝的健康，请妈妈们注意口腔护理。

怀孕会引起生理上的一连串的变化，口腔部分也会因为内分泌及生活饮食习惯的改变而使准妈妈容易患许多口腔及牙龈的病变。在怀孕1～3月因胎儿发育易受药物影响而导致畸形儿，这段时间尽量不要使用药物。一般的口腔手术，手术前后都须服用治疗药剂，若是时间长并刺激的口腔手术，易致流产。

在怀孕末期，接近临盆前，时间长的手术，也可能会造成早产。虽然目前研究报告指出，手术及麻醉本身对胎儿并无伤害，早产或流产纯系病人紧张情绪所致，但是，学者还是主张，准妈妈如有无法忍受的、持续的牙痛，还是应该及时拔牙或手术。但是人们观念保守，在怀孕时，即使痛得几天睡不着觉，还是有所顾忌，不愿接受治疗，像这种病例，医生经常都是爱莫能助，眼看着忍痛到分娩以后。

因此，准妈妈在怀孕的4～6个月最适宜做拔牙手术，但经常因为准妈妈本身的疏忽的折磨，造成准妈妈们的苦不堪言，更可能因而影响“胎教”。

为了预防这种情况的发生，准妈妈须比平时更加注意口腔的护理与保健，应从以下几点做起。

1．早晚必须各刷一次牙。餐后及时用漱口水漱口。刷牙可根据自己的情况来选择牙膏，如果有龋齿，要选用含氟或含锶的牙膏；齿龈出血、水肿者，宜选用能消炎止血的药物牙膏；若是由于吃酸性零食过多而引起牙齿过敏，可以嚼含川椒粒，或选用脱敏牙膏。

2．在孕期经常去口腔科进行检查，彻底洗牙。如果牙齿有龋、牙龈炎、牙周炎，应及早进行治疗。

牙周炎

最常发生在20～35岁之间，因此在我们论断中，准妈妈患有口腔疾病的病例，不胜枚举。

智齿牙周炎是指未完全长出的牙齿周围的牙根发炎。女性应该在准备怀孕之前，即做口腔检查，及时将有问题的智齿拔除，因为在怀孕初期及末期不适于口腔手术，就算是在怀孕4～6个月的较安全期，准妈妈拔除智齿的过程，也是一件痛苦的事。

怀孕期的牙龈病

怀孕期间，动情激素及助黄体酮的增加，会促使牙龈中微小血管丛的扩张、扭曲及循环滞留，使牙龈对机械刺激较为敏感，而且这种激素的增加，会破坏牙龈肥大细胞，放出组织胺及溶蛋白酶等，都会使牙龈对外来刺激的反应更加激烈。

因此一些轻微刺激的存在（如只有少数的牙菌斑）在未怀孕前都不会引起不适的症状，但是怀孕后会出现严重牙龈发炎、肿胀现象。

通常怀孕末期2～3个月时，牙龈炎开始加重，在怀孕第八个月前，变得更

给准妈妈的建议

妊娠期的女性生活规律改变，进食的次数增多，爱吃零食又偏爱酸甜食物且常忽略口腔卫生保健。因此孕前本来没有龋病的女性在妊娠期可患龋病，孕前已有龋病者在孕后龋病可加重或龋齿数增多。此外，准妈妈由于内分泌的改变，若不注意口腔卫生容易患妊娠期牙龈炎。

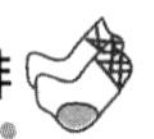

加严重。更会出现一些分散的瘤块，称之为怀孕肿瘤。

因此，怀孕前，及早将此类牙齿斑、牙结石等局部刺激因素去除是迫切需要的。

蛀牙

一般女性会有“怀孕时一定会坏牙”的错误观念，而任由牙齿蛀掉，实在非常不幸。

其实，怀孕不一定会坏牙，而是因为怀孕时，准妈妈生理及生活饮食习惯的改变，常会疏忽，全身倦怠，并且常有激烈呕吐的现象，一刷牙就会呕吐，因此很容易停止或荒废刷牙。胃酸滞留口中，或常喜欢吃酸性食物，致使唾液pH值改变，也是造成准妈妈容易蛀牙的原因。

急性牙根炎

有些较厉害的蛀牙，如果牙髓神经已经坏死，反而不会痛，病人一无所知，但漫漫十月怀胎，便可能暴发急性尖牙周炎、根尖牙槽炎、根尖牙槽肿胀等急性症状。因此，但凡无髓牙、残根或以前已作根管治疗而明显的有根尖病灶的牙齿，都应该及早求诊，及早治疗或拔牙、修补，以避免怀孕期间疼痛。

如果患有口腔炎、口角炎，应充分摄取维生素B_2；牙龈出血，多吃富含维生素C的食物。当需要拔牙时，时间一定选择在怀孕的3个月以后、7个月以前的时间进行。因为在怀孕的头3个月拔牙，容易诱发流产并加重孕吐；而在怀孕7个月后，因身体笨重不便与医生配合，而且有引发早产的可能。

不是治疗上必需，一定不要拍牙齿X光片。必须拍时，应在腹部围上“铅橡皮围裙”，以防放射线危害准妈妈和胎儿。

平时可做上下叩齿动作。这样不仅能增强牙齿的坚固性，同时可增加口腔唾液分泌量，其中的溶菌酶具有杀菌、洁齿作用。

因此，呼吁所有的准妈妈们，要注意口腔卫生，孕前已患牙龈炎者，牙龈炎症状可加重。有吸烟嗜好的准妈妈，牙龈炎的情况一般较重，甚至可出现牙周袋，导致牙齿松动。

一旦发现有问题要及早治疗处理。更希望你在准备怀孕之前，即做口腔检查，务必在怀孕前“除旧迎新”，准备好一口“好牙”，妈妈也会在幸福安详的呵护期待下，迎接你可爱的宝宝！

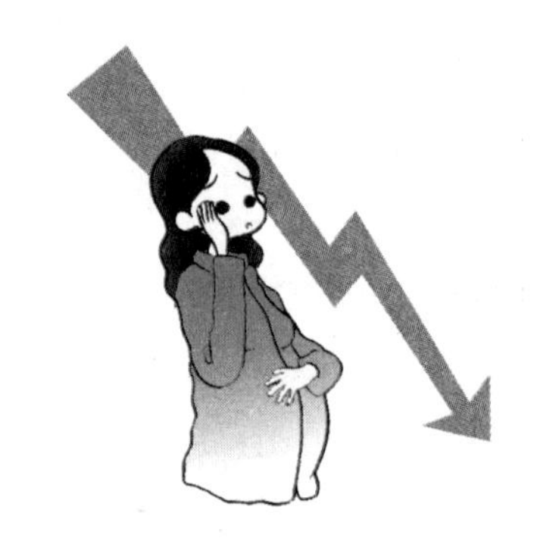

2~3个月

准妈妈的健康护理

和怀孕2个月一样，这个时候也是流产高发期，在生活细节上尤其要留意小心。上班时，应保持愉快的工作情绪，以免因心理负担过重、压力过大而影响胎儿的发育。在这个阶段，夫妻最好不要行房，至少也需要节制，且避免压迫到腹中的宝宝，时间则越短越好。

流产的防治方法

对于每个准妈妈来说，听到流产都会感到恐惧和难过的，好不容易盼到期望已久的宝宝，尽管怀孕的过程很艰辛，许多的准妈妈还是尽力地撑过去。不过，却不是每个人都能顺利度过漫长孕期的。

每一个精子与卵子的相遇，大约只有30%的受精概率，这些受精之中有23%左右，在临床上尚未证实有怀孕即流掉；另外虽有67%确认有怀孕，却仍有少部分于第一妊娠期自然流产，其他的在经历怀孕第一、第二妊娠期的过程，也有部分因为早产、胎儿异常、胎死腹中而无法存活至足月生下来，必须接受终止妊娠的处理。到底是什么原因造成流产而保不住宝宝呢？专家认为，主要有以下5个方面：

1. 胚胎（或胎儿）因素。胚胎发育不正常，是早期流产最常见的原因。

2. 母体因素。准妈妈患有以下疾病都可能导致流产。

患有急慢性疾病，比如贫血、高血压、心脏病的准妈妈容易流产。

准妈妈受到病毒感染，或者准妈妈因为高热而引起子宫收缩导致流产。

患有子宫畸形、盆腔肿瘤、宫腔内口松弛或有裂伤等生殖器官疾病。

3. 外界因素。准妈妈受到如：含汞、铅、镉等等有害物质或有毒环境的影响。受到外界的物理因素，如高温、噪声的干扰和影响，也可导致流产。

4. 内分泌功能失调。如准妈妈体内黄体功能失调及甲状腺功能低下。

5. 免疫因素。由于母儿双方免疫不适应而导致母体排斥胎儿。

对于已经怀孕的准妈妈来说，不要做大量的运动，多吃些瓜果蔬菜和巧克力，流产的危险会大大降低。而据研究显示，怀孕早期每日服用维生素补品的女性流产率比不服用维生素补品的低

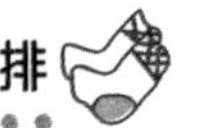

50%。另外，妊娠后尤其是早期，应该注意以下6点：

1．充分的休息，切勿过度劳累。不要做过重的体力劳动，尤其是增加腹压的负重劳动，如提水、搬重物。

2．防止外伤。整个孕期，准妈妈要适当休息，避免强烈运动，不要登高，不要长时间站立、用力或劳累，同时也不要长期蹲着，不要经常做举高、伸腰的动作，不要骑自行车。

3．远离易造成流产的食物。

芦荟：中国食品科学技术学会提供的资料显示，怀孕中的女性若饮用芦荟汁，会导致骨盆出血，甚至造成流产。对于分娩后的女性，如果芦荟的成分混入乳汁，会刺激孩子，引起下痢。芦荟本身就含有一定的毒素，中毒剂量为9～15克。

螃蟹：它味道鲜美，但其性寒凉，有活血祛淤之功，故对准妈妈不利，尤其是蟹爪，有明显的堕胎作用。

甲鱼：虽然甲鱼具有滋阴益肾的功效，但是甲鱼性味咸寒，有着较强的通血络、散淤血块的作用，因而有一定堕胎之弊，尤其是鳖甲的堕胎之力比鳖肉更强。

薏米：是一种药食同源之物，中医认为其质滑利。药理实验证明，薏仁对子宫平滑肌有兴奋作用，可促使子宫收缩，因而有诱发流产的可能。

马齿苋：实验证明，马齿苋汁对于子宫有明显的兴奋作用，能使子宫收缩次数增多、强度增大，易造成流产。

4．节制性生活。性生活时腹部受到的挤压和宫颈受到的刺激均会诱发宫缩。在孕早期，胎盘的附着尚不牢靠，宫缩非常容易导致流产，所以妊娠早期应禁止性生活。妊娠中期虽然可以有适当的性生活，但次数和幅度都应少于孕前，准爸爸们应该克制一下。

5．保持心情愉快，情绪稳定。鲜牛奶可以帮助准妈妈预防骨质疏松，还能帮你稳定情绪。橘子、芹菜等高纤维的蔬菜水果，既去火又补充维生素，并且让你心情愉快起来。

6．保持身体特别是会阴部的清洁。生殖道炎症也是诱发流产的原因之一。怀孕期间，阴道分泌物增多，因此外阴清洁工作显得非常重要，准妈妈每晚都应坚持清洗外阴，必要时一天清洗2次。

给准妈妈的建议

准妈妈要放慢生活节奏，坦然面对安胎期。抛开平日的忙碌工作，完全放松紧绷的神经，遵照医嘱，多多卧床休息，不仅可以调养自己的身体，也可以让胎儿多吸取一些养分，让胎儿体重再多增加一点、各个器官发育更完善，等到“瓜熟蒂落”时，高高兴兴地迎接一个健康宝宝的到来！

不论是自然流产或人工流产，流产后的调养对女性而言非常重要！因为流产后，子宫、卵巢等也会经历复旧的过程，如果调养得宜，则身体状况能恢复得相当不错；如果不注重调养，则健康可能由此走下坡，严重的甚至会引发不孕，不可不谨慎！

反复流产要检查

要想生一个健康的宝宝，就要避免反复流产，否则当你打算生一个小宝宝时，却痛苦地发现自己已不能怀孕，患了输卵管阻塞或没有排卵，此时她们年龄已大，最佳生育期已接近尾声，后悔莫及。

自然流产是指在胎儿能够存活以前，流出母体之外。自然流产占所有妊娠的15%～30%。在妊娠前3个月流产，称为早期流产。在妊娠12～20周期间流产，称为中期流产。在妊娠20周以后流产，称为早产，胎儿有可能存活，但需有非常先进的护理条件。

很多准妈妈对自然流产的原因不甚了解，不管是什么原因引起的流产，都一概要求保胎，甚至盲目服用保胎药物。然而自然流产都是有原因的，早期流产尤其是自己没有觉察到的流产多是因为精子或卵子发育异常所致，也可以说是“种子”不好导致的，这是一种重要的自然筛选现象。此时不主张保胎，一般只做轻微对症处理。其实，这种情况下即使保胎后有少数胚胎能幸运地发育为成熟胎儿并正常分娩，畸形儿或低能儿的比率也会大大增加。

反复自然流产可不能掉以轻心，至少要进行下面一些检查：

早期妊娠流产多为精子或卵子异常、受精卵异常、或染色体异常所致，因此可做精子检查，因为卵子在体内检查困难，但多数上述异常难以检查出。

要检查准妈妈有无异常，如：有无感染，有无内分泌异常，如甲状腺功能亢进或甲状腺功能低下、糖尿病等，有无免疫方面异常，如母体内是否存在特殊的抗体。

准妈妈有无营养缺乏，如叶酸缺乏，母体有无过度吸烟或饮酒。

准妈妈所处的环境，是否接触铅、

给准妈妈的建议

流产后至少半年，最好是一年后再怀孕为好。其一，无论是机体还是生殖器官经过充分的休息、调养，对受孕怀胎、母子健康以及优孕、优生都大有益处。其二，若第一次流产是因孕卵异常或患病所致，那么，两次妊娠期相隔的时间越长，再次发生异常情况的机会也就越少。如果想要一个健康的宝宝，女性流产后应坚持科学的避孕，待一年半载后再怀孕。

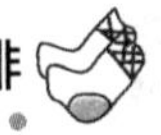

汞、镉等有毒物质，是否接触X线等放射物质。

检查准妈妈生殖器官是否有畸形，宫颈内口松弛与否等。

有无母一儿血型不合的问题，查夫妇双方ABO及Rh血型及抗A、抗B抗体，抗Rh有关抗体等，以上检查目的在于找出流产的原因，并予以纠正、治疗，如有宫颈内口松弛通过缝合宫颈内口就有成功妊娠的可能。

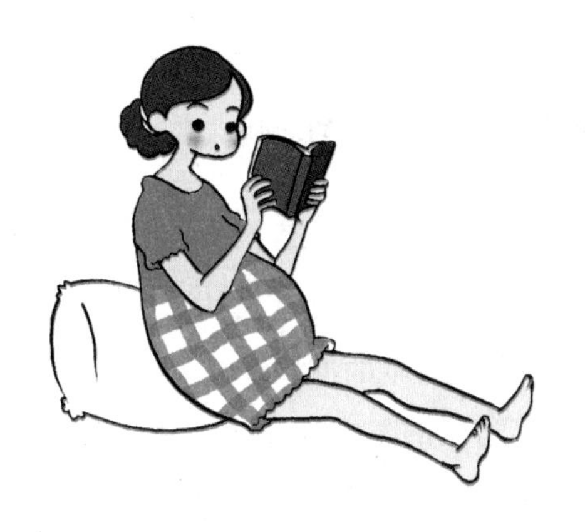

鼻出血怎么办

孕期流鼻血是怀孕期间较常见的一种现象，在怀孕的早期、中期、晚期都会出现，尤其是在怀孕的中晚期会更严重，所以请准妈妈不用着急。

准妈妈怀孕后，卵巢和胎盘会产生大量雌激素，尤其是妊娠7个月后，经卵巢进入血液中的雌激素浓度可能超过怀孕前20倍以上，血液中大量的雌激素可促使鼻黏膜发生肿胀、软化、充血，如果血管壁的脆性增加，就容易发生破裂而引起鼻出血。尤其是当准妈妈经过一个晚上的睡眠，起床后，体位发生变化或擤鼻涕，更容易引起流鼻血。

此外，鼻息肉、血液病、凝血功能障碍、急性呼吸道感染等疾病，也会经常产生流鼻血的现象。

如何预防

1．注意饮食结构，在怀孕中期，可多吃些富含维生素E类食物，比如白菜、青菜、黄瓜、西红柿、苹果、红枣、豆类、瘦肉、乳类、蛋类等，这样可以增强血管弹性。不吃或少食油煎、辛辣等燥性的食品。气候干燥时，要适当多饮些水。

2．少做比如擤鼻涕、挖鼻孔等动作，避免因损伤鼻黏膜血管而出血。

3．每天最好用手轻轻按摩鼻部、颜面肌肤1～2次，这样既可以促进血液循环和营养供应，还能增加抗寒、抗刺激能力。

4．鼻部按摩。比如，每天用手轻

给准妈妈的建议

建议经常流鼻血的准妈妈随身携带一些纸巾备用。若发生流鼻血，请不要紧张，可走到阴凉处坐下或躺下，抬头，用手指捏住鼻子，然后将蘸冷水的药棉或纸巾塞入鼻孔内。

轻地按摩鼻部和脸部的皮肤1～2次，促进局部的血液循环与营养的供应，尤其是在冬天。

5．室内要保持一定湿度。在冬季时，如果准妈妈平时就有较严重的鼻腔疾病或鼻出血多而频繁时，最好及时到医院请医生诊断。

如何处理

准妈妈一旦出现鼻出血时，应该迅速仰卧，用拇指和食指压鼻翼根部，持续5～10分钟，然后再用冷湿毛巾敷额或鼻部，一般出血可止住。如果出血较多，可以请别人对着准妈妈的双耳连吹3～5口长气，也能起止血作用。其次，重视饮食保健可防止鼻出血。

消除妊娠反应的窍门

许多女性在妊娠期间发生或多或少、程度不同的妊娠反应，并出现诸多病理性或生理性的常见症状。其中大部分属于正常现象，适当休息、调节饮食或少量用药、分娩过后便可症状减轻乃至消失，但有些异常的反应，如不及时诊治，可能会危及母婴健康。

面对痛苦的妊娠反应，如何消除或者缓解呢？

反应一：恶心呕吐吃不下

日常饮食可采用少食多餐的办法，吃了吐，吐了还要吃。注意多吃一些对胎儿发育特别是大脑发育有益的食物，如蛋、鱼、肉、牛奶、动物肝脏、豆制品、海带、牡蛎以及蔬菜、水果等，以确保蛋白质、维生素、无机盐等各种营养素的充分摄入。食物清淡，尽量不吃太咸、油腻或有特殊气味的食物；饼干、面包以及苏打饼等食物可降低孕吐的不适。吃完干点心后，应该过1小时再喝水。有些准妈妈对特定食物的气味相当敏感，一闻到便想吐。所以，对那些食物最好敬而远之，不要有所接触，例如：油烟味、油漆味、汽油味、鱼腥味等。

反应二：胸口灼烧

妊娠早期的准妈妈出现胃灼热感是一种常见的生理现象，约半数准妈妈可发生，一般至妊娠20周后症状逐渐消失，个别准妈妈可在妊娠晚期才出现，一直持续到临产前。在妊娠早期出现胃灼热感，一般不需治疗，饮食上注意少食多餐，吃易消化的高维生素食物，少吃甜食及高脂肪食物，并适当进行户外

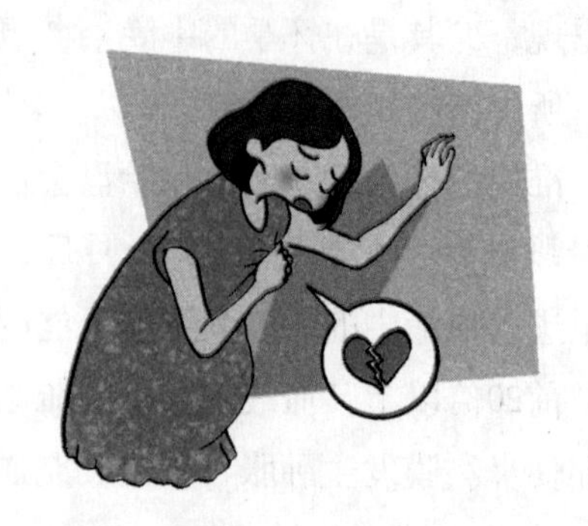

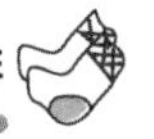

活动，保持精神上的轻松愉快，症状明显时喝杯牛奶或吃点食物则多可使胃灼热感减轻或消失。

反应三：四肢无力易疲倦

疲倦感的产生，主要由于体内黄体酮水平增高，而黄体酮恰恰有镇静的作用。另外，妊娠早期新陈代谢速度加快，这样就可能感到非常疲惫，有时甚至控制不住自己，想要马上睡觉。这就要少吃或不吃冰冷、不易消化的食物。适当减少运动量和工作量，怀孕初期应该充分休息。多补充电解质可减轻头晕及四肢无力的症状。

反应四：失眠

增大的子宫使准妈妈翻身困难，睡觉容易疲劳。另外，害怕分娩带来的痛苦而过于紧张和恐惧等都是其常见原因，造成准妈妈的彻夜不寐。准妈妈可以白天进行适当的锻炼，睡前散散步、听听音乐，用温热水洗脚，睡前喝杯牛奶，学会调整好睡眠，切记不要滥用镇静剂和其他药物，以免影响胎儿智力、体力发育。

反应五：睡觉时有时会抽筋

在妊娠期，尤其是妊娠3个月以后，许多准妈妈会发生小腿抽筋的情况，这实际上是由于小腿后面排肠肌痉挛性收缩而产生的疼痛，是由体内缺钙引起的。发生小腿抽筋后，可将足趾搬向头侧或用力将足跟下蹬，使踝关节过度屈曲，腓肠肌拉长，而迅速缓解症状。准妈妈为预防上述症状发生，要多食含钙丰富的食品，必要时可口服钙剂。平时多接受日光照射，以增加体内维生素D的合成。

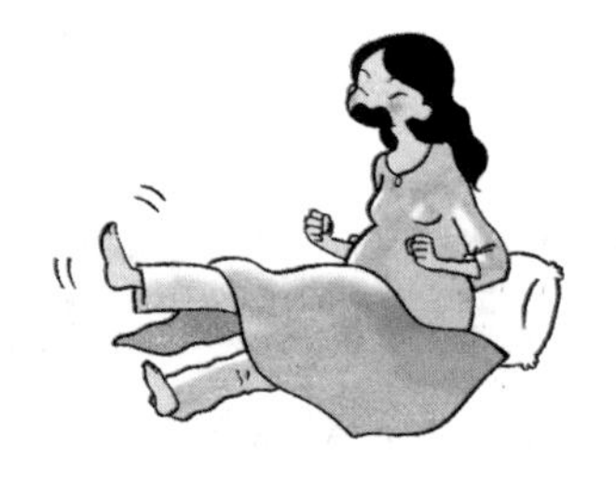

反应六：便秘

由于其特殊的生理状况，常常出现便秘，甚至出现较严重的便秘。妊娠后期，随着胎儿长大，子宫体逐渐增大，宫底抬高。为防便秘和痔疮，凡经常排便不畅的准妈妈应该改变习惯，调整饮食。多喝水，最好每天清晨再加1杯精盐开水；多吃含渣食物，像谷类粗粮、蔬菜和水果，最好再加点蜂蜜；多散步，最好做些轻便体操。此外，每天定时如厕以形成条件反射。粪便过于干燥的，可服些润滑性泻剂，像液状石蜡30毫升；或刺激性泻剂，像果导或一轻松2粒，暂时通便。但是，绝对不可乱吃强烈的泻剂，如中药番泻叶、大黄等，否则肠蠕动剧增，有可能引起子宫收缩，而导致流产或早产。

2~3个月

胎教进行时

为了及早挖掘孩子的潜能，如今许多父母最为关心的就是胎教。在众多的胎教方式中，音乐被公认为是最能引起胎儿共鸣、有益胎儿发育的必修课程。优美悦耳的音乐，可以刺激准妈妈分泌有益于健康的物质，帮助胎儿大脑的发育，让将来的宝宝更健康更聪明。

宝宝可以感知音乐

怀胎十月，对望子心切的父母来说，时间是不短的。但是，做父母的在这期间应该怎样和自己的孩子联系，交流感情呢？在各种艺术中，音乐有其特殊的位置，它是准妈妈与胎儿之间不同语言间的桥梁，能被胎儿、婴儿所感受。音乐是准妈妈和胎儿建立最初联系和感情的最佳通道。

胎儿生活在羊水的海洋里，外面的世界又有层层设防，除了羊水、羊膜外，还有绒毛膜、子宫、母亲的腹壁等。虽然胎体居于深宫之中，但当长到6个月左右的时候，就可以清楚地听到母亲子宫内的血流声、心脏的跳动声、母亲与父亲的对话声，以及来自于外界的各种声音，并且能对声音的强弱、音调的高低产生不同的反应。

胎教，实际上是对胎儿进行良性刺激，主要通过感觉的刺激来发展胎儿的视觉，培养胎儿未来的观察力；发展胎儿听觉，有利于将来培养对事物反应的敏感性；发展胎儿的动作，有利将来孩子动作协调、反应敏捷、心灵手巧。

由于胎儿生长在子宫这个特殊环境里，胎教就必须通过准妈妈来施行，通过神经可以传递到胎儿未成熟的大脑，对其发育成熟起到良性的效应，一些刺激可以长久地保存在大脑的某个功能区，一旦遇到合适的机会，惊人的才能就会发挥出来。

音乐对人的情绪有直接的影响，好的音乐会使人的精神振奋，情绪稳定。音乐还能使精神状态达到平衡，使胎儿不致过于兴奋或过于抑制。胎儿兴奋的明显表示是胎动增加，此时给胎儿听听轻松优美的音乐，胎儿会变得安静，使胎儿神经系统的抑制过程增强。胎儿在一夜睡眠之后，精神处于深度抑制状态，此时给胎儿听听音乐，胎儿能过渡到兴奋状态，准妈妈和胎儿都能精神饱

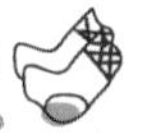

满地迎接一天的工作和生活。准妈妈在睡前和胎儿共同听听摇篮曲或小夜曲，胎儿和妈妈会在温馨的爱中共同入睡。

人的大脑半球有明确分工，左半球的功能是语言、计算、理解，重点是逻辑思维；右半球的功能主要是空间位置关系、艺术活动等，重点是形象思维，右半球是“情感半球”。人的大脑在出生后左脑比右脑更发达，而在出生前大脑尚未发育成熟时，用音乐开发右脑就更显得重要，可以使左右脑的发展尽可能达到平衡。音乐可以刺激胎儿的大脑神经细胞，促进脑神经细胞的发育和脑功能的发展。

有人曾做过这样的试验。在音乐会上，当准妈妈沉溺于优美的音乐声中时，腹中的胎儿也在母腹内尽情地倾听，并且在做着有规律的活动，当演奏完毕，爆发出热烈的掌声时，胎儿立即受惊般的加速活动，心率也急剧加快。

还有人做过这样的试验，在婴儿室内播放母亲子宫的血流及心脏跳动声音的录音，发现正在哭泣的新生儿很快就可以安静下来，情绪稳定，饮食与睡眠也好，而且体重增加迅速。这就是因为胎儿在母腹内听惯了这些声音，一旦再重复听到就会使得新生儿觉得安全而又亲切，这些试验观察表明，胎儿确实具有分别响声与接受外界信息的能力。正是由于胎儿具有听觉功能，从而便可利用其积极正确的音乐、对话等方式施以胎教。

给准妈妈的建议

除了听音乐外，准妈妈也可以多接触琴棋书画，要安排孕妇多看画展、花展、科技展，多阅读一些轻松乐观、文字优美的文学作品，还可以学习插花、摄影和刺绣等知识和操作。陶冶自己的情操，与胎儿进行心灵情感的交流。

给宝宝听的经典胎教音乐

婴儿早在娘胎便已有了听觉，所以，许多准爸爸、准妈妈为了使自己的宝宝聪明、伶俐，在胎儿的7～8个月起就进行胎教，内容包括和腹中胎儿喃喃说话、定时放一段优美动听的音乐等。那么，所有的音乐都适宜胎教吗？

准妈妈在选择胎教音乐的时候，应尽量避免聆听过度嘈杂或不当的音乐（因胎儿不喜欢听到高振动频率之音波）。选择旋律温和自然、有规律性的音乐，如大自然的河川、溪流声、虫鸣鸟叫声。

如何选择胎教音乐呢？舒缓、轻柔、流畅、欢快、表现力度适中的乐曲比较适合此时的准妈妈，节奏快、力度强、喧啸、嘈杂的乐曲，如迪斯科、摇滚乐、架子鼓，这种悲壮、快捷、凄凉的音乐不适宜胎教，应该避免。

另外，音乐胎教对音乐磁带的要求很高，绝对不是任何音乐磁带都可以的。一旦音频过大，比如准妈妈直接把传声器放在腹壁上，声波可长驱直入母体内，胎儿受到高频声音的刺激后极易遭到伤害。轻者出生后听力减退，可能只听到说话声，但却听不见高频的声音，不但音乐听不入耳，中年后还会过早耳聋，严重者出生后便丧失听力。

古典音乐（特别是巴洛克音乐）因为其节奏和母亲的心跳旋律相近，所以对胎儿和新生儿有启发和安抚的作用，巴赫（克线上的旋律）、莫扎特（21号钢琴协奏曲）、韦作特（D调广板吉他协奏曲）、舒伯特（鳟鱼）钢琴和提琴五重奏，这些都是不错的选择。

古典胎教音乐参考曲目

萨替：《第一号琴诺佩第》，此曲速度和缓，以单纯的旋律反复多次，具有缓和情绪的功用，音量适中，具有朦胧之美，相当适合作为胎教音乐。

舒曼：《梦幻曲》（选自《儿时情景》），是《儿时情景》中的第7首，曲风温馨感人，仿佛回到母亲的怀抱。

李斯特：《爱之梦》，音乐具有美丽爱情般的梦幻感觉，在情绪、速度各方面的条件都相当适合做胎教音乐。

贝多芬：《月光奏鸣曲》第一乐章，这个乐章以三连音的动机，犹如水波的荡漾，蕴含着幻想的气息，宁静的感觉，适合胎儿聆听。

布拉姆斯：《摇篮曲》，由大提琴改编的版本避免了女高音刺激的高音域，改以柔和的中低音域表现，具有和缓情绪的作用，不论是胎儿或是刚出生的幼儿都适合聆听。

舒伯特：《鳟鱼》（大提琴与钢琴演奏版本），这首歌是描述鳟鱼在清澈的溪水中自在地游来游去，轻快的旋律配上可爱的歌词，而比较适合作为胎教的是器乐改编的版本。

波普：《小夜曲》，大卫·波普的演奏风格优雅，音色变化极为丰富，这首小夜曲就是极为动人的一首。

林姆斯基－高沙可夫：《小夜曲》，这首乐曲充满了高雅的气质，不论旋律或抒情性都可以当做林姆斯基－高沙可夫的代表作。

舒伯特：《降E大调慢板》，这个乐章因为十分柔美动听，所以被后世的人冠上“夜曲”的别称，相当适和作为胎教音乐。

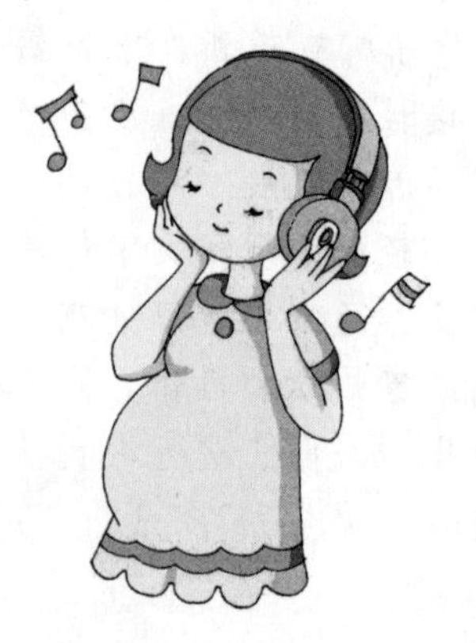

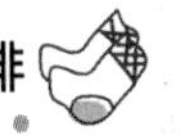

莫扎特：《单簧管五重奏》，在五重奏中，单簧管展现了安详的音色，令人全身舒畅，相当适合胎儿与婴儿聆听。

肖邦：《降E大调夜曲》，这首《降E大调夜曲》是肖邦所有的夜曲中，知名度最高的一首，其甜美动人的音色仿佛水晶灯般的晶莹剔透，令人爱不释手。

伤害宝宝的音乐胎教方式

音乐能够陶冶，和谐生活，加强修养，增进健康以及激发想象力。胎教音乐对于促进准妈妈和胎儿的身心健康具有不可低估的影响。但是对宝宝进行音乐胎教也要方式适当，否则可能追悔莫及。

在现实生活中，有不少准妈妈，把“胎教音乐”当做培养“天才小神童”的胎教法宝，这是一种认识误区，特别是不合格的胎教音乐磁带，将会给母腹中的小宝宝造成一生无法挽回的听力损害，应引起准妈妈们的警醒。音乐胎教有六忌：

1．过度嘈杂或不当的音乐。不要给胎儿聆听过度嘈杂或不当的音乐，他不喜欢听到高振动频率之音波。

2．音乐的节奏太快。太快的节奏会使胎儿紧张。

3．音量太大。太大的音量会令胎儿不舒服。

4．音乐的音域过高。胎儿的脑部发育尚未完整，其脑神经之间的分隔不完全。因此，过高的音域会造成神经之间的刺激串联，使胎儿无法负荷，造成脑神经的损伤。

5．音乐当中有突然的巨响，因为这样会造成胎儿受到惊吓。

6．胎教音乐过长。长度5～10分钟是较适合的，而且要让胎儿反复地聆听，才能造成适当的刺激，等到胎儿出生之后听到这些音乐就有熟悉的感觉，能够令初生婴儿有如待在母体内的安全感，对安抚婴儿情绪有相当好的功能。

因此要选择优美的音乐歌曲给胎儿听，千万不要选噪声大的、有较强刺激打击乐的歌或音乐。胎儿对这种噪声的耐受性很差，而且会使胎儿性情烦躁，情绪波动，甚至感到恐怖不安。

给胎儿听的音乐最好是中低音量。声调不能尖锐刺耳，最好高、中、低音均衡，较低的音调会破坏声音的平衡，使胎儿出生后听觉器官对高音迟钝。

给准妈妈的建议

市面上出售的音乐磁带很多，要注意选择。从总体来讲，优美抒情的中国传统乐曲、民族乐曲、西方古典乐曲、摇篮曲、圆舞曲等对准妈妈和宝宝的身心健康都是有益的。

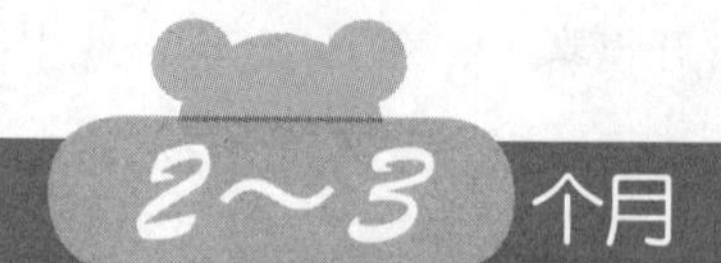

准妈妈饮食营养

此期是胚胎发育和各器官形成的重要时期，胚胎迅速成长，人体的主要系统和器官逐渐分化出来。由于胎儿迅速成长和发育受子宫内环境的影响最大，所有的先天发育缺陷如腭裂、四肢不全及盲、聋等，几乎都在这个关键的时期内发生。但由于胎儿体积尚小，所需的营养更注重的是质的好坏，而不是量的多少。而且此时的妊娠反应较重，应以清淡、营养的饮食为主，如果孕妇胃口好转，可适当加重饭菜的口味，但避免吃辛辣、过咸、过冷的食物，宜多吃水果、蔬菜，补充水分。

营养师建议

要保证全面合理的营养

妊娠早期，胚胎各器官的形成发育需要比较全面的营养素，例如蛋白质、维生素、碳水化合物、无机盐和水。但由于妊娠反应，孕妇往往不能合理的吸收营养素。因而，膳食要根据孕妇妊娠反应的情况，依照孕妇的口味，合理地进行调配，以满足胚胎发育所需的各种营养。如喜酸、嗜辣者，烹调中可适当增加调料，引起孕妇食欲；呕吐脱水者，宜多食水果、蔬菜，补充水分、维生素、无机盐；冷食较热食气味小，可适量食用冷食，以防止呕吐。

要保证优质蛋白质的供给

妊娠早期，虽然胎儿体积很小，但它是胚胎发育的关键时期。若此时准妈妈缺乏蛋白质和氨基酸，会引起胎儿生长迟缓、身体过小等现象，造成胚胎畸变，出生后无法弥补。

孕妇在妊娠早期，一定要保证足够的蛋白质摄入量。至少不应低于孕前的蛋白质摄入量。要选取易于消化、吸收和利用的优质蛋白质，如奶类、蛋类、畜禽肉类等食品，确保妊娠早期胚胎发育所需的蛋白质。

要增加能量的摄入

妊娠早期基础代谢增加不明显，准妈妈组织变化不大，因此能量需求量不多，但仍要适当增加，保证胎儿所需的能量。孕妇可增加面粉、粳米、玉米、小米、糖、红薯、土豆等碳水化合物类的食物。这些食物易于消化，而且能缓解早孕反应。

保证无机盐的供给

无机盐和维生素在胚胎各器官的形成发育中具有重要的意义。妊娠早期正是细胞分裂阶段，尤其是脑细胞的发育更为重要，此阶段的营养状况直接影响脑细胞数量。如果妊娠早期缺乏无机盐，后果是难以弥补的。研究发现，孕早期铜摄入不足，会导致胎儿内脏、骨骼畸形，引起中枢神经系统发育不良。锌缺乏可使胎儿生长发育迟缓，骨骼、内脏畸形。因此，此期孕妇要特别注意摄取富含锌、铜、铁、钙的食品，如核桃、芝麻、畜禽肉类、内脏、奶类、豆类和海产品等。

注意维生素D的补充

维生素D对孕妇有着特别重要的意义。如不注意膳食的合理性，很容易出现维生素D缺乏症，孕期补充维生素D的方法有下面几种：

1．注意食用富含维生素D的食物，如蛋类、豆类及动物肝脏。

2．多接受日光照射。

3．妊娠3个月以后，应加服钙剂和鱼肝油。

4．原有骨质软化症或维生素D缺乏者，怀孕前要积极治疗。

5．孕前或孕期要积极防治各种感染性疾病、慢性迁延性疾病及其他与妊娠有关的病症。

注意铜、锌元素的补充

孕妇缺铜将影响胎儿器官的正常分化和发育，导致先天性畸形，表现为胎儿的大脑萎缩、大脑皮质变薄、心血管异常、大脑血管弯曲扩张、血管壁及弹力层变薄，并可导致孕妇羊膜变薄而发生胎膜早破、流产、死胎、低体重儿、发育不良等各种异常。

如果孕妇严重缺锌，那么分娩出的婴儿发生畸形的概率就大大增加。缺锌还可阻碍核酸及蛋白质的合成，影响胚胎的生长发育。孕妇缺锌可导致婴儿先天性畸形，如无脑、脊柱裂、软骨发育不全、软骨发育不良性侏儒、尿道下裂、隐睾等。有资料统计，由于缺锌造成流产及死胎也较为多见。

注意碘元素的补充

妊娠期间，胎儿一天天在生长发育，碘的需要量也在增加。12～22周，正是胎儿大脑和神经形成的特定时期，若碘元素及甲状腺素缺乏，会造成大脑皮质中主管语言、听觉和思维的部分不能得到完全分化和发育。出生后，表现为不同程度的聋哑、痴呆、身材矮小、痉挛性瘫痪、智力低下及小头、低位耳等畸形。

在饮食的安排上，由于妊娠反应，孕妇应该选用易于消化、在胃内存留时间短的食物，以减少呕吐的发生。

3月营养食谱推荐

奶油玉米笋

原料

玉米笋400克，鲜牛奶100克，熟猪油50克，糖8克，精盐3克，味精5克，面粉、水淀粉、奶油各适量。

制作

1．把玉米笋切成透龙花刀，放入开水锅内略烫捞出，控干水分。放入面粉炒开，添少许汤，加入鲜牛奶等调料及烫好的玉米笋。

2．用小火扒制入味后，汤快尽时，用水淀粉勾芡，芡熟淋入奶油，出锅装盘即可。炒面粉要用小火翻炒，面粉炒开即可，不要炒得变色。

功效

玉米笋含维生素C非常丰富，而且还含有丰富的蛋白质和脂肪，以及大量谷氨酸，有营养、强身、健脑、通便之功效，有利胚胎的神经系统发育，防止孕妇便秘。

香肠炒油菜

原料

油菜200克，植物油20克，香肠60克，酱油8克，料酒3克，精盐10克，味精2克，姜末、葱花各少许。

制作

1．将油菜洗净切成短段，梗、叶分别放置；将香肠切成薄片。

2．坐锅点火，放油烧热，下姜末、葱花煸炒，然后放油菜梗炒，再在锅内倒入适量植物油并将油菜叶炒至半熟，倒入切好的香肠，并加入酱油，用大火快炒几下即可。

功效

本菜色泽鲜艳，菜烂肉香，富含钙、铁、维生素C，还富含维生素B_1、维生素B_2、胡萝卜素及蛋白质、脂肪、磷等，孕妇常食能防病强身。

牛肉末炒芹菜

原料

牛肉70克，芹菜200克，酱油5克，淀粉15克，料酒、葱、姜各3克，植物油15克，精盐4克。

制作

1．用酱油、淀粉、料酒调汁拌好；将牛肉去筋膜洗净，切碎；将芹菜择好，用开水烫过洗净切碎；葱去皮切成葱花；姜洗净切末。

2．把葱、姜煸炒，再下牛肉末和芹菜加精盐，用大火快炒，盛出待用。把剩余的酱油和料酒倒入其中，搅拌几下即可。

功效

牛肉具有益气补血，强筋健骨的作用。此菜鲜香脆嫩，含钙丰富，孕妇常食能增加钙、磷、铁，可防治小腿抽筋，并有利胎儿的发育。

红果茶

原料

糖50克，红果、清水各500克。

制作

1. 将红果洗净，用小刀挖去蒂，去籽。

2. 把不锈钢锅放在火上，放入清水，下红果烧沸后，转小火煮，至红果软烂，用漏匙挤碎，加入糖继续熬煮3分钟，至果茶呈稀粥状时，装入盛器，冷却即可。

功效

本品是孕早期极为可口的营养保健食品，能减缓准妈妈早孕反应症状，增进食欲。

蘑菇炖豆腐

原料

嫩豆腐500克，鲜蘑菇45克，熟竹笋片30克，素汤汁适量，酱油10克，香油35克，精盐、味精各适量。

制作

1. 把鲜蘑菇削去根部黑污，洗净，放入沸水中焯1分钟，捞出，用清水漂凉，切成片。

2. 将嫩豆腐切成小块，用沸水焯后，捞出待用。在沙锅内放入豆腐、笋片、鲜蘑菇片、精盐和素汤汁，用中火烧沸后，移至小火上炖，加入酱油、味精，淋上香油。

功效

蘑菇含有蛋白质、脂肪、糖、钙、磷、铁、锌、铜等营养成分。豆腐性味甘、凉，具有宽中和脾，生津润燥，清热解毒的功效。本菜营养较为全面，可满足胚胎对各种营养素的需求。

红烧鳗鱼煲

原料

炸海鳗鱼1块，大白菜半棵，熟笋丝1/4杯，香菜末少许，酱油1小匙，精盐、乌醋、糖各1小匙。

制作

1. 大白菜洗净并切成丝备用。

2. 将高汤、酱油、精盐、糖、乌醋倒入锅中煮开，再将事先切好的白菜丝及笋丝投入同煮至大白菜软烂，另以淀粉水勾芡后熄火，出锅盛盘即可。

功效

本菜富含蛋白质、维生素、纤维素。大白菜中的纤维素还可以起到润肠、排毒的作用。

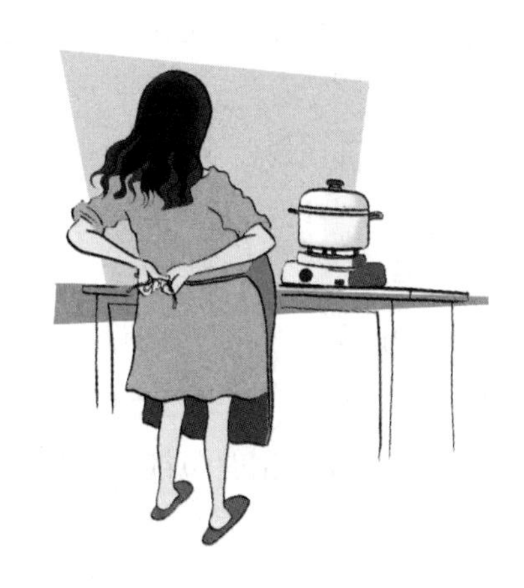

素火腿

原料

油豆腐皮150克，酱油6克，糖8克，虾仁3.5克，香油15克，精盐4克，味精2克。

制作

1．将精盐、酱油、糖、味精及鲜浓汤汁、虾仁、香油等调匀；将油豆腐皮先用冷水浸一下，取出待用。

2．将油豆腐皮和汤汁按其方法沥汁、叠好、卷紧，虾仁也用布包裹卷紧，蒸1小时左右取出晾凉切片即可。

功效

此菜含钙、铁丰富，还含有蛋白质、脂肪、维生素B_2等营养成分，本菜适于孕妇食用，以增加钙质的摄入。

连理双味鱼

原料

鳜鱼750克，芝士60克，鸡蛋清1个，姜20克，葱30克，花椒油5克，料酒8克，精盐、五香各4克，豆粉50克。

制作

1．鳜鱼去内脏、骨、腮，切开按平，洗净。一半切鱼花一半切鱼片，然后将其入味待用。将嫩葱叶剁细,芝士切成1厘米方形。

2．取入味后的鱼片，包入芝士成鱼包，然后裹豆粉和面包糠，放入全蛋液中裹匀，蒸后炸一下。

功效

此菜造型生动，五香、椒麻双味搭配，突出用料本色，多种烹饪方法充分结合，口感变化多样。含较多的优质蛋白、不饱和脂肪酸、维生素B_6，有降低血脂，易于消化的功能。

糖醋黄鱼

原料

新鲜黄鱼1条，青豆30克，胡萝卜18克，鲜笋20克，水淀粉，酱油、糖、醋、料酒、葱各适量。

制作

1．将胡萝卜、鲜笋洗净，切成小丁，与青豆一起放入沸水中烫，葱切末，黄鱼去鳞、内脏及鳃，用清水洗净，改花刀腌制。

2．放入油锅中，炸至金黄色时捞出，加入调料，用水淀粉勾芡，把汁浇在鱼身上即可。

功效

孕妇多食有利强身健体和胎儿的神经系统发育。

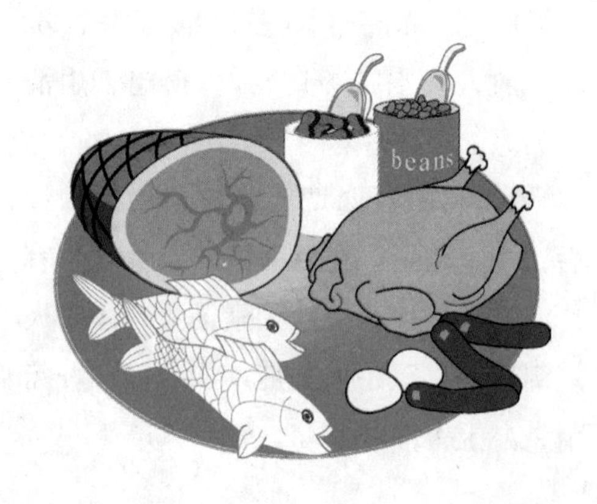

西红柿牛尾汤

原料

白萝卜250克，土豆380克，西红柿300克，牛尾1条，洋葱2个，姜4片。

制作

1. 土豆、白萝卜去皮，切片；将牛尾刮去皮毛，洗净；西红柿、洋葱洗净，切开。

2. 烧水放入牛尾煮约5分钟，取出冲净。加入白萝卜、姜煲半小时，再放入土豆，煲至土豆烂熟，放入西红柿、洋葱，煮沸15分钟，调味即可。

功效

本菜可壮腰补肾。西红柿富含维生素C、胡萝卜素、蛋白质、微量元素等。除了价廉物美、酸甜可口之外，还有美容健身之功效。

螃蟹粉丝煲

原料

螃蟹1只，冬粉2把，洋葱，豌豆荚10个，红虾米，香菇，香菜少许。咖喱粉、精盐，糖，胡椒粉少许。

制作

1. 豌豆荚洗净去丝，螃蟹洗净拍裂蟹钳。

2. 洋葱、香菇切丝，虾米泡软洗净沥干水分，冬粉用热水泡软后切段。爆香虾米，再放入水、洋葱丝、香菇丝、豌豆荚及调味料烧开。加入冬粉炒至成汁，把螃蟹放入锅中蒸12分钟取出，撒上香菜即可。

功效

本菜含有均衡的营养素。螃蟹营养丰富，含有，维生素A、维生素B_1、维生素B_2及磷等。

瓜片肉丝

原料

西瓜皮400克，瘦猪肉150克，红辣椒1个，水淀粉，花生油，葱、姜、精盐、料酒、糖各适量。

制作

1. 将瘦猪肉洗净，切成细丝，然后放在水淀粉内拌匀；辣椒去蒂和籽，洗净切成细丝；将葱、姜洗净，切成细丝备用。

2. 将西瓜皮洗净，片成薄片，再切成细丝，放入小盆内。撒上少许精盐拌匀，腌10分钟后将瓜皮丝挤去水分。油烧热，放入肉丝及调料翻炒即可。

功效

本菜色美味鲜，脆嫩爽口。是孕早期孕妇的佳肴，有利胚胎中枢神经系统的发育。

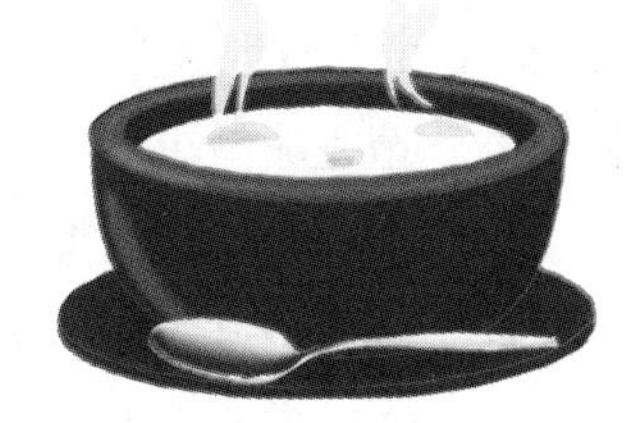

什锦果汁饭

原料

粳米、牛奶各30克，糖250克，苹果丁，菠萝丁、蜜枣丁、葡萄干、碎核桃仁，玉米淀粉少许。

制作

1．将番茄沙司与上述材料放入锅内，加清水和糖烧沸，用玉米淀粉勾芡，制成什锦沙司。将米饭盛入小碗，然后扣入盘中，浇上什锦沙司即可。

2．将米淘洗干净，放入锅内，加入牛奶焖成软饭，再加入糖拌匀。

功效

此饭营养全面，含有丰富的蛋白质、碳水化合物、维生素和钙、磷、铁、锌、烟酸等多种营养素。使孕早期女性能到充分的营养，并且能满足胚胎生长对各营养素的需求。

胡萝卜苹果汤

原料

苹果80克，胡萝卜50克，洋葱25克，鸡高汤、精盐、胡椒粉各适量。

制作

1．洋葱切丝，胡萝卜去皮切片，苹果去核切片。

2．锅中放入橄榄油加热，加入适量的佐料炒软至香味散出。

3．倒入鸡高汤煮滚，再以小火炖煮约12分钟，以调味料调味即可。

功效

本菜富含胡萝卜素。苹果味甘性凉，是有生津止渴、润肺除烦功效，常吃苹果的孕妇感冒的概率也会减少。

红枣生鱼汤

原料

生鱼1条，鸡心、枣各10粒，猪瘦肉250克，陈皮1小块。

制作

1．将猪瘦肉放入开水中煮5分钟，取出洗净；另起油锅，下入生鱼煎至两面微黄，铲起。

2．将生鱼切好，洗净；红枣去核，洗净；陈皮浸软，刮去瓤，洗净；猪瘦肉洗净，切块。

3．用适量清水煲开，放入全部调料，小火煲2.5小时，放入精盐，出锅盛盘即可食用。

功效

本菜可补血生肌，消食开胃。生鱼补虚益胃，利水消肿，是一种高蛋白低脂肪的滋补食品。

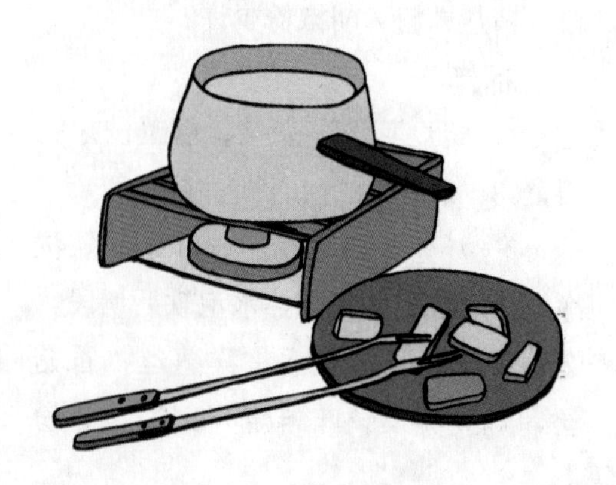

鲜蚝豆腐

原料

鲜蚝250克，豆腐1盒，红辣椒2个，大葱1支，香菜3棵，蒜头2粒，豆豉1大匙，酱油2大匙，糖1小匙，香油1小匙。

制作

1．鲜蚝洗净待汆汤备用；红辣椒切片；葱切末；豆腐切小块；蒜头拍扁；香菜切段。

2．锅中倒入2大匙油烧热，先爆香蒜头，加入烫好的鲜蚝拌炒，再加入豆腐、红辣椒、豆豉、酱油和糖稍煮，最后撒上葱末及香菜，并淋上香油即可。

功效

滋味鲜美丰厚的鲜蚝，搭配软嫩味美的豆腐，吃在嘴里，滑顺的口感非常舒服，与豆豉拌炒后，滋味更是甘甜，十分下饭。

核桃酪

原料

核桃仁250克，江米100克，花生油，水淀粉适量。

制作

1．江米、核桃仁洗干净，泡约2小时，泡软，用竹签挑去里面的膜，洗净。核桃仁炸酥，捞出晾凉后和泡好的江米加水磨成浆。

2．坐锅点火，放入清水和糖烧沸，撇去浮沫，倒入江米、核桃浆搅开，烧沸后撇去浮抹，用淀粉勾薄芡，盛入碗内即可。

功效

本菜香甜味美。常食核桃能健脑，补肾，润燥，补气、养血，有滋补保健作用。

木耳海参汤

原料

水发海参100克，木耳、银耳各80克，黄瓜1根，精盐、料酒、胡椒粉、鸡精、香油、姜、葱、香菜各适量。

制作

1．将海参洗净切小块，黄瓜切成片，葱切丝、姜切片，香菜切段备用。

2．把姜片炒香，再放入银耳和木耳，倒入适量高汤，加料调料小火炖半个小时后放入海参，胡椒粉烧开盛入碗中，淋少许香油即可。

香油拌耳丝

原料

卤猪耳朵1只，黄瓜100克，香油20克，蛋皮20克，酱油15克。

制作

1．将猪耳朵切成丝，放入盘内；黄瓜洗净，与蛋皮切成丝放在耳丝上，用以点缀。

2．在耳丝上淋入香油、酱油拌匀即可。

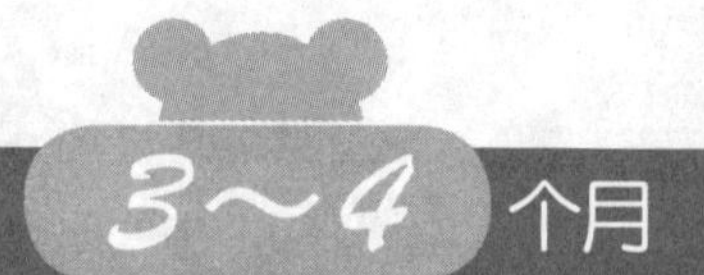

个月

妈妈宝宝的变化

经过了前面3个月的充分准备，我们来看看此时的胎儿长成什么样子了。它的面部发育，外貌更像人的样子，还有了最早的面部表情，还能皱眉、斜眼和扮鬼脸，是不是很可爱呀！它的眉毛和眼睫毛开始长出，头发慢慢变得粗一点，它对母亲腹壁外的亮光已有感觉。

胎儿的成长

胎儿发育到15周末，体重约120克，身高约16厘米。差不多有母亲的手掌那么大。胎儿泡在羊水里，就像宇航员在太空里一样轻飘。

这个时候胎儿的皮肤开始增厚，变得红润有光泽，并开始长头发了。皮肤颜色发红，光滑透明，可透过皮肤看到血管。在胎儿皮肤颜色加红的同时，皮肤也增厚了，有了一定的防御能力，有利于保护胎儿的内脏器官。

此时，胎儿心脏的搏动更加活跃，内脏已几乎全部成形。骨骼得到进一步发育，肌肉逐渐结实，加上羊水增多，因此，胎儿的手脚已经能在羊水中稍微活动了。

这时，胎盘也形成了，与母体的联系更加紧密，流产的可能性大大减小。随着胎盘功能的逐步完善，胎儿的发育加速，羊水量从这个时期开始快速增加。这时如果用手轻轻在腹部碰触，胎儿就会蠕动起来，但你可能还感觉不到它的动作。胎儿的神经元迅速地增多，神经突触形成，胎儿的条件反射能力加强，手指开始能与手掌握紧，脚趾与脚底也可以弯曲，眼睑仍然紧紧地闭合。

胎儿的营养供给主要依赖于胎盘，胎儿的根基已经十分牢固了。营养物质的获得更加充分。由于肌肉组织和骨头

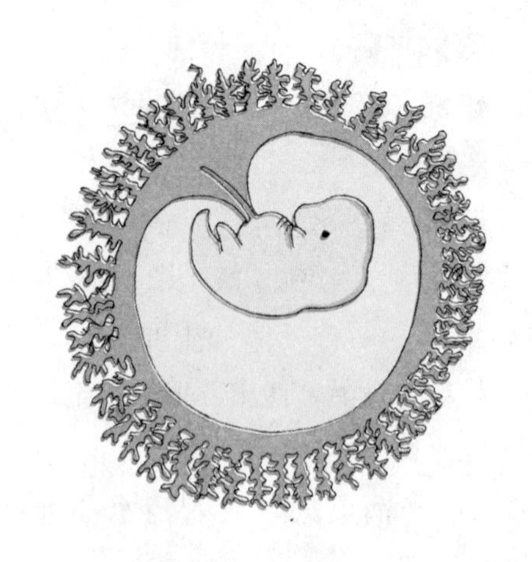

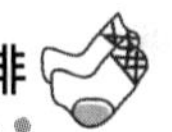

的发育，胎儿的手足能稍微活动，但准妈妈尚不能感觉到胎动。

4个月的胎儿完成的胎盘透过脐带，将准妈妈与胎儿结为一体，形成支撑胎儿发育的系统。如此，母体生病对胎儿也有影响。

母体日常生活中的各种变化，经由血管而影响胎儿。相反的，胎儿在体内所产生的各种现象亦将反映至母体。从此以后，母子生命相连的关系而延续世世代代。

你可能还不知道，宝宝现在开始打嗝了，这是胎儿呼吸的先兆。现在你还听不到任何声音，因为胎儿的气管充斥的不是空气，而是流动的液体。胎儿腿的长度超过了胳膊，手指甲完整地形成了，指关节也开始活动。

易造成流产的危险期基本结束，本月至7月是最为安定的时期。

准妈妈的变化

子宫进一步增大，如同婴儿的头一样大，所以，准妈妈下腹部明显隆起，在下腹部很容易摸到。从这时起，每次产前检查都要测量子宫底的高度，即子宫底距耻骨联合上缘或剑突下的距离，据此可以判断子宫的大小。

第十五周末时，子宫底的高度处在耻骨联合与脐之间。这时，阴道分泌物仍较多，腰部沉重感、便秘、尿频等现象依然存在。此外，准妈妈还可发生头痛、痔疮及下肢、外阴静脉曲张。

这个时候，准妈妈的腹部有沉重感，尿频、白带多等现象依然存在，基础体温逐渐呈低体温状态，并一直持续到分娩结束。

妊娠反应已经基本平息，自我感觉较以前舒服，胃口转佳，食欲改善。因此，要注意饮食营养的均衡，尤其早孕反应严重的人，可借此时机夺回损失。羊水的数量开始急速增加，脐带不断加长，胎盘已经基本形成。

因为胎儿与母体的联结更加紧密，改善了母体供给胎儿的营养，因此，流产的危险性开始减小。妊娠已处于稳定阶段。

从这时起，准妈妈应按医生要求，定期去医院检查，观察胎儿、胎盘、胎心、母体的变化状况，如果发现问题要及时处理。

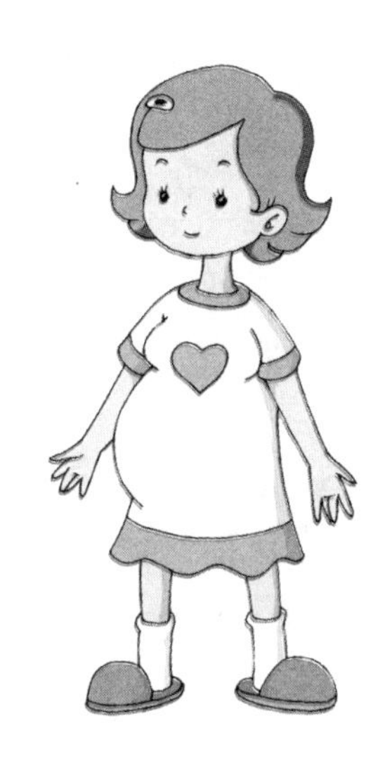

3～4个月

准妈妈的生活宜忌

母亲的伟大，从萌生怀孕念头的那一刻便开始了。十月怀胎的准妈妈可谓责任重大，要为即将出生的baby改变自己原来的生活习惯。但是，你的爱，肚子里的宝宝能感受到，一出生便会送你最珍贵礼物——宝宝的健康。

准妈妈应注意的问题

进入本月，准妈妈的情况已经大有改善，早孕的不适反应基本消失，流产的危险也变得很小，但是对于生活细节的关注则丝毫不能放松。

准妈妈现在需要增加营养，既要保证食物的数量，也要保证食物的质量，使营养平衡。从各种食物中普遍吸收各种营养素。对生成胎儿的血肉、骨骼起着重要作用的蛋白质、钙、铁等成分，这个阶段的需求量比平时大得多。

应选用标准粳米、面，搭配摄入些杂粮来吃，比如适当吃些小米、玉米、燕麦片等。一般来说，孕中期每日主食摄入应在400～500克，这对保证能量供给、节省蛋白质有着重要意义。动物性食品所提供的优质蛋白质是胎儿生长和准妈妈组织增长的物质基础。此外，豆类以及豆制品所提供的蛋白质质量与动物性食品相仿。对于经济条件有限的家庭，可适当选食豆类及其制品以满足机体需要。但动物性食品提供的蛋白质应占总蛋白质质量的1/3以上。

第四个月宝宝开始长牙根了，准妈妈要多吃含钙的食物，让孩子在胎里就长上坚固的牙根。注意少吃含白糖多的食物，因为白糖有消耗钙的作用，且易引起发胖。你可选用红糖，红糖中钙的含量比同量的白糖多2倍，铁质比白糖多1倍，还有人体所需的多种营养物质，有益气、补中和健脾暖胃等作用。

用药仍要当心，有可能使胎儿的脑神经形成受影响，服药必须经过医生的指示。

预防接种要慎重，有可能造成胎儿受感染，形成死胎或是危险性流产，必须先与医生商量。

少吃含精盐多的食品，精盐分吸收太多，会在后期引起水肿和妊娠高血压综合征。

饭量增加后，容易便秘。预防便秘

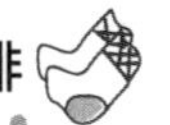

应多吃粗粮及粗纤维果菜，多饮水，多活动。还可以饮些酸牛奶和蜂蜜，起到润肠通便作用。切不可滥用泻药，有可能引起子宫收缩而导致流产、早产。

节制冷饮。夏季不要长时间地使用电风扇，在有空调的屋子里不要待得太久。最好每天洗澡。洗澡不要过冷或过热，要选择淋浴或擦浴。

内衣要选择通气性、吸湿性好的纯棉织品，每天换洗。有实验证明，化纤乳罩是产后乳水足的重要原因。

准妈妈要保持充足营养

到孕期第四个月时，胎儿所有器官都已形成，以后将会继续增加体重，因此对能量和蛋白质的需求大大增加。

胎儿需从妈妈身上汲取丰富营养，他们的健康与聪明，特别是对大脑发育，都要靠充足营养作为后盾。如果准妈妈营养不良，就会使胎儿的脑细胞增殖减慢甚至停止或分化，形成的脑细胞数量仅是正常的80%。得到充足营养的胎儿，出生后体格健壮、智商高，不然会发生身体和智力上的欠缺，而这种欠缺在小宝贝出生后是难以纠正或无法弥补的。

因此，准妈妈一定要科学地摄取各种营养素，特别是有过严重早孕反应的准妈妈。

每天应该摄入谷类主食350～500克，如粳米、面、玉米、小米等；动物性食物100～150克，如牛、羊、猪、鸡、鱼、肉、蛋等；动物内脏50克，每周至少1～2次；水果100～200克；蔬菜500～750克；奶及其制品250～500克；豆及其制品50克，如豆腐、豆浆、豆制品、红小豆、绿豆、黄豆等；油脂类25克，如烹调油等。

饮食要多样化，不偏食不挑嘴，食物宜偏淡，以防引起水肿或妊娠高血压综合征。

精白米和精白面类精制食品中缺乏B族维生素。而粗粮中含有丰富的B族维生素，二者可以相互弥补，使营养摄入更全面。荤菜可以提供胎儿生长发育所需要的蛋白质、脂肪等营养素，但缺乏素食中的维生素和膳食纤维，故要搭配互补。

早餐的能量占全天总能量的30%，要吃得好；午餐的能量占全天总能量的40%，要吃得饱；晚餐的能量占全天总

给准妈妈的建议

由于准妈妈要负担两个人的营养需要，因此需要比平时更多的营养。同时，尽量避免过分刺激的食物，如辣椒、大蒜等。每天早晨最好喝一杯开水。此外，要避免过多脂肪和过分精细的饮食，一定要保证铁元素和维生素的摄取。

能量的30%，要吃得少。这段时期准妈妈要保证胎儿的骨骼正常发育，钙的需求会增加40%，每天约需要1200毫克钙才能确保母体与胎儿的需求。钙摄入不足，会给胎儿带来严重的后果，可能引致先天性佝偻病。因此，准妈妈必须摄取充足的钙，并补充维生素D帮助钙的吸收，才能确保出生的宝宝拥有一个健壮的体格。

准妈妈应该警惕的化妆品

爱美是人的天性，不少准妈妈喜欢化妆，如果因出入某些特别场合，偶尔化淡妆倒也无妨，若是常常化浓妆，这是很不适宜的。

准妈妈的肤质不会因怀孕而发生非常显著的变化，从理论上来说，只要选择经过国家质量认证的护肤品，特别是一些可信度较高的品牌，其中成分并不会影响到胎儿，没有必要全盘"格式化"日常护肤品。但是有些化妆品可能偷偷地伤害你，并悄悄地殃及后代。怀孕的女性，务必要警惕某些化妆品中包含的有害化学成分。

准妈妈禁用的化妆品有4种

染发剂

据国外医学家调查，染发剂不仅可以使准妈妈患皮肤癌，还可以导致胎儿畸形。所以准妈妈不宜使用染发剂。据有关资料报道，染发剂对胎儿有致畸、致癌作用。有些准妈妈对化妆品会产生严重的过敏反应，头面部出现皮疹、发痒，眼睑甚至整个颜面部肿胀无法睁眼。因此引起先兆流产者并不罕见。

增白霜

增白及祛斑类除色素化妆品中，一般都含有无机汞精盐（氯化汞或碘化汞）和氢醌等有毒的化学药品，它们很容易被正常皮肤吸收，并且可以积聚，经常接触汞，染色体畸变率升高。汞可与核蛋白结合引起染色体畸变，还可以通过抑制超氧化物歧化酶的作用让细胞内自由基形成增多，导致DNA分子损伤。更可怕的是，这些有毒物质可经母体胎盘转运给胎儿，导致胎儿蛋白质分子变性和失活，使细胞生长和胚胎发育速度减慢，导致胚胎异常。

冷烫精

据法国医学专家多年研究，女性怀孕后，头发变得非常脆弱，而且非常容易脱发。此时，如果用化学冷烫精烫发，更会加剧头发脱落。此外，化学冷烫精还会影响女性体内胎儿的正常发育，少数女性还会对此产生过敏反应。因此准妈妈不宜使用化学冷烫精。

口红

妊娠期以后，准妈妈体内各个重要脏器都发生着巨大的生理变化，而嘴唇的颜色也是人体健康的一面镜子。假如准妈妈经常涂着口红到医院做产前检

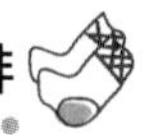

查，就会掩盖唇红的真实色泽，致使一些疾病不能早期发现，早期治疗。

口红多含有油脂、蜡黄、颜料等。油脂为羊毛脂，是一种天然的动物脂肪，是从漂洗羊毛的废液中提炼回收的。它能渗入人体皮肤，具有较强的黏合性，可以吸附空气中飞扬的尘埃，各种金属分子、细菌和病毒，经过口腔进入体内，一旦抵抗力下降就会染病。其中有毒、有害物质以及细菌和病毒还能通过胎盘对胎儿造成威胁。

此外，口红中的颜料，目前国内外多采用一种叫做酸性曙红的红色粉末，其本身就是对人体有害的一种色素，有些研究发现，它能损害遗传物质——脱氧核糖核酸，引起胎儿畸形。

长时间涂抹口红，还会使唇红组织过度角化，口唇发干、红肿痒痛，严重者发生脱屑，甚至引起周边炎症及口唇过敏症。一旦发生，即会影响准妈妈的健康，进而影响胎儿的生长发育。

准妈妈防辐射必读

辐射环境的污染无所不在，对于准妈妈来说，辐射更是危害母婴健康的一大敌手。下面，我们就将隐藏在家中、办公室中和医院中的辐射源找出来，与它们保持安全距离，避免侵害。

在我们的日常生活中，辐射可以分为2种：

1．天然产生的辐射：这是指人类生活环境中天然存在的辐射。宇宙线、来自地表的辐射线、生物体内的辐射线等等都是其中的一种。此外，我们的身体本身也会放射辐射线，天然辐射对健康是无害的。

2．人工产生的辐射：这是指人类生活的环境所产生的辐射，电脑辐射、手机辐射、家电辐射，以及医疗上的放射线等都是人工产生的辐射。人类在享受电磁辐射所带来的便利的同时，也在不断承受它的负面影响。随着电器的大量使用，由此引发的辐射污染无所不在，对于准妈妈们来说，辐射更是危害准妈妈和胎儿健康的一大敌手。

家中的辐射

装饰材料的辐射

我们家中使用的天然装饰石材中，有一部分具有放射性污染，如由工业废渣制成的煤灰砖、矿渣砖等建筑材料，也有不少放射性超标；还有些家庭装修使用的壁纸、壁布、涂料、塑料、板材等，释放出大量有害气体，致使居室空气污染严重。因此，无论是购房或租房，都应先彻头彻尾地做辐射检查，尽量避免生活在不健康的环境中，如已无法改变住所，则要测出辐射最强的是哪里，加以屏蔽，或者调整家具位置，使家人接触辐射材料的距离加大，减少接受辐射的时间。

电视机的辐射

准妈妈适当看电视可以改善情绪，有一个好心情，对于身心健康是很有益的。一般来讲，电视机在出厂前都已做了严格的检测，其电离辐射率不超过0.5毫伦，不至于对人造成放射线的危害。但放射线本身是一种能量，它产生的二次效应的能量传递，将对人体产生危害。

科学家对每周接近荧光屏20小时的70多位准妈妈进行的调查结果表明，其中20%的准妈妈发生自然流产。因此，提醒准妈妈，不要一有时间就坐在电视机前，而应多到室外活动，每天看电视不宜超过3小时。

办公室的辐射

电脑

电脑周围会有高频电磁场产生，孕早期长期使用电脑可影响胚胎发育，增加流产的危险性。另外，长时间坐在电脑前，将会影响准妈妈自身心血管、神经系统的功能，盆底肌和肛提肌也会因劳损影响正常分娩。

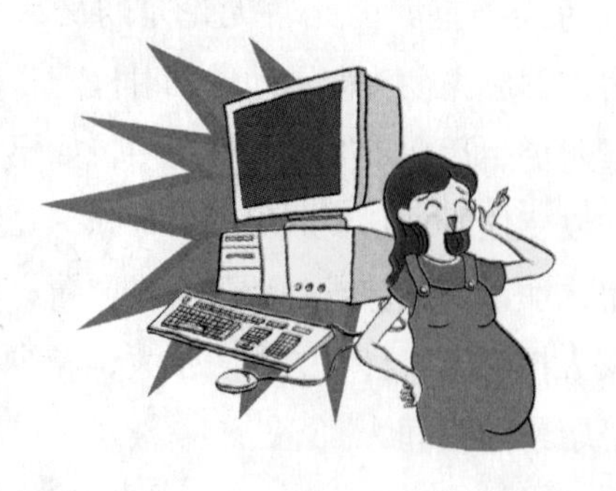

在使用电脑时可以在胸前穿戴一个皮质的兜子，就像是做饭时的围裙一样，或者含多元素的织物，以防电场，又要消除磁场，同时还可以阻隔少量的X线。换一个液晶显示器，可以减少1/3的辐射量；或者在显示屏上安一块电脑专用滤色板可以减轻辐射的危害。

另外，在电脑旁边放盆仙人掌也可以减少电脑辐射，因为仙人掌对于辐射有较强的吸收力。

复印机

不要用身体贴着或靠着复印机。使用复印机时，身体距离机器30厘米为安全距离。目前市面上较新型的复印机把有辐射的部分装在底盘上，这种复印机对身体危害较小。

医院里的辐射

X线辐射对胎儿的危害非常之大，易造成胎儿畸形、脑部发育不良，以及使儿童期患癌症概率增加。通常在怀孕初期暴露于X线之中，比较容易造成伤害，但越接近预产期时，影响越小。准妈妈若在不知情的状态下受了X线辐射，就要尽量保留拍片记录，这样以便医生协助你判断胎儿的安全性。一般在怀孕期，如果只是照一张腹部X线，大约是只有0.5雷得的照射量，对胎儿影响还不是非常大，用不着去做人工流产；胸部X线或牙科X线等微量的辐射，对胎儿的影响几乎很小。

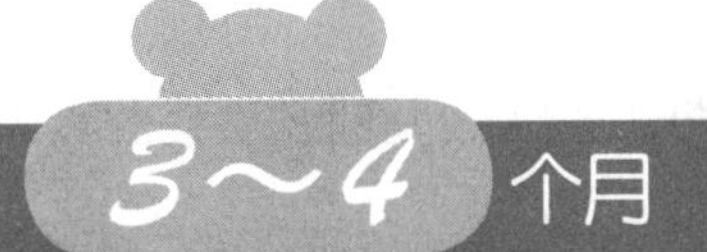

准妈妈的健康护理

生个健康宝宝可以说是每个准妈妈心里最渴望的事情。然而，准妈妈孕育宝宝的过程，既充满希望和快乐，又面临着许许多多的危险，比如流产。“如何使肚中的胎儿健康发育？”这就需要准妈妈和准爸爸一起来小心注意了。

黄体酮安胎与中药安胎

对于准妈妈们来说，怀孕让人欢喜也让人忧，对于流产以及保胎存在着不少的疑虑。

黄体酮

先来看看黄体酮。黄体酮可使子宫内膜增厚，对继发性闭经来讲有催经作用。若怀孕了，则有利于胚胎生长发育，能起到保胎作用，所以有催经和保胎的双重作用。黄体酮的保胎作用是肯定的，只是保胎作用面很窄。

黄体酮仅适于因自身孕激素分泌不足而出现流产征兆者。但事实上只有1/10左右的流产是由黄体酮功能不足引起的。作为孕激素的黄体酮，医生常用来治疗先兆流产或习惯性流产，甚至大多数患者都知道用它保胎。但是临床观察表明，黄体酮并不是对所有流产都有效。

染色体异常者

该类先兆流产是染色体数目及结构异常，属遗传基因缺陷所致，用黄体酮治疗不会有效。

母体有重大的消耗性疾病

如急性传染病、严重的贫血或营养不良引起的先兆流产，以及宫颈闭锁不全，免疫因素如抗精子抗体阳性、ABO血型不合等所致者，均不可使用黄体酮。

常见的有害的化学物质

如镉、有机汞、镍、铅、氯丁二烯等，均易引起流产、死胎。黄体酮对此是无能为力的。放射性物质、重体力劳动、剧烈运动等所致先兆流产，使用黄体酮同样也无效果。

其他因素

服用有碍胚胎发育的药物、吸毒或患有性病，这些因素也可以引起先兆流产。黄体酮爱莫能助。所以，国际上已不推荐用孕激素治疗先兆流产，尤其是妊娠早期更不宜使用。若在妊娠早期应用黄体酮还会增加致畸的危险。若胚胎已死亡，盲目使用黄体酮会使子宫受抑制，收缩功能减弱，胚胎难以排出，引起不全流产或刮宫困难，造成出血增多、继发感染等。若由疲劳、外伤引起先兆流产时，大剂量使用黄体酮，还可能导致女性胎儿男性化或胎儿外阴部发育障碍。

因此，我们要正确认识流产的不同因素，正确认识保胎，切莫盲目使用黄体酮。

中药

中药安胎适用于那些高龄产妇及习惯性流产的准妈妈，中医师会依照个人体质的不同，调配适合的药物，达到最佳的安胎效果。最常见的安胎药有当归芍药散、加味逍遥散等。主要的安胎中药有：

紫苏

性微温，味甘、辛，具有解表发汗、宽胸利膈、顺气安胎之功。适用于妊娠期风寒感冒及脾胃气滞所致的胎动不安、胸胁胀满、恶心呕吐等症，常与陈皮、砂仁等配伍。

黄芩

性寒，有清热燥湿、泻火解毒、凉血止血、除热安胎之功，适用于怀胎蕴热之胎动不安，常与白术、当归等配伍。也可治疗妊娠期湿热泻痢、黄疸及肺热咳嗽、高热、热毒炽盛之出血、疮疡肿毒等。

砂仁

性温，味辛，能化湿行气、温中止呕、止泻、安胎。适用于妊娠初期胃气上逆所致之胸闷呕吐、胎动不安等，常炒熟研末单用或配苏叶、藿香、黄芩、白术、当归等一同使用。

白术

性温，味甘，具有补气健脾、燥湿利水、和中安胎之功。适用于脾虚气弱之胎动不安。可配陈皮、茯苓、党参、生姜等使用。还广泛用于怀胎蕴热（配黄芩、栀子、白芍等）及血虚（配当归、白芍、生地等）、肾虚（配桑寄生、续断、山药、山萸肉等）所致的胎动不安。

艾叶

性温，味苦、辛，有温经止血、散寒调经、安胎之功，适用于下元虚寒所致的胎漏下血、胎动不安及月经不调、痛经、宫寒不孕等症，常与香附、当归、小茴香、川续断、桑寄生等同用。

给准妈妈的建议

值得注意的是，准妈妈们想以中药安胎千万不可到中药行自行抓药，这样十分危险。因此，准妈妈们最好选择正规中医院或医院附属中医科，让中医师做出诊断，再对症下药，会比较安全。

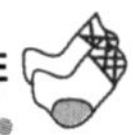

不同时期的安胎

怀孕初期的安胎

安胎药只对少部分黄体素分泌不足的准妈妈有帮助，多卧床休息、避免性生活才是最好的安胎方式。

怀孕晚期的安胎

对于怀孕晚期的安胎，若早产迹象严重，医生会要求准妈妈住院安胎。安胎的准妈妈要绝对卧床，连吃饭、排泄都要在床上。除了卧床安胎外，准妈妈最重要的是要放松心情、不要紧张。据医生观察得知，准妈妈在睡觉时，因为身体、心情放松，子宫的收缩会较醒着时明显减少，安胎效果会比较好，所以放松心情是最好的安胎方法。

宝宝佝偻病的预防

提起佝偻病，人们总以为此病好发于婴儿时期。其实不然，当孩子还在娘胎里，就可能已发生佝偻病，医学上把这种佝偻病称之为先天性佝偻病。据国内某些地区的报告，先天性佝偻病的发病率高达50%以上。可见，预防佝偻病应从胎儿期做起。

在第8～10周时，胎儿的长骨骨干开始骨化，这种骨化的进行，有赖于母体对钙、磷和维生素D的摄取，尤其是在妊娠后半期，胎儿生长发育迅速，维生素D和钙的需要量也相对较高。如果此时孕母体内维生素D和钙量不足，即可影响胎儿的骨骼发育而发生先天性佝偻病。在妊娠期间户外活动少、阳光照射不足、营养不良以及妊娠后期常有腰酸、腿痛、手脚发麻和抽搐等低钙症状的准妈妈，胎儿也易患先天性佝偻病。

孩子出生后不久即出现佝偻病的症状：生后2～3个月内前囟门特大、前后囟门通连、胸部左右两侧失去正常的弧形而成平坦面，甚至发生低钙抽搐。

先天性佝偻病是完全可以预防的。怎样来预防胎儿佝偻病的发生呢？

合理摄入营养

维生素D的来源之一就是食物了。准妈妈若营养不良或偏食挑食，就有可能影响胎儿对维生素D的吸收。因此，预防胎儿佝偻病，准妈妈必须经常吃些富含维生素D的食品，如鱼、蛋黄、动物肝脏等。

一般从妊娠28周起每天服维生素D，如鱼肝油及其制剂和钙粉，直至孩

给准妈妈的建议

准妈妈在孕期内多进行户外活动、晒晒太阳。饮食上要注意多吃富含钙和其他营养素的食物。必要时服用维生素D制剂，尤其是在孕期有手脚发麻、抽筋等低钙症状者，更应注意补充维生素和钙粉等。

子娩出，可以有效地预防先天性佝偻病的发生。

多晒太阳

据调查，人的皮肤中有一种叫做7－脱氢胆固醇的物质，它受阳光中的紫外线照射后，可转化成维生素D。因此，准妈妈必须常晒太阳，常做户外活动，促进维生素D的合成。

消除疾病因素

如果准妈妈患有慢性肠道疾患、慢性胆囊炎、阻塞性黄疸、慢性肝炎、慢性肾炎等疾病，均会影响维生素D的吸收、代谢。因此，准妈妈应当积极有效地治疗这些疾病。

此外，有条件的地方，可测定血中钙、磷含量，并算出其乘积，如果钙、磷乘积小于20，则可预测胎儿将患佝偻病，准妈妈需及时补充鱼肝油制剂，以起到预防胎儿佝偻病的作用。

准妈妈警惕宫外孕破裂

宫外孕是妇科常见的急腹症，也是孕产妇死亡的主要原因之一。近年来，宫外孕的发病率不断增加，导致宫外孕发生的危险因素也受到人们的日益重视。正常情况下，卵子在输卵管里受精，然后由输卵管迁移到子宫腔，在这里安家落户，慢慢发育成长，直至娩出。但是，因为种种原因，像慢性输卵管炎、输卵管周围粘连、输卵管发育不良或先天畸形等等，受精卵在迁移的过程中出了岔子，没有到达它应该去的地方，而是在别的地方停留下来，这就成了宫外孕，医学术语叫异位妊娠。宫外孕可以发生在卵巢、子宫颈甚至腹腔，但90%以上发生在输卵管。这样的受精卵不但不能发育成正常胎儿，还会像定时炸弹一样随时爆炸。

输卵管、卵巢这些地方的组织，不像子宫那样结实而富有弹性，所以当胚胎慢慢长大到一定程度，就会将周围的组织撑破，造成腹痛和大量出血，这就是宫外孕破裂。出血后，血液大量积存在腹腔里，外表看不出来，很容易被忽略。不少人直到失血过多晕倒了被送进医院时才发现。

给准妈妈的建议

千万不要以为宫外孕是非常罕见的病，不会那么倒霉，偏偏轮到自己身上。大约50个妊娠中，就会出现一位宫外孕。而且，近年来，国内外报道，宫外孕的发生率增加了4～6倍。专家认为，这与女性不节制地做人工流产有关。人工流产导致子宫内的创伤，胚胎不易在宫内着床，而转移到别的地方安家。另外，不洁的性生活也是原因之一。

准妈妈一定要当心下面的情况：

停经：多数病人在发病前有短暂的停经史，一般来说在6周左右。但有的病人因绒毛组织所产生的绒毛膜促性腺激素，不足以维持子宫内膜，或因发病较早，可能将病理性出血误认为月经来潮，认为无停经史。

腹痛：为输卵管妊娠破坏时的主要症状，发生率很高，约为95%，常为突发性下腹一侧有撕裂样或阵发性疼痛，并伴有恶心呕吐。刺激膈肌时可引起肩胛部放射性疼痛，当盆腔内积液时，肛门有坠胀和排便感，它对诊断宫外孕很有帮助。

阴道不规则出血：一般来说，呈点滴状，深褐色，量一般不超过月经量。阴道出血是因子宫内膜剥离，或输卵管出血经宫腔向外排放所致。腹痛伴有阴道出血者，常为胚胎受损的征象。只有腹痛而无阴道出血者多为胚胎继续存活或腹腔妊娠，应提高警惕。

晕厥与休克：这是腹腔内急性出血和剧烈疼痛所导致的。出血越多越快，其症状出现越迅速越严重。可引起头晕、面色苍白、脉细、血压下降、冷汗淋漓，因而发生晕厥与休克等危险。

如发现上述症状，家人应及时护送医院治疗，以免耽误抢救时机。

如果你已做好了心理准备，打算承担一个女人最神圣的职责，那么至少要让身体做好全方位的准备。因为一个健康的母体会把一切意外的危险阻隔在安全线以外。

怀孕以及正确避孕：选择双方心情和身体状况俱佳的时机怀孕。如不考虑做母亲，就要做好避孕。良好的避孕可以从根本上杜绝宫外孕的发生。

及时治疗生殖系统疾病：炎症是造成输卵管狭窄的罪魁祸首，人工流产等宫腔操作更是增加了炎症和子宫内膜进入输卵管的概率，进而导致输卵管粘连狭窄，增加了宫外孕的可能性。子宫肌瘤、子宫内膜异位症等生殖系统疾病也都可能改变输卵管的形态和功能。及时治疗这些疾病都可减少宫外孕的发生。

尝试体外受孕：如果曾经有过一次宫外孕，那么再次出现宫外孕的麻烦可就大了，甚至摧毁一个女人做母亲的信心。一个健康宝宝的诱惑当然值得女人为此铤而走险，但科学技术也为女人提供了更多帮助，比如可以选择体外受孕。精子和卵子在体外顺利“成亲”之后，受精卵可以被送回到母体的子宫安全孕育。

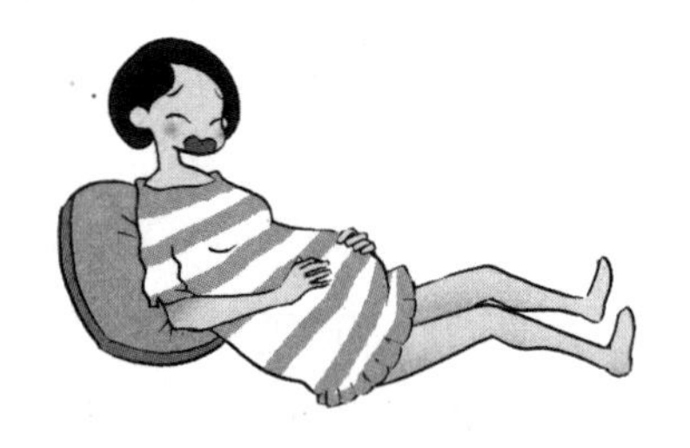

胎教进行时

这真是令人难以置信！人的性格早在胎儿期，就已经基本形成，这一点已被专家们所证实。因此在怀孕期注重胎儿性格方面的培养就显得非常的必要。胎儿性格的形成离不开生活环境——母亲的子宫的影响，小生命在这个环境里的感受将直接影响到胎儿性格的形成和发展。

开始宝宝的性格训练

未来的父母应为孩子一生的幸福着想，从现在起，尽力为腹内的小生命创造一个充满温暖、慈爱、优美的生活在环境，使胎儿拥有健康美好的精神世界，使胎儿良好性格的形成有一个好的开端。

我们知道，人的性格是在社会实践过程中慢慢形成的。但是，也不可忽视宝宝最开始处的环境对他日后性格形成所造成的影响，“人之初”的心理体验为日后的性格形成打下了基础。

人们的性格千差万别，其实个体的差异早在胎儿时期就已表露出来：有的安详文静，有的活泼好动，有的淘气调皮。这既和先天神经类型有关，也和怀孕时胎儿所处的内外环境有关。母亲的子宫是胎儿的第一个摇篮，小生命在这个环境里的感受将直接影响到胎儿性格的形成和发展。胎儿能敏锐地感知母亲的思维活动、情绪波动及母亲对自己的态度。

如果妈妈的子宫充满和谐、温暖、慈爱的气氛，那么胎儿幼小的心灵将受到感染和同化，意识到等待自己的那个世界是美好的，进而逐步形成了热爱生活、果断自信、活泼外向等优良性格的基础，反之，倘若夫妻生活不和谐，不美满，甚至充满了敌意和怨恨，或者是母亲不欢迎这个孩子，从心理上排斥、厌烦，那么胎儿就会痛苦地体验到周围

给准妈妈的建议

妊娠期间始终保持孕母愉快和良好的情绪、生活在优美与和睦的环境，对即将出生的宝宝充满深深的爱，这些对将来孩子性格的形成无疑是非常重要的，同时，也是积极开展胎教的重要内容之一。

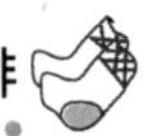

这种冷漠、仇视的氛围，随之形成孤寂、自卑、多疑、怯弱、内向甚至阴郁的性格。显然，这对胎儿的未来会产生不利影响。

准妈妈如何调适坏情绪

在孕程中妈妈的情绪与胎儿的发育息息相关，这是大多数准妈妈都了解的，但人有七情六欲，怎么可能永远保持愉悦心态呢？所以，你要学会调适自己的情绪。

除了生理上的变化，怀孕时准妈妈的情绪也会发生千般变化。即使是依计划而进行的怀孕仍可能带来矛盾的心理或不确定感。怀孕初期的激素增加与劳累都是造成准妈妈们心情起伏不定的原因。而有些妈妈还会对于怀孕的过程是否能顺利、小孩是否健康等问题忧心忡忡，这些也都是正常的现象。

随着现代医学的发展，人们日益认识到准妈妈的精神状态对胎儿的生理、心理功能的发展有着重要的影响。准妈妈良好而稳定的情绪是保证优生优育的重要因素之一。研究发现，女性在怀孕期间若能注意精神卫生，保持乐观的情绪，所怀胎儿发育正常，分娩时也比较顺利。但如果准妈妈情绪紧张、恐惧、愤怒、悲哀、忧郁，可使母体内的激素与其他有害化学物质浓度剧增，并通过胎盘影响胎儿的发育。

女性怀孕以后，由于内分泌的改变和身体负担的加重，会出现各种不适感，尤其在孕早期可出现食欲缺乏、恶心、呕吐等反应，有的会出现情绪波动，易于激动、烦躁或落泪等。实际上，准妈妈们要明白的一点是，恶劣的心情于事无补，只会适得其反，所以要尽快通过自己或求助别人来调整一下不良情绪。

不妨多一点幻想

幻想能帮助你在孩子还未出世前，即与她建立亲密的关系。发现自己花了好几个小时幻想着自己的孩子，其他什么事情也没有做，不要觉得荒谬，跟肚子里面的小家伙联系感情是接受他的第一步。

求得家庭成员的帮助

孕期中的你，注意力可能更关注孩子，而丈夫则继续一边关注事业，一边关注家庭。这个时候，你可要求他做出

给准妈妈的建议

孕期母亲的心情可以影响胎儿的性格，为了下一代的快乐，至少要学会控制和平抚自己的情绪。从怀孕之日起，每位准妈妈已经开始了和自己孩子的心灵沟通，因此要尽量保持愉快的心情，与胎儿一起健康度过孕期。

一些调整，告诉他你真正所需要的，让他多关心你，免得你过于焦虑。

写日记

在人的一生中应随时记录日常生活的一切，这样可以帮助你看清自己的另一面。日记是个抒发自己不想与人分享情感及思绪的好地方，同时还能帮助你抓住自己。未来，你的孩子即将成立属于自己的家庭时，可能会对这本日记相当有兴趣呢。

沟通

在怀孕期间想与他人沟通，分享自己的感情和心事是相当自然的。你的先生为当然之人选，可能他也有很多话急于告诉你。他想跟你谈论的问题可能是些忧虑，和一些他认为你可能会觉得他很烦、很可笑无知的问题，或是因为你太忙太累而没有时间与他讨论的问题，他就会避而不问。

忽视自己所担忧的事情并不能解决问题，在你丝毫没有准备的情况下，被压抑的问题也有可能逐渐浮现，突然爆发出来。

处理物质生活的变化

怀孕期间所有你原本能轻易解决的问题，在这个时候反而都变得不可能了。因此应该保持冷静，如果能够解决的话就不要过度反应。

准备好有得必有失

这里的“失”主要表现在你开始失去一些和外界的联系，如不能和丈夫一起参加聚会，与好友的感情似乎也正在淡化，你感到孤单……但这也正是你为一个小生命所必须付出的，有付出才会有得到的。及时提醒自己采取转移烦恼、宣泄积郁、积极社交等方式，保持一种平和恬静的心态。

面对妊娠反应

面对食物难以下咽的时候，要以理智告诉自己，胎儿的健康来自母亲，怕吃或不吃，不但自己撑不住，胎儿健康也会出问题，特别前3个月是胎儿所有身体器官及神经系统发展的关键期。不要陷自己于害喜的苦难中，有经验的人一定知道，若能把自己的思想、情绪焦点移到另一些有兴趣的工作上。这时，你所分泌的快乐、满足的情绪，将是胎儿正常心智的粮食呢！

准妈妈的情绪能直接影响胎儿的身心健康。准妈妈情绪变化，使体内激素分泌和血液化学成分发生变化，使血压升高，引起子宫、胎盘血液循环障碍，导致胎儿缺血缺氧，甚至造成胎儿流产、早产、死胎等不良后果。而准妈妈情绪不稳，日后宝宝也可能出现情绪波动、注意力不集中、易受惊吓、爱哭闹等负面影响。

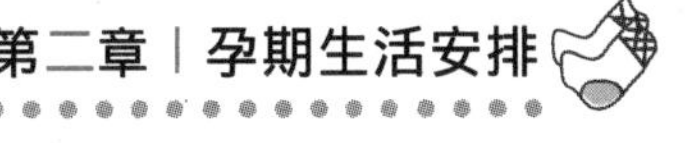

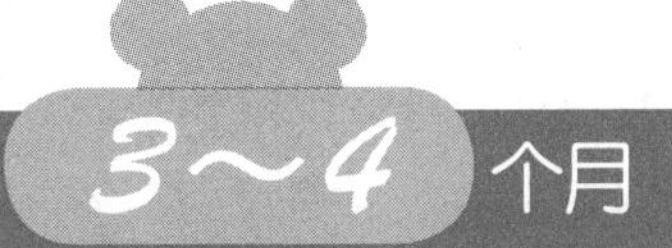

准妈妈饮食营养

怀孕的早期由于早孕反应，孕妇的食欲不好，很容易造成营养的缺乏。到怀孕的第4个月时，早孕反应大都已经消失，食欲已恢复正常，不论吃什么都觉得非常可口。但此时仍不可掉以轻心，因为从这个阶段开始，胎儿的运动增多了，正值胎儿需要大量养分的时期，所以孕妇必须均衡地摄取各种需要的营养素，这不仅是为了胎儿，也是为了自己本身。

营养师建议

营养对于母子的重要性

女性自怀孕初，身体功能就开始发生变化，不但孕妇本身需要更多营养，而且还要将营养供给腹中的胎儿，因此怀孕期间准妈妈的营养状况对胎儿极其重要。

孕妇体内的营养除了要保证胎儿生长发育外，还要供给与胎儿有密切关系的不断增长的子宫、胎膜、脐带及胎盘。在整个妊娠期间，为了增强孕妇的抵抗力，提高防御各种疾病的能力，需要给予充足的营养。

另外，为增强分娩时的娩出力、防止分娩时的出血、保证产后哺乳及育儿等方面的体消耗，孕妇需要在妊娠期积蓄营养，以增强体力，这样才可顺利生出健康、聪明的天才宝宝。

营养影响胎儿大脑的发育

孕妇营养不良可影响胎儿脑的发育，轻者出现脑功能障碍，重者使脑组织结构改变，出生后智力严重低下。营养缺乏时间越长，脑的损害越大，智力就越低下。蛋白质对胎儿及婴儿的营养尤为重要，尤其是在妊娠12～18周和妊娠最后3个月至婴儿出生后半年内，蛋白质的摄入量对婴儿脑组织的发育影响更大。

营养补充要适度

怀孕期间要尽量丰富，不可偏食、废食，因为长期单一饮食将会导致营养不良症的发生。营养不足及营养过度均不利于母子健康，营养适度最好。孕妇的营养状况也不能到孕期才注意，而要早做准备，尤其青春发育期以后的营养与孕妇体质有很大关系。

有些孕妇专吃高蛋白、高脂肪的食物，如肥肉、奶油蛋糕、巧克力等，以为这样营养就好了，但实际上某些营养素过高可以破坏营养平衡，孕妇自身甚至胎儿均可增加患病的因素。有些女性平时就有偏食、忌食的不好习惯，造成营养不良，怀孕后自身及胎儿的健康都受到影响。

在饮食方面，除了要均衡合理地摄取营养外，还有一些注意事项，如避免食用速食面，因为速食面中含有大量的精盐分，大人一天的精盐分需求量约6克左右，如果摄取过多的精盐分，容易造成妊娠高血压综合征。尽量不要喝碳酸饮料，因为碳酸饮料的糖含量很高，食入过多的糖会消耗钙质，另外，碳酸也会妨碍钙的吸收，即使吃再多含钙质的食物，一旦喝下大量的碳酸饮料，也会使体内钙质缺乏。

另外，煮菜调味要淡，不仅在妊娠中如此，平常也应该注意。如果孕妇饮食味道偏重，孩子将来口味偏向会和母亲一样。

4月营养食谱推荐

猪肚汤

原料

猪肚600克，白茅根40克，玉米须10个。

制作

1．猪肚去肥脂，切开，用精盐、淀粉搓擦，用水冲洗干净，切块；白茅根、玉米须、红枣（去核）洗净。

2．将猪肚放入开水锅中煮12分钟，再用冷水冲洗干净。

3．将全部用料一起放入锅内，大火煮沸后，用小火煲2小时，煲好后，调味即可。

功效

本菜能够补肾，利尿，清热去湿。适用于孕期水肿。经常服用猪肚，对孕妇胎气不足、分娩后虚弱等有一定的补养效果。

枣圆羊肉汤

原料

羊腿肉800克，桂圆30克，党参20克，生姜4片。

制作

1．羊肉洗净，切块。

2．桂圆、红枣（去核）洗净；党参洗净，切段。

3．在锅内倒入适量食用油起锅，放入羊肉，用姜、酒爆透。

4．把全部用料一齐放入锅内，加清水适量，大火煮沸后，小火煲3小时，调味。

功效

本菜具有健脾补气、养心安神、消肿利尿的作用。

柠檬鸭汤

原料

光鸭1只，鲜柠檬1个，姜3片。

制作

1．柠檬洗净，切薄片；光鸭去除内脏，切除鸭尾。

2．将光鸭放入开水锅中煮7分钟，取出洗净。

3．锅内加适量清水烧开，放入姜片、老鸭，大火煲滚后，改用小火煲2小时。将柠檬片放入，再煲约半小时，放入精盐、糖拌匀调味即可。

功效

本菜可健脾开胃。经常食用柠檬可以防治心血管疾病，还能安胎止呕，美白肌肤。

鲜贝蒸豆腐

原料

鲜贝300克，豆腐2块，菜心150克，姜丝10克，豆酱40克，糖2克，鸡粉4克。

制作

1．把豆腐切成厚2厘米的块状，放入碟中，上面撒上鲜贝肉及姜丝、调料，放入蒸锅内用大火蒸2分钟。

2．将鲜贝剖开，取出贝肉洗净待用。

3．将菜心放入油精盐滚水中焯熟，捞起排在碟边即可。

功效

此菜有清热生津、解毒、补中宽肠的作用，孕妇多吃还可有效预防水肿。

炒肉海带

原料

猪瘦肉150克，海带200克，油10克，绍酒、糖、酱油各1大匙，精盐、味精、花椒面、葱、蒜片各少许，淀粉适量。

制作

1．猪肉切成小薄片；海带涨发透，择洗净，切成片，用沸水焯烫熟，捞出沥净水分。

2．炒锅上火烧热，下入肉片煸炒至变色，放葱、蒜爆香，烹绍酒，加入糖、调味料，添少许汤，再下入海带片，翻炒均匀，用水淀粉勾芡，淋明油，出锅即可。

功效

海带含丰富的碘，可以多吃，具有效补充孕期孕妇缺碘而导致的胎儿畸形的问题。

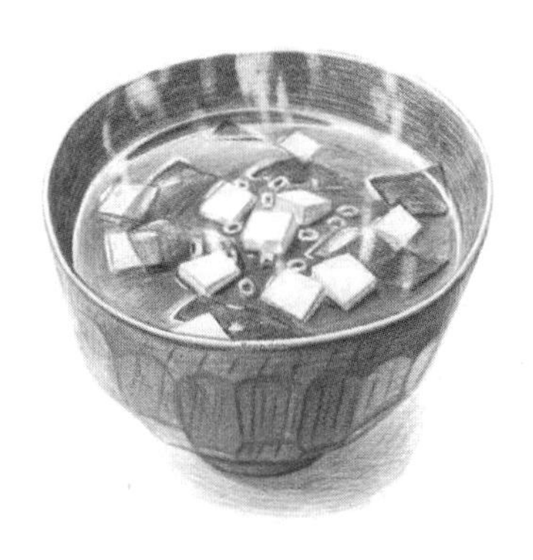

小饭团

原料

米饭4/5碗，肉松1大匙，卤豆干1块，萝卜干末1大匙。

制作

1．卤豆干切成细末。

2．取1/4量的米饭置于塑胶袋上，再用饭匙压平1/2量的肉松、萝卜干与卤豆干放在米饭上，最后再取1/4量米饭盖在其上，将塑胶袋捏紧即成为圆形的小饭团。

3．依此法做成2个小饭团。

功效

本菜富含蛋白质等营养成分。

辣味炒百合

原料

鲜百合250克，腊肠150克，胡萝卜片少许，油5克，绍酒、糖、精盐、味精、葱花、姜片各少许，淀粉适量。

制作

1．鲜百合去皮，洗净，切瓣，下入沸水中焯烫透，捞出沥净水分。

2．腊肠放蒸箱内，蒸至熟透后，取出晾凉，备用。用葱、姜炝锅，先放入腊肠煸炒片刻，烹绍酒，添少许汤，加入调味料，放入百合，再加胡萝卜片，翻炒即可。

功效

可以开胃增进孕妇孕期食欲。

核桃炖兔

原料

兔肉300克，瘦肉40克，核桃60克，去核红枣8克，姜6克，精盐、鸡粉各适量。

制作

1．将兔肉切成块，瘦肉切成大粒，放入滚水煮3分钟，捞起待用。

2．把所有材料放入炖锅内，加入适量滚水，用中火隔水炖3小时，加入调料拌匀即可。

功效

兔肉有强肾益脾的作用，核桃可健脑。此汤具有健脾胃、补肝肾和益智的功效，有利于胎儿智力发育和母体健康，特别适合孕中期孕妇食用。

清蒸武昌鱼

原料

武昌鱼500克，胡萝卜、葱、姜、精盐、料酒、酱油、鸡精、油各适量。

制作

1．鱼去鳞，去内脏洗净；姜、葱洗净，姜切片，葱、胡萝卜切成丝。

2．在鱼腹内放入姜片，撒上料酒，取一小碗放入酱油、精盐、水、鸡精搅拌均匀成调料汁，将鱼和调料汁一起放入蒸锅内蒸。

3．取出蒸好的鱼，撒上调料汁即可盛盘。

海带排骨汤

原料

海带180克，排骨300克，蜜枣2只，黄豆40克，姜片5克，精盐、鸡粉、麻油各适量。

制作

1. 海带洗净，切成丝状。

2. 将排骨洗净，斩成长8厘米的段，放入滚水中煮1分钟，取起待用。

3. 将全部材料放入锅内，加水，先用大火煲半小时，再转用小火煲2小时，最后放入调料拌匀即可。

功效

孕妇常食此菜，有利于胎儿大脑的正常发育。

贵妃牛腩

原料

牛腩600克，红萝卜300克，姜，葱，甜面酱半汤匙，八角，芫荽少许，精盐，辣豆瓣酱、番茄酱、酒，糖，生抽匙，牛腩汤两杯。

制作

1. 牛腩洗净，放入开水中煮5分钟，取出冲净，再煮20分钟，取出切厚块，汤留用。红萝卜去皮，切成角形。

2. 爆香姜、葱，加入牛腩爆炒，放入调味料及八角待烧开，改小火煮加入红萝卜煮至熟，淀粉勾芡，上盘时放上芫荽即可。

功效

肉类中，以牛肉的营养成分最高，能增长体力，补充元气。红萝卜含有大量维生素A原，能增强抵抗力及保持良好视力，更是牙齿、头发和指甲的生长所必需的营养素。

金沙炒牛奶

原料

鳕鱼肉120克，鸡蛋3只，牛奶200克，粟粉4克，番茄2个，淀粉2克，精盐、糖各5克。

制作

1. 把鸡蛋白取出，粟粉放入牛奶中拌匀，然后再加入蛋白、调料拌匀。将鳕鱼肉切成细粒后拌上淀粉煎香，倒起滤油。

2. 放入鸡蛋白、牛奶，用小火炒至成型，取起放入碟中。将鳕鱼肉洒在炒牛奶上面，番茄切片排在碟边便成。

功效

此菜含有丰富的蛋白质、脂肪、碳水化合物和钙、磷、铁等矿物质及多种维生素，是孕中期孕妇补充蛋白质、钙质及卵磷脂的良好来源。

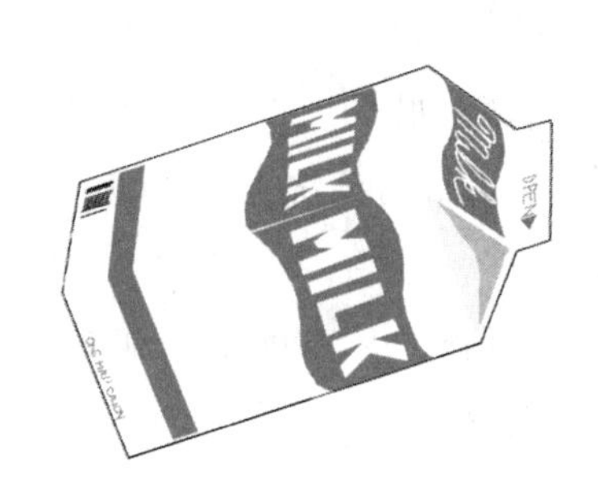

翡翠蒸酿鹌鹑蛋

原料

鹌鹑蛋10只，鲮鱼滑250克，青菜120克，姜2克，淀粉3克。蚝油8克，糖2克，鸡粉20克。

制作

1. 坐锅点火，把青菜，鹌鹑蛋放入滚水中煮熟。

2. 将鹌鹑蛋拌上淀粉，酿入鱼滑中，再放入碟内，用大火蒸3分钟，取起待用。

3. 在锅内倒入适量食用油，放入姜将其爆香，再加入芡汁，煮至呈糊状时取起，淋在鹌鹑蛋上即可。

功效

此菜含有丰富的维生素A、D和铁等营养成分，常食此菜，有滋补作用，适宜孕妇孕中期食用。

猪小肚煲车前草

原料

猪小肚3个，车前草、红萝卜各120克，瘦肉，姜片，蜜枣，赤小豆、黄豆适量。

制作

1. 将猪小肚切成两半，用粗精盐反复搓擦，然后再清洗干净，瘦肉切成大块待用。

2. 捞起洗净；车前草、红萝卜洗净后切成大块。

3. 将所有材料一起放入锅内，用大火煲半小时，再转为小火煲放入调料便成。

牛奶粳米饭

原料

粳米600克，牛奶450克。

制作

将粳米淘洗干净，放入锅内，加牛奶和适量清水，盖上锅盖，用小火慢慢焖熟即可。

功效

此饭含有丰富的蛋白质、脂肪、碳水化合物等营养成分牛奶有补虚养身、生津润肠等功效。孕妇食用有利于母体健康和胎儿的发育，防治孕妇便秘。

葡式咖喱鸡

原料

鸡腿350克，马铃薯100克，青红椒、洋葱各25克，椰丝20克，淀粉5克。咖喱粉5克，糖8克，精盐4克，鸡粉5克，奶油6克。

制作

1. 将鸡腿斩成件，马铃薯去皮切成大块，青红椒、洋葱分别切片待用。

2. 将斩好的鸡件拌上淀粉，放入锅中煎香，然后再放入青红椒、洋葱及马铃薯炒匀，倒入滚开的水及调料，用中火煮至水快干时盛出，上面洒上椰丝即可。

椒盐三鲜

原料

鲜鱿鱼120克，鲜虾、带子各50克，洋葱、青红椒，鸡蛋1个，酒、鸡粉、精盐、胡椒粉适量。

制作

1. 洋葱、青红椒洗净后切成丝状将鲜鱿鱼剖洗干净，切十字花，鲜虾去壳；带子洗净，抹干水分，其他材料腌好拌匀。

2. 顺同一方向搅拌成糊状，再慢慢倒入油锅中，用大火炸硬，放入洋葱、青红椒爆香，再加入三鲜及调料，炒匀上碟便成。

功效

这里将鲜鱿鱼、鲜虾仁、带子合称为三鲜。三鲜含有大量的蛋白质及丰富的钙、磷、铁等。此菜能增加孕妇的食欲，防止营养的缺乏，有利于胎儿正常发育。

白瓜松子肉丁

原料

白瓜1个，瘦肉200克，松子仁60克，蒜蓉10克，生抽8克，糖、淀粉各适量。

制作

1. 瘦肉洗净，切成小粒，加生抽腌，用水淀粉上糊；松子擦净备用。白瓜洗净，去皮、瓤，切成小粒。

2. 油烧热，放入白瓜粒煸炒，炒熟盛起。蒜蓉爆香后，下瘦肉粒，炒熟，再将白瓜粒回锅，放糖，下松子翻炒均匀即可。

功效

本菜清香肉嫩。白瓜含蛋白纤维素和维生素，可帮助消化。松子含蛋白质、脂肪、铁等，有健脑通便功效。孕妇吃此菜可润肺、益气、助消化及促进胎儿大脑健康发育。

柑橘鲜奶

原料

鲜奶150毫升，柑橘1只。

制作

1. 将柑橘皮和果肉切成碎末。

2. 将柑橘碎末放入鲜奶中，加适量糖，拌匀。

3. 将柑橘鲜奶倒入冰格中，放入冰箱冷冻，食用时取出即可。

功效

鲜奶中含有丰富的钙质，是孕期补钙的最佳选择，这款柑橘鲜奶适于孕中期孕妇的食用。

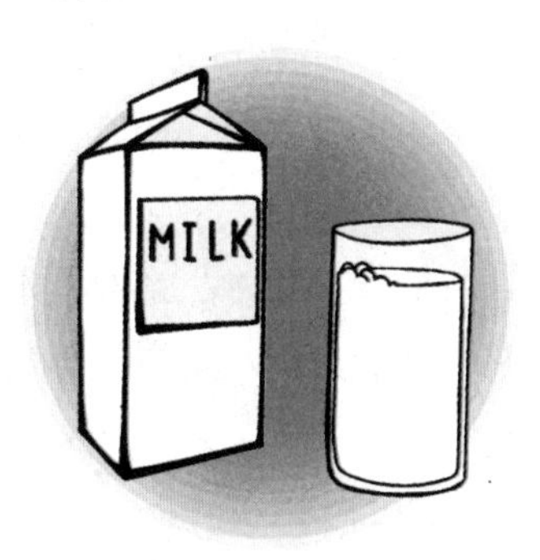

芝麻豆腐

原料

黑芝麻酱30克，绢豆腐1盒，鲜橙1只。

制作

1．将黑芝麻酱放入锅中煸炒，加适量糖调味。鲜橙去盖，挖空橙肉。

2．用挖匙挖出绢豆腐，放入鲜橙壳内，将剩余的橙肉挤出橙汁淋在豆腐上。

3．在豆腐表面放上炒好的芝麻酱等，盖上橙盖，放入冰箱冷藏，食用时取出即可。

功效

豆腐和芝麻中都含有丰富的钙质，且芝麻中含有丰富的不饱和脂肪酸，有助于胎儿大脑的发育。

土豆烧牛肉

原料

牛肉、西红柿、土豆各60克，洋葱30克，食用油5克，精盐、糖各适量。

制作

1．土豆、洋葱洗净，去皮，切块，放入牛肉汤中煮熟。西红柿洗净切块备用。

2．牛肉洗净切块，放入白水中用大火煮开，然后改用小火煮，熟后捞出备用。

3．油热后煸炒西红柿，洋葱，倒入牛肉、土豆，加精盐、糖再煮1～2分钟即可出锅。

功效

菜肴色泽美观，酸、甜香适口，含有较高的优质蛋白质。

蓝莓酸奶

原料

蓝莓果酱150克，酸奶240毫升。

制作

1．酸奶倒入容器中。

2．浇上蓝莓果酱，放入冰箱冷藏，食用时取出即可。

功效

酸奶的营养与牛奶相似，但经乳酸菌的作用后，其中的营养成分更易被人体吸收，蓝莓含有丰富的抗氧化成分，有效增加孕期营养。

香菇熏干

原料

香菇150克，熏干2块，虾皮15克。

制作

1．香菇浸在水里泡开，煮熟，切丁备用。

2．将熏干切条，沸水焯过备用。

3．将熏干、虾皮、芹菜放入盘中，加精盐、香油或橄榄油拌匀即可。

功效

虾皮中含有很多钙质和矿物质，香菇别具芳香，能增进食欲。

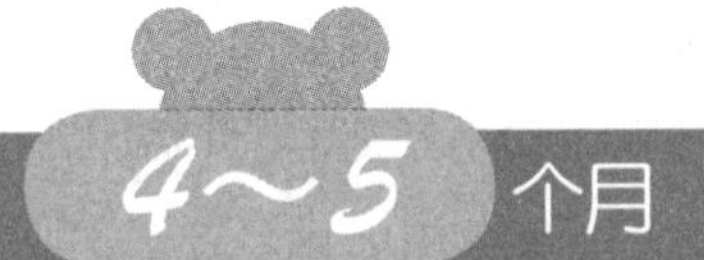

妈妈宝宝的变化

到了怀孕第五个月时，肚子里小宝宝的手臂和脚可就开始不老实了，耳朵也能清楚地听到声音，有时还会因为外面的声音太大而吓一跳呢！在怀孕17～20周之间，有些准妈妈已经可以感觉到宝宝的胎动，不过，如果你没有太明显的感觉，也不须太担心，因为宝宝隔着羊水的动作，对准妈妈来说，可能轻到让你没有感觉呢！

胎儿的成长

孕17～20周为孕5月，这阶段胎儿生长较快，变化明显。这时，胎儿的身长18～27厘米，体重280～300克，全身长出细毛，头发、眉毛、指甲等已齐备。胎头约占身长的1/3，脑袋的大小像个鸡蛋。头重脚轻的身体分为三部分，终于有些匀称了。皮肤渐渐地呈现出美丽的红色，可见到皮下血管；皮脂腺已开始发育；根据外生殖器开始能分辨男或女（借助超声波）；呼吸肌开始运动；并有分泌现象。皮下脂肪开始沉着，因此，皮肤就变成不透明的了。骨骼和肌肉发育较以前结实，四肢活动增强，因此母亲可以感到胎动。心脏的搏动更加有力，用听诊器透过腹壁可以听到胎心心脏的跳动。

神经组织已经比较发达，并且开始有了一些感觉。这时胎儿已经具有了吞咽及排尿功能。羊水达400毫升左右。宝宝最大的变化就是感觉器官开始按照区域迅速地发展。味觉、嗅觉、触觉、视觉、听觉从现在开始在大脑中专门的区域里发育。

透过超声波可看胎儿已能做些细小的动作，两手在脸部前面握手，手指一只只地扳动，做抓手运动、跳跃运动。脚踢动力量大，严重时，可踢到子宫

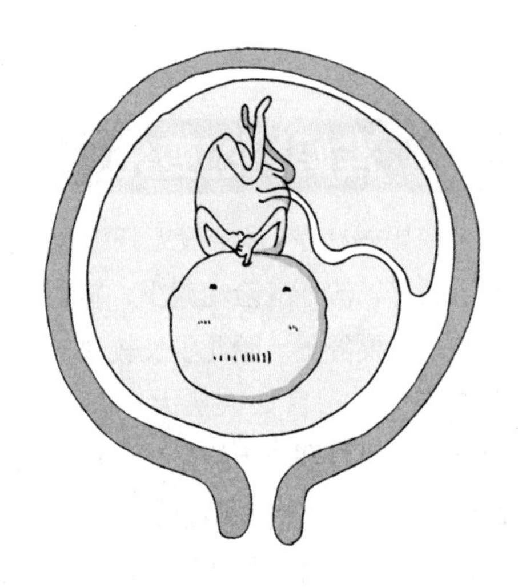

壁。动作频繁地在羊水腔内改变身体姿势而玩耍着。此外，呼吸运动不规则，也不盛行，而开口动作、眼珠运动则非常清楚明显。不时地搔头抚摩自己的脸，手指触摸嘴唇而产生反射动作——开口动作，渐渐地由反射转为自然的动作。由于胎儿的动态已涉及中枢神经，使得母体的日常生活与胎儿之间的联系更加复杂。母体接收到的刺激直接反映至胎儿的动作上。这时虽是妊娠安定期，但胎儿有可能有过激的反应。

妊娠第五个月，大脑皮质功能并未成熟，大脑的机能亦未发挥。母亲的兴奋、激动状况使激素发生分泌变化，促使中脑发生信息，透过血液、胎盘而传至胎儿。母亲血压增加、心跳加速，胎儿不一定即有所行动。这是因为由外部虽可影响子宫腔的胎儿，但是胎儿本身的中枢神经作用将抑制胎儿的运动。不过胎儿仍然能够敏锐地感应到母体环境、心态的变化。

准妈妈的变化

准妈妈在孕5月一般无妊娠反应，食欲较好，流产危险性减少，感觉上比前几个月要舒服。胎儿生长较快，子宫渐渐变大，子宫如人头大小，子宫底的高度距耻骨联合上缘是15～18厘米，已近平脐水平。准妈妈腹部开始明显隆起，由于乳腺管、腺泡发育，乳房会变得丰满，乳头着色加深。由于皮下脂肪增加，准妈妈会显得体态丰盈。下腹部可出现某种痛楚。

随着胎儿的长大，从母体吸收营养多，准妈妈的营养需求量增大，故准妈妈要注意从饮食中补充各种营养，否则易致贫血，影响胎儿的智力发育及身体生长。可以用少食多餐的方法，改为每日4～5餐，力争多吃些含铁元素丰富的食品，防止缺铁性贫血。

同时，开始进行乳头的保养，做些授乳前的准备。从妊娠16周起，就要开始测定胎动。

初次感受胎动的时间往往因人而异，早的人可从妊娠16周就可感到，晚的要到20周才能觉察。准妈妈自己可以感觉到胎动活跃，这是胎儿情况良好的表现。20周末时，经腹壁能触及胎儿肢体及浮球感胎头（宫内羊水致浮动感）。准妈妈偶感宫体间歇性收缩，并非异常，不要紧张。

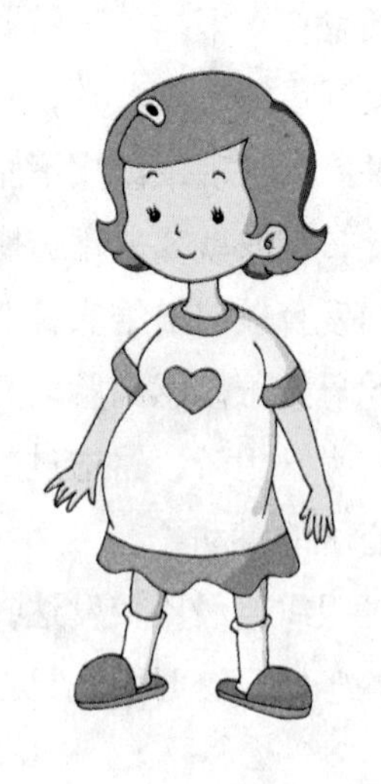

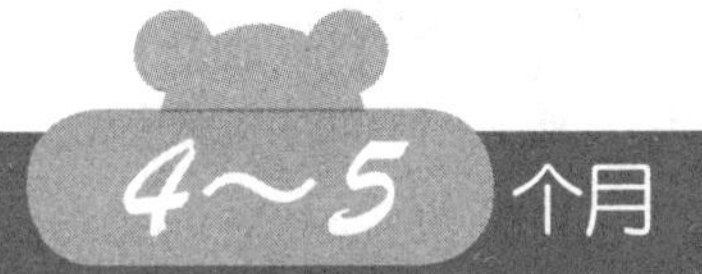

准妈妈的生活宜忌

这个时期，准妈妈一般都会开始感觉胎动。下腹部的隆起开始明显。这时子宫底的高度15～18厘米。大多数准妈妈在怀孕第五个月时会感到舒服多了。这个时期准妈妈要多吃猪、牛、鸡、羊等的肝脏及绿色蔬菜、海参、海藻，注意不要患贫血。同时开始对乳房及乳头的保养。

准妈妈应注意的问题

怀孕到了第五个月，之前有的小症状会缓解许多，感觉进入了稳定期。这个时候宝宝的内脏器官都已经发育完成，大部分都可以分辨性别，想预先知道宝宝是男是女的妈妈，可以主动请医师告知。

在此阶段中，宝宝变得越来越好动，而且他已经可以控制自己的动作了。而这些胎动的现象，通常初产妇要在怀孕20周时才会察觉到，而经产妇则是比较容易感受到这些轻微的胎动。刚出现胎动时好像肠子在蠕动，这时的胎动不很活跃，而且不一定每天都能感觉到，不必由于有一天没有感到胎动就惊慌失措。

注意你的体重。妊娠中的女性体重平均要增加10～12.5千克，母亲肥胖容易诱发糖尿病、妊娠高血压综合征等，还会对胎儿的发育造成影响。有条件的话，在家中备体重计，一星期称1次。怀孕中期，每周体重增加不超过500克，别让自己胖得太多，胖得太快。

不要每餐进食过多，尤其是不要太饥饿才去吃东西。从第二个孕月起，体内孕激素逐渐增多，使食管下段控制胃酸反流的肌肉松弛，加之逐日加大的子宫对胃的挤压，使得胃内容物排空减慢，胃液很容易反流到食管下段，刺激损伤食管下段黏膜。

增大的子宫使你必须采用侧卧位睡眠，尤以左侧位为好。不过，单一的左侧卧位会使心脏受压，所以适当的左右交替是必要的。

准妈妈最好的休息形式即是睡眠，通过适当的睡眠解除疲劳，使体力与脑力得到恢复。如果睡眠不足，可引起疲劳过度、食欲下降、营养不足、身体抵抗力下降、增加准妈妈和胎儿感染的机会，造成多种疾病发生。但睡眠时间长短，因人而异，有的仅睡5～6小时即可恢复体力与精力，有的则需更多的时间。一般正常人需要8小时的睡眠，准妈妈因身体发生一系列特殊变化，易感疲劳，可适当延长1小时为宜，一般至少应在8小时。妊娠晚期，为保持精力充沛，还应在中午坚持1小时左右的午睡。如无条件者，至少也应卧位休息半小时。准妈妈每日工作时间不应超过8小时，并应避免上夜班。工作中感到疲劳时，在条件允许的情况下，可稍休息10分钟左右，也可到室外、阳台或楼顶呼吸新鲜空气。长时间保持一种工作姿势的准妈妈，中间可不时变动一下姿势，如伸伸胳膊动动脚，以解除疲劳。

由于怀孕后体内激素的变化，可能会发生皮肤瘙痒。准妈妈皮肤瘙痒是妊娠期较常见的生理现象，不需要特殊治疗，孩子出世后就会消失。经常洗澡、勤换内衣、避免吃刺激性食物、保证睡眠充足、保证大便通畅，都有助于减轻皮肤瘙痒。洗澡时间不能太长：每次沐浴的时间最好是10～20分钟，因为洗澡时间过长，不仅皮肤表面的角质层易被水软化，导致病毒和细菌的侵入，而且准妈妈容易产生头昏的现象。另外，洗澡频率应根据个人的习惯和季节而定，一般来说3～4天1次，有条件的话，最好是每天1次。

给准妈妈的建议

洗澡前后的温差过大，很容易刺激准妈妈的子宫收缩，造成早产、流产等现象。尤其是夏冬两季，冬天气温低，准妈妈不宜马上进入高温的浴室中洗澡，应及早进入更衣室，慢慢适应浴室内逐渐升高的温度；夏天气温高，准妈妈不能求凉快而洗冷水澡，洗澡的水温应适中，不宜过冷也不宜过热。

准妈妈除了清洗全身以外，最重要的是外阴部位的清洗。因为怀孕后阴道分泌物增多，有时会感觉痛痒，所以一定要每天清洗。此部位最好用清水洗，尽量少用洗剂，避免坐浴，也不要冲洗阴道，否则会影响阴道正常的酸碱环境而引起感染。洗好澡过后，别急着穿上内裤，可穿上宽松的长衫或裙子，等阴部风干后，再穿上，这样可以有效地预防阴部瘙痒。

发生腿抽筋现象主要是因准妈妈血液中缺钙造成的。面部出现蝴蝶形妊娠斑的准妈妈外出时应戴遮阳帽。

因为宝宝的发展已经稳定，准妈妈害喜、疲倦的现象缓和，再加上激素分泌的变化，所以，怀孕中期的性生活频率往往会提高。

悠闲自得地散步，也是一种很好的休息形式，如坚持晚饭后就近到公园、广场、体育场、田野、宽阔的马路或乡

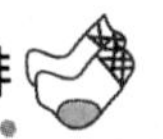

间小路散步。最好夫妻同行，同时说说悄悄话，除能解除疲劳外，也是调节和保持准妈妈良好精神状态的妙方，对准妈妈和胎儿的身心健康均有收益。但行程要适中，还应避免着凉，否则会得不偿失。

这个月的产前检查要做B超，以了解胎儿的大小、活动情况、心跳、羊水量、胎盘位置、器官发育情况等。

准妈妈的营养饮食

从怀孕第五个孕月起，准妈妈的基础代谢率增加，每天所需的营养也比平时多。准妈妈的食欲增加，所以体重会明显上升，皮下脂肪的堆积会使准妈妈看起来胖了很多。

准妈妈摄入的能量除了供自己消耗外，还要供胎儿生长发育的需要，所以要增加营养，每天多吃鸡蛋1～2只，牛奶250克或豆浆1～2碗，多吃些荤素菜如鱼、肉、肝及豆类食物，有利于胎脑发育。

怀孕中期是最容易发生生理性贫血的时期，应多吃含铁的食物，如动物肝脏、动物血及海藻、绿色蔬菜等。在怀孕20周后每天吃一粒硫酸亚铁片，以防止发生贫血。

准妈妈要避免每餐进食过多，特别是不要太饥饿了才去吃东西。也不要一次喝入大量的水或饮料，尤其要避免喝浓茶、咖啡等，因为这些饮料可加重食管肌肉的松弛，加重“胃灼热”感，应该少喝为宜。

随着食欲的增长，准妈妈的进食会逐渐增多，有时会出现胃中胀满。此时可服用1～2片干酵母，以增强消化功能。也可每天分4～5次吃饭，既补充相关营养，也可改善因吃得太多而胃胀的感觉。

如果平时饮食荤素搭配合理，营养一般不会有什么问题。但是如果担心发胖或胎儿过大而限制饮食，则有可能造成营养不足，严重的甚至患贫血或影响胎儿的生长发育。一般来讲，如果每周体重的增加在350克左右，则属正常范围。从本月起，准妈妈要把补钙列为饮食中的重点，还要加服鱼肝油，但有些人因补钙心切而大量服鱼肝油，这样做是不妥当的，因为过多服用鱼肝油，会使胎儿骨骼发育异常，造成许多不良后果。补钙最主要还是从食物中摄取，经常多吃一些含钙多的食物，如海产品中的小虾皮、鱼、紫菜、乳制品、青菜、

给准妈妈的建议

怀孕中期，胎儿发育迅速，准妈妈身体不适或情绪明显好转，身心情况稳定，食欲旺盛，食量增大。这时应多摄入含蛋白质、植物性脂肪、钙、维生素等营养物质丰富的食物。

动物骨头、豆腐、鸡蛋等。当食补不足时，可服用钙剂或维生素D制剂。准妈妈应多去户外接受阳光的照射，这样可以得到最为安全可靠的内源维生素D。

此时，还要多吃动物内脏，包括肾、肝、心、肚等，它们不仅含有丰富的优质蛋白质，而且还含有丰富的维生素和矿物质。本月准妈妈对维生素、矿物质、微量元素等需要明显增加，为此，孕中期女性至少每周一次选食一定量的动物内脏。

准妈妈不要拒绝大豆食品

有的准妈妈不习惯吃豆类和豆制品，这对供给胎儿足够的健脑营养素很不利，因为豆类是重要的健脑食品，如果准妈妈能多吃些豆类食品，将对胎儿健脑十分有益。

豆类包括许多种，根据其营养成分及含量大致可分为两类：一类是大豆（黄豆）、黑豆及青豆，另一类包括豌豆、绿豆、红豆、小豆、美豆等。

大豆含有较高的蛋白质，大豆蛋白质是最好的植物性优质蛋白质，含有丰富的赖氨酸，正好弥补米、面中这些营养的不足。比如，脑中极为重要的营养物质谷氨酸、天冬氨酸、赖氨酸、精氨酸在大豆中的含量分别是米中的6、6、12、10倍，可见含量之高，对健脑作用之大。

大豆含脂肪量也很高，约占20%。在这些脂肪中，油酸、亚油酸、亚麻酸等优质聚不饱和脂肪酸又占80%以上，这就更说明，大豆确实是高级健脑食品。大豆油脂中含不饱和脂肪酸高达85%，其中亚油酸高达50%以上，这些油脂是人体必需的脂肪酸，自身不能合成，必须从食物中摄取，另外油脂中还含有较多的卵磷脂、脑磷脂。

除此以外，大豆中的钙含量也极高，维生素B_1、维生素B_2等的含量在植物性食物中也较高。除大豆外，其他的豆类含脂肪不多，但却含有较多的淀粉、蛋白质。100克大豆中含钙240毫克，含铁9.4毫克，含磷570毫克，含维生素$B_1$0.85毫克，$B_2$0.30毫克，烟酸2.2毫克，这些营养素都是智力活动所必需的。因此，大豆也是高级健脑品。

与黄豆相近的还有黑豆，其健脑作用比黄豆更明显。毛豆是灌浆后尚未成熟的大豆，含有较多的维生素C，煮熟后食用，是健脑好食品。

豆制品中，首先值得提倡的是发酵大豆，也叫豆豉，含B族维生素非常丰富，比一般大豆约高一倍。维生素B_2在谷氨酸代谢中起着非常重要的作用，而谷氨酸是人脑的重要物质，可提高人的记忆力。

豆腐也是豆制品的一种，其蛋白质含量占35.3%，脂肪含量占19%，100克豆腐中含钙120毫克，维生素B_1、维生素B_2的含量也很高。因此，豆腐是非常好的健脑食品。其他如油炸豆腐、冻豆腐、豆腐干、豆腐片（丝）、卤豆腐干等都为健脑食品，可交替食用。

豆浆和豆乳所含的亚油酸、亚麻酸、油酸等以及聚不饱和脂肪酸含量都相当多，可谓比牛奶更好的健脑食品。准妈妈应经常喝豆浆，或者与牛奶交替食用。

熟黄豆面加些红糖，用作拌米饭、蘸馒头、蘸切糕等都好吃，其含钙量是豆腐、豆豉的2倍多，其维生素B的含量是上述食品的10倍以上，铁成分是3倍，其他矿物质也是3倍多。

在食用豆制品时，注意要吃加热煮熟的食品，否则豆类中固有的抗营养物质，可能对人体造成不良影响。在食用普通豆制品的同时，某些发酵的豆制品如豆腐乳，也可以食用。发酵的豆制品不但易于消化，有利于提高大豆中钙、铁、镁、锌等的生物利用率，促进吸收，而且能使不利物质降解。

准妈妈的坐式运动

怀孕，有如一项完全需要你自己动手完成的工程，是建立自信心的一种特殊的方式。有些女性发现在孕期她们的身体状况有了很大的改观。只要怀孕状况正常，准妈妈完全有能力参与多项活动。事实上怀孕时维持一定的运动，对胎儿和母亲都有好处。母亲的血量增加、改善焦虑心情、分娩产程会缩短、自然分娩机会提高、胎儿窘迫概率降低，平均胎儿体重比不运动的妈妈少310克左右（胎儿脂肪减少了），且运动的母亲所生的宝宝，运动神经元的发育比一般新生儿更快。总而言之，若想让分娩更顺利，维持产后身材与体力，建议女性在怀孕前就开始培养运动习惯，并在怀孕过程中持之以恒，不只宝宝变得强壮，即使经历怀孕分娩的煎熬，一定依然是美丽动人的健康妈妈。

孕中期的运动量多大合适，没有一个固定的标准。但是要因人而异，总体上来说，孕中期胎盘已经形成，所以不太容易造成流产。胎儿的成长也不是很大，准妈妈也不是很笨拙，所以在孕中期增加运动量是适合的时期。要根据自己以前的情况，如果你以前一直没有运动，那可以做一些轻微的活动。在怀孕4个月以后你可以尝试一下坐式运动：

坐在椅子上，上身挺直，双脚分开着地，两手平放在大腿上，做收腹动作，数三下复原，重复多次（如没有流产史及征兆的在孕初期也可做）。

盘腿坐在床上，背挺直，两手分别放在两膝上。随着呼吸用手腕按压膝盖，使膝盖慢慢地、一点一点地接近床面。每次5～10分钟，早晚做。主要伸展骨盆的关节与肌肉，以利分娩（这个动作每个孕期都可以做）。

4～5个月

准妈妈的健康护理

怀孕5个月时，胎儿在子宫内悄悄地变化着，原来像一个倒置梨形大小的子宫到足月妊娠时变成了西瓜大小，有条件的妈妈不妨去上产前学习班，学习班由产科医院主持，或由妇幼保健机构组织，与许多准妈妈在一起听课，会使你信心倍增。

高危妊娠准妈妈自我保健

由于妊娠期存在某种不正常因素或致病因素，可能危害准妈妈、胎儿和新生儿或导致准妈妈难产，医学上称为高危妊娠。

具有下列情况之一者属高危妊娠：

1．年龄小于18岁或大于35岁。

2．有异常孕产史者，如流产、早产、死胎、死产、各种难产及手术产、新生儿死亡、新生儿溶血性黄疸、先天缺陷或遗传性疾病。

3．母儿血型不合。

4．妊娠高血压综合征。

5．妊娠并发内科疾病，如心脏病、肾炎、病毒性肝炎、重度贫血、病毒感染（巨细胞病毒、疱疹病毒、风疹病毒）等。

6．妊娠期接触有害物质，如放射线、同位素、农药、化学毒物中毒及服用对胎儿有害药物。

7．孕期出血，如前置胎盘、胎盘早剥。

8．早产或过期妊娠。

9．胎盘及脐带异常。

10．胎位异常。

11．产道异常（包括骨产道及软产道）。

12．多胎妊娠。

13．羊水过多、过少。

14．多年不育经治疗受孕者。

15．曾经患有或现在有生殖器官肿瘤者等。

高危妊娠可用产前评分进行量化科学管理。

高危妊娠产前评分标准

高危妊娠准妈妈，首先不要紧张，因为紧张有弊无益。只有有了良好的心境，才有利于母婴的身心健康。

增加营养。准妈妈的健康及营养状态对胎儿的生长发育极为重要。凡营养

我国高危妊娠产前评分标准

	异常情况	评分		异常情况	评分
一般情况	年龄≥35		本次妊娠异常情况	骨盆狭小或畸形	10
	≥40			臀位、横位	10
	身高<1.5>1.4米			先兆早产<34W	15
	≤1.4米			34～37W	10
异常产史	自然流产史≥2次			过期妊娠41～42W	5
	早产史≥2次			>42W	10
	新生儿死亡史1次			羊水过多	10
	死胎、死产史≥2次			妊娠高血压综合征轻、中	5
	先天异常儿史1次			重	10
	≥2次			子痫	20
	难产史			阴道流血	10
严重内科并发症	贫血5～7克			胎儿宫内窘迫胎心<100次/分>160次/分 胎动<1次/时	15
	<5克			胎心<120次/分，>160次/分胎动<3次/分	10
	活动性肺结核			胎动<5次/时	5
	心脏病或心功能□－□级		致畸因素	多胎（双胎、三胎）	10
	□级			胎膜早破（破膜后12小时以上才临产）	10
	心衰史或心功能□级			估计胎儿过大（≥4000克）	10
	糖尿病，能饮食控制			孕妇本人及一级亲属有遗传病史	5
	不能饮食控制			接触可疑致畸药物、物理化学因素	5
	活动性传染性肝炎				

注：5分为高危

不良，有明显贫血的准妈妈所分娩的新生儿，其出生体重均较正常者为轻，故应给予准妈妈足够的营养，并积极纠正贫血。

对伴有胎盘功能减退、胎儿宫内生长迟缓的准妈妈应给予高蛋白、高能量的饮食，并及时补充足量维生素和铁、钙等。

卧床休息。卧床休息可改善子宫胎盘血循环，减少水肿和由于妊娠对心血管系统的负担。

改善胎儿的氧供应。给胎盘功能减退的准妈妈定时吸氧，每日3次，每次30分钟。

要学会计数胎动。每日计数胎动3次，每次数1小时，时间分别在上午7～8点钟，中午12～1点钟，晚上9～10点钟。3次胎动次数相加乘4，便是12小时的胎动次数。正常胎动次数每小时3～5次，12小时不能少于10次。胎动过频或过少，均提示胎儿缺氧；胎动消失，则是求救信号。

睡姿应取左侧卧位。这种睡姿有三大优点：

1．避免子宫压迫下腔静脉，增加血液排出量，减少水肿，增加子宫、胎盘和绒毛的血流量。

2．使右旋子宫转向直位，有利于胎儿发育，减少胎儿窘迫和发育迟缓的发生率。

3．避免子宫对肾脏的压迫，使肾脏保持充足的血流量，有利于预防和治疗妊娠高血压综合征。

准妈妈饱受便秘苦恼

怀孕是非常辛苦的人生过程，常常会伴有许多不适，便秘，便是准妈妈们在孕期感到最头痛的一件事。

很多女性怀孕后，特殊的身体状况，使得便秘有机可乘。由于担心小宝宝的安全，准妈妈们一般都不敢随意用药，以至于排便成了怀孕女性痛苦不堪的事情。

孕期便秘的发生，以怀孕后期最为严重，主要是因为孕期分泌大量的黄体酮，它可以使子宫平滑肌松弛，同时也使大肠蠕动减弱。由于子宫不断增大，重量增加，压迫到大肠，造成血液循环不良，因而减弱了排便的功能，这就是为什么准妈妈比常人更易便秘的原因。

另外，准妈妈便秘的发生也与腹痛、运动不足、担心用力排便影响胎儿、饮食习惯不良、精神压力、睡眠质量问题、体质差异等因素有关。想想看，如果这些因素加在一起，造成的后果将是多么严重！有30%～50%的准妈妈会因此得痔疮。

长时期的排便不畅又导致痔疮形成，这不仅造成身体不适，还影响准妈妈的情绪稳定。

一些准妈妈怀上小宝宝后，便秘变得越来越严重，常常几天没有大便，导致腹痛、腹胀，不思饮食，排便困难时甚至不得不使用甘油、开塞露，精神状态很差。

除非迫不得已，便秘的准妈妈都应当以预防和调理为主。首先，要多吃水果、粗粮和芹菜、韭菜等富含长纤维的蔬菜。

早餐一定要吃，避免空腹，并多吃含纤维素多的食物，比如糙米、麦芽、全麦面包、牛奶，还有新鲜蔬菜、新鲜水果，尽量少吃刺激辛辣食品，少喝碳酸饮料。

体内水分如补充不足，便秘就会加重，所以，每日至少饮水1000毫升。因为水分不足，粪便就无法形成，而粪便

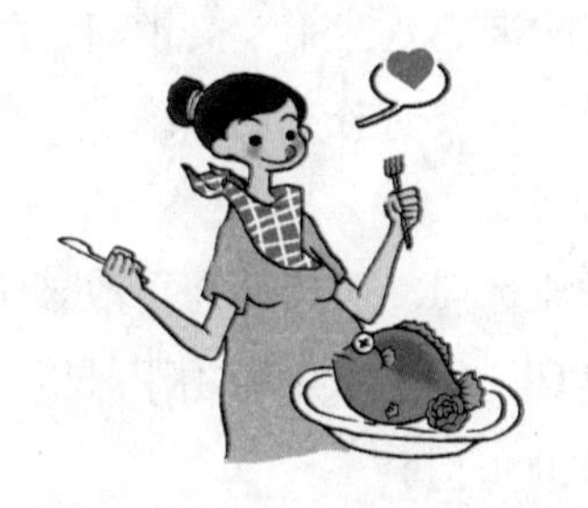

太少，就无法刺激直肠产生收缩，也就没有便意产生。所以，补充水分是减轻便秘的重要方法。准妈妈大多数体虚，每天早上起来可空腹喝一杯温开水或者蜂蜜水，适当补充水分，增加肠道内的津液。

其次，准妈妈要养成定时排便的习惯，保证每天排便一次，不要人为地减少排便次数。

最后，在身体条件许可的情况下，准妈妈应当少卧床，多运动。多活动可增强胃肠蠕动。另外，睡眠充足、心情愉快、精神压力得到缓解等都是减轻便秘的好方法。

推荐食谱：

麻油拌菠菜

准备新鲜菠菜250克，精盐、麻油各少许。

将菠菜择洗净待锅中水煮沸，放入精盐再把菠菜放入沸水中烫约3分钟，取出，加入麻油拌匀即成可。

给准妈妈的建议

有计划要宝宝的女性，在怀孕前一定要到医院进行检查，发现直肠及肛门疾病后应及时治疗，以免怀孕后病情加重，又不好用药治疗。那些经过调理还不能很好改善便秘的准妈妈，应在医生指导下用药。

芝麻粥

用黑芝麻适量，粳米100克。将黑芝麻淘洗干净晾干炒熟研碎，每次取30克黑芝麻与粳米100克同煮成粥即可。常食有效。

无花果蜜糖粥

将粳米50克洗净，放入锅中加水适量，待粥沸后放入无花果30克即成。喝粥时调入蜂蜜。

红薯糖水

红薯500克削去外皮切成小块，加清水适量煎煮，待熟透变软后放糖，加生姜2片，再煮片刻可服食。

冰糖炖香蕉

每次将2～3只香蕉去皮加适量冰糖，放入水中炖熟服食。

对于经过调理，还是毫无变化的准妈妈来说，可以使用一些渗透性的泻药，如乙二醇、乳果糖等，以便增加肠道的水分，利于粪便排出。也可以服用益气润肠的药物，如麻仁润肠丸等。准妈妈出现大便干硬、排便困难时，则可以用生理盐水或开塞露灌肠，但不宜长期使用。对于器质性病变引起的便秘，应该积极治疗原发疾病，还可用毒性较小的外用药治疗肛周疾病，以利于缓解便秘的症状。

准妈妈属于特殊的群体，在治疗便秘时不宜用导泻剂或者强刺激作用的润肠剂，以免胃肠蠕动增强引起子宫收缩，导致流产或早产。

阴道出血别惊慌

人们把怀孕叫"有喜"，可见孕育生命是件多么令人高兴的事。但如果准妈妈出现阴道出血的情况，特别是离预产期还早，则属于异常，需要紧急处理，否则会影响母婴的安危。

准妈妈阴道出血，无论是只出了一点点血或者是失血很多，都要立即与医生联系。在没有见到医生时要尽量躺下来休息，切不可轻视。主要有以下几个原因：

流产及早产

造成流产和早产的原因很多，如胎儿发育宜常、母体内分泌失调、感染、精神刺激、外伤及性交等。早期流产（16周前）几乎全是由于受精卵有缺陷，导致胎儿发育异常造成的，常常不可避免。而晚期流产多由母体原因造成。早产时，也会伴有阴道出血。

异位妊娠

因某种原因使受精卵在子宫腔外的输卵管或其他部位着床，即为异位妊娠。此种妊娠不能充分发育，往往中途流产而造成阴道出血。

葡萄胎

是由于构成胎盘的绒毛组织变性而异常增殖，形成葡萄串样水泡。常有多量间歇性阴道出血，且早孕反应严重，子宫大于正常妊娠月份。如有白色透明的葡萄串样水泡排出即可确诊。因为该病会变成绒毛膜上皮癌，故发现后应马上住院治疗。

前置胎盘

正常胎盘附着于子宫体的底部、后壁、前壁或侧壁。如果胎盘附着于子宫下段，甚至胎盘边缘达到或覆盖子宫颈内口，其位置低于胎儿先露部者，称为前置胎盘。可分为完全性或中央性、部分性和边缘性前置胎盘。

该病多因子宫腔内有炎症、肿瘤等，是受精卵在子宫下方着床引起的。妊娠后期，子宫下段形成或子宫口开大，部分胎盘就与子宫壁发生剥离而引起出血，大量出血即可危及母子生命。

胎盘早期剥离

正常情况下，胎儿出生后胎盘才娩

给准妈妈的建议

如果出血时排出一些肉样组织物，千万不要将其丢弃，可用白酒或酒精浸泡，带到医院鉴定是否为妊娠物。这对于诊断和处理非常重要，可避免不必要的刮宫。未确定为宫内妊娠的少量阴道出血者，应先排除宫外孕和胎停育后再进行保胎治疗。

出。若胎儿未出生前胎盘即从子宫壁分离即为胎盘早剥。该病为妊娠晚期阴道出血的常见原因之一，对母子都有很大危险，应引起重视。

发病原因与妊娠高血压、慢性高血压、慢性肾炎等疾病及外伤、脐带过短、子宫内压突然降低有关。

准妈妈就诊时有几点需要注意：

1．选择医院本着就近、有输血条件、有急诊B超检查的原则；

2．应选择宽松易脱换的衣物，就诊途中以平卧位为宜，座位要松软，避免腹部受压和路途颠簸；

3．准妈妈本人在关注出血量多少的同时要注意胎动的情况；

4．其家人在护送的途中要观察准妈妈的精神状态、肤色、脉搏等；

5．有并发症的准妈妈，如妊娠高血压患者易发生胎盘早剥，而出血多少不能反映病情的严重程度，最好由急救车送准妈妈去医院，便于医护人员及时处理紧急情况。

准妈妈的胸部保养方案

由怀孕开始，体内激素分泌产生变化，乳腺数目及发达程度逐渐增加，使胸部日益胀大。怀孕初期，由于乳房急速胀大，准妈妈会感觉到乳房酸痛和乳晕特别敏感。

乳房有众多的乳腺体和脂肪，这两者决定胸部的大小和形状。乳房的形状、轮廓及位置完全取决于皮肤的弹力。这片由胸部底部延至下巴的肌肤称之为“自然胸罩”。当乳房大小有所改变时，就需要予以特殊的照顾，以确保增加的重量不至于过于拉扯自然胸罩。

怀孕5个月以后，文胸尺码大约要比怀孕前增加一个尺码以上；怀孕7个月以后，约增加2个尺码，同时，乳头的距离不断增大。临近分娩前，胸部增大程度反而减慢。当分娩后2～3日，乳汁开始分泌，乳腺进一步扩张以适应分泌乳汁的生理需求，使乳房进一步胀大。产后约1个月，乳房会渐渐回复至怀孕7个月时的大小，由于乳腺间的脂肪逐渐减少，胸部容易下垂。

因此要想避免胸部的自然松垮，要注意这些问题：

选择舒适的准妈妈专用文胸

怀孕时，乳房是从下半部往外扩张的，增大情形与一般文胸相比，是不一样的，因此，应该选择专为准妈妈设计的文胸，这类文胸多采用全棉材料，肤触柔软，罩杯、肩带等都经过特殊的设计，不会压迫乳腺、乳头，造成发炎现象。应选择罩杯较大的，不带钢托的，即宽背带的胸罩。大小适宜的胸罩会支持胸部而不会在背部或肩部留下压痕，怀孕期间应随时更换胸罩，以适应胸部的变化。

随时更换不同尺寸的胸罩

从怀孕到分娩，乳房比原先罩杯增加约2倍，准妈妈应根据自身乳房的变化随时更换不同尺寸的胸罩，不能为了省事而一个尺码用到底。尺码太小、过紧的胸罩会影响乳腺的增生和发育，还会与皮肤摩擦而使纤维织物进入乳管，造成产后无奶或少奶。

但是，如果一开始就选一个超过自己乳房实际尺码的宽松胸罩，也是不明智的。这是因为怀孕期间乳房的重量增加，下围加大，如果不给予恰当的支持与包裹，日益增大的乳房就会下垂，乳房内的纤维组织被破坏后也很难再恢复。尺寸合适的胸罩在穿戴时，乳房既没有压迫感，也不会感到大而无当。

记住用冷水对胸部进行保养

在涂抹过身体调和油的乳房上，轻轻用冷水冲洗，有利于增强双乳的弹性和活力。最后建议你：怀孕期间，阴部的黏膜组织容易紧绷、脆弱，在清洗时要轻柔、小心，避免使之受伤。同时也要避免拉扯，以减少松弛，进而影响到以后的性活动。这里再次建议用冷水冲浴，以增加弹性。

乳垫防止尴尬的好帮手

怀孕后期，准妈妈的乳头变得敏感脆弱，且可能有乳汁分泌，宜选用乳垫来保护，并可防止在公共场合上衣局部潮湿的尴尬。在产褥期、哺乳期，乳垫也能帮助吸收分泌出的多余乳汁，保持乳房舒爽。

结实胸部的小动作

1．背挺直，抬头挺胸，身体站立，双肘紧贴两侧，腋下各夹一本书，手臂先弯曲平伸，掌心向上，接着将前臂往外水平伸展，上臂紧贴身体，保持此姿势10秒钟，动作重复1次。

2．维持胸部的紧实，你可将双手抬高，于鼻前合拢（十指夹紧），手和肘部保持水平状，接着用力击掌（手持平、指夹紧）。此动作重复10次，这时你会感到胸部也随之运动。

留意葡萄胎的征兆

由于胎盘的绒毛水肿形成大小不等的水泡，小至米粒大，大至数厘米，相互之间以细蒂相连，如成串的葡萄，故称为葡萄胎或水泡状胎块。

葡萄胎又称为水泡状胎，处于生育期的女性都有可能得葡萄胎，常见于20～30岁的准妈妈。这种病的确切病因现在尚不明了，一般认为与营养障碍（特别是叶酸缺乏）、感染（尤其是病毒感染）、遗传和免疫功能障碍等因素有关。

怀孕以后，胚胎生出许多绒毛并种

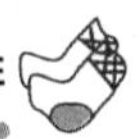

植在母体的子宫上，胎儿就是靠这些大量的绒毛同母体进行物质交换，获得氧气、营养和进行新陈代谢的。在病理性的情况下，由于绒毛间质发生水肿，内含大量透明的浆液性液体使体积极度胀大，使每个绒毛变成膨大的水泡状，其直径一般为0.2～0.5厘米，有的甚至还更大。这些水泡相连成串，酷似葡萄状，从而得名。

葡萄胎大多是女性的一种良性疾病，但有5%～20%的人可转为恶性葡萄胎和绒毛膜癌。

如能早发现，及时治疗，观察2～7年，一般可痊愈。也有可能发展成恶性葡萄胎或绒毛膜上皮癌而危及生命。尤其是绒毛膜上皮癌，往往早期发生肺、肝和脑转移。所以，一旦得了葡萄胎后，应立即刮宫，对于年龄大的女性，还应考虑全子宫切除，以防止恶性病变。有些患者虽然经过刮宫手术，但残留的水泡状胎块仍可在一个相当长的时期内发生恶变，所以，一般需行数次刮宫，在相当长的时期内间断性作尿路妊娠试验检查和妇科检查，以及时发现恶性病变的症状。

给准妈妈的建议

葡萄胎是一种肿瘤性疾病，虽然做了刮宫手术，但在一定时间内仍有恶性病变的可能，因此，不管有无身体不适，均要定期到医院妇科复查，至少持续2年。如果发现阴道出血（正常月经期以外的阴道流血）、咯血等不适，应随时告知医生，进行更全面的检查。

葡萄胎主要表现为阴道不规则流血、腹部增大较快、无胎动感，以及阴道出血时可有葡萄状物从阴道流出等。但当出现这些症状时，往往已进入中晚期，治疗效果及愈后都较差。

近年来，国内外学者研究发现，患葡萄胎的女性，一般在患病的早期大多都有明显的妊娠反应，特别是40岁以上的女性，采取避孕措施后而出现停经，停经不久便有较重的恶心、呕吐、厌食等症，或较早出现高血压、水肿、蛋白尿等妊娠高血压综合症状。

及早发现，诊治其恶变是保证健康的关键。那么，如何早知道葡萄胎发生恶变呢？一般地，葡萄胎恶变有几大主要症状：

咯血

即咳嗽出血。恶性病变的葡萄胎细胞能侵入血管，通过血液循环，很容易达到肺部并定居生长繁殖，破坏周围正常的肺组织，当恶变后的细胞破坏肺部血管时便可引起咯血。

子宫异常增大

怀有葡萄胎的子宫大于正常的妊娠

子宫，有时准妈妈甚至能自己触及下腹包块（胀大的子宫），有时人们往往误认为是怀了双胞胎或羊水过多。

腹痛

由于子宫增大的速度太迅速，以致出现腹痛。此外，子宫内出血，胎块从子宫壁大块脱落，也会产生腹痛现象。

阴道出血

这是较多见的一种症状。如果葡萄胎排出后经过3～4周以上，阴道仍有不规则出血，时停时流，时多时少，淋漓不尽，就要考虑恶变的可能。此外，恶性病变的葡萄胎细胞可随血流转移到子宫体上、阴道及外阴，并向周围组织浸润生长或自行溃破，或不慎压迫碰破等，均可使阴道出血。少数个别者可因恶性细胞穿破子宫壁造成子宫穿孔，血液流入腹腔内而致昏迷、休克致死。

出现妊娠高血压综合征症状

在病发的早期，准妈妈可出现严重的恶心、呕吐；在晚期，可出现水肿、蛋白尿及子痫（抽搐）现象。

无胎儿

子宫虽胀大到4～6个月妊娠大小，却查不到胎体，听不到胎心音，B超检查，未见怀孕迹象。即使准妈妈本人，也未感到有胎动。

胎动——宝宝安危的信号

怀孕满4个月后，即从第五个月开始母体可明显感到胎儿的活动，胎儿在子宫内伸手、踢腿、冲击子宫壁，这就是胎动。

健康的胎儿，虽然还没有问世，但他已活跃在腹中，别看他孕育在娘胎里，可从来也不是一个消极者，而时刻都在显示他新生命的活力。

胎儿3个月时，他的器官系统便开始工作了，有时把羊水吞进肺里，再吐出来。有时还做出各种特殊的反应：他的腿、脚、拇指和头部都会动；他的小嘴会张开、闭上或吞咽；刺激他的眼睑，他就把眼睛眯起来；碰了他的小手，他便会握紧拳头；若是碰碰他的小脚丫，他便把脚趾张开呈扇形。这些能力就是先天性反射，可以保留到出生后几个月才消失。但是准妈妈往往觉察不到，只有B超才能见到。

到了孕18～20周，准妈妈才开始感

给准妈妈的建议

孕28周后的准妈妈应当学会胎动计数这一自我监护的方法。一旦发现胎动异常，应立即去医院。医生将根据各种检查的结果综合地来分析、判断胎儿情况，提出具体措施，包括及时终止妊娠，以保证围产期的母婴安全。

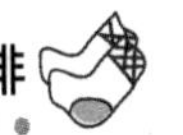

到有胎动。到孕29～38周时，胎动频率达到顶峰，以后稍微减弱，直至分娩。每日胎动次数一般在30～40次。

胎动的次数多少、快慢强弱等是胎儿安危的信号。正常明显胎动1小时不少于3～5次，12小时明显胎动次数为30～40次。

但由于胎儿个体差异大，有的胎儿12小时可动100次左右，只要胎动有规律，有节奏，变化不大，即可证明胎儿的发育是正常的。胎动正常，表示胎盘功能良好，输送给胎儿的氧气充足，胎儿在子宫内生长发育健全，很愉快地活动着。

当准妈妈发现胎动12小时少于20次，或每小时少于3次，可能说明胎儿缺氧，小生命可能受到严重威胁。在缺氧初期，胎动次数会增多，由于缺氧，胎儿烦躁不安。

当胎儿宫内缺氧继续加重时，胎动逐渐衰弱，次数减少，此时为胎儿危险先兆。

若此时不采取相应抢救措施，胎儿会出现胎动消失，乃至胎心消失，心跳停止而死亡。当准妈妈出现怕冷、口臭、食欲缺乏、倦怠、或有不规则的阴道出血时，一般可判定胎儿已经死亡。此过程约12～48小时。

因此准妈妈一旦发现胎动异常，决不可掉以轻心，应立即去产科求治，及时治疗，常可转危为安。

胎动，是胎儿向母亲发出安危的信号，所以，准妈妈要重视胎动，学会正确计数胎动，认真观察胎动。

胎动正常，表示胎盘功能良好，输送给胎儿的氧气充足，胎儿在子宫内发育健全。小生命在子宫内愉快地生存着。平常准妈妈在怀孕18～20周时，准妈妈可以自己感觉到胎动。早、中、晚各一次，每次1小时。

测胎动时最好取左侧卧位，全神贯注，平心静气地体会胎动次数。每出现一次胎动，从胎儿开始动作到动作停止记录为一次，把3次计数的胎动数相加乘以4，即为12小时胎动的总数。胎动次数12小时在30～40次，说明胎儿情况良好；若不到10次，表明胎儿缺氧，必须采取措施；若12小时内没有胎动，表明胎儿有可能在24～48小时内死亡，应立即采取抢救措施。

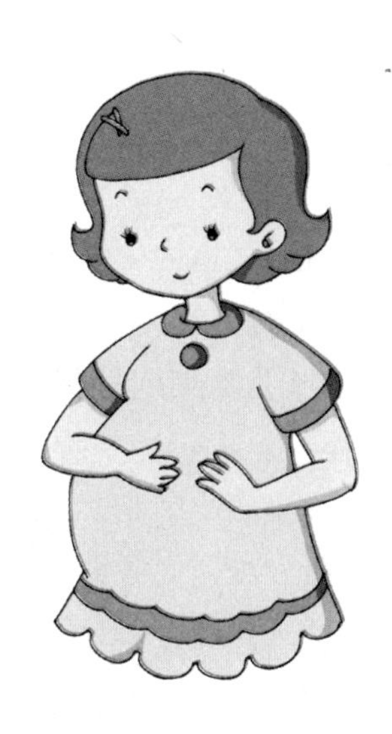

4～5个月

胎教进行时

妊娠反应终于不再折磨准妈妈们了，这时从心理上逐渐接受并适应了怀孕这一现实，开始有了为人母的意识。由此，她们身心稳定，食欲旺盛，精神饱满。无论从身体还是心理上都处于一个很稳定的时期，有足够的精力与胎儿进行“产前谈话”。

宝宝的记忆训练

当一个新生儿呱然坠地时，其实他对这个世界并不陌生。因为他在娘胎里已有好多时间用来习惯四周环境，例如听声音，区别不同的嗓子，熟悉音乐以及其他声响。

母亲是生命之舟，但她的作用不仅仅在此，在整个怀孕期间，她和胎儿之间都存在着持久的、强烈的感情上的交流。有些在母亲子宫里留下的无意识的记忆，甚至到孩子长大成人时还会记忆犹新。

由于胎儿在子宫内，通过胎盘接受母体供给的营养和母体神经反射传递的信息，促使胎儿脑细胞分化。在大脑成熟的过程中，不断接受着母体神经信息的调整和训练。因此，妊娠期间母亲喜、怒、忧、思、悲、恐、惊等七情的调节与胎儿才能的发展有很大关系。胎儿是有记忆的，胎儿不是无知的小生命，孩子的聪明才能的启蒙，是孕育在胎儿期。

荷兰Maastricht医学院的科学家，对胎儿的记忆力进行研究后，得出了这个让人吃惊的结论。

专家在实验中，采用了重复振动和声学相结合的适应技术，对25个妊娠期在37～40周的胎儿进行了刺激试验，并用超频率音响扫描仪对他们的反应进行了观测。研究人员指出，一般认为，当胎儿的肢体在刺激发生后的1秒钟内运动的话，说明他具有积极的反应能力，如果在连续进行了4次刺激后，胎儿不

给准妈妈的建议

母子之间的感情往往是深厚的，但应把它看做是产前母爱的继续。从孕期开始，母亲就要知道，应该通过什么途径把自己的感情传递给孩子；同时也要随时倾听孩子在“说”些什么。

再有反应，则说明他对刺激已经适应了。但他们实验的结果却发现，哪怕在进行了初次刺激以后，过10分钟或24小时再进行第二次刺激，胎儿同样表现出对刺激的适应能力，这就说明在这段时间内，胎儿能够记住这一刺激。于是科学家们推断出胎儿具有10分钟短期记忆力和24小时长期记忆力。

胎儿对外界有意识的激动行为，感知体验，将会长期保留在记忆中，直到出生后。而且对婴儿的智力、能力、个性等均有极大的影响。因此，对胎儿潜能进行及时合理的训练，母亲时刻保持着愉快、平和、稳定的心态，才能对胎儿大脑的全面发展提供有利的基础，也是促进胎儿记忆发展的有力手段。

宝宝的视觉训练

妊娠第五个月，胎儿对光线仍旧非常敏感，可在胎儿觉醒时进行视觉功能训练。视觉在缓慢地发育，有了一定的功能。

胎儿在母腹中的生活条件可谓优越。他们生活在羊水的海洋里，外面的世界层层设防，除了羊水、羊膜外，还有绒毛膜，最后又加上子宫。如此“深宅大院”，自然是一般光线很难光顾的角落。因此，子宫世界充满了黑暗。胎儿在这种黑暗的条件下没有看东西的需要，也不可能看见什么东西。

胎儿的视觉比其他感觉器官的发育缓慢，但是，专家们研究发现胎儿的眼睛，也并不是完全看不见东西。妊娠4个月起，母亲在进行日光浴时，胎儿就可能有所觉察，表明胎儿已经对光线很敏感了。母亲进行日光浴时，胎儿就可通过光线强弱的变化感觉出来。

这时如果把手电筒的光线有节奏的照射准妈妈的腹部，胎儿则会睁开双眼，把脸转向光亮的地方，胎儿的心率也会随之发生有规律的变化。这表明深居宫中的胎儿，也是有视觉功能。现代医学利用B超观察发现，用手电筒光一闪一灭地照射准妈妈腹部，胎儿心搏数就会出现剧烈变化。

用胎儿镜观察胎儿时，发现胎儿入睡或有体位改变时，他的眼睛也在活动；用脑电图监测，可见脑部对光照射后有反应；用B超监测，当用电光一闪一灭地照射准妈妈腹部胎儿心率会出现剧烈变化。这些事实都能说明，用光线照射准妈妈的腹部则会引起胎儿的各种反应。

训练宝宝视觉的方法：可用一号电池手电筒，一闪一灭地直接放在母亲腹部进行光线照射，每日3次，每次30秒钟，进行视觉训练并促进视觉发育，增加视觉范围，同时有助于强化昼夜周期和促进动作行为的发展。每次照射时应记录下胎儿的反应。切忌用强光，也不宜照射的时间过长。

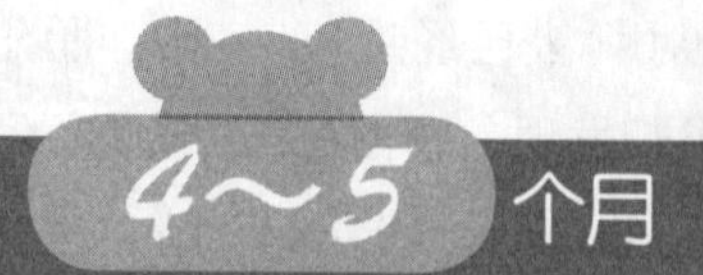

个月

准妈妈饮食营养

妊娠5个月时，孕妇下腹部隆起已很明显了，腹部有下坠、松弛之感，食物在胃里不易消化，可以将一日3餐分为4餐、5餐，即实行少食多餐的进餐方式。要争取吃些含铁多的猪、牛、鸡等的肝脏及海藻、绿色蔬菜，这样可以预防孕妇贫血。

营养师建议

合理摄取营养

孕妇的健康及营养状况对胎儿的生长发育极为重要。凡营养不良、显著贫血的孕妇所分娩的新生儿的出生体重均较正常者轻。

故应保证孕妇足够的营养，积极纠正贫血。对伴有胎盘功能减退、胎儿宫内生长迟缓的孕妇应给予高蛋白、高能量饮食，并补充足够的维生素和铁、钙元素。

但是，摄取过多营养，会造成过度肥胖，而且会随着产期的接近，对胎儿的发育渐渐产生障碍。

过度肥胖的孕妇会患糖尿病或妊娠高血压综合征，影响胎儿健康。糖尿病和妊娠高血压综合征，均需尽早发现与治疗，才能生下健康的宝宝，这是特别需要注意的。

健脑食品

这个月是胎儿大脑开始形成的时期，孕妇在这个时期应该注意从饮食中充分摄入对脑发育有促进作用的食品，如水果、核桃、芝麻、小米、玉米和海产品等，以促进胎儿脑组织的发育。

芝麻，特别是黑芝麻，含有丰富的钙、磷、铁，同时含有19.7%的优质蛋白质和近10种重要的氨基酸，这些氨基酸都是构成脑神经细胞的主要成分。

核桃的营养丰富，据测定，500克核桃相当于2.5千克鸡蛋或4.75千克牛奶的营养价值，特别对大脑神经细胞有益。营养学家研究，小米和玉米中蛋白质、脂肪、钙、胡萝卜素、维生素的含量是非常丰富的，也是健脑和补脑的有益主食。

不过米和面在精制过程中，会使有益于大脑的成分丧失很多，剩下的基本就是碳水化合物了，碳水化合物在体内只能起到“燃料”作用。而大脑需要的是多种营养，所以久吃精白米和精白面不利于胎儿的大脑发育。

而海产品可为人体提供易被吸收利用的钙、碘、磷、铁等无机盐和微量元素，对于大脑的生长、发育有着极高的效用。另外，多吃水果对大脑的发育也有很大的好处，水果为脑细胞的合成提供了大量的维生素。

合理使用补品

人参、桂圆、鹿茸、蜂王浆等都属于补品，有些孕妇为了胎儿大脑的发育，大量食用，其实，补品是不可滥用的，用多了往往会起到相反的作用。可能造成流产或死胎。女性怀孕后身体出现一系列的生理变化，如内分泌旺盛，血流量增加，心脏负担加重。胃肠功能不好等，这也就是“阳常不足，阴常有余”的道理。特别是人参，孕妇服用易导致气盛阴耗，阴虚火旺，会加重妊娠呕吐、水肿和高血压等。孕妇妊娠后期原本就很容易出现水肿、高血压等症状，而人参有抗利尿的作用，会使钠滞留而减少排尿，导致羊水过多，这些都可引起阴道流血、流产或死胎。有些孕妇发生先兆流产就是因为服了人参、桂圆等补品引起的。

桂圆也要少用或不用，就连鹿茸、鹿胎膏、鹿角胶等温热大补之品在怀孕期间也不宜使用。孕妇适宜的补品就是饮食中的蛋白质、维生素、微量元素。只要日常饮食全面、营养充足，孕妇是不需要使用大补之品的。

另外，孕妇在饮食中还要注意以下几方面：避免喝浓茶和含咖啡因、巧克力的饮料。这些饮料可加重食管肌肉的松弛。辛辣性食物、过冷或过热的食物也会刺激食管黏膜，加重胃灼热感，应该少吃为宜。

5月营养食谱推荐

蜜橘鸡粒

原料

橘子4个，鸡脯肉120克，味精、蛋清、精盐、淀粉、料酒、西芹叶子、白萝卜丝、植物油各适量。

制作

1．先把鸡脯肉洗净后，切小粒，放在碗里，浸腌入味；橘子洗净，用刀切成两半，放在盘里，剩下橘肉切成小粒即可。

2．把精盐、料酒、水淀粉放入碗里，兑成稀芡汁；锅放在火上，倒入植物油，烧至三四成热下入鸡粒滑散，捞出沥油。

3．向锅里下入鸡粒、橘粒、稀芡汁，炒匀出锅，分别浇在盘中已切成两半的橘子剖面上，用白萝卜丝、西芹叶子点缀即可。

海参瘦肉汤

原料

猪瘦肉100克，肉蓉35克，海参50克，枸杞子30克。

制作

1．猪瘦肉洗净，切块。锅内烧开适量清水，放入猪肉块煮约30分钟，捞起备用。

2．肉蓉洗净，浸软；海参浸发，洗净，切丝；枸杞子洗净。

3．把全部用料放入锅内炖，加冷开水适量，盖上锅盖，小火隔水炖约4小时，调味即可食用。

功效

海参是一种名贵海产动物。海参肉质软嫩，营养丰富，是典型的高蛋白、低脂肪食物。

榨菜肉丝汤

原料

猪瘦肉120克，榨菜60克，香菜少许，料酒、香油各适量。

制作

1．榨菜洗净，切成细丝；猪瘦肉洗净，也切成细丝；香菜择洗干净，切段备用。

2．锅内烧水，待水开时，下入猪肉丝氽约3分钟。

3．将汤锅放在火上，加入汤或清水烧开，下肉丝、榨菜烧沸，加精盐、少许味精、料酒、香菜，淋香油盛入汤碗内即可。

功效

本菜有利于孕妇健脾开胃。香菜中含有许多挥发油，能祛除肉类的腥膻味，还有助孕妇祛风解毒、利肠利尿。

红椒拌藕片

原料

白嫩莲藕1根，红椒2个，糖、芝麻油、生姜、香醋及精盐各适量。

制作

1．先将红椒去籽，去蒂，切丝，装入莲藕片盘中。莲藕、红椒及生姜清洗干净，直接装入一个器皿中，放精盐并加凉开水将其泡软，取出后装盘。

2．把糖、香醋及姜丝一起撒在藕片和红椒丝上，略腌一会儿，淋上芝麻油即可。

功效

本菜酸甜有味，清淡爽口，其中的红椒富含维生素C，莲藕中富含丹宁酸，具有收缩止血的作用，对孕妇有生津止渴、清热除烦、养胃消食、养心生血之功效，可辅助治疗牙龈炎。

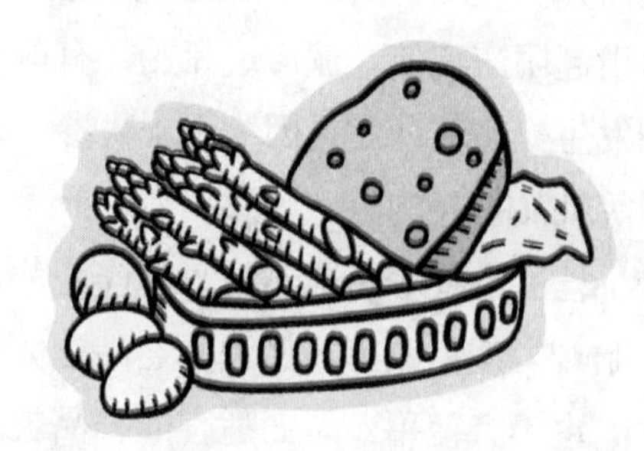

木瓜花生汤

原料

排骨180克，花生100克，生木瓜100克。

制作

1. 木瓜去皮、核，切块；排骨洗净，切块；花生用热水浸泡，洗净，去皮备用。

2. 烧热油锅，下入排骨爆香盛出装盘。

3. 锅内烧开适量清水，把全部用料放入锅内，煲至各料烂熟，调味即可食用。

功效

因为木瓜性温，不寒不燥，其中的营养容易被皮肤直接吸收。木瓜酶对乳腺发育很有益，催奶的效果显著，乳汁缺乏的女性食用能增加乳汁。

八宝番茄

原料

番茄10个，水发莲子30克，蜜枣、杏脯、樱桃、桃脯、桃仁、橘饼、蜜瓜片、鸡蛋、熟猪油、糖、精盐各20克。

制作

1. 把8种果料去核、切小丁，再用糖拌匀。

2. 番茄洗净切开，再用小刀挖去内瓤，加入已制作好的果馅，放入蒸笼里蒸5分钟。

3. 锅中加入清水，加少许糖和精盐，大火烧开，用淀粉勾成汤芡，淋在番茄上即可。

功效

本菜富含维生素C、铁等多种营养成分，对牙龈出血、缺铁性贫血及食欲不佳具有防治作用。孕期由于内分泌性激素水平的变化，往往会发生牙龈红肿、出血及疼痛等牙龈炎不适。

双红南瓜汤

原料

南瓜1个，红枣15个，红糖2汤匙。

制作

1. 红枣去核，洗净；南瓜洗净去皮，切块。

2. 红枣、南瓜一起放入盛水锅中，煮至南瓜烂熟。

3. 加入红糖，再次煮沸至红糖溶化即可。

功效

南瓜性偏壅滞，故不宜多食，否则易生湿发黄，令人腹胀。南瓜中对人体的有益成分有：多糖、氨基酸、活性蛋白、胡萝卜素及多种微量元素等。

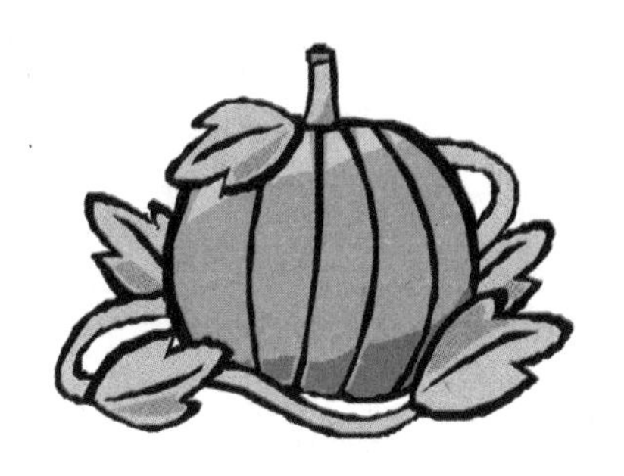

小豆鲤鱼汤

原料

鲤鱼1条，赤小豆120克。

制作

1．将鲤鱼去肠杂及鳞，赤小豆洗净备用。

2．锅内下滑油烧热，放入鲤鱼煎至两面微黄，盛出。

3．锅内加入适量清水，下鲤鱼和赤小豆一起煮熟，用精盐调味即可。

功效

赤小豆与相思子外形相似，但相思子的外形特征是半边红半边黑，曾有误服相思子中毒者，食用时不可混淆。

土豆鱿鱼汤

原料

土豆260克，鱿鱼干2条，猪瘦肉250克，绍菜220克，香菇、姜各少许。

制作

1．将鱿鱼用锅炒过，盛起备用。

2．猪瘦肉洗净切丁；香菇浸发；土豆去皮切粒；绍菜洗净切块；鱿鱼浸水发后，切块。

3．将适量清水煲滚，放入全部用料煲滚后，改用小火煲2小时，放精盐调味即可。

功效

本菜有助孕妇补肝益肾，滋补胎儿大脑。

川断桃仁牛尾汤

原料

川断、胡桃肉各50克，牛尾1条。

制作

1．牛尾去毛洗净，斩段，放入开水锅中氽约5分钟，捞起用清水洗净。

2．将川断、胡桃肉洗净。

3．把全部用料一齐放锅内，加清水适量，大火煮沸后，小火煲2小时，调味即可。

功效

胡桃肉中含有丰富的不饱和脂肪酸、微量元素等，是很好的健脑食品。

蒜烤什锦蔬菜

原料

红椒1个，香菇6朵，黄花菜、节瓜各1/2条。番茄酱、蒜末、九层塔、精盐、胡椒粉、蜂蜜、橄榄油各少许。

制作

1．红椒切成块，节瓜切片状。将所有调味料放入搅拌盆中搅拌均匀。

2．将所有蔬菜拌以油醋汁，放入冰箱中冷藏浸泡15～20分钟。

3．将蔬菜放置于烤架上烤，待受热面烙上烤痕后，再行翻面并继续烧烤至熟。

功效

本菜富含维生素C、胡萝卜素、维生素A、纤维素。

金针猪心汤

原料

金针200克，猪心400克，青江菜350克，精盐适量。

制作

1．加3碗水煮，大火开后转小火煮约15分钟，取出切薄片，青江菜洗净。

2．猪心洗净，入热水中汆烫，捞起入水中用手挤压去血水，反复换水。

3．用两碗水，放入金针煮，开后将上述材料放入，加精盐调味即可。

功效

本菜可去火养心，安眠。猪心是一种营养十分丰富的食品，它含有蛋白质、脂肪、钙、磷、铁、维生素、烟酸等，这对加强心肌营养，增强心肌收缩力有很大的作用。

素菇烧豆角

原料

豆角300克，素菇150克，油约耗50克，绍酒、酱油、精盐、味精、葱、姜、蒜末各少许，淀粉适量。

制作

1．豆角去筋，洗净，切段备用；素菇洗净后，用手撕成条。炒锅放油，烧至五成热，下入豆角滑至熟透，倒入漏匙；素菇下入沸水中焯烫透，捞出沥净备用。

2．锅中加油，用葱、姜、蒜炝锅，加入调味料，添少许汤，下入豆角、素菇，快速翻炒即可。

功效

素菇含有丰富的维生素，可有效补充孕期营养。

菠菜鱼汤

原料

菠菜、鱼肉各200克，精盐适量。

制作

1．鱼肉洗净，切块；菠菜洗净，切段。

2．把全部用料放入锅内，加清水适量，大火煮沸后，改小火煲1小时。

3．汤成后，放入适量精盐调味，即可饮用。

虾子烧莴笋

原料

虾子50克，莴笋350克，油5克，绍酒、酱油、糖、精盐、味精各1小匙，葱、姜片各少许，淀粉适量。

制作

1．将莴笋去根、叶、皮，切片，下入沸水锅中焯烫透，捞出沥净水分，备用。

2．炒锅上火烧热，下入虾子，葱、姜炝锅，烹绍酒，放入莴笋翻炒，再放入糖、酱油、精盐、味精，添少许汤，烧至入味，用水淀粉勾薄芡，淋明油，出锅装盘即可。

黑白豆泥鳅汤

原料

黑豆150克，黄豆120克，泥鳅600克，陈皮1块。

制作

1．泥鳅去肠脏、头洗净；黑豆和黄豆分别放入铁锅中，不必加油，炒至豆衣裂开，再用清水洗干净，晾干；陈皮用清水浸洗净。

2．烧热油锅，将泥鳅身煎至微黄，取出。将全部用料一齐放入沙锅内，加入适量清水，先用大火煲至水滚，然后改用中火继续煲约3小时，加入少许精盐调味即可。

功效

本菜有助于孕妇健脾温肾，理气行水。黑豆中含有丰富的膳食纤维，可促进肠胃蠕动，预防孕妇便秘。

冬瓜杂锅汤

原料

冬瓜850克，叉烧肉100克，猪瘦肉120克，冬菇60克，鲜虾肉50克，鸡蛋3个，鲜鸡肝1付。

制作

1．瘦肉、鸡肝洗净，切粒；鲜虾洗净去壳；冬瓜去皮，切粒；冬菇用清水浸软切粒；叉烧肉切粒；鸡蛋搅匀。

2．将水烧开，放入冬菇、冬瓜，至将熟时，加入瘦肉、叉烧肉、虾肉、鸡肝，最后淋入鸡蛋清。加入适量精盐调味，即可饮用。

功效

本菜利于孕妇健脾开胃，清热利湿。患有皮肤疥癣者忌食虾肉。

清蒸冬瓜熟鸡

原料

熟白鸡肉350克，净冬瓜300克，鸡汤600克，酱油、料酒、葱段，味精、姜片，精盐适量。

制作

1．冬瓜洗净切块，放入沸水锅内焯一下，备用。

2．熟白鸡肉去皮，切成块，加入调料，上笼蒸透，将冬瓜码入盘内的鸡块上，将盘内的冬瓜块、鸡肉块一起扣入汤盘内。

3．炒锅上火，倒入碗内的汤汁，烧开撇去浮沫，盛入汤盘内即可。

功效

此菜有益气养血、滋养五脏、生精添髓等功效。孕妇常吃此菜，能获得全面而合理的营养素，可有效防治营养缺乏，并使胎儿健康发育。

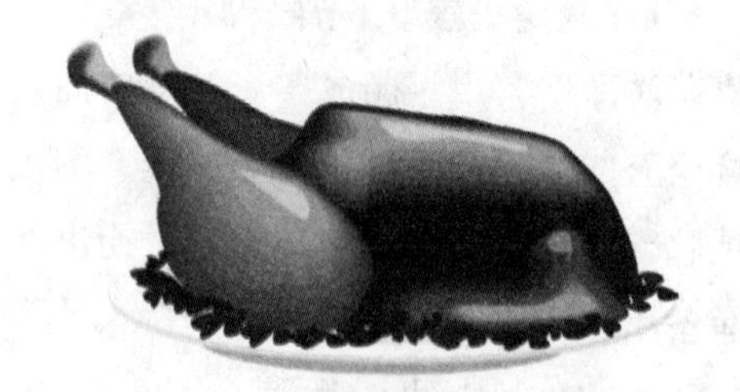

荠菜黄鱼卷

原料

黄鱼肉150克，小苏打、肥猪肉、鸡蛋清、姜末、葱末、荸荠、油皮、荠菜、面粉、精盐、香菜各适量。

制作

1．肥肉、黄鱼肉、荸荠洗净，切成细丝。荠菜切成末与淀粉调成稀糊。将以上各原料调在一起，混成肉馅。

2．把混合好的鱼肉馅摊成长条，在卷好的油皮边上抹上稀糊。放在油锅中炸成金黄色即可。

功效

本菜外酥里嫩，鲜香。黄鱼富含碘、磷、铁、钙、脂肪、维生素、烟酸及蛋白质等，荠菜有利肝明目、利尿止血作用。此菜是孕妇防治缺铁性贫血的保健菜肴。

翠瓜小菜

原料

绿苦瓜半条，芥末酱1小匙，色拉酱5匙，糖1匙，海鲜酱油1匙。

制作

1．苦瓜洗净对剖两半，去籽，再切对半，用锋利的小刀去净白色内囊。

2．将苦瓜斜切薄片，泡入加精盐的冷开水中，放入冰箱冷藏。

3．进食前取出，沥干水分装盘，调味料与色拉酱和匀，蘸作料食用。

功效

苦瓜是葫芦科一年生攀缘性草本植物，其果实可食，营养价值极高，含有多种营养成分，富含维生素B_1，具有预防和治疗脚气病，维持心脏正常功能，促进乳汁分泌和增进食欲等作用。

姜汁鸡腿

原料

去骨鸡腿2个，酱油2匙，糖1匙，姜末2匙，蒜末1小匙，葱末1小匙，姜汁1匙。

制作

1．鸡腿以腌料腌约12分钟，取出备用。

2．将鸡腿淋上姜汁，入烤箱烤至熟透（约30分钟）即可。

黑豆排骨汤

原料

黑豆65克，小排骨120克，姜3片，酒1大匙，精盐1小匙。

制作

1．黑豆用冷水泡软约半小时，然后沥干切两半。

2．排骨洗净，氽烫后去血水再冲洗干净。

3．将水烧开，先放排骨及姜片炖30分钟，再放入黑豆同煮。

4．加入调味料拌匀即可熄火盛出食用。

5～6个月

妈妈宝宝的变化

现在是宝宝的第六个月了，这时，胎儿已长出头发、眉毛、睫毛，骨骼已经越来越结实了，但还没有皮下脂肪，所以很精瘦。胎儿在充足的羊水中如鱼得水，甚至可以大头朝下“拿大顶”。

胎儿的成长

胎儿已长到身长28～34厘米，体重600～800克。胎儿发育接近成熟，身体逐渐匀称起来。头围达22厘米，五官已发育成熟，面目清晰，可清楚看见眉毛、睫毛，头发变浓，牙基开始萌发。骨骼已经相当结实了，关节开始发育。

如果拍照X线照片，可以清楚地看到头盖骨、脊椎、肋骨及四肢的骨骼。皮肤的表面开始出现胎脂。

胎脂是皮脂腺分泌出来的皮脂和脱落的上皮组织细胞的混合物。它可以给胎儿的皮肤提供营养并保护皮肤，同时在分娩时起润滑作用，使胎儿能顺利地通过产道。

此时羊水更加增多，胎儿十分活跃，发育较结实。若胎儿在此期娩出，可以自行表浅呼吸，有可能存活几个小时左右。

6个月的胎儿肌肉发育较快，体力增强，越来越频繁的胎动表明了他的活动能力。由于子宫内的胎儿经常活动，因此胎位常有变化。这个时候，如检查出来呈臀位，也不必惊慌。

英国研究人员用新的立体B超设备测出，在妈妈子宫里呆了26周的胎儿“表情”已经非常丰富了，不仅经常会哭会笑，还会眨眼睛呢。

据报道，首次在伦敦公开的胎儿图片很清楚地显示，胎儿在第八周时开始

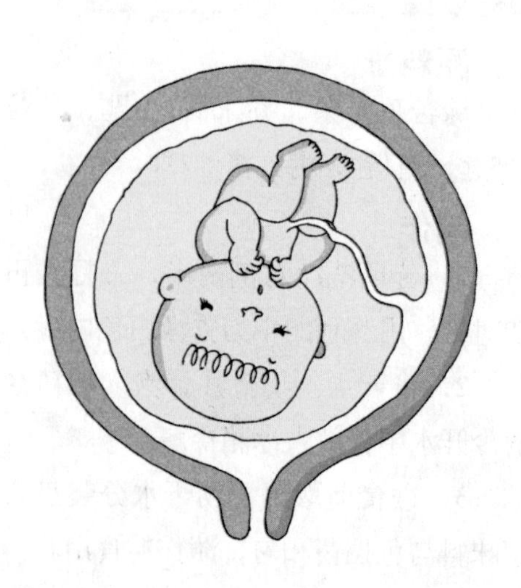

做简单的肢体运动，到11～12周时就已经可以完成有一定难度的转身动作。而当发育到15周时，他们就可以做复杂的手指运动；到20周时，他们就开始打呵欠了。等到26周，他们就更加不安分了，在妈妈子宫里又哭又笑，还不时眨眨眼睛。

从事这项研究的医学教授坎贝尔认为，这项研究的发现是妇产科医学研究中的一个很大进步，能及时诊断一些胎儿的畸形症状。

准妈妈的变化

怀孕6个月的准妈妈，妊娠反应结束，心情较妊娠初期好转。从外观上看，准妈妈的肚子越来越大，子宫底可高达脐水平。感觉到的胎儿心音和胎动更加清楚，甚至自己在腹部都可以摸到胎儿的位置。

当胎儿睡觉时，两条胳膊弯曲地抱在胸前，双膝前踢靠近腹部。由于增大的子宫的压迫，使下半身血液循环不畅，因此容易引起疲劳，而且疲劳往往难以解除。

这一时期由于子宫增大压迫盆腔静脉会使准妈妈下肢静脉血液回流不畅，可引起双腿水肿，足背及内、外踝部水肿尤多见，下午和晚上水肿加重，晨起减轻。

乳腺更加发达，有的人在洗擦时，会流出极少量淡淡的乳汁，因此要注意乳房的清洁，这是未来小宝宝的“粮仓”。同时阴道分泌物增多，呈白色糊状。由于钙质等成分被胎儿大量摄取，有时会出现牙痛或口腔炎。

虽然初产的人对胎动不很敏感，但在此阶段，几乎所有的准妈妈都会感到胎动。到了这个时期，应当穿准妈妈的内衣和服装了，并可开始准备婴儿的用品了。

有的准妈妈因缺乏微量元素及维生素出现口腔炎，有的出现龋齿，这与内分泌变化、激素水平改变及缺钙有关，应及时到口腔科治疗。

同时注意口腔卫生，保护牙齿，并适当补钙及维生素D。

另外，此期较妊娠初期和晚期相对舒服些，故如有不得不去的外出旅行，可安排在此期。

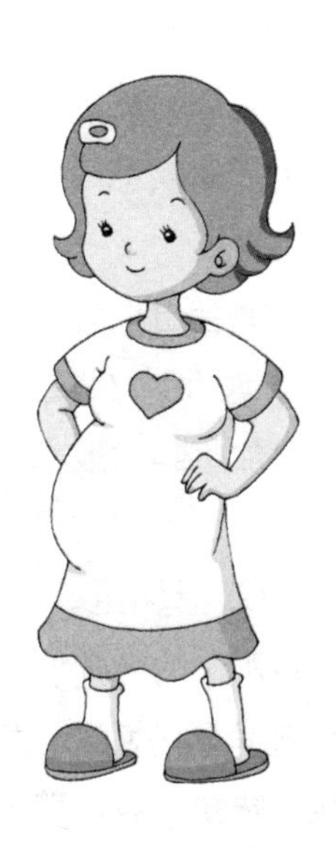

5～6个月

准妈妈的生活宜忌

怀孕6个月，胎儿的外观已经渐渐地成形了！它开始对外界声音与光线有反应。因为肚子越来越大，准妈妈腰酸背痛的感觉也会明显起来，而且越来越容易流汗，变得不爱出门，常常觉得还是待在家最好！

准妈妈应注意的问题

妊娠6个月的胎儿已具备了记忆、听力和学习的能力。这个时候的准妈妈要保证充足的睡眠、适当的活动以及良好的营养补充。最关键的是保持愉快的心情。

应该穿上腹部宽松的准妈妈服装。衣料选用轻软、透气、吸湿性好的真丝、纯棉织品为佳，不宜用化纤类织品。

由于钙质等成分被胎儿大量摄取，准妈妈有时会牙痛或患口腔炎，注意口腔卫生。

有的准妈妈会出现脚面或小腿水肿现象，站立、蹲坐太久或腰带扎得过紧，水肿就会加重。一般水肿不伴随血压高，属于怀孕后的正常现象。

如果水肿逐渐加重，要到医院检查。几种妊娠水肿的食疗方：

方一：鲤鱼100克，入麦片粥内烫熟，加精盐、味精、葱、姜末各少许。

方二：赤小豆30克，与麦片30克同煮粥，加糖1匙。

方三：冬瓜250克，煎成汤，每日服2次。

站立时两腿要平行，两脚稍稍分开，把重心放在脚心上；走步时要抬头挺胸，下颌微低，后背直起，臀部绷紧；走路时要一步一步踩实，上下楼时切忌哈腰和腆肚，尤其到怀孕晚期；下楼时一定要扶着扶手，看清台阶踩稳了再迈步。

坐立时要深深地坐在椅子上，后背伸直靠在椅背上，髋关节和膝关节成直角，切忌只坐在椅子边上；拾取东西时注意不要压迫肚子，不要采取不弯膝盖只做倾斜上身的姿势。要先弯屈膝盖，然后弯腰，蹲好后再拾。

避免做危险动作，如站在小凳子上够取高处的东西、长时间蹲着做家务、双手抬重东西；不要做使腰部受压迫的家务。

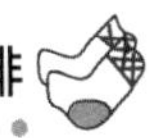

住在高层建筑里的准妈妈，在没有电梯时应尽量减少上下楼的次数，爬楼梯易增加脊髓压力及膝关节损伤，尤其是下楼梯。

注意防止便秘，多吃含粗纤维的食物，如绿叶蔬菜、水果等，还应多饮水，每天至少喝6杯开水。有水肿的准妈妈晚上少喝水，白天要喝够量。

妊娠期易患尿路感染。多喝水是保证尿流畅通的有效方法。

运动应适度不可过劳，严禁从事剧烈活动，避免挤压和震动腰部，如急跑、跳、跃、举重、滑雪、登山、溜冰、打保龄球等。

准妈妈如何睡个好觉

在孕期有时虽然很累，甚至筋疲力尽，却会失眠，不能安然入睡，这时一定不能因此而焦虑不安，那只会使症状加重。准妈妈不能在没有医生指导的情况下自行服用任何安眠药物。

给准妈妈的建议

如果上床后实在睡不着，可以看看报纸或书，但不要选择非常吸引人的内容，否则你一旦被迷住，将更无法入睡。做做深呼吸，试着平静自己。听听音乐，一方面有助于胎教，另一方面也能使你心境平和安静入睡。

孕期失眠怎么办？整个妊娠期间，准妈妈都有失眠的可能。胎儿踢你的肚子，不断上厕所，日益膨隆的腹部等因素，都会令你在床上感到不舒服，所以会失眠。你会发现入睡很困难，或者醒来后就无法再入睡。有些准妈妈还会围绕着分娩或胎儿做噩梦。你该怎么办呢？睡前翻几页轻松读物，做缓和的松弛运动，洗个温水浴，都对你有帮助。你还可以多加一个枕头，如果是侧卧，就把腿搭在枕头上。妊娠期准妈妈睡眠时间要比平时多1小时左右，最低也不要少于8小时。因为睡眠不足会引起疲劳过度，特别是有工作的准妈妈，丈夫和家里其他人应该协助，或者另外想点办法，无论如何要确保睡眠时间。

如果有晚上躺在床上入睡困难的情况，可以试用以下一些方法：

1．妊娠后换一张较大的床，这可能更容易使你保持舒适的体位。临睡前洗一个温水澡，可使肌肉放松，对大多数准妈妈都有一定的催眠作用。如果做不到，用热水泡泡脚也有一定的镇静安神效果。

2．选择舒适的床上用品

床铺：准妈妈适宜睡木板床，铺上较厚的棉絮，这样可避免因床板过硬、缺乏对身体的缓冲力从而转侧过频，多梦易醒。

枕头：以9厘米（平肩）高为宜。枕头过高迫使颈部前屈而压迫颈动脉。

颈动脉是大脑供血的通路，受阻时会使大脑血流量降低而引起脑缺氧。

棉被：最理想的被褥是全棉布包裹棉絮。不宜使用化纤混纺织物作被套及床单。因为化纤布容易刺激皮肤，引起瘙痒。

3．为了保证睡眠的质量，还应该注意睡眠的姿势。什么样的睡眠姿势才算好的呢？应该说只要自己觉得舒服就可以。一般说来，按下列方法可能较好些。怀孕初期，一般仰卧的姿势比较舒服，还可以在膝盖下垫一个小枕头或沙发靠垫，这样更容易入睡。

到了怀孕中期以后，你的肚子越来越大，这时仰卧就不舒服了，腹腔左侧有乙状结肠，使增大的子宫不同程度地右旋。如果仰卧，增大的子宫压迫腹主动脉，使子宫动脉压力降低，不仅影响了宫及胎儿的供血，而且增加下腔动、静脉的压力，导致会阴静脉曲张及下肢水肿。而左侧卧位时，可减轻腹主动脉的压力，既改善准妈妈心、肺、肝、肾的血流量，又保证胎盘的血液灌流及胎儿供血。

在孕晚期的时候，一些准妈妈因肚子突在前面，可有腰腿酸痛等不适，睡觉时可在腰下垫上个小枕头，那样会更舒服些。

4．当白天活动较多、下肢感到疲劳、或妊娠晚期有腿或脚水肿时，可把小枕头或沙发靠垫放在腿下，把腿垫高，既可以减轻疲劳、有助于下肢水肿消退，又可以对尽快入睡有帮助。

5．除此以外，怡然自得的散步，也是一种很好的休息形式，如坚持晚饭后就近到公园、广场、体育场、田野、宽阔的马路或乡间小路散步。最好夫妻同行，同时说说悄悄话，除能解除疲劳外，也是调节和保持准妈妈良好精神状态的妙方，对准妈妈和胎儿的身心健康均有收益。但行程要适中，还应避免着凉，否则会得不偿失。

给准妈妈的建议

睡眠时间长短，因人而异，有的仅睡5～6小时即可恢复体力与精力，有的则需更多的时间，一般正常人需要8小时的睡眠，准妈妈因身体发生一系列特殊变化，易感疲劳，可适当延长1小时为宜，一般至少应在8小时。

准妈妈不要熬夜

有些准妈妈在孕前因工作或娱乐，已经习惯于半夜睡觉，以致怀上胎儿后一时还不能改变这个习惯，可这样做既损害自己的健康，也影响胎儿。

“红眼妈妈”的称呼是对很多睡眠不足的新妈妈的理解和疼惜。宝贝的一举一动牵动着妈妈的心，在照看好宝贝的同时，妈妈自己的睡眠问题也值得重

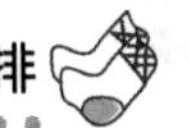

视。因为，只有妈妈睡眠充足、身体健康，才是对宝贝和家人的最好保障。

准妈妈最好的休息形式是睡眠，通过适当的睡眠解除疲劳，使体力与脑力得到恢复。经常半夜才睡觉的准妈妈，会打乱生物钟的节律，使只有在夜间才分泌生长激素的垂体前叶功能发生紊乱，因而影响胎儿的生长发育，严重时会导致生长发育停滞。准妈妈也会因大脑休息不足引起大脑过劳，使脑血管长时间处于紧张状态，出现头痛、失眠、烦躁等不适，有可能诱发妊娠高血压综合征。而且如果睡眠不足，可引起疲劳过度、食欲下降、营养不足、身体抵抗力下降、增加准妈妈和胎儿感染的机会，造成多种疾病发生。

因此，准妈妈应在每天晚上临睡觉之前，先用温热水浸泡双足，然后，喝一杯牛奶后即上床，这样可促进尽快入睡，逐渐便可改掉半夜才入睡的不良习惯，建立身体生物钟的正常节律。

怀孕6个月的性生活

妊娠期能不能过性生活？过性生活是否会影响胎儿的生长发育？这些问题都是夫妻们都比较关心但却羞于向他人启齿的事。

准妈妈怀孕期间是不宜过性生活的，但实际上在女性怀孕期间，很少有夫妻真正停止性生活，如是采取相应的措施，掌握分寸，是不会有问题的。再说，从“妊娠期不用避孕”这种解放感出发，提高了夫妻的性兴奋性，加深了两人的感情。

一般来说，准妈妈过性生活对胎儿的影响，主要表现在孕早期的前3个月和孕晚期的后3个月。前3个月容易引起准妈妈流产，而后3个月则常常导致准妈妈早产，其余时间过性生活对胎儿的影响不会太大。因此在时间上应该严格掌握，以免发生意外。事实上，女性在怀孕期间的性欲会大大减弱，特别是在怀孕的头3～4个月内，对任何性接触都表现出冷淡或强烈的反感。这是因为，怀孕带来的疲惫，使这期间的女性性欲低下，她们无法去顾及性生活。尽管有些准妈妈性欲未减，但一到晚上，她们会感到特别劳累，以致对性生活失去了足够的反应。

妊娠中期，早孕反应消失，胎盘已

给准妈妈的建议

此时，肚子越来越显眼了，注意不要压迫腹部。而且由于性感高潮引起子宫收缩，有诱发流产的可能性。所以准妈妈本人自身的调节也是极其重要的。此外，丈夫也应注意不要刺激乳头。假如，准妈妈对性生活仍然没有太大的兴趣，做丈夫的一定要尽量理解自己的妻子。

形成，阴道分泌物也增多了，这时可愉快地过适度的性生活。但是需要注意的是，到了孕中期，子宫长大，羊水增多，子宫张力增加，肚子隆起，如果性交频繁、动作粗暴，可能会引起子宫收缩，胎膜早破，羊水流出，宫内感染。孕中期妊娠反应基本消失，一般没有太多的不舒服，准妈妈心情转为平和，精神放松，性欲比孕早期高些，但仍要节制。这时除作正常的乳头护理外，不要以任何方式刺激乳头，否则容易引起子宫收缩，因此，丈夫和准妈妈都要注意，孕中期性交的体位应采取前座位、侧卧位、后背位为好。阴茎不能插入太深，动作幅度不要太大。

我们知道脐带是胎儿的生命线，如果性生活次数过多，用力比较大，压迫准妈妈腹部，胎膜就会早破。脐带就有可能从破口处脱落到阴道里甚至阴道外面。这种状况势必影响胎儿的营养和氧气，甚至会造成死亡，或者引起流产。即使胎膜不破，没有发生流产，也可能使子宫腔感染。重症感染能使胎儿死亡，轻度感染也会使胎儿智力和发育受到影响。

女性怀孕以后，阴道的分泌物增多，外阴部不仅容易溃烂，而且对细菌的抵抗力也减弱。被细菌感染后，症状加重就有流产的危险。所以平时要注意保持局部的清洁，尤其是在性生活前必须特别重视。粗暴的性交往往造成不良的后果，特别是子宫日益膨胀的时期。动作应保持平稳，哪怕是性交高潮时，动作也应缓慢。注意性交的体位也很重要，夫妻可以选择一些合适的姿势，以不会压迫腹部为宜。

有下列情况应禁止过性生活：

1．有先兆流产的征兆，如阴道流血、腹痛等。

2．有习惯性流产（妊娠早期）。

3．有妊娠高血压综合征时。

4．有严重并发症者。

洗个安全健康快乐澡

怀孕以后，由于机体内分泌的改变，新陈代谢逐渐增强，汗腺及皮脂腺分泌也会随之旺盛。因此，准妈妈比常人更需要沐浴，以保持皮肤清洁，预防皮肤、尿路感染。可是，如果在沐浴时不注意方法，有可能对母体和胎儿的健康造成影响，对胎儿来说，有些甚至是永久性的损害。

女性怀孕以后，随着内分泌的改变，新陈代谢增强，汗腺及皮脂腺分泌更为旺盛，比常人更需要洗澡，以保持皮肤清洁，预防皮肤感染及尿路感染等，但是在洗澡时如不讲究方法，就可能给你和宝宝的健康带来影响。洗个澡下来，令人胆战心惊！到底准妈妈该怎么洗澡才安全、才轻松呢？有以下几大守则：

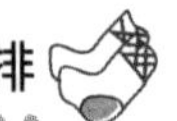

浴室的设备要注意安全

浴室地面经常很湿，非常容易跌倒，一不小心就会造成头部、尾椎及四肢受伤、骨折，非常危险；准妈妈跌倒更是危险，可能会造成流产或早产等不幸事件，所以准妈妈洗澡最重要的就是要预防跌倒。因此，浴室的安全防滑设备必须完善，可以在浴室地板铺上防滑垫，并定期清洗，以免卡住太多污垢；墙壁四周要设置稳固的扶手；洗脸槽安装要稳固。曾有人因滑倒紧急抓住洗脸槽，但因洗脸槽安装不稳固反而掉下来砸到脚，造成严重骨折；浴室内尽量减少杂物，例如：椅子、盆子等等，以免绊倒；若需放置则靠边集中放好。

准妈妈只能立式沐浴

怀孕后，机体的内分泌功能发生了多方面的改变，阴道内具有灭菌作用的酸性分泌物减少，体内的自然防御功能降低，此时如果坐浴，水中的细菌、病毒极易随之进入阴道、子宫，导致阴道炎、输卵管炎等，或引起尿路感染，使准妈妈出现畏寒、高热、腹痛等症状，这样势必增加孕期用药的机会，也容易留下畸胎或早产的隐患。

选购适当的沐浴用品

沐浴用品的选择，应该遵循中性、无刺激性、无浓烈香味、具保湿性的原则，以免伤害准妈妈敏感的肌肤。否则可能会产生皮肤干燥、脱皮，甚至起疹子等过敏现象。

使用香味太过浓烈的沐浴用品，不但刺激性较强，闻起来也会不舒服，容易造成头晕；所以同理，浴室内也不要放置芳香剂，因为对准妈妈及胎儿都有刺激性，只需将浴室打扫干净、没有异味即可。

洗澡的温度不能太高

据近代医学研究表明，过高的温度会损害胎儿的中枢神经系统。

据临床测定，准妈妈体温较正常上升2℃时，就会使胎儿的脑细胞发育停滞；如果上升3℃，则有杀死脑细胞的可能。而且因此形成的脑细胞损害，多为不可逆的永久性的损害，胎儿出生后可出现智力障碍，甚至可形成胎儿畸形，如小眼球、唇裂、外耳畸形等，有的还可导致癫痫发作。一般来讲，水的温度越高，持续时间越长，损害越重。所以，准妈妈沐浴时，水的温度应掌握在38℃以下，并最好不要坐浴，避免热水浸没腹部。

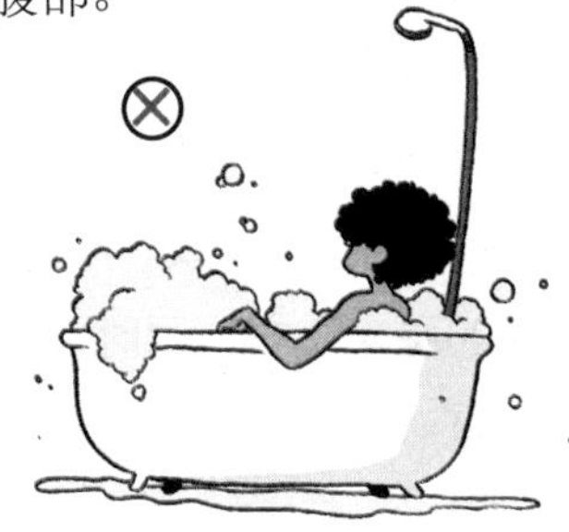

5～6个月

准妈妈的健康护理

准妈妈的体重，在这时可谓突飞猛进，肚子已经大得引人注目。乳房也明显增大、隆起，接近了典型准妈妈的体形。体重急剧地增加，因此，动作变得很笨拙。但由于不习惯这种体形的变化，往往容易跌跤、摔倒。从这时起，是身体非常容易疲劳的阶段，因此，应保证充足的休息和睡眠。

准妈妈远离腰痛的技巧

妊娠中晚期，腰酸背痛的感觉会一直困扰着准妈妈。这是因为，在此期间准妈妈的腹部逐渐向前凸出，为了保持身体平衡，身体的重心必须向后仰，脊柱过度前凸会造成背部肌肉持续紧张疲劳，从而造成腰背酸痛。

胎儿在你的体内孕育成长，由此导致的身体重心的变化会给你的身体状况带来很多不便之处。而且子宫越来越大，压迫着脊柱，使其弯曲程度远远大于平时。与此同时，腰椎（从腰部到臀部区域）的脊髓也会慢慢减少，这都会引起腰部的过度疲劳。

在怀孕期间，为适应子宫和胎儿的成长，腹部肌肉也会随之伸展，最终一般会伸展20厘米左右。同时，乳房也不断变大变重。这些都给腰部带来了不小的负担。激素是造成腰疼的另一主要原因。受激素、黄体酮和耻骨松弛激素的影响，韧带会变得更加柔软、有韧性，以便使盆腔能够伸张扩大，适应子宫的生长。然而，韧带的变化却使得你的腰部甚至其他部位倍感不适。激素的变化是孕期必然的，也就意味着腰疼是无法避免的。

尽管这些身体变化对胎儿的生长发育都是至关重要的，腰疼在所难免，但根据专家建议，准妈妈们的自我保健也很重要。科学的保健方法不仅能缓解腰痛，而且也有助于将来的分娩。在孕期，正确的体姿、轻微的运动和适当的休息都至关重要。

正确的体姿

准妈妈走路时应双眼平视前方，把脊柱挺直，而身体的重心要放在脚后跟上，踏地时应由脚跟至脚尖逐步落地。上楼梯时，为了保持脊柱挺直，这时准

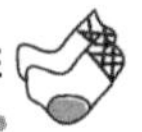

妈妈的上半身应向前略为倾斜，眼睛看上面的第3～4节台阶。一开始可能会觉得很难做，但经过在家的反复练习，一定能熟练掌握正确走路姿势的。

如果准妈妈在洗东西时发现水池过低，可以先用盆接点水，放在桌子上，然后自己坐在椅子上；如果要扫地，可以先去买把能伸缩长度的扫帚，然后把长度拉到合适的位置，这样就能有效防止准妈妈出现腰部酸痛。对于那些需要长时间弯腰的工作，最好还是请别人代劳比较好。

不能像以前一样站着拾东西了。正确的姿势应该是先双腿弯曲，脚跟抬离地面蹲下，同时背部挺直，微微吸气收腹。站起来时，要用腿部的力量，而不是腰部。

在躺下时，可以先把双腿弯曲起来，支撑起骨盆，然后轻轻扭动骨盆，直至把腰部调整到能舒适地贴紧床面为止。对腰部有些酸痛的准妈妈来说，可采取平躺、双腿弯曲的睡姿，小腿下垫3～4个枕头，能有效让腰部得到最大程度的放松。如果准妈妈采用侧卧位，需把腿一前一后弯曲起来。

坐着的时候将臀放在座位的中心，不要只把一半的臀部放在座位的边上。坐下后，轻轻扭动腰部，将身体的重心逐渐从脊柱调整到臀部。另外，桌子和椅子的高度要匹配。

怀孕期间要将你喜爱的高跟鞋脱下，暂且放起来，换上柔软舒适的平底鞋。因为穿平底鞋会使你的骨盆和腰部保持在一条直线上，可以减轻腰椎的压力。晚上睡觉时，可以在膝下垫个厚点的垫子，这也有助于缓解腰部受压。

轻微的运动

虽然怀孕期间不宜做剧烈运动，但适当做一些轻微的运动却是有益于准妈妈保健的。例如做一些幅度较小的肢体运动、慢速游泳（请务必注意卫生，而且持续时间不可过长）等。

饮食调摄

腰痛者的饮食，一般与常人无多大区别。但要注意避免过多地食用生冷寒湿的食物，即使在夏天，也不宜多饮冰冻的饮料。对于性寒的水果，如西瓜，也不宜一次进食太多。对于慢性腰痛持

给准妈妈的建议

在怀孕期间，即使你的健康状况一向良好，也难免会受腰酸背痛之苦。因为从怀孕的第一天起，你的身体就处在为分娩作准备的状态。由于体质不断变化，激素分泌增多，腰部肌肉、神经和承重都受到很大影响，这使你时常会有腰部不适甚至疼痛的感觉。因此，无论是怀孕期间还是分娩之后，腰部都需要你的精心呵护。

续不断的，可常服一些固肾壮腰的中成药，如六味地黄丸、肾气丸、十全大补丸等，可根据体质和病情适当选用。

食疗

1．猪腰或羊腰1对，黑豆100克，茴香3克，生姜9克。共煮熟，吃腰子和豆，喝汤，可常食。用于寒湿腰痛。

2．乌龟肉250克，核桃仁100克。共煮熟。用于慢性虚劳腰痛。

3．桑寄生20克，猪骨250克。同煮汤。一般腰痛者均可食。

4．益母草30克，鸡蛋2个，加水适量同煮，蛋熟后去壳，再煮20分钟，吃蛋饮汤。每天或隔天1次，用于经前后腰痛加剧或孕期腰痛者。

适时休息

如果你的工作比较繁忙，或者还需要照看其他小孩或者做家务活，就要学会忙里偷闲，不时地休息几分钟。间歇性的休息能有效缓解身体的疲劳。尽管你的日程可能会安排得非常紧，但你会惊喜地发现，短暂的休息会给身体带来极大的舒适感。

适当的支撑

大多女性将乳房变得柔软当成是怀孕的征兆之一。如果已经确定怀孕了，那就要经常支撑一下自己的乳房，因为不断长大的乳房也会给腰部带来不小的压力。

妊娠期脂肪肝凶多吉少

肝脏是脂肪代谢的重要器官。脂肪占肝脏总重量的5%，当脂肪量超过肝脏总重量的5%～25%时，即为脂肪肝。

肝脏是人体重要器官，既分泌胆汁，又与物质代谢密切相关。它对脂质物质代谢包括脂肪的消化、吸收、氧化、转化等起重要作用。若因各种原因使肝脏脂肪代谢功能发生障碍，就会使脂类物质平衡失调，脂肪在组织细胞内蓄积。当蓄积量超过肝重量5%以上或在组织学上有5%以上肝细胞脂肪化时便可称为脂肪肝。

脂肪肝发生的原因

1．营养性脂肪肝，由营养过剩或缺乏所致。

2．酒精中毒。

3．肝炎。

4．药物中毒。

5．内分泌功能紊乱。

6．妊娠性脂肪肝，多见于妊娠36～40周。最常见者应属营养失衡性脂肪肝。营养过量与不足均可导致脂肪肝，约半数肥胖者可发生脂肪肝。

妊娠脂肪肝的死亡率高达80%，因起病急骤、进展迅速。有关病因和机制目前尚不明了，初步的研究表明，在妊娠后期，由于激素异常增多，肝脂肪代

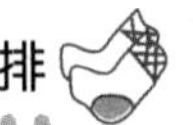

谢发生障碍，引起脂肪在肝细胞及其他组织器官迅速堆积，结果使肝细胞肿胀并发生脂肪变性，肾、胰、脑、骨髓也可出现脂肪变性。准妈妈的死亡原因主要是消化道出血、肝性脑病、脑水肿和急性肾衰竭。胎儿则多因胎盘纤维性病变和多灶性梗死，致胎盘功能不足而死亡。

在危及母亲与胎儿生命的情况下，及早诊断和终止妊娠是提高母婴存活率的关键。

如果能在准妈妈肝外并发症及凝血功能异常发生之前尽快终止妊娠，可以使母婴死亡率分别下降到36%～69%。同时，还应对准妈妈予以支持疗法、输血、补充凝血因子和白蛋白等。令人有所安慰的是，凡存活的妊娠脂肪肝母子通常不留有后遗症。

脂肪肝患者首先不能吃得太“好”，控制能量摄入，吃饭不能太饱，要多吃粗粮和蔬菜，多喝茶，来增加饱腹感。尤其要控制晚餐的摄入量，尽量少吃夜宵或零食。

给准妈妈的建议

患有脂肪肝的准妈妈一定要合理饮食，适度锻炼，控制饮酒。如果血糖或血脂异常，还应尽早治疗。对于体重增长过快的人，宜低糖、低脂饮食方案，多吃新鲜蔬菜和粗纤维食品，从食物源头控制能量的摄入。

患脂肪肝应忌吃的食物

猪肥肉

它是一种富含动物性脂肪的食物。据分析，每100克猪肥肉中，脂肪的含量高达90.8克，这种高动物性脂肪食物，对于脂肪肝者，应当忌食。

猪脑

它是一种高胆固醇食品。据分析，每100克猪脑中含有胆固醇3100毫克，列各类食物之首。高胆固醇食品长期服用，对预防脂肪肝也是不利的。对已患有脂肪肝者，理应忌食为妥。

鹅肉

民间多视鹅肉为大发之物，湿热内盛者忌食。脂肪肝患者多有湿热偏盛，鹅肉甘润肥腻，含脂肪达11.2%，容易助湿生热，加重肝胆疾病的病情，凡有脂肪肝者忌食之。

鸭蛋

是一种高脂肪、高胆固醇食品。据分析，每100克鸭蛋中，所含脂肪为14.7克，而蛋白质仅为13克。所含胆固醇为634毫克，尤其是蛋黄，其胆固醇含量可高达1522毫克。因此，有脂肪肝者，不宜多吃禽蛋，尤其忌吃蛋黄。

此外，脂肪肝患者还应忌吃各种动物油，忌吃动物内脏，包括脑、肾、肝，忌吃各种禽蛋的蛋黄部分，也忌吃河蟹、蟹黄、虾子、鱿鱼、蚬肉、凤尾鱼等高胆固醇食品，也有学者主张忌吃荔枝、龙眼肉、蜜饯、果脯及糖类等高糖食品，因糖多也可转变为脂肪。

准妈妈如何远离静脉曲张

为什么准妈妈容易患上静脉曲张呢?

怀孕时体内激素改变

妊娠期卵巢所分泌的雌激素增加，而雌激素对血管壁内的平滑肌有舒缓作用，使静脉壁更加松弛而容易发生静脉曲张。

胎儿和增大的子宫压迫血管

因怀孕中期子宫增大，压迫盆腔血管，尤其是压迫髂外静脉，从而使得血液由静脉向心脏的回流过程受到阻碍，因此，往往会出现下肢静脉曲张膨胀的现象。

家族遗传或孕期过重

有家族遗传倾向，血管先天静脉瓣膜薄弱而闭锁不全，或是孕期体重过重等，都是静脉曲张的高危险群。

准妈妈最关心的莫过于静脉曲张是否会对胎儿或母体造成影响。根据研究发现，如果母亲的血液聚集在腿部而不是流向胎儿，那么胎儿的血液循环会受到影响。据调查报道，发现长时间站立的准妈妈容易患有静脉曲张。静脉曲张还是引起早产的罪魁祸首之一。对妊娠期静脉曲张的治疗无需大动干戈而应手术治疗。最好的办法就是预防为主。如果准妈妈并发静脉曲张，应减轻工作，避免长时间站立，睡眠时抬高下肢，也可以穿弹力袜或使用弹力绷带，还可按摩小腿。

常用手法有：挤压小腿。准妈妈在靠背椅上，腿伸直放在矮凳上，丈夫拇指与四指分开放在准妈妈小腿后面，由足跟向大腿方向按摩挤压小腿，将血液向心脏方向推进。搓揉小腿，准妈妈坐姿如上，丈夫将两手分别放在准妈妈小腿两侧，由踝向膝关节搓揉小腿肌肉，帮助静脉血回流。但由于妊娠的根本因素未解除，只能减轻症状而不能彻底消除症状。有外阴静脉曲张的准妈妈，如果分娩时需做会阴切开术，医生会避开病变部位，以防损伤血管，造成失血。

30%～50%的孕期静脉曲张在分娩后不会自行缓解，且下次怀孕时又会再度复发，甚至导致中年时期的严重静脉曲张症，因此平时的保健相当重要。希望准妈妈们能照顾好自己的双腿，度过一个快乐无忧的妊娠期！

给准妈妈的建议

准妈妈应当注意适当休息。躺在床上的时候可以用枕头把下肢垫高些，这样做有利于血液的回流。

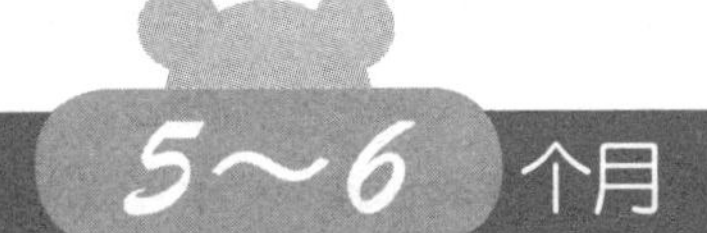

胎教进行时

宝宝来到人间，给家庭带来无限的快乐的同时，也给全家人带来了巨大的压力。宝宝从出生到长大成人是一个漫长的旅程。每一对夫妇都寄希望于新的生命，如何孕育一个聪明健康的宝宝，就成为每一个家庭最关心的话题，现在宝宝已经6个月了，应该怎样进行胎教呢?

呼唤胎教法

胎儿5个月感受器初具功能，在子宫内能接受到外界刺激，均能以潜移默化的形式储存于大脑之中。实践证明，父母亲经常呼唤胎儿，进行语言交流，能促进胎儿出生的语言及智能发育。

卡尔·威特说道："对于孩子来说，最重要的是教育而不是天赋，孩子成为天才还是庸才，不是决定于天赋的多少，而是决定于出生之前直到五六岁的教育。对孩子的教育必须同孩子的智力共同开始。"

据国外神经学专家研究，胎儿从第五周之后形成神经细胞，因此父母亲希望宝宝有什么样的智力，希望能够在有利的条件下增进遗传中大脑潜力的发展，这在一定程度上是可以预先设计的，其方法很简单，那就是胎教。

5个月的时候胎儿已经具有辨别各种声音并能做出相应反应的能力，父母就应该抓住这一时机经常对胎儿进行呼唤训练，也可以说是"对话"。孩子出生就会马上识别出父母的声音，这不但对年轻父母是一个激动人心的时刻，而且，对你的孩子来说刚来到这个完全陌生的世界时，如果能听到一个他所熟悉的声音，对他来说是莫大的安慰和快乐。同时消除了由于环境的突然改变而带给他心理上的紧张与不安。而且通过父母亲充满爱意的呼唤与谈话，给予胎儿良性的刺激，这能够丰富胎儿的精神世界，开发他的智力。

抚摩胎教法

根据国外的研究，婴儿如果很少被触摸、爱抚，很容易出现心理疾患，并且生长、发育迟缓。所以，如果从胎儿期便经常充满爱意地触摸、按摩婴儿，将能有效促进婴儿养成良好的性格和迅速的反应能力。

抚摩胎教法，是通过准爸爸准妈妈轻轻拍抚肚皮或聆听肚皮里的声音等亲密动作，达到准爸爸、准妈妈和胎儿三方互动与情感交流。因为，准妈妈对胎儿的拍抚，不仅能传达她对胎儿的关爱，还能使准妈妈本身处在一种身心放松的状态，达到安抚胎儿与舒缓母亲情绪的双重功效。抚摩训练是胎教中的一项重要内容。通过经常抚摩自己的腹部，可以激发胎儿的运动积极性。

通常在怀孕第4个月时，就能明显感觉到胎动，而到了怀孕的第6个月，胎儿踢脚、翻跟头、扭转身体的动作要明显频繁地多，因此，这时正是实施“抚摩胎教法”的最佳时机。胎教时，准爸爸、准妈妈可以手轻轻地，充满爱意地抚摩肚皮，让胎儿感受到爸爸妈妈对他的爱。另外，可选一处安静场所，采取一种最舒服的姿势，每天花10分钟，不听音乐，不说话，集中精力用手抚摩和宝宝进行独特的情感交流。这项工作也可以由宝宝的父亲协助完成，准妈妈躺在床上，准爸爸对胎儿的抚触，可以让胎儿提前感受家的温暖。

如果感觉到胎儿用脚踢你的肚子，你可以轻轻拍打被踢的部位作为回应，然后等待他的下一次。一般在1～2分钟过后，胎儿会再踢几下，这时你再轻拍几下。如果拍的部位改变了，胎儿下次踢的部位，也可能会向你新拍的部位踢过去。当然，你变换拍腹的部位，离原来胎动的部位不要太远。

还有一种方法可以试用。你不妨平躺在床上，全身尽量放松，在腹部松弛的情况下，用一个手指头轻轻按下再抬起，来回抚摩胎儿。胎儿受压后出现蠕动，这是对母亲爱抚的反应。值得注意的是：在进行胎教时，必须遵守一个原则，就是一定要充满爱意的抚摩，而不是拍打或按压，另外，千万不要经常性地在情绪不佳时进行胎教。

在妊娠20周后，就可以进行抚摩胎教了，注意与胎动出现的时间吻合，并注意胎儿的反应类型和反应速度。如果胎儿对抚摩的刺激不高兴，就会用力挣脱或者用蹬腿来反应。这时，父母应该停止抚摩。如果胎儿受到抚摩后，过了一会儿才以轻轻的蠕动作出反应，这种情况可继续抚摩。

抚摩从胎儿头部开始，然后沿背部到臀部至肢体，动作要轻柔。每晚临睡前进行，每次抚摩以5～10分钟为宜。抚摩可与胎动及语言胎教结合进行，有很多准妈妈可能找不准胎儿身体的具体位置，这时候准妈妈也可以不用考虑抚摩的顺序。

经过这种训练的胎儿出生后，能比较早些站立和行走。但是，如果准妈妈已经出现了早期子宫收缩的征兆时，就不要进行抚摩训练了。

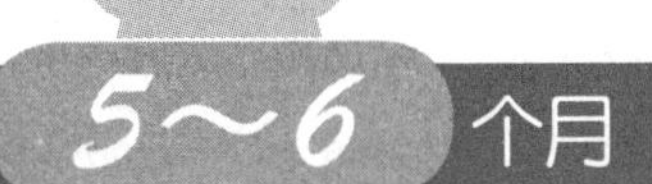

个月

准妈妈饮食营养

由于子宫逐渐增大，常会压迫胃部，使餐后出现饱胀感，因此每日的膳食可分4～5次，但每次食量要适度，不能盲目地吃得过多而造成营养过剩。如准妈妈体重增加过多或胎儿超重，无论对妈妈还是对宝宝都会产生不利影响。

营养师建议

培养良好的饮食习惯

经常表现出没有胃口、不喜欢吃东西、吐奶、消化吸收不良，或在宝宝稍大一点开始进食副食品时，即出现明显偏食的现象，追溯既往，则发现其母亲在怀孕时的饮食状况往往也是胃口不好、偏食，或是吃饭的过程紧张匆忙，常被外界干扰打断。或者是常常有一餐没一餐的。由此可见，母亲的不良饮食习惯对胎儿的影响是很大的，所以为了以后少为宝宝的饮食问题操心，应该培养自己良好的饮食习惯。

要做到规律饮食

即三餐定时、定量、定点。最理想的吃饭时间为早餐7～8点，午餐12点，晚餐6～7点，吃饭时间最好控制在30～60分钟。进食的过程要从容，心情要愉快。三餐都不宜被忽略或合并。尤其是早餐，而且分量要足够，每餐各占一天所需热量的1/3，或呈倒金字塔形——早餐丰富、午餐适中、晚餐量少。吃饭的时候最好固定在一个气氛和谐温馨的地点。尽量不被外界干扰而影响或打断用餐。

营养要均衡而多变

身体所需的营养尽量由食物中获得。不同的食物所含的营养素是不一样的，目前仍有许多营养素尚未被发现。所以建议准妈妈多变化食物的种类，每天可吃2～5种不同的食物，营养才易充足。补充营养要科学、合理，不要认为多多益善，拼命地补充营养，这样会造成孕妇发胖，不利于孕妇的分娩。

要以少加工的食物为主

因为食物加工得越少，其中营养素越不容易丢失，有利于为胎儿提供全面的营养。母亲在怀孕时尽量多吃原始食物，如五谷、青菜、新鲜水果。烹调时以保留食物原味的方式为主，少用调味料，让宝宝还在肚子里时就习惯此类的饮食模式。加上日后用心培养。就不会为孩子“不爱吃青菜、正餐，喜吃饼干、糖果、汉堡、可乐”而烦恼了。

注意铁质的摄入

铁的摄取是一定不可缺少的，因为铁是分娩血红蛋白的重要原料，而血红蛋白把氧运送给细胞，人体需摄取少量的铁，贮存在组织中，胎儿就从这个“仓库”中吸取铁，以满足自己的需要。到了妊娠中后期，孕妇的血容量增加，使红细胞相对不足。

另外，母体除了本身对铁的需求之外，还要供给日益成长的胎儿对铁的需要。母亲贫血容易出现水肿、妊娠高血压综合征、心功能障碍，还会使胎儿发育不良、体重偏低、早产甚至死亡。

因此，此时孕妇应该多吃一些含铁丰富的食物，如奶类、蛋类等，还需要多吃红枣、柑橘等富有铁质的水果等。如果血红蛋白低于100克/升，则应遵医嘱补充各种铁剂药物及维生素，直到血红蛋白恢复正常为止。

其他注意事项

如果孕妇下腹部突出，是因为体内热量过高或体力不足，加上胃肠功能也弱，所以要将少量营养价值高的食物，制成易消化的状态食用，不要吃生冷和酸味的食物。

最好采取少食多餐的方式，一天分4～5次进餐，可达到收敛效果。饭后，一定要先躺下来休息10～30分钟，然后对耳朵做指压，并让眼睛得到充分的休息。另外，不要让肚子太饿，也不要暴饮暴食。女性在怀孕第六个月时，应补充足够的维生素。而只有养分均衡的饮食，才能保证维生素的摄入。

6月营养食谱推荐

甜酸咕噜肉

原料

里脊肉片150克，青椒30克，菠萝20克，红椒30克，洋葱20克，鸡蛋黄1个。白醋、糖、水淀粉各1小匙，番茄酱3小匙，精盐、酱油、香油各少许。

制作

1．青椒、红椒洗净，切片；洋葱洗净切片；菠萝去皮，切片备用。

2．肉片加酱油、糖、蛋黄拌匀，腌约10分钟；起油锅，将肉片过油，取出备用。

3．起油锅，爆香洋葱、放肉片煸炒，再放青椒、红椒、菠萝炒匀。

4．放其他调味料（水淀粉除外）炒匀，最后加水淀粉勾薄芡即可。

柴香豆腐

原料

盒装豆腐1盒，柴鱼片（明太鱼片）30克，鸡蛋1个，淀粉适量。酱油1大匙，蒜末1/3大匙，香油1/3大匙。

制作

1. 豆腐切大块，鸡蛋打散成鸡蛋清，裹上淀粉、鸡蛋清及柴鱼片。

2. 起油锅，放豆腐，炸至金黄时捞出，食用时蘸酱汁即可。

功效

孕妇经常食用可有效地保护血管系统，还能预防骨质疏松。

杏仁瓦片

原料

面粉40克，鸡蛋清2个，糖粉100克，奶油40克，杏仁180克。

制作

1. 奶油加热使其融化，与杏仁及佐料一起混合均匀为面糊。糖粉过筛，加入鸡蛋清，用打蛋器搅拌至糖粉溶化，搅拌均匀。

2. 烤盘铺上不粘纸，以大汤匙挖取面糊，放在烤盘上；用叉子将面糊小心推开成薄片，入烤箱中以175℃烤约15分钟即可。

功效

本菜富含维生素B_6，可改善孕吐引起的不适症状。

芦笋虾

原料

芦笋90克，虾仁60克，鱼泥40克，鸡蛋1个，香油、糖、胡椒粉1小匙。

制作

1. 虾仁以纸巾吸干水分，用刀面拍扁，再剁成泥状；鸡蛋打散为鸡蛋清，备用。

2. 将虾泥、鱼泥、鸡蛋清及调味料混合拌匀，使其具有弹性。芦笋洗净、对切，将芦笋包住，捏紧成芦笋虾，入蒸锅中蒸熟。

3. 热锅，待油热后转成中火，放入蒸好的芦笋虾，炸至金黄色即可。

功效

本菜有助孕妇孕中期补充营养。

山药蔬菜饼

原料

奶油、面粉、豌豆苗、山药各150克，圆白菜、金针菇、胡萝卜各40克，鸡蛋1个，精盐少许。

制作

1. 鸡蛋打散；山药去皮，入蒸锅蒸软，压成泥状备用；其他材料洗净，切丝；面粉过筛，再加入山药泥拌匀。

2. 平底锅加热，放奶油，倒入山药泥，加入蔬菜丝、鸡蛋清及精盐；待底部凝固后翻面，以小火煎至两面呈金黄色即可。

白酒蛤仔面

原料

罗勒30克，文蛤250克，洋葱1个，意大利面150克，橄榄油1小匙，白酒、鸡精、奶油、蒜末、精盐、白胡椒粉、香菜末各适量。

制作

1．罗勒，洋葱洗净剁碎、文蛤洗净，放入微波炉加热，待其开口后取出备用。锅中放水及意大利面，小火煮熟，取出。

2．热锅放橄榄油，炒香蒜末、洋葱、奶油，放白酒与面条炒匀，再加调味料及罗勒拌匀即可。

功效

食物清爽适口，容易消化。

糖醋鱼片

原料

红椒20克，鲜鱼200克，菠萝片15克，青椒25克，番茄酱1小匙，蒜末、淀粉、醋、糖各1小匙。

制作

1．鲜鱼去鱼骨，切成片状；裹淀粉油炸至熟透；菠萝去皮、切片；青椒、红椒洗净、去籽及切片；与鱼片一起摆入盘中。

2．起油锅，爆香蒜末，放调味料及少许水，以小火煮开后，淋在鱼片上即可。

功效

本菜有助于孕妇孕期增加热量摄取，及营养补充。

罗宋汤

原料

番茄酱2匙，精盐1小匙，圆白菜150克，牛肉120克，胡萝卜100克，马铃薯180克，洋葱80克，番茄140克。

制作

1．马铃薯、胡萝卜分别去皮、切大块；所有材料均洗净；牛肉切大块，汆烫后捞出备用。

2．锅中入水，将所有材料一起放入锅中焖煮至牛肉熟烂，加调味料拌匀即可。

功效

含有丰富铁质，可预防及改善孕妇孕期贫血。

豌豆荚洋葱鸭血

原料

鸭血180克，豌豆荚60克，洋葱80克，青蒜60克，豆瓣酱2大匙。

制作

1．所有材料洗净；豌豆荚去蒂；洋葱切丝；青蒜切片；鸭血切条状。

2．热锅入油，爆香洋葱，放鸭血、清水及豆瓣酱，焖煮至鸭血入味。

3．最后放豌豆荚及青蒜，炒至熟即可。

红豆姜汤

原料

老姜60克，熟红豆120克，小汤圆80克，糖2小匙。

制作

1. 老姜洗净，以刀背拍碎，加水熬煮约20分钟，滤除残渣，加入糖煮滚备用。

2. 锅中放水，煮滚后加汤圆煮熟，捞出、泡凉开水，待凉后取出。

3. 食用时将汤圆、红豆，姜汁混合一起即可。

功效

可消除水肿症状。红豆具有生津液、利小便、除肿、止吐的功能。

烤五花肉茭白

原料

五花肉2片，茭白1根，酱油1小匙，糖1小匙。

制作

1. 将五花肉顺着茭白卷起，涂上调味料，并以锡纸包起来，茭白洗净、对切。

2. 烤箱先预热，将包好的茭白移入烤箱中，烤约5分钟即可。

功效

鲜甜可口，增进食欲。茭白性寒味甘，营养丰富，具有解烦热、调肠胃的功能。

照烧袋饼

原料

火锅肉片180克，调味牛蒡10克，白芝麻6克，柴鱼（明太鱼）片8克，烧饼1个，植物油1小匙，淀粉1小匙，酱油2小匙，糖1/2小匙，香油1小匙。

制作

1. 锅热入油，加入调味料、柴鱼片、调味牛蒡、肉片、白芝麻一起拌炒至水分收干即可起锅。肉片加淀粉拌匀，入锅中沸水汆熟。

2. 烧饼对切，将一些材料塞入烧饼中即可。

功效

本菜可改善孕期呕吐等不适症状。

生菜包鸡

原料

洋葱80克，鸡肉150克，香菇6克，芹菜50克，香菜5克，生菜叶4片，红葱头末少许，柠檬汁、糖各适量。

制作

1. 将所有材料均洗净，香菇泡软，分别剁碎备用。爆香红葱头末、香菇及洋葱，放入鸡肉煸炒约5分钟。

2. 再加芹菜、香菜炒匀；起锅前加调味料拌匀，食用时配以生菜叶包着一起食用。

功效

本菜可改善孕期便秘。

春饼

原料

圆白菜40克，花生粉25克，猪肉70克，胡萝卜50克，芹菜30克，熟春饼皮2张，糖粉30克，绿豆芽60克，青蒜25克，香菜10克。

制作

1. 猪肉洗净，煮熟、切丝；将圆白菜、胡萝卜、芹菜、青蒜、香菜洗净备用。

2. 锅预热后放油，将所有蔬菜炒香至熟，取出沥干水分。春饼皮平铺，依序铺上糖粉、花生粉及炒熟的蔬菜，包卷即可。

功效

可预防及改善孕妇孕期便秘状况。

三鲜鳝丝汤

原料

鳝鱼60克，黄瓜40克，猪瘦肉35克，鸡蛋，胡椒粉、水芡粉、精盐、葱、姜、料酒、味精、芝麻油适量。

制作

1. 鳝鱼用水冲洗后入沸水中烫熟，拆肉切成丝。瘦猪肉洗净，黄瓜削皮去瓤切成丝。

2. 鸡蛋调匀，制成蛋皮后切细丝。爆香葱姜后加入鲜汤烧开，速将肉丝下锅，到入调料，淋入水淀粉勾芡起锅，撒上葱丝，淋入芝麻油即可。

功效

此汤软嫩色美，汤鲜味浓，富含优质蛋白质、B族维生素、维生素A等营养物质，是孕妇理想的汤品。

竹筒豆豉蒸排骨

原料

肋排180克，豆豉15克，红辣椒2只，大蒜、精盐、糖、淀粉、生抽、米酒各适量。

制作

1. 豆豉洗干净，大蒜去皮剁成茸，蒜茸放入豆豉中，加入糖和油，混合成蒜茸豆豉。

2. 排骨洗净，剁成段，用纸巾抹干水分，加入调料腌，然后滚匀淀粉。

3. 将蒜茸豆豉在排骨里面拌匀，撒上辣椒丝，然后放入竹筒大火蒸30分钟至半小时。

功效

排骨鲜嫩，味道清香可口。含蛋白质、钙、磷、铁等营养素。

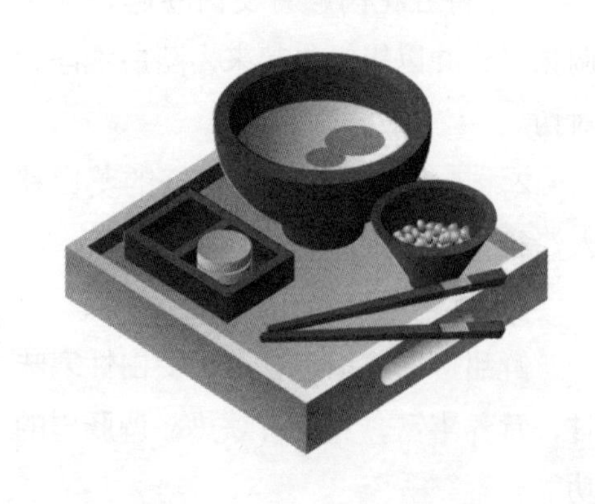

清汤鳗鱼丸

原料

调料包1个(内装砂仁5克、陈皮8克)，料酒20克，精盐4克，味精1克，鸡蛋清1个，清汤800克，芝麻油5克，鳗鱼肉300克，豌豆苗、葱、姜各10克，葱姜汁10克。

制作

1．锅内放入清汤，下入调料包、葱、姜用大火烧开，改用小火煎煮30分钟左右，捞出调料包、葱、姜不用。

2．鳗鱼肉从中间片开，剔去鱼骨、鱼刺、鱼皮，剁成末，放入容器内，加入蛋清、料酒8克、葱姜汁、精盐2克，沿一个方向充分搅匀上劲。

3．将鱼肉末制成均匀的丸子，下入汤锅内氽熟，加入豌豆苗、余下的精盐，味精略烧，出锅盛入汤碗内，淋入芝麻油即可。

功效

鳗鱼肉富含蛋白质、脂肪、钙、磷、铁等，尤以铁的含量最为丰富。此款菜肴营养丰富，是孕妇的保健菜肴。

海带炖牛肉块

原料

牛肉300克，水发海带200克，油750克（约耗50克），绍酒、酱油各2大匙，糖1/2大匙，精盐、味精各1/3小匙，花椒、大料、茴香、葱各少许。

制作

1．牛肉切成3.3厘米见方的块，下入七成热油中冲炸至变色，即刻倒入漏勺；海带洗净，切成片备用。

2．炒锅上火烧热，加底油，用葱片、花椒、大料、茴香炝锅，烹绍酒，加入酱油、糖、精盐，添汤烧开，下入牛肉块，撇净浮沫，盖上盖，移小火炖至八分熟时放入海带片，继续炖至熟烂入味，拣去花椒、大料，加入味精提鲜，出锅装碗即可。

炒猪肝菠菜

原料

猪肝250克，菠菜300克，油2大匙，酱油 1 大匙，绍酒1/2大匙，醋1小匙，糖2/3小匙，精盐、味精各1小匙，花椒粉、葱片、姜末各少许，淀粉适量。

制作

1．猪肝切小薄片，菠菜择洗净，切2.5厘米长的段，下沸水中焯烫一下，即刻捞出，沥净水分。

2．炒锅上火烧热，加适量底油，用葱、姜炝锅，放入猪肝煸炒，烹绍酒、醋，加酱油、糖、花椒粉，再放入菠菜段、精盐、味精，翻炒均匀，用水淀粉勾芡，淋明油，出锅装盘即可。

功效

菠菜含有大量的抗氧化剂，是有抗衰老，是孕妇必吃的健康食物。

牛奶炖豆腐

原料

鲜牛奶1杯，豆腐1块，油3克，精盐1小匙，味精1小匙。

制作

1．将洗净的豆腐切成2厘米见方的块，下入沸水中焯烫透，捞出后沥净水分备用。

2．不锈钢锅上火烧热，同时加入色拉油、精盐，稍加煎煮，然后添汤，下入豆腐块，烧开后撇去汤面所留浮沫，再放入牛奶、味精，转小火不加盖再炖片刻至入味，出锅装碗即可。

功效

豆腐不仅含钙丰富，可保证胎儿正常生长发育的需要，还有大豆卵磷脂有益神经、血管、大脑的生长发育。

熘肝尖

原料

鲜猪肝300克，胡萝卜片、黄瓜各少许，绍酒、酱油各1大匙，糖1/2大匙，醋1/2小匙，精盐、味精各1/4小匙，花椒油1小匙，葱、姜末、蒜片各少许，淀粉适量。

制作

1．将猪肝切成厚的片，装碗内，加入精盐、味精、绍酒、淀粉抓拌均匀，下入五成热的油中滑散、滑透，倒入漏匙。

2．用小碗加入绍酒、酱油、糖、味精、水淀粉对成芡汁。

3．炒锅上火烧热，加少许底油，用葱、姜末、蒜片炝锅，烹醋，下入胡萝卜片、黄瓜片煸炒片刻，再下入猪肝片，泼入芡汁，翻熘均匀，淋花椒油，出锅装盘即可。

功效

孕妇应多吃肝，各种动物的肝脏都有助于明目、补血的功效。

茄汁鲫鱼

原料

鲜鲫鱼1条，香葱段少许，油75克，甜面酱2大匙，绍酒、酱油、香油、糖、醋、精盐、味精、花椒各适量，葱、姜、蒜片各少许。

制作

1．将鲫鱼刮鳞，挖鳃，除内脏，洗涤整理干净。在鱼身两侧剞指花刀，用少许绍酒、酱油腌制入味，下入八成热油中炸呈金黄色，倒入漏勺。

2．原锅留少许底油，用葱、姜、蒜、花椒炝锅，烹绍酒、醋，加入甜面酱、酱油炒香，再加入糖、精盐，添汤烧开，放入炸好的鲫鱼，移小火慢烧20分钟，待鱼酥汤浓时，将鱼取出装盘，余汤加味精，淋香油，浇在盘中鱼身上即可。

功效

本菜有助于产后喂奶，多吃有益。

个月

妈妈宝宝的变化

这个时候可爱的胎儿已经会做梦了，并且以这种方式进行脑部体操。那么，小宝贝会做什么梦呢？我们都无从知道。但是它的大脑活动已经是非常活跃了，大脑皮层表明开始出现一些特有的沟回，脑组织快速地增殖。

胎儿的成长

孕25～28周末为孕7月，这时，胎儿的身长30～35厘米，体重1000～1200克。与躯干比例接近新生儿；头发长出5毫米左右，全身覆盖胎毛，皮肤略呈粉红色，皮下有少量脂肪，皮肤皱褶多，貌似小老人；上下眼睑开始分开，眼睛能够睁开了。开始练习看物和聚焦。胎儿在出生时可以看到的距离是20～25厘米，这可能和他在子宫内能看见的距离有关。头发及眉毛已经长出。不喜欢强光，对较弱的光线很感兴趣，一有温柔的光，他就马上把头转过来。胎儿的听觉也有发展，不仅对母亲的声音，而且对各种声音都开始有所反应，不过，听觉发育完成还要到妊娠第八个月的时候。

此外，味觉、嗅觉、触觉也已发育，当然这些感觉还需在出生后才能迅速发达起来。鼻孔也已开通。

外生殖器中，男孩子的睾丸还没有降下来，但女孩子的小阴唇、阴核已清楚地突起。神经系统进一步完善，胎动变得更加协调，而且多样了，不仅会手舞足蹈，还能转身了。

这个时期如果胎儿臀位不必担心，由于胎儿还不是很大，因此能在羊水中浮游、活跃地转动，所以位置不稳定，但过了妊娠8个月，长大的胎儿就不能转动，位置也稳定下来了。有趣的是，他甚至会把自己的大拇指或其他手指放

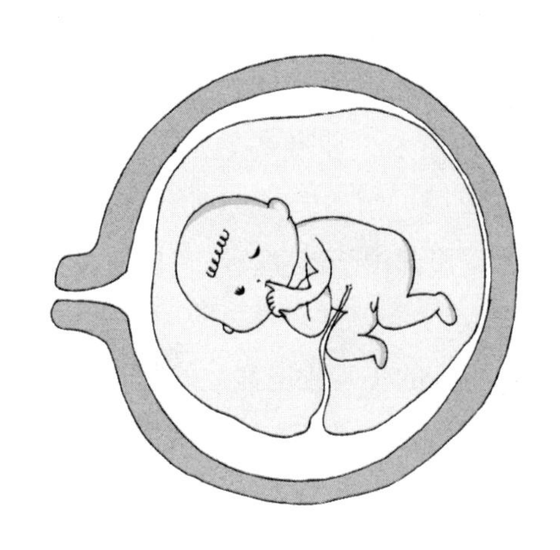

到嘴里去吸吮。但是，吸吮的力量还不够大，气管和肺尚未发育完善，因此，这个时期的早产儿，只能有浅浅的呼吸和哭泣。

若此时早产，会出现呼吸困难，借助一些医疗设备的话，婴儿已经可以进行呼吸。但此时的婴儿哭声微弱，吸乳力量小，生命力弱，若精心护理及喂养亦能存活。

这个时候小宝贝已经会做梦了，并且以这种方式进行脑部体操。那么，小宝贝会做什么梦呢？谁也不知道。但是它的大脑活动已经是非常活跃了，大脑皮层表明开始出现一些特有的沟回，脑组织快速地增殖。

准妈妈的变化

妊娠7个月的准妈妈，肚子越来越大了，宫底上升到脐上1～2横指，子宫高度为24～26厘米，身体为保持平衡略向后仰，腰部易疲劳而疼痛。

由于胎盘的增大、胎儿的成长和羊水的增多，使准妈妈的体重迅速增加，每周可增加500克，肚子感到分外沉重。腹部由于过度膨隆可出现少许的妊娠纹。

增大的子宫压迫盆腔静脉，使下肢静脉曲张更加严重，便秘和长痔疮的人也增多了。挺着大肚子走路，为了使重量取得平衡，就必须昂首挺胸，时间久了，就容易引起后背和腰部疼痛。同时受激素水平的影响，髋关节松弛而导致步履艰难。

这时，准妈妈的心脏和肾脏的负担明显增加，有些人可发生水肿、高血压和蛋白尿。这些是妊娠高血压综合征的主要表现，尤其值得引起警惕。

早产最容易在妊娠7个月时发生，过于激烈的运动是早产的原因。妊娠高血压综合征也往往开始有征兆。由于身体笨重，准妈妈走路身体后仰不看脚下面易摔倒。

这段时期准妈妈血容量增加，心脏负荷加重，有时会引起心跳加快，因此这段时间，准妈妈应注意动作缓慢些。这时期贫血发生率增加，准妈妈务必做贫血检查，若发现贫血要在分娩前治愈。准妈妈必须定期到妇幼保健诊所做检查，28周开始每2周检查1次。

此外，还要进行血常规检查，如能确认贫血，宜在分娩前尽早治愈。这时还容易发生早产。

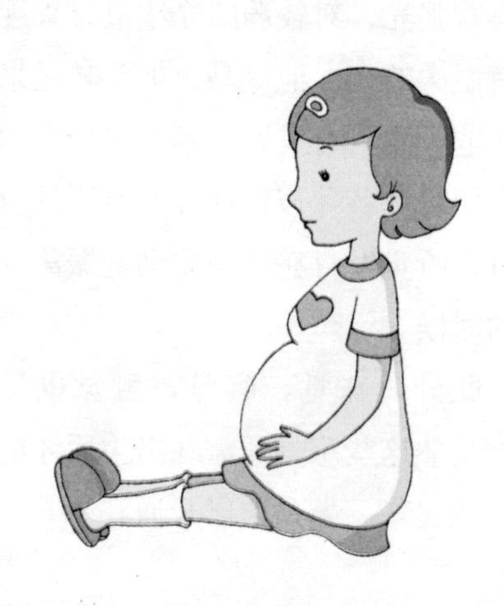

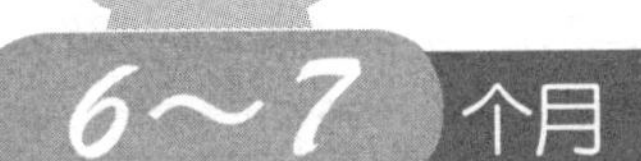

准妈妈的生活宜忌

不知不觉，胎儿已经7个月了，肺部已经发育完全，体重也达到1千克。准妈妈在这个时候肚子越来越大、身体越来越重，便秘和痔疮的问题也会接踵而至。还有从这个月开始要特别注意减少活动量，多休息，小腹不要过于用力，以免造成早产的危险。

准妈妈应注意的问题

怀孕第七个月，准妈妈的子宫越来越大，体形发生明显变化。常会出现小腿抽筋、便秘、后背和腰部有时会感到疼痛，各种各样的不适困扰着准妈妈，不过为了宝宝，一定要坚持下去。

这个时期肚子变得越来越大，也越来越沉，动作要慎重，过激的运动会造成早产，上、下楼梯的次数要尽量减少，尽可能利用电梯。腿抽筋和静脉曲张的人，不要长时间站立，下半身不要系带子，而且睡觉时把脚稍微垫高一点。避免拿重物、向高处伸手、突然站起来等。

这个时期，由于胎儿越来越大，母体的负担也越来越重，如果母体不能负担，就会引起各种各样的功能障碍，成为一种并发症表现出来，这就是妊娠高血压综合征，主要症状是水肿、高血压、蛋白尿等并发症。妊娠高血压综合征严重时不能向胎盘输送充分的血液，阻碍胎儿的发育，所以平时日常生活应避免过度劳累，保证充分的睡眠和安静的时间，少吃咸的和辛辣的食品，要定期接受产前检查，以及时发现征兆。

因怀孕患上糖尿病的准妈妈的比例是1：30，因此每位妊娠女性都要进行糖尿病筛查。妊娠糖尿病如不及时控制，不仅容易引发准妈妈感染、流产、早产、死产、羊水过多、妊娠高血压，还会造成胎儿巨大或畸形，且新生儿产伤、产后出血发生的概率增高。调查显

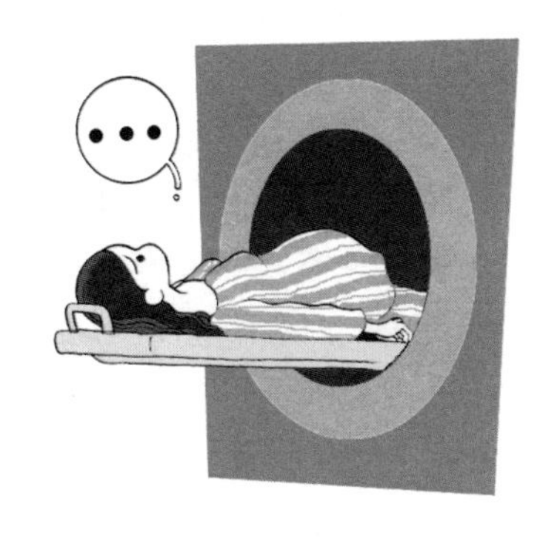

示，大约50%～70%的妊娠糖尿病准妈妈在产后数年会转变为2型糖尿病，其糖尿病发病率比普通人群高6倍，她们的子女也更容易患上肥胖甚至糖尿病。所以准妈妈们应在怀孕24～28周时到医院进行糖尿病筛查。对于有糖尿病家族史、年龄偏大或肥胖的糖尿病高危人群，怀孕后应尽早接受糖尿病的筛查，以便及早诊断。

在饮食上如不能均匀摄取需要量的铁，就会造成贫血，出现头痛、眼花、站起来头发晕、寒战、水肿、上楼梯容易气喘、心跳和呼吸困难等症状，还容易疲劳、失眠、精神不集中，如发展成重症贫血，会对胎儿的脑细胞和心脏产生不良影响。

这个月应该再做一次贫血检查，如确认是贫血，要遵医嘱，在分娩前治愈。平时要注意饮食，食用含铁高的食物，充分摄取蛋白质、维生素B_1、B_2等与贫血有关的营养素。

给准妈妈的建议

腹内的胎儿一天天成熟，总有一天他要来到外面的世界的，在他出生之前就应该做好必要的准备。在这个时期选择身体舒服的日子，一点点地准备婴儿用品和住院的必需品，做这些时，一定要未来的爸爸也帮些忙，夫妻俩一起想着有了孩子以后的生活，并为迎接孩子作准备，这是一件很愉快的事。

此期的胎教应继续给胎儿听音乐。此外，抚摩你的腹部也是很好的胎教方法。抚摩的动作有摸、摇、搓或轻轻拍等，一天3～4次。当能摸出胎头、背部及四肢时，可进行轻轻拍摸。在抚摩的同时，与胎儿对话，对胎儿更有好处。

到这个时候，对于长大的胎儿来说，子宫这个摇篮好像已经显得狭窄了，这个时候，准妈妈要学会腹式呼吸，它可以将充足的氧气输送给胎儿。正确的姿势是：背后靠一小靠垫，把膝盖伸直，全身放松，把手轻轻放在肚子上。然后开始做腹式呼吸，用鼻子吸气，直到肚子膨胀起来；吐气时，把嘴缩小，慢慢地、有力地坚持到最后，将身体内的空气全部吐出。注意吐气的时候要比吸气的时候用力，慢慢地吐。每天做3次以上。

父亲也应参与对胎儿的抚摩和对话。要进行乳房清洗、按摩。此期准妈妈脚容易水肿，睡觉时，最好把脚稍微垫高一些。

准妈妈的营养关注

本月是孕中期的最后时期，你的各方面情况与前一个月相差不大。但是本月已经面临了妊娠高血压综合征的威胁，所以在饮食方面需要格外小心。

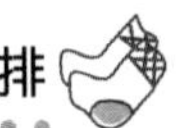

不宜多吃动物性脂肪，妊娠7个月时常出现肢体水肿。因此，首先要少饮水，少吃精盐；日常饮食以清淡为佳，忌吃咸菜、咸蛋等精盐分高的食品。水肿明显者要控制每日精盐的摄取量，限制在2～4克之间。同时，要保证充足、均衡的营养，必须充分摄取蛋白质，适宜吃鱼、瘦肉、牛奶、鸡蛋、豆类等。忌用辛辣调料，多吃新鲜蔬菜和水果，适当补充钙元素。

要选富含B族维生素、维生素C、维生素E的食物，增加食欲，促进消化，有助利尿和改善代谢的作用。再者，多吃水果，少吃或不吃不易消化的或易胀气的食物，忌吸烟饮酒。

另外，要注意增加植物油的摄入。此时，胎儿机体和大脑发育速度加快，对脂质及必需脂肪酸的需要增加，必须及时补充。因此，增加烹调所用植物油即豆油、花生油、菜油等的量，既可保证孕中期所需的脂质供给，又提供了丰富的必需脂肪酸。准妈妈还可吃些花生仁、核桃仁、葵花子仁、芝麻等油脂含量较高的食物，并控制每周体重的增加在350克左右，以不超过500克为宜。

丹麦专家研究表明，常吃鱼有防止早产的作用。丹麦得乐群岛的准妈妈，平均孕期比其他地区长5天以上，奥妙在于食谱中鱼类所占比重较大，因而专家推测鱼肉中某种特殊脂肪酸起了积极作用。由于准妈妈的孕期延长，婴儿的平均出生体重也比其他地区高107克，为日后的发育打下了良好的基础，故此孕期要多吃鱼。

给准妈妈的建议

准妈妈在正餐之外，吃一点零食可拓宽养分的供给渠道。可以嗑一点瓜子，诸如葵花子、西瓜子、南瓜子等。葵花子富含维生素E，西瓜子含亚油酸较多，而亚油酸可促进胎儿大脑发育。南瓜子的优势则在于营养全面，蛋白质、脂肪、碳水化合物、钙、铁、磷、胡萝卜素、维生素B_1、B_2、烟酸等应有尽有，而且养分比例平衡，有利于人体的吸收利用。

准妈妈要防止身体缺钙

准妈妈们要是能够注意每天补充钙剂，不但未来的宝宝健康聪明，而且自身产后的恢复也较快，骨质密度不受影响，身体自然不会因为怀孕而受到终生的伤害了。

据中国营养学会调查表明，准妈妈每天的钙吸收应该达到1200～1500毫克，但是大多数准妈妈钙的日吸收量却远远低于这个标准，若不能给予适当的钙补充，母体将会通过增加甲状旁腺的分泌促进骨吸收，以供给胎儿的需求和维持本身血钙的水平。

胎儿的牙齿开始钙化，建造骨骼也需钙，所以需要从准妈妈身体摄取大量的钙。

这样，就容易使准妈妈身体发生缺钙，不仅使她们逐渐出现腰酸、腿痛、手脚发麻、腿抽筋等不适，而且还会影响胎儿的生长发育，如牙齿、骨骼发育，甚或患上先天性佝偻病。

另外，由于钙具有维持毛细血管通透性的功能，缺钙宝宝会有水肿发生，更重要的是钙对于新生儿智力发育与神经系统也十分重要，缺钙会影响到宝宝将来的智力发展。钙除了是宝宝健康生长不可或缺的元素以外，对于妈妈也同样重要。

准妈妈在妊娠中期多会有抽筋、腰腿酸痛、骨关节痛、水肿等现象，这些都是由于缺钙所致，严重者甚至会转变为高血压、难产、骨质疏松、软骨症、骨盆畸形、牙齿松动、产后乳汁不足等病。由此可见，为了宝宝妈妈都健康，每一个准妈妈都应该有健康"钙"念。

但是市场上的广告宣传让人眼花缭乱，到底孕期应该怎么补钙？食补还是药补？每个准妈妈都需要补吗？哪一种补钙的产品是最佳的选择呢？

需要注意的是，补钙首先应该从丰富食物种类、均衡饮食结构入手，其次才是选择补钙产品。牛奶、奶酪、鸡蛋、豆制品、动物肝脏、海带、紫菜、虾皮、芝麻、山楂、海鱼、蔬菜等食物含钙较高。

但是由于胎儿骨骼形成所需要的钙完全来源于母体，准妈妈消耗的钙量要远远大于普通人，光靠饮食中的钙对于一些准妈妈来说是不够的，这就要求在孕期适当补充钙剂。

准妈妈只要了解正确的补钙常识，可以自己在药店购买正规厂家的补钙药品或保健品。不一定需要医生的处方，但一定要注意用量，和选择钙的种类。一般来说，现在市场上的碳酸钙产品吸收力还是不错的，但也要看制药过程中钙分子微粒的大小。微粒越小越容易被吸收。

补钙的同时如果没有足够的维生素D，钙是无法被人体吸收的。但如果不注意，服用了过多的维生素D，会造成人体中毒。钙补多了，容易造成高钙血症，甚至导致肾结石。

给准妈妈的建议

腹内的胎儿一天天成熟，总有一天他要来到外面的世界的，在他出生之前就应该做好必要的准备，准妈妈们只有加强自身生理的调节，在均衡饮食的基础上，充分保障胎儿对钙的需求。如准妈妈骨矿量和血清钙低，可视具体情况适度补钙；而新生儿则不宜盲目补钙，否则将会适得其反。

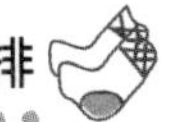

准妈妈的仰卧运动

令人期待的时刻越来越近了。随着妊娠月份的增加，肚子逐渐突出，使身体的重心向前移，准妈妈的背部及腰部的肌肉常处在紧张的状态。此外，增大的子宫对腰部神经的压迫也是造成腰背疼痛的原因。

仰卧运动在怀孕4个月后做。4个月后腹部隆起，经常腰痛，做这些运动可缓解腰痛。

这时候运动的目的是舒展和活动筋骨，以稍慢的体操为主。比如简单的伸展运动：坐在垫子上屈伸双腿；平躺下来，轻轻扭动骨盆等简单动作。这些运动能加强骨盆关节和腰部肌肉的柔软性，既能松弛骨盆和腰部关节，又可以使产道出口肌肉柔软，同时还能锻炼下腹部肌肉。每次做操时间在5～10分钟就可以了。

扭动骨盆

仰卧，屈膝，双膝并拢。双膝带动大小腿左右摆动，像用膝盖画半圆形似的，慢慢有节奏地动作，双肩贴紧床。然后将一条腿伸直，一条腿弯曲，弯屈膝盖的腿朝向伸直的腿倾倒，带动同侧腰臀部离开床，但肩部仍然贴着床，对侧臀部仍然贴在床上，似翻身样。左右腿交替这样做，反复10次，一天做2～3次。能锻炼骨盆关节，同时加强腰部肌肉的力度及柔软性。

振动骨盆：仰卧位，屈膝，两手平放在身体两侧。向上挺腹，弯背呈弓形，数次再复原，每回做10次，早晚做。振动骨盆可放松骨盆和腰的关节。

伸展腰部

1．仰卧，一腿伸直，双手抱另一条腿膝盖（弯曲），尽量用膝盖贴胸前，腰及肩背贴向床面。这个动作一松一紧5下，然后换另一条腿做。

2．仰卧，双手抱膝，使双膝弯曲至胸部，默数5次再慢慢放平双腿。

做这两个动作可使腰部关节、肌肉放松，减轻腰痛。

这时的准妈妈，体重增加，身体负担很重，这时候运动一定要注意安全，本着对分娩有利的原则，千万不能过于疲劳。在运动时，控制运动强度很重要：脉搏不要超过140次/分，体温不要超过38℃，时间以30～40分钟为宜。不要久站久坐或长时间走路。

给准妈妈的建议

选择最适合自己的运动。在怀孕第4～7个月之间是准妈妈最适合运动的时期。以怀孕的前期、中期、后期而言，一般来说运动只能做到中期即怀孕7个月前，而且运动的时间要越来越短，动作要越来越轻柔。

6～7个月

准妈妈的健康护理

日渐增大的胎儿，使准妈妈动作笨拙、迟缓，只要身体稍微失去平衡，就会感到腰酸背痛或腿痛。心脏的负担也在逐渐加重，血压开始升高，静脉曲张、痔疮、便秘这些麻烦，接踵而至地烦扰着准妈妈。准妈妈应该如何应对这些烦恼呢？

准妈妈腿部抽筋是为何

作为准妈妈的女性为满足胎儿或乳儿发育，需要较常人更多的钙。如果饮食中摄取钙不足，血钙浓度低，就容易发生小腿抽筋。多发生于怀孕7个多月后，或是在熟睡醒来后，或是在长时间坐着，伸懒腰伸直双腿时。

很多准妈妈，在孕期尤其在晚上睡觉时会发生腿部抽筋。这是因为在孕期中体重逐渐增加，双腿负担加重，腿部的肌肉经常处于疲劳状态；另外，准妈妈对钙的需要量明显增加。在孕中、晚期，每天钙的需要量增为1200毫克。这种抽筋是因胎儿骨骼发育需要大量的钙磷，如母亲的钙补充不足或血中钙磷浓度不平衡，可发生腿部肌肉痉挛。当体内缺钙时，肌肉的兴奋性增强，容易发生肌肉痉挛。而此时的你腿部肌肉的负担要大于其他部位，因此更容易发生肌肉痉挛。如果膳食中钙及维生素D含量不足或缺乏日照，会加重钙的缺乏，从而增加了肌肉及神经的兴奋性。夜间血钙水平比日间要低，夜间是小腿抽筋发作的高峰期。

一旦抽筋发生，立即站在地面上蹬直患肢；或是坐着，将患肢蹬在墙上，蹬直；或请身边亲友将患肢拉直。总之，使小腿蹬直、肌肉绷紧，再加上局部按摩小腿肌肉，即可以缓解疼痛甚至使疼痛立即消失。

为了避免腿部抽筋，应多吃含钙质

给准妈妈的建议

建议多从食物中摄取钙，奶类如牛奶、酸奶、奶粉、奶酪含钙较多，吸收率也高，应每天都喝。也可用富含钙的小鱼小虾做菜，还可用虾皮包饺子吃。其他食物，如豆制品、海产品、干果也有较多的钙，其中鱼和豆腐一起吃，补钙作用较好。

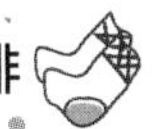

食物如牛奶、准妈妈奶粉、鱼骨。五谷、果蔬、奶类、肉类食物都要吃，并合理搭配。某些食物包含的维生素种类特别多，比如动物肝脏脂肪不多，除不含维生素C和维生素E外，几乎包含了所有的维生素，而且含铁丰富，搭配富含维生素C和维生素E的黄绿蔬菜一起食用，极为理想；维生素A含量高的食物如胡萝卜，与含动物油脂的荤食一起煮熟后吸收更好。

需注意不要使腿部的肌肉过度疲劳。不要穿高跟鞋；睡前可对腿和脚进行按摩；平时要多摄入一些含钙及维生素D丰富的食品；适当进行户外活动，接受日光照射；必要时可加服钙剂和维生素D。但需要指出的是，决不能以小腿是否抽筋作为需要补钙的指标，因为个体对缺钙的耐受值有所差异，有些人在钙缺乏时，并没有小腿抽筋的症状。

配置准妈妈的小药箱

怀孕期间生病是很让准妈妈们头疼的事。许多准妈妈总觉得是药三分毒，什么药都不敢吃，宁可自己忍受病痛折磨，实在受不了就采用自己认为比较安全的中药。但是在怀孕期间生病，应该在医生指导下服用药物。绝对不吃或者滥用中药都是误区。

现在不少准妈妈宁可自己吃苦，也不愿药物伤害胎儿，甚至连医生指导下的服药也不敢。其实有病不治对自身和胎儿同样可能带来伤害。只要坚持在医生的指导下正确用药，不仅能确保准妈妈和胎儿的安全，还能减少胎儿感染某些疾病的机会。

补血药

妊娠时，准妈妈的血容量增加，对铁的需要量相应增加，单靠每日的饮食补充是不够的，应添加常规补铁剂，如硫酸亚铁0.3克，每日1～3次口服，以防贫血。

助消化药

多数准妈妈早期常有恶心、呕吐、消化不良等症状。可服干酵母或多酶片2～3片，每日3次。也可服健脾胃的中药，如大山楂丸、加味保和丸。

防治痔疮的药

妊娠后期，腹压增加及子宫增大压迫和影响静脉回流，则痔静脉易趋曲张，因而加重痔疮的发生和发展，症状明显。加之妊娠期常有便秘，尤其习惯性便秘者更为加重，甚至影响休息和睡眠。所以必要时可服用缓泻剂软化大便，可选用乳果糖、甘油。局部热水洗涤后敷鞣酸软膏。此方面中药一般性较凉，不宜选用。

市面上常见的痔疮膏，一般由麝香、牛黄、珍珠等药物组成，具有清热解毒、消肿止痛、止血生肌的作用，但因为有些痔疮膏中的麝香具有活血散结、止疼和催生下胎的作用，药理研究表明麝香对子宫有明显的兴奋作用，准妈妈使用后容易诱发流产或早产。因此为了宝宝的健康，准妈妈们如果得了痔疮，一定要在医生的指导下用药。

补钙药

准妈妈在整个怀孕期间需要40克钙，其中绝大部分是在怀孕后3个月内积聚的。这3个月内每天需要补钙1.2克。牛奶中钙的含量丰富，1千克牛奶中含钙1.2克。发达国家中人们以牛奶为主食，准妈妈基本不缺钙。我国女性如每天能吃250～500克牛奶，摄入的钙量是不足的。

但是准妈妈用药也有特别需要注意的地方：

1．服用任何药物需遵医嘱。

2．能少用的药物绝不多用；可用可不用的，则不要用。

3．必须用药时，则尽可能选用对胎儿无损害或影响小的药物。如因治疗需要而必须较长期服用某种可致畸的药物，则应终止妊娠。

4．根据治疗效果，尽量缩短用药疗程，及时减量或停药。

5．服用药物时，注意包装上的准妈妈慎用、忌用、禁用字样。

6．准妈妈误服致畸或可能致畸的药物后，应找医生根据自己的妊娠时间、用药量及用药时间长短，结合自己的年龄及胎次等问题综合考虑是否要终止妊娠。

美丽充电——预防妊娠纹

妊娠纹是怀孕准妈妈在分娩后腹部出现的一种条索状瘢痕性皮肤损害，使原来非常漂亮的腹部呈现出一种松树皮状外观，非常影响腹部的美观，尤其是对于那些身材比较好、喜欢穿“肚皮装”的女士来说，这种妊娠纹实在是不雅观。

妊娠纹是怀孕期间出现的紫色或是粉红色的条纹，一般出现在下腹部、大腿、臀部或胸部，根据统计，70%～90%的准妈妈在首次怀孕时，会出现妊娠纹，让爱美的女性懊恼不已。并不是每一位准妈妈都会有妊娠纹，而纹路的深浅或分布范围，也会因个人的体质、遗传性、体重增加的程度等而有所不同。

出现妊娠纹的原因

随着胎儿的成长、羊水的增加，准妈妈的子宫也会逐渐地膨大。当腹部在快速膨胀的情形下，超过肚皮肌肤的伸张度，就会导致皮下组织所富含的纤维组织及胶原蛋白纤维，因经不起扩张而断裂，产生妊娠纹。

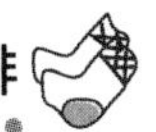

其他原因如：怀孕期间激素改变，或是体重增加速度太快，也会导致准妈妈妊娠纹上身。

因为腹围在妊娠期间，膨胀的比率最大，因此，妊娠纹的形成部位，以腹部最多，其他较常见的地方，则有乳房周围、大腿内侧及臀部。

这些地方因为组织扩张程度较大，而造成妊娠纹。它的分布往往由身体的中央向外放射，呈平行状或放射状。为了不让美丽打折，提供一些方法，以预防妊娠纹上身。

妊娠纹的预防措施

第一次出现的妊娠纹，是紫红色、或葡萄色的纹路，到分娩后的2～3个月，就会逐渐淡化成银白色。一旦妊娠纹形成，它的痕迹是不会消失的，不过，准妈妈千万别因此而觉得气馁，主动积极地预防，是有机会预防妊娠纹产生的。

控制体重

保持正常的体重增加。营养的摄入只要能满足宝宝的营养就可以，营养过多会导致宝宝发育太快，使腹部弹性纤维断裂，产生妊娠纹。怀孕期间的体重控制在如下范围，就会有效防止和减轻妊娠纹。

勤加按摩

从在身体较易出现妊娠纹的部位勤加按摩擦拭，可以保湿、滋润肌肤，减少胀大、干痒的感觉，使皮肤的延展性变大，还可以趁机跟腹中宝宝交流情感。记住！按摩最好持续到产后3个月，效果会更好。

使用专业的去妊娠纹产品

这个将是最能有效消减妊娠纹的方法了。有条件的准妈妈可以购买适合自己的去妊娠纹霜。

从怀孕初期到产后1个月，每天早晚取适量抗妊娠纹霜涂于腹部、髋部、大腿根部和乳房部位，并用手做圆形按摩，使乳液完全被皮肤吸收，可减少皮肤的张力，增加皮肤表层和真皮层的弹性，让容易产生妊娠纹的皮肤较为舒展，可减少妊娠纹的出现。

使用纯度较高的橄榄油

一些准妈妈使用这样的方法也能在一定程度上消减妊娠纹的产生。

均衡摄取营养

因为糖类与淀粉类是能量的来源，在摄取时，尽量遵守适量均衡的原则，一旦摄取过量，会转变成油脂或脂肪；并注意蛋白质的充足摄取，让胎儿也能健康地成长。如果担心微量元素摄取不足的话，其实准妈妈还可以补充复合维生素。

怀孕期间尽量多变换姿势

不要久卧、久站或久坐，尤其是还在上班的准妈妈要每隔1个小时站起来走动走动，这样可以尽量避免妊娠纹的过早产生。

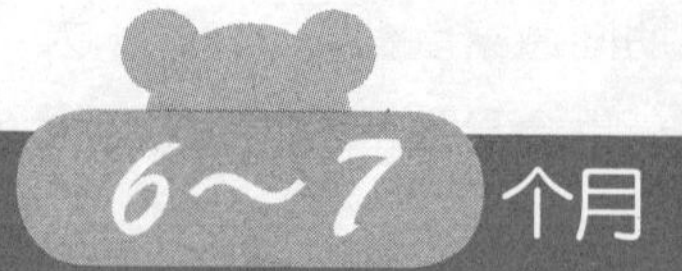

胎教进行时

还有3个多月，准妈妈就可以见到亲爱的宝宝了。当然要加倍珍惜这如履薄冰的日子，体验着准妈妈与胎儿的幸福与快乐！

准妈妈和小宝宝的对话

当胎儿的感官有了初步的发展，后接受的东西都以一种潜移默化的形式贮存在大脑中。研究表明，与胎儿进行语言交流，能够促进其出生后的语言乃至智力的发展。

胎儿听觉器官发育，在六个半月时发育成熟，其结构基本上和出生时相同。只有中耳的鼓室与乳突部分，在出生前鼓室内仅有极小量的空气和乳突的气化尚未完成。直到出生时随着哭叫与呼吸，空气经由咽鼓管进入鼓室，鼓室的气化才完全完成。

另外，胎儿在宫内时，中耳内充满中胚层的胶状物。所以，胎儿从妊娠26周开始，耳就已经可以接收声波了，还能将声波的机械振动能转换为神经冲动的能力。

这一点与正常人的功能相同。但是，这时胎儿的耳又有与正常人的功能不尽相同之处，即胎儿的耳朵对声波的传导以骨传导为主。胎儿的神经发育，从胎儿几个月开始，一直延续到2～3岁，许多感觉神经和运动神经的神经纤维其外周有由磷脂构成的髓鞘才逐渐长出和完善起来。对神经纤维来说，髓鞘除保证神经纤维传导兴奋的速度，同时还有绝缘作用，使传导的兴奋不至互相干扰。

对胎儿日常性语言的诱导比较简单，通常可以在轻松愉快的环境中，对胎儿进行讲述。胎儿一般来说比较喜欢这种形式，能用似乎“陶醉”了的轻松摇晃动作来表示他的满意心情。胎儿特别喜欢父亲低沉、宽厚的声音。每次和胎儿的对话时间不要太长，内容简捷，轻松、愉快、丰富多彩。有的内容可以重复的讲，诸如“宝宝，真乖！”“爸爸在和你说话”“听见爸爸的声音吗？”等。

西方一些国家的胎教学校为胎儿设有语言训练课，据说，凡是受过美国凡德卡胎教学校语言训练的胎儿，在出生

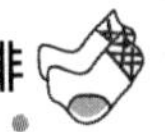

时大脑中约记有50个单词，所以有些胎儿生后两周就说：“哦哦”、“爸爸”等，这说明用父母充满爱的讲话声刺激胎儿的听觉和语言中枢神经，可使胎儿的语言中枢神经、大脑发育得早，发育得快，发育得好。凡德卡的儿子经胎教，出生后4个月就能讲简单的话，4岁就能讲英语、西班牙语，而且懂得照顾自己。

语言刺激是听觉训练的一个主要内容，尤其是父亲的对话很容易透入宫内，每天屋子安静的时候，准妈妈觉出胎动较活跃的时刻可以向胎儿对话，对话的内容要简单。

在与胎儿进行对话时可以给胎儿起个乳名，一直用这个乳名呼唤他，他会感到亲切，并有安全感，对于将来健康人格的形成是很有利的。胎儿时期活动较强的小宝贝，出生6个月后，要比活动较差的小宝贝动作发育快。他们在出生后，在站立、爬行、行走等运动方面的能力，要比一般的婴儿超前发育，手脚较灵活，步履也更稳健。

父母与胎儿讲话，不仅能够增加夫妻间的恩爱，共同享受天伦之乐，还能将父母的爱传达到胎儿那里，这对于胎儿的情感发育也具有莫大的好处。

语言胎教的题材很多，父母可以将日常生活中的科普知识作为话题，也可以与数胎动结合进行，还可以由父亲拟定语言胎教的常规内容进行讲述，例如：母亲对胎儿喃喃自语地讲述一天的生活，早上起床的第一句话是：“早上好，我最可爱的小宝贝！”打开窗户时说：“啊！太阳升起来了”。父亲可通过抚摩准妈妈的腹部，同时与胎儿讲话：“哦，小宝宝，爸爸来了，起来活动活动吧！对啦，小手伸出来，小脚丫在哪儿？让爸爸摸一摸。啊，会蹬腿了，再来一个，再见，”等等。妊娠18周开始数胎动时，通过母亲对胎儿的高度注意，对胎儿体态的丰富想象及胎动的生动描述：“这一下是头在撞宫壁，练的是头功；这一下是踢足，大有足下生风，击球射门之势，”边联想边喝彩鼓励，这样既增进了母儿之间的感情交流，又监护了胎动。如此丰富、生动的语言，定能对胎儿有益。

给准妈妈的建议

父母经常与胎儿对话，能促进其出生以后的语言及智力方面的良好发育。如果先天不给胎儿的大脑输入优良的信息，尽管性能再好，也只会是一部没有储存软件的“电脑”，胎儿会感到空虚的。

对小宝宝的游戏训练

这一时期，准妈妈除了摄入必需的营养，同时注意适当控制体重外，与宝宝的亲情互动也很重要。宝宝7～8个月时，胎动最明显，经常与宝宝交流，对宝宝的智能和感觉发育不无益处。

谈到胎儿做游戏这一问题，很多人可能会纳闷，胎儿怎么会做游戏呢？是啊，一般来说做游戏是出生后的孩子们的“专利”。可近几年来随着医学科学的发展和超声波的问世发现胎儿在母体内有很强的感知能力。

父母对胎儿进行游戏，不但增进了胎儿活动的积极性，而且有利于胎儿智力的发育。经过这种刺激胎教训练的胎儿，出生后学站、学走都会快些，身体健壮、手脚灵敏。婴儿在出生时大多灵敏，拳头松弛，啼哭不多。

让我们通过胎儿超声波的荧屏显示来观察一下胎儿在母体内的活动情况：胎儿在某一天醒来伸了一个懒腰，打了一个哈欠，又调皮地用脚蹬了一下妈妈的肚子，这使他感到很满意。一个偶然的机会使他的手碰到了漂浮在旁边的脐带，“这是什么东西？”很快脐带成了他的玩具，一有机会便抓过来玩弄几下，有时还抓住脐带将它送入嘴边，这些动作使他产生了一阵快意。从胎儿这些动作和大脑的发育情况来分析，科学家们认为胎儿完全有能力在父母的训练下进行游戏活动。

给准妈妈的建议

怀孕7～8个月时是胎动最明显的时候，所以可在此时进行；胎儿一般而言需要8～12小时的睡眠，所以如果在饭后1～2小时陪胎儿玩耍，母亲可以明显地感受到胎动，胎儿的手脚也会随着母亲的动作，而产生不同的反应。一般正常胎儿，母亲陪胎儿玩游戏时，胎儿受到外界刺激，就会有反应，而产生胎动，如果不会产生胎动，就表示胎儿不健康。所以重视胎动，也是准妈妈在家自我检查的方式。

胎儿开始踢妈妈肚子时，妈妈要轻轻拍打被踢部位，等待第2次踢肚。一般来讲，1～2分钟后胎儿可能会再踢，这时妈妈轻拍几下再停下来。待胎儿再踢时，如果妈妈改换一下拍的部位，胎儿便会向改变的地方踢去。要注意的是，所改变的位置不要离胎儿一开始踢的地方太远。这种游戏每天玩两次，每次玩上数分钟。

或者用一只手压住腹部的一边，另一只手压住另一边，轻轻挤压，感觉胎儿的反应，这样做几次后，胎儿可能会将手或脚移向妈妈的手。

随着音乐的节奏轻轻在肚子上打拍子，通常重复几次后，胎儿会有反射动作。以二三拍的节奏轻拍腹部，来过几次后，你拍2下，宝宝会在你拍的地方回踢2下，若轻拍3下，宝宝可能会回踢3下。

准妈妈饮食营养

到7个月时，胎儿的体重增加很快，是胎儿生长发育较快的时期，各种营养的需要量也相应加大，胎儿体内的钙、铁等营养物质也都需要大量的供给。所以，这个时期饮食一定要合理，以满足胎儿生长发育的需要。

营养师建议

这个时期的孕妇需要补气、养血、滋阴，所以营养一定要跟得上。如果营养不足孕妇往往会出现贫血、水肿、高血压等并发症；如出现腰酸、小腹坠胀、宫缩频繁，可服桂圆鸡蛋羹；若发生水肿、高血压，应吃些红豆粥、冬瓜汤、鲤鱼汤等少精盐、利尿的食物。若血蛋白低，可多吃些蛋黄、猪肝、红豆、油酥、菠菜等含铁量高的食物。

提倡食物的多样化。多吃动物性食品、豆类食品和水果，选用富含维生素B族、维生素C、维生素E的食物，维生素B族可以促进消化，增加食欲；维生素C可以提高肌体抵抗力，改善新陈代谢，有解毒、利尿的作用；维生素E能防止早产。

少吃或不吃不易消化的、油炸的、易胀气的食物，如白薯、洋葱、土豆等。忌吸烟饮酒等不良嗜好。

7月营养食谱推荐

拌鱿鱼丝

原料

鲜鱿鱼300克，黄瓜50克，酱油1大匙，醋、辣椒油、麻酱各1大匙，味精1小匙。

制作

1．鲜鱿鱼洗涤整理干净，片开，切成丝；黄瓜洗净，切丝。

2．用黄瓜丝垫盘底；鱿鱼丝用开水烫透捞出，投凉，控净水分，放在黄瓜丝上。

3．小碗加入酱油、醋，椒油、味精、麻酱调拌均匀，食用时倒入即可。

功效

鱿鱼味甘、性平，有润肠通便和祛火清热的功效，对身体虚弱、消瘦乏力、尿频、肠燥便结以及高血压等症有一定疗效。

冬瓜蚬汤

原料

蚬子200克，冬瓜300克，水4杯，姜丝少许，精盐、酒各1小匙。

制作

1．蚬子洗净，吐沙备用。

2．冬瓜去皮，切成块状。

3．水4杯煮开，加入冬瓜块及姜丝继续煮20分钟，加入蚬子及调味料再煮6分钟即可。

功效

蚬肉中含有微量的钴对维持人体造血功能和恢复肝功能有较好效果，营养价值颇高。

烧双冬

原料

水发冬菇200克，冬笋150克，油菜心2颗，绍酒、酱油各1大匙，糖、精盐、味精、香油各1小匙，葱段、姜块各少许，淀粉适量。

制作

1．冬菇去根洗净；冬笋去皮切块；一同焯水烫透，捞出沥净水分，再下入七成热油中炸至金黄色，倒入漏匙。油菜心清炒后围边。

2．炒锅加油，用葱段，姜块炝锅，烹绍酒，加入调味料，添汤烧开，捞出葱、姜、再下入冬菇、冬笋烧至入味，用水淀粉勾芡即可。

功效

可以补充各种营养，有助孕妇增强体质。

鱼头木耳汤

原料

水发木耳55克，草鱼头1个，冬瓜110克，油菜55克，熟猪油110克，料酒、葱段、姜片、花生油、精盐、味精、糖、胡椒粉各适量。

制作

1．冬瓜，油菜片片，木耳择洗干净。将鱼头刮净鳞，去鳃片，洗净，在颈肉两面划两刀，放入盆内，均匀地抹上精盐。

2．炒锅上火，放入猪油，把鱼头入，煎至金黄色，烹入料酒，调料加盖用小火炖20分钟，最后放入冬瓜、木耳、油菜即可食用。

功效

此菜肴清淡味美，鲜嫩肥香，含有丰富的脂肪、钙、磷、铁和锌、优质蛋白质，是孕妇滋补佳品。

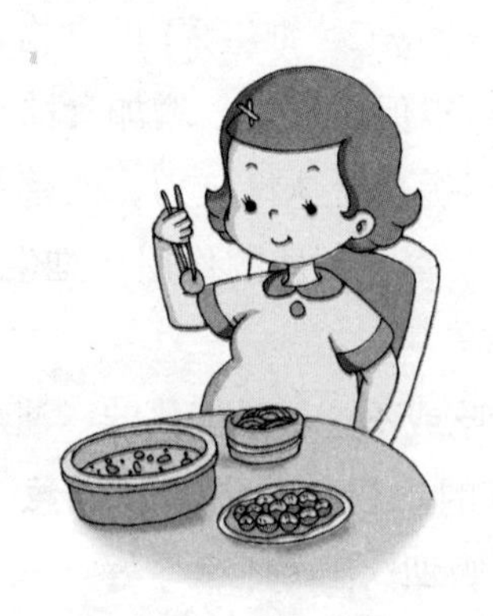

白菜炖鱼子

原料

大白菜250克，青鱼子150克，香油、精盐、味精各1小匙，绍酒、醋、胡椒粉各1/2小匙，葱、姜段各少许。

制作

1. 将鱼子择洗净下入沸水中焯烫透，捞出控净水分；大白菜洗净后切段备用。

2. 炒锅加油，用葱、姜炝锅，烹绍酒，醋，下入鱼子煸炒片刻，添汤烧开，下入白菜段，和调料炖5分钟，淋油出锅即可。

功效

白菜中含纤维素既可以润肠又能促进排毒。

什锦甜粥

原料

绿豆55克，花生米55克，红枣55克，小米200克，粳米100克，核桃仁55克，葡萄干55克，红糖或糖适量。

制作

1. 生米、核桃仁、红枣、葡萄、小米、粳米干分别淘洗干净。绿豆淘洗干净，浸泡的半小时左右。

2. 将绿豆放入锅内，加少量水，煮至七成熟，向锅内加入开水，下入上面的材料，搅拌均匀，开锅后改用小火煮烂即可。

功效

营养丰富，香甜爽口。蛋白质、碳水化合物，维生素含量丰富，是孕妇十分理想的粥品。

开阳芹菜

原料

芹菜250克，海米25克，绍酒1/2大匙，香油、精盐、味精1小匙，葱、姜末各少许，淀粉适量。

制作

1. 芹菜去叶、老根，洗涤整理干净，抹刀切成段，下入沸水中焯透，捞出控净水分；海米泡发回软，洗净，沥干备用。

2. 炒锅加油，用葱、姜末炝锅，下入海米煸炒片刻，烹绍酒，加入精盐、味精，添少许汤，下入芹菜段翻炒均匀，用水淀粉勾芡，淋香油，出锅装盘即可。

功效

芹菜营养丰富，药用价值高，吃了可以清热平肝、健胃降压。可缓解孕妇孕期高血压。

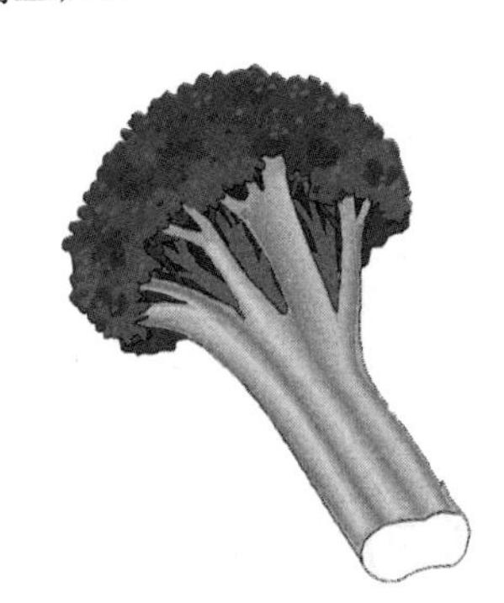

鸡肉粥

原料

粳米50克，生鸡1只，香油、生姜、精盐、酱油、大葱各适量。

制作

1．将鸡洗干净，放入沸水中略焯一下。将鸡下锅，用火煮40分钟，捞出，放入凉开水中泡，再捞出控干水，抹上香油。

2．将粳米淘洗干净倒入锅内，加原汁鸡汤，用大火煮沸，再改用小火煮至粥稠，便成鸡肉粥。加佐料，蘸食。

功效

味可口，鸡肉香醇，含有丰富的碳水化合物及钙、蛋白质、铁等多种营养素，是孕妇食用佳品。

黄豆排骨汤

原料

黄豆、猪排骨各80克，精盐适量。

制作

1．把猪排骨洗净，切成小块。

2．将黄豆拣去杂质，用温水浸软，洗净。

3．将煮锅洗净，置于火上，加清水适量，大火煮沸，把黄豆、猪排骨放入锅内，盖上锅盖，转为小火煲3小时后，点入精盐调味即可。

功效

补髓养阴，补血益智。孕妇食之有利于胎儿大脑发育。同时对孕妇用脑过度、神经衰弱、失眠、健忘、疲劳等有防治作用。

红焖豆角

原料

豆角250克，猪瘦肉150克，酱油1大匙，味精1小匙，葱片、姜末、蒜片各少许。

制作

1．豆角去筋洗净，抹刀切段；猪瘦肉切片。

2．炒锅加油，下入豆角，炸至半熟倒入漏匙；原锅留少许底油，用葱、姜、蒜炝锅，放入肉片煸炒至变色，再放入豆角，加调料添汤，盖上盘子，小火焖。

奶油烧菜花

原料

菜花250克，鲜奶油50克，猪油1大匙，精盐、味精各1小匙，姜末少许，淀粉适量。

制作

1．将菜花掰成小朵，用沸水焯熟，捞出沥净水分。

2．炒锅上火烧热，加适量底油，用姜末炝锅，放入菜花，加入精盐、味精，添少许汤，烧开后撇去浮沫，放入鲜奶油，用水淀粉勾芡，淋明油，出锅装盘即可。

胡萝卜牛腩饭

原料

胡萝卜60克，南瓜60克，米饭110克，牛肉100克，高汤适量。

制作

1．将牛肉洗净，切块，焯水，胡萝卜洗净，切块；南瓜洗净，去皮，切块待用。

2．倒入高汤，加入牛肉，烧至牛肉八分熟时，下胡萝卜块和南瓜块，调味，至南瓜和胡萝卜酥烂即可，在饭上浇上炒好的牛肉。

功效

牛肉含铁丰富，是孕妇补铁的良好选择。南瓜煮得烂一些，化开后包裹在牛肉的表面，可让牛肉的口感更好。

冬瓜炖羊肉

原料

冬瓜250克，羊肉200克，香菜25克，香油1小匙，精盐1小匙，胡椒粉、味精各1小匙。

制作

1．羊肉切成小块；冬瓜去皮、瓤洗净切成块，一同下沸水焯烫透，捞出沥净水分；香菜择洗净，切末备用。

2．汤锅上火烧开，下羊肉，葱、姜、精盐，炖至八成熟时，再放入冬瓜，将葱、姜块拣出不要，加味精，撒胡椒粉、香菜末，淋香油，出锅装盘。

功效

冬瓜含多种维生素和人体必需的微量元素，可调节人体代谢平衡。

卤汁茄子

原料

紫皮茄子400克，洋葱50克，香菜30克，香菇30克，精盐1小匙，料酒1大匙，老抽1/2小匙，生抽1小匙，胡椒粉1小匙，香油1小匙，蒜5克，姜3克，糖1/2小匙，葱5克。

制作

1．茄子洗净，在表皮上用刀竖着浅划4刀。

2．葱、姜切片，蒜拍扁。

3．香菜去掉茎、叶，取菜根洗干净用水焯一下。香菇洗干净，用开水焯一下。

4．坐锅点火，倒入油，油至四成热时加入葱片炒至变色，放入香菜根、香菇、蒜片、姜片略炒，再加入鲜汤小火煮半小时。

5．茄子沥干水分，放入汤中加精盐、料酒、糖、生抽、酱油、胡椒粉、香油等，用小火卤10分钟即可。

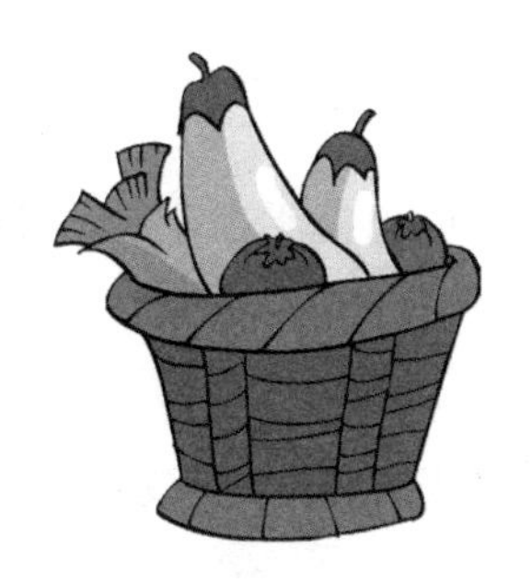

鳗鱼饭

原料

笋片55克，青菜100克，鳗鱼160克，米饭110克。

制作

1．打开微波炉或烤箱，将温度调至180℃。

2．鳗鱼中放入精盐、料酒等调味品，腌制片刻。将腌制好的鳗鱼放入烤箱中烤熟。

3．笋片、青菜放入油锅中稍翻炒，加入鳗鱼，放入高汤、酱油、糖等调味，至水收干后出锅。将做好的鳗鱼浇在饭上即可。

功效

海鳗中含有丰富的蛋白质、钙、磷、维生素等营养成分，且含有较多的不饱和脂肪酸，尤其对胎儿大脑发育极为有利。

南瓜豉汁蒸排骨

原料

猪肋排300克，南瓜200克，豆豉5克，精盐1/2小匙，酱油1小匙，葱5克，姜5克。

制作

1．将南瓜洗干净削去外皮，用小刀在1/3处开一个小盖子，挖出里面的瓜瓤。

2．将葱切成小段，姜切成片。

3．把排骨斩成小块，加入豆豉、精盐、葱段、姜片、酱油腌制20分钟。

4．将腌好的排骨放入南瓜盅内，上锅蒸熟即可食用。

小番茄炒鸡丁

原料

鸡肉200克，小番茄200克，黄瓜100克，咖喱粉20克，糖1小匙，蒜5克，精盐1/2小匙，植物油2大匙，玉米淀粉10克。

制作

1．将小番茄及小黄瓜洗干净沥干，小黄瓜切成块备用。

2．鸡肉洗干净，切丁。

3．鸡丁内加适量精盐、植物油、水淀粉、糖搅拌均匀，将鸡丁腌10分钟备用。

4．锅内倒入植物油，烧至八成热，将鸡肉丁略炒半熟，放入蒜爆香。

5．将咖喱粉放入炒匀，放入小番茄、小黄瓜片、糖、精盐等一起翻炒，炒至肉熟后即可食用。

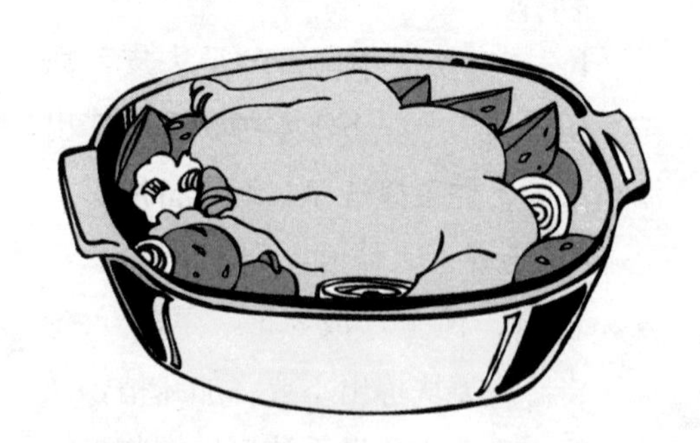

三色鸡丝

原料

鸡胸脯肉500克，香肠100克，黄瓜100克，水发海带100克，芝麻酱1大匙，香油1小匙，白酱油1/2小匙，糖1/2小匙，精盐1/2小匙，味精1/2小匙，胡椒粉1/2小匙。

制作

1．水发海带洗净，入锅蒸20分钟后切丝。

2．黄瓜洗净，切丝放入碗内，加少量精盐略腌，沥干水分，然后放在海带上面。

3．将鸡脯肉煮熟切丝，覆盖在黄瓜丝上；再把香肠切成同样粗细的丝以备用。

4．把芝麻酱放入碗内，加入少量凉开水，放入精盐、白酱油、糖、味精、胡椒粉、香油并且调匀，浇在盘中的三丝上，最后把香肠丝撒在上面即可食用。

蜜汁熏鱼

原料

青鱼250克，葱5克，姜5克，料酒1大匙，花生油2大匙，酱油1/2小匙，蜂蜜1小匙。

制作

1．将青鱼去鳞、头、内脏后洗干净，剖成两片，制成带骨鱼段。

2．将葱切成碎段，姜切成末。

3．将鱼段切成1厘米长的厚片，用酱油、料酒腌渍半个小时。坐锅点火倒入油，九成热时逐个投入鱼块，炸至枣红色，鱼皮硬结时捞起，沥出油。

4．锅内留下少量的油，下入葱碎段、姜末、酱油、蜂蜜、料酒、少量清水，烧至卤汁略稠，再放入炸好的鱼块不断翻炒，直至汤汁包住鱼块时，倒入碗内。

5．食用的时候将鱼块改刀装盘，浇上卤汁就可以了。

鸡丝拌银芽

原料

鸡胸脯肉200克，绿豆芽150克，精盐1/2小匙，白糖5克，香油1/2小匙，味精1/2小匙。

制作

1．将鸡肉片成薄片，再切成细丝，放入沸水锅中汆熟，捞出来备用。

2．绿豆芽去掉皮、根，洗干净。

3．坐锅点火倒入水，水开下入绿豆芽，汆熟即捞出，沥干水分。

4．将豆芽和鸡丝一起放入容器内，加精盐、味精、糖拌匀，淋上香油即可食用。

功效

绿豆芽被称为“植物肉”，其不仅蛋白质含量较高，而且还富含钙、铁及其他微量元素和维生素。

碧绿白肚

原料

菠菜600克，干鱼肚50克，胡萝卜数片，高汤少许，植物油1大匙，料酒1大匙，糖1/2小匙，精盐1小匙，水淀粉1大匙，香油1小匙，胡椒粉1/2小匙，葱15克，姜15克。

制作

1．将鱼肚浸透洗干净后放入姜片，葱断开后在开水中煎20分钟取出，沥干水分。

2．将菠菜洗干净，切成段。

3．将锅内放入适量油，放入菠菜、胡萝卜，炒熟后盛出。

4．加入高汤、料酒、糖、精盐、胡椒粉、鱼肚，用小火煨5分钟，放入炒好的菠菜、胡萝卜片翻炒，加入香油，用水淀粉勾芡即可食用。

金银豆腐

原料

豆腐150克，油豆腐100克，草菇10只，汤料15克，酱油1大匙，糖1小匙，葱油1小匙，淀粉少量，葱2根。

制作

1．豆腐与油豆腐均切为2厘米见方的小块。

2．锅中加入水，待沸后加入汤料、豆腐、油豆腐、草菇、酱油、糖等，煮10分钟左右。

3．加入淀粉浆勾芡，出锅盛入碗中，周围倒入葱油，表面撒上葱段、即可食用。

豆腐干炒芹菜

原料

豆干200克，芹菜100克，红甜菜50克，料酒2大匙，精盐1/2小匙，味精1/2小匙，香葱2根。

制作

1．豆干切厚片，芹菜去掉根和叶后切成段，红甜菜切成丝，香葱切碎。

2．将芹菜在沸水中煮2分钟左右捞出来，沥干水分。

3．锅内放油烧至八成热，倒入碎葱炒出香味，再把芹菜倒入煸炒一会。

4．然后再放入豆干、甜菜椒丝和精盐炒约1分钟，放入味精翻炒几下即可出锅。

清蒸鲷鱼

原料

鲷鱼1尾，姜丝5克，葱段3根，酒1小匙，酱油 1 小匙，植物油 2 小匙。

制作

1．将鲷鱼从腹部剖开，收拾干净后，在背部划几刀。

2．将鲷鱼洗干净放入盘中，洒上酒，并加入姜丝及酱油。

3．用蒸锅或蒸笼蒸10分钟，取出后撒上葱花即可。

7～8个月

妈妈宝宝的变化

这个时候，胎儿皮下脂肪已经比前一段时间增加了很多，皱纹逐渐地减少，身体开始变得圆润可爱。小宝贝的消化系统、呼吸系统已经慢慢发育成熟了，有的胎儿已经头部向下降入骨盆。此时的准妈妈有很多动作不能做，就连弯下身去洗个头都比登天还难。但数着越来越近的预产期，准妈妈的心情会越来越轻松，期盼着那一刻的到来。

胎儿的成长

孕29～32周为孕八月，这时胎儿的身长为40～44厘米，体重约为1700克，头围在30厘米左右，胎儿生长迅速。胎儿主要的器官已初步发育完毕。男宝宝的睾丸开始由腹内向阴囊下降。皮下脂肪开始丰满起来，但皮肤仍有皱纹。此时胎儿面部胎毛开始脱落，皮肤深红色，胎脂较多，有皱褶；以脑为主的神经系统及肺、胃、肾等脏器的发育近于成熟；听觉神经已经发育完成，对声音开始有所反应。肌肉也发达起来，胎儿的活动更为激烈，有时可用脚踢蹬子宫壁。这时胎儿已接近成熟，即使到了母体外也可以生存了。他的小身体出现了一块块的小肌肉，双腿又蹬又蹦，胎动比原来强多了。生存能力比7个月的胎儿要强，如果早产，在适当的护理下可以存活。

准妈妈的变化

子宫底高于耻骨联合上25～27厘米，在脐与胸骨剑突之间。乳晕、外阴的肤色进一步加深。准妈妈的身体十分沉重，行动更加困难。

子宫的上升使胃部受压，有时可出现饭后消化不良的感觉。这时，心脏的负担明显加重，常出现心慌、气短等。除腹部的妊娠纹已相当明显外，有的人还可出现皮肤褐斑或雀斑，多在颜面部位，如耳朵、口周、额头等处的皮肤。又称妊娠斑。子宫底已经高达脐与胸骨剑突之间了，准妈妈常常感到身体沉重，行走不便。

此期下肢水肿者增多，有的准妈妈这时出现妊娠高血压综合征、贫血、眼花、静脉曲张、痔疮、便秘、抽筋等，如出现这些症状准妈妈要及时就医诊治，坚持每2周到医院检查1次。

7～8个月

准妈妈的生活宜忌

怀孕到8个月，有些胎儿甚至准备降临人间了，妈妈这时候会感到特别辛苦，需要休息的时间也增加了很多。这时候子宫会开始有收缩的现象，不妨熟练呼吸法或一些简易的产前运动。

准妈妈应注意的问题

7～8个月，宝宝已经长大，小骨架已经撑起来了。在8个月的时候，他（她）的体毛会蜕掉，皮下脂肪长出来，本来很瘦的脸开始拉平了。准妈妈在8个月的时候，尤其是胖准妈妈要注意，一定要少吃，要控制主食，少吃甜食。到了孕晚期谨防妊娠高血压综合征。妊娠高血压综合征的主要表现有：水肿、蛋白尿、高血压。控制体重保持营养平衡和足够的睡眠是预防该症的有效措施。

可以利用胎动对宝宝进行家庭监护。每天早中晚各测1次，1小时3次数字相加乘以4即为12小时的胎动数。正常为30～100次之间。

如胎动每小时低于 3 次或比前1天下降1半以上说明胎儿在宫内有缺氧现象，应到医院急诊。

因以后宝宝吃奶的劲很大，容易咬伤妈妈乳头，所以从现在起就要做好准备。平时多按摩乳头，每天要清洗，为以后给宝宝喂奶做准备。为了防止以后哺乳时发生乳头皲裂经常擦洗乳头然后涂一些油脂。

对哺乳充满自信的心态将是产后母乳喂养成功的基本保证。

饮食不要过量，少吃不易消化的或可能引起便秘的食物。预防长孕期痔疮。平衡饮食有助于减轻过重的体重，也有利于睡眠，平时少食多餐。

应多吃营养价值较高的蛋白质和含有矿物质、维生素的食物。要控制脂肪和淀粉类食物的摄入以免胎儿过胖给分

给准妈妈的建议

千万不要因为这时活动不方便就慵懒随意打发日子，不妨利用这段时间了解分娩原理及有关科学知识，克服分娩恐惧，毕竟离分娩的日期不远了。

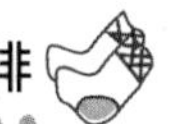

娩带来困难。蛋白质的食物要多吃，如：鸡、鸭、鱼、肉、蛋类等高钙的东西。每天的牛奶250～500毫升，早上喝1杯牛奶，晚上再喝1杯酸奶。牛奶是低铁的食物，还要1天吃两个鸡蛋。豆制品、蔬菜、水果，尤其是有颜色的蔬菜（如西红柿、黄瓜、菠菜）等，它们含钙比较多，每天要多摄取些。准妈妈除了多吃以上的食物外，叶酸补充也是不可缺少的。

腹部擦液体维生素E或油脂以增加腹部皮肤的弹性，减少妊娠线的出现。

孕期多保健，宝宝少弱视

临床发现先天不足的小孩中弱视的发病率较高。弱视眼的发生与先天体质有着密切关系，而先天体质的强弱则取决于妊娠期的营养与保健状况。如果母亲孕期注意保健，小儿弱视还是可以预防的。

眼球没有器质性病变，以功能性因素为主所引起的远视力低于0.9，而且矫正视力又达不到正常；或者有器质性改变及屈光异常，但与其病变不相适应的视力下降和不能矫正的称为弱视。弱视的宝宝眼部没有明显的疾病，远视力达不到0.9，而且佩戴任何眼镜视力均得不到矫正，它区别于屈光不正，如近视，近视的裸眼视力可能很低，但戴上合适度数的眼镜后视力很快得到矫正。而弱视则不然，它不仅视力下降得不到矫正，而且伴有视功能的异常，没有完善的立体视。

人出生时眼球是扁的，几乎百分之百都是远视眼。随着人的长大，眼球逐渐被拉长，变成正视眼，长过头的就成了近视眼。而不少眼球拉过头造成的近视眼，是由于现代人普遍运动少，从怀孕时期起，就已经被种下祸根，成长期又被进一步恶化。

从前准妈妈怀孕时，大多一直劳作到临盆前，而现在的准妈妈比较娇生惯养，在孕期就坐着不动，长时间躺在床上，缺乏活动，一方面会使婴儿发育不良增多，同时准妈妈不良的体质也可能遗传给下一代。

具体可从以下几个方面做起：

调整情绪

当准妈妈精神愉快时，血液中便增加一种有益于健康的化学物质。相反，愤怒、忧郁、悲伤时，情绪处于混乱之中，会严重干扰人体内脏器官功能，在忧郁状态下则会抑制消化液的分泌和肠

给准妈妈的建议

若希望宝宝眼睛发育良好，准妈妈不仅要戒除烟酒，而且尽量远离被动吸烟的环境为佳。不要经常往来于人口集中和人流量大的场所，避免感染。

蠕动，准妈妈缺乏食欲，而且吃进去的食物得不到充分消化和吸收。久而久之就会导致准妈妈营养不良，进而影响胎儿发育，可能导致弱视发生。因此，准妈妈要注意调节情绪，做到心情舒畅，保持良好心理状态，避免不良情绪对机体功能的影响。

调节饮食

保证营养。准妈妈的营养直接关系到胎儿的视觉器官发育，如果准妈妈偏食、挑食、厌食，会导致营养不良，使某些微量元素缺乏，则影响胎儿的发育，甚至导致畸形。微量元素锌是胎儿眼球生长发育和视觉功能不可缺少的必需元素。

若准妈妈体内锌缺乏，就可能导致胎儿弱视的发生。准妈妈要使自己身体健康和胎儿发育良好，则必须保证充足的营养，要主动做到膳食平衡，不偏食，不挑食，食物以清淡富有营养为主，不要过食辛辣酸、咖啡等刺激性的食品。

含锌丰富的食品有肉类、鱼虾等。推荐食谱如下：

花生鸡蛋汤

原料：熟花生仁粉2大匙，鸡蛋1个，牛奶1杯，蜂蜜2大匙。

制作：将鸡蛋搅碎，冲入煮沸的牛奶中，加入花生仁粉，待温后加蜂蜜食用。每日早餐服用。

党参猪肝汤

原料：党参10克，陈皮6克，猪肝30克。

制作：将猪肝切成片，再和党参、陈皮一起放入锅内，加入适量的水，煎煮30分钟，吃猪肝，喝汤。

戒烟酒

酒精可消耗大量的锌，常酗酒的准妈妈可使体内微量元素锌缺乏，使胎儿视觉器官发育不良而成弱视。而烟草中含有一种毒性很强的氰化物，长期吸烟者，氰化物容易在体内积蓄，一旦积蓄过多，慢慢就会发生氰化物中毒而导致烟草中毒性弱视。特别是吸烟又嗜酒者更易发生烟草中毒性弱视。

妊娠水肿吃什么

妊娠期准妈妈常发生下肢水肿，一部分是由于胎儿发育、子宫增大，压迫下肢，使血液回流受影响，这样的水肿经过卧床休息后就可以消退，如果卧床休息后仍不消退，称为妊娠水肿，是不正常的现象，应该引起重视。

妊娠8个月时，大约40%的准妈妈出现下肢水肿，当用手指重压足内踝或小腿胫骨前方时，便出现局部凹陷，午后明显。如果休息下肢水肿不消退，肿得较重，又没有其他症状，一般是妊娠水肿。

妊娠水肿的原因

1．妊娠期下肢毛细血管压力升高，滤过率增加，加上静脉压力升高，影响组织液回流，尤其站立或走路时间过长，可使水肿加重。

2．毛细血管通透性增加，尤其是妊娠高血压综合征时，全身小动脉痉挛使毛细血管缺氧，血浆蛋白及液体进入组织间隙导致水肿。

3．内分泌影响，使肾小管对钠的重吸收增加，使体内水钠潴留，也可引起水肿。

4．血浆胶体渗透压降低。也就是血浆白蛋白下降，在蛋白质摄入不足或吸收不良时尤其劳动负荷量过大时，都容易出现水肿。

给准妈妈的建议

无论什么原因引起的妊娠水肿，药物治疗都不能彻底解决问题，必须改善营养，增加饮食中蛋白质的摄入，以提高血浆中白蛋白含量，改变胶体渗透压，才能将组织里的水分带回到血液中。另外应减少精盐及含钠食品的进食量，如少食咸菜，以减少水钠潴留。还要增加卧床休息时间，以使下肢回流改善，肾血流量增加，增加尿量，减轻水肿。有全身疾病的准妈妈应该积极治疗。

妊娠水肿的食疗

1．冬瓜富含碳水化合物、淀粉、蛋白质、脂肪、胡萝卜素、钙、磷、铁以及多种维生素等。其肉质细嫩，水分丰富，性寒味甘。有利尿消肿、祛暑解闷、解毒化痰、生津止渴之功效。对妊娠水肿及各种原因引起的水肿、肝炎、肾炎、支气管炎食疗效果好。

鲤鱼头煮冬瓜

原料：鲤鱼头1个，冬瓜90克。

制法：将鱼头洗净去鳃，冬瓜去皮切成块，把炒锅放在小火上，倒入鲤鱼头。冬瓜加水1000克煮沸，待鲤鱼头熟透即可。

用法：吃鲤鱼头饮汤，每日1次。一般服5～7次有效。

功效：利水消肿，下气通乳。适用于脾虚型妊娠水肿。

2．西瓜，瓤多汁甜，营养丰富。它富含水分、果糖、维生素C、钾精盐、苹果酸、氨基酸、胡萝卜素等营养成分，具有清热解毒、消肿的作用。

蒸西瓜

原料：80克大蒜、西瓜1个。

制法：用尖刀在西瓜上挖一个三角洞，将大蒜去皮后塞入洞内，再用挖出的瓜皮堵住洞口。洞口向上，隔水蒸熟，趁热服大蒜和瓜瓤，可消水肿。

用法：每日1次。

功效：利水消肿，消暑解热。

经常吃鱼加速宝宝成长

“食不可无鱼”——我们的老祖宗在饮食问题上早有训诫。对于准妈妈来说，吃鱼则更有积极意义。现代医学研究已经阐明，准妈妈吃鱼在促进优生方面具有不可替代的作用。

鱼类被广泛公认是健康食品，有些鱼还含有保护心脏的脂肪。然而，不同种类的鱼体内会积聚着不同量的汞，这是一种对人体有害的天然元素。

德国专家认为鱼是冷血动物，在接近冰点的水域生活，体内组织和细胞结构含有较高比率的长碳链聚不饱和脂肪酸，这些特殊脂质具有显著的健脑功效，俗称“脑黄金”的二十二碳六烯酸就是其中的一种。

另外，鱼肉中丰富的牛磺酸也有促进大脑发育的作用，它除了可以直接影响脑细胞的增殖与成熟外，还能间接刺激人体对锌、铜、铁及其他16种游离氨基酸的吸收与利用。所以，孕期吃鱼有利于胎儿的脑发育。

鱼类含有丰富的氨基酸、卵磷脂、钾、钙、锌等微量元素，这些是胎儿发育的必要物质，尤其是神经系统。胜过猪、牛、羊肉等通常认为的好食品。例如，鱼肉含钙量为猪肉的几十倍，是孕期均衡饮食的重要组成部分。准妈妈每星期最多可食用鱼肉约340克。

怀孕期间，每周至少摄取2次鱼肉（其中1次为富含Ω-3多元不饱和脂肪酸的深海鱼），发生初生婴儿体重过低的比例远比完全不吃鱼的准妈妈低37%，导致这项结果的主要原因是，深海鱼中含丰富Ω-3多元不饱和脂肪酸，可以促进胎盘的血液循环，使得运送至胎儿的营养素及氧气都比较充足。调查研究表明，准妈妈多吃鱼有利胎儿发育，特别是脑部神经系统，这样生出来的宝宝特别聪明。

但环境污染问题日趋严重，妈妈们都担心鱼类的污染物质会不会给胎儿发育造成一些负面影响。重金属污染、工业废水、垃圾和其他污染物质所产生的化学物质沉积在鱼体中，会让食用者产生神经、免疫系统的病变，这样的鱼类污染问题更值得重视。美国食品及药物管理局今年1月曾经公布4种鱼类（鲨鱼、马头鱼、剑鱼及马加鱼）汞含量过高，不宜准妈妈、计划怀孕女士、哺乳母亲和小童食用。

所以，购买鱼类时，最好买活鱼，其次要看产地，远离工业区的鱼类体内污染物质较少。

多吃深海鱼类，如鲑鱼、鲭鱼、鲨鱼等。烹调的时候尽量采用水煮的方式，清淡饮食比较好。对于鱼类过敏的准妈妈，不妨改吃准妈妈专用的营养配方食品，以减少婴幼儿过敏体质的产生。千万不要勉强摄取鱼类，以免造成身体不适。

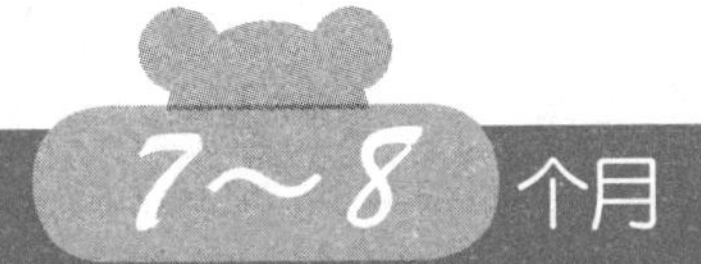

准妈妈的健康护理

眼看着宝宝就要降临人世了，很多准妈妈会开始担心他是不是健康、自己吃得够不够营养。有任何担心疑惑都可以询问医生，不要闷在心里，他们会给你正确的指导，总比你一个人孤军奋战要好。

胎位不正的纠正

胎位不正指妊娠 8 个月后，在检查中确定胎头并不在下腹部。常见有臀位、横位、足位等。其原因可能是子宫发育不良、骨盆狭小、胎儿发育失常等引起。

运动纠正

怀孕7个月前若发现胎位不正，不必处理，因这时胎儿小，羊水相对较多，胎儿在宫内移动度大，还在变化之中。如妊娠7个月后胎头仍未向下，也就是说臀位、横位、足位时，应予以矫正，方法如下：

膝胸卧位

排空小便，解松腰带，小腿与头和上肢紧贴床面，在床上呈跪拜样子，但要胸部贴紧床面，臀部抬高，使大腿与床面垂直，这种体位保持15分钟，然后再侧卧30分钟。每天早、晚各做1次，连续做7天。但心脏病高血压患者忌用本法。

桥式卧位

用棉被或棉垫将臀部垫高30～35厘米，准妈妈仰卧，将腰置于垫上。据说这种方法比膝胸卧位效果好。每天只做1次，每次10～15分钟，持续1周。

另外，准妈妈在生活中要避免这些行为：

1. 患病孕妇不宜久坐久卧，要增加诸如散步、揉腹、转腰等轻柔的活动。

2. 胎位不正是常事，而且完全能矫正。怀孕准妈妈不必焦虑愁闷。情绪

给准妈妈的建议

大多数胎位不正的胎儿用以上方法都能矫正为正常胎位。也可请医生在腹部按摩帮助胎儿转位，即使转不到正常胎位也别紧张，必要时可做剖宫产，所以不必过度忧虑。

不好不利转变胎位。

3．忌寒凉性及胀气性食品，如西瓜、螺蛳、蛏子、山芋、豆类、奶类、糖（忌食过多）。

4．大便要通畅，最好每日排便。

中医验方

1．车前子烘干研成粉，每次9克，温水吞服，1周后复查，未转胎，再服1次。最多服3次。无效改用他法。

2．苏叶、黄芩各6克，水煎服，每日1剂。

外治法

用艾条温灸至阴穴（位于足小趾末节外侧，距趾甲根角0.3厘米处）。每日早晚各1次，每次20分钟。灸时放松裤带，腹部宜放松。点燃艾条后，将火端靠近足小趾，趾甲外侧角处（穴位），保持不被烫伤的温热感，或用手指甲掐压至阴穴，也可用生姜捣烂敷于至阴穴来替代艾灸法。

羊水过多过少都有害

所谓羊水，是指怀孕时子宫羊膜腔内的液体。在整个怀孕过程中，它是维持胎儿生命所不可缺少的重要成分。

有人说人类是另一种类型的两栖动物，胎儿时期住在水中，出生后生活在陆地上。而孕育胎儿的神奇之水便是羊水。羊水究竟是如何形成的呢？羊水过多或羊水过少又是两种什么样的情况呢？让我们一起来探究羊水的秘密。

在胎儿的不同发育阶段，羊水的来源也各不相同。在妊娠第1～3个月期，羊水主要来自胚胎的血浆成分；之后，随着胚胎的器官开始成熟发育，其他诸如胎儿的尿液、呼吸系统、胃肠道、脐带、胎盘表面等等，也都成为了羊水的来源。羊水中98%～99%是水，1%～2%溶质。羊水中也含有葡萄糖、脂肪和有机物。医学上常化验羊水中的某些成分来了解胎儿的健康状况。整个孕期胎儿都在羊水中舒适地度过。

羊水的数量，一般来说会随着怀孕周数的增加而增多，在20周时，平均是500毫升；到了28周左右，会增加到700毫升；在32～36周时最多，约1000～1500毫升；其后又逐渐减少。因此，临床上是以300～2000毫升为正常范围，超过了这个范围称为羊水过多症，达不到这个标准则称为羊水过少症，这两种状况都是需要特别注意的。

羊水是孕育胎儿的神奇之水，其重要性如下：

1．在妊娠期，羊水能缓和腹部外来压力或冲击，使胎儿不至于直接受到损伤。

2．羊水能稳定子宫内温度，使不致有剧烈变化，在胎儿的生长发育过程中，胎儿能有一个活动的空间，因而，胎儿的肢体发育不致形成异常或畸形。

3．羊水可以减少妈妈对胎儿在子宫内活动时引起的感觉或不适。

4．羊水中还有部分抑菌物质，这对于减少感染有一定作用。

5．在分娩过程中，羊水形成水囊，可以缓和子宫颈的扩张。

6．在臀位与足位时，可以避免脐带脱垂。

7．在子宫收缩时，羊水可以缓冲子宫对胎儿的压迫，尤其是对胎儿头部的压迫。

8．破水后，羊水对产道有一定的润滑作用，使胎儿更易娩出。

目前，医院大多是通过超音波来了解羊水量的状况，采取羊水指数法来确定羊水量是否正常。方法是：将子宫分为四个象限，分别量每个象限中羊水的最大深度，再相加求其总和。若总和值在8～24厘米的范围之内则属于正常状态，小于8厘米为羊水过少，大于24厘米则为羊水过多。

羊水过多症

羊水的量超过一定值，如2000毫升，医学上称之为羊水过多。这时我们应了解准妈妈是否存在产生羊水过多的各种原因。最常见的原因是，准妈妈有妊娠期糖尿病；其次要考虑是否有胎儿的某些重要器官有发育异常或畸形，如神经管缺陷性畸形，主要是无脑儿及脑脊膜膨出等，是引起羊水过多最常见的畸形之一；还有就是上消化道闭锁；有些染色体畸形也会引起羊水过多。

一旦诊断为羊水过多症，则必须对母体和胎儿做广泛性的检查，以确定具体的病因。至于处理方式，应该根据其潜在病因而确定。如果患有妊娠糖尿病，应立即控制血糖；如果有先天性畸形，则视时机和严重性处理。

羊水过多，一般采用保守的方法来处理。比如：病人应多食高蛋白物质，要常卧床休息，从而避免早产。但如果已经造成了母亲中度或重度窘迫，就必须采取积极的做法：若胎儿已成熟，则可分娩下来；若胎儿太小不宜分娩，则可进行羊膜穿刺术，减少羊水量，以免造成母亲呼吸不适，甚至引起并发症。

羊水过少症

羊水过少，是指在妊娠晚期或足月时，羊水量小于300毫升。通常引起羊水过少的原因较多，排除过期妊娠，首先要考虑的是胎儿宫内慢性缺氧。因为胎儿宫内慢性缺氧后流到胎儿肾脏内的血流量就相应减少，因而胎儿尿量就相应减少，而胎儿尿是羊水的一个主要来源，所以在胎儿宫内慢性缺氧后，常表现为羊水进行性减少；其次还要考虑是否有胎儿泌尿系统发育异常，如先天性无肾畸形等情况。

找到病因后，应该对症治疗。例

如：当发现准妈妈有早产破水的情况时，必须检测是能够继续安胎，还是感染已相当严重必须及早分娩；当发现有胎儿异常的情形时，必须确定是胎内治疗还是提早分娩，或是足月分娩再治疗等等。

假如羊水过少又并发有胎儿生长迟滞，那就必须考虑提早分娩，因为这已经意味着存在某种程度的胎儿窘迫，继续怀孕无法确保安全。

外阴发痒怎么办

有的女性在怀孕后会出现外阴瘙痒，经过体格检查之后，如果并没有其他疾病，则多由于精神因素或外界刺激引起。

精神因素

医学研究证明，女性在怀孕之后，由于生活有了某些改变，如性交的减少或中断、对妊娠的恐惧心理、失眠等常会引起外阴瘙痒。

由于外阴瘙痒会造成失眠，以致精神不振、食欲减退，从而会使身体抵抗力降低，因此对妊娠和顺利分娩都是不利的。

对于这类的外阴瘙痒，首先要停止各种烫洗措施，其次要停用一切含“松”的药物。停药之初可能更痒，这时可用叠厚的冷毛巾湿敷外阴，每3分钟清洗毛巾1次，不使其变热。持续冷敷，直到不痒，再痒再敷。不涂任何药物，终可痊愈。在饮食上应注意不吃辛辣刺激性食物，如辣椒、姜、蒜、油炸食品、五香粉、胡椒等。

在治疗方面，可用中药黄芩6克，荆芥5克，生地12克，菖蒲6克，甘草5克，当归6克，水煎成100毫升，日分2次温服。另外可用中药苦参30克，蛇床子15克，防风10克，野菊花20克，煲水熏洗外阴，有较好的疗效。

平日大小便之后，只用冷水冲洗外阴即可，但勿将水冲入肛门或阴道内，以免影响机体组织的自洁作用。

外界刺激

由于汗水过多、潮湿、浸渍，可引起瘙痒；穿质地较硬的内裤或有的女性对某些化纤制的内裤过敏也会引起瘙痒；一些洗外阴所用的肥皂引起瘙痒等。对于这样的外阴瘙痒，只要仔细找出原因，便可以得到解决方法。例如注意卫生，每天洗澡（淋浴），内裤要用质地柔软并有吸汗作用的棉布，洗涤外阴的肥皂最好用硼酸香皂。消除瘙痒，可用中草药熏洗。

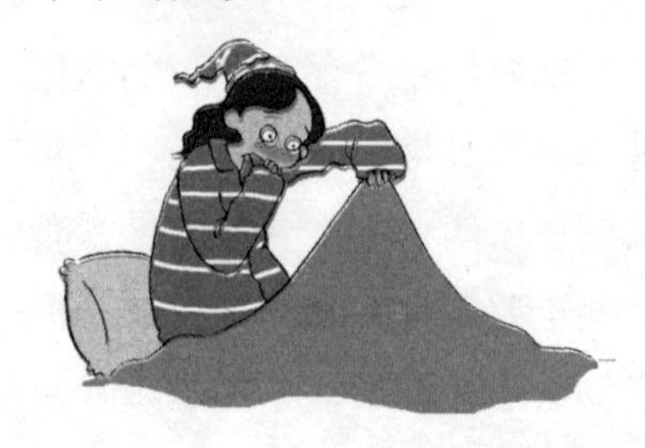

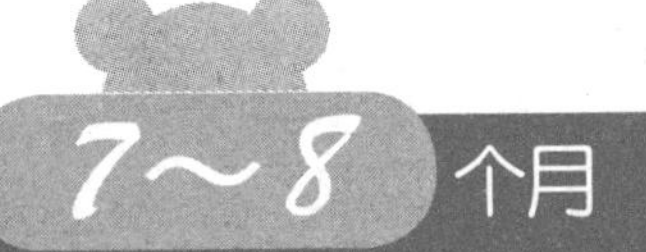

胎教进行时

可以说，准妈妈的每一天都在为迎接宝宝的到来而时刻准备着。从精神到物质，凡是我们能够想到的，都尽可能地去做，去学习，去储备。胎教——是每日必做的一件事情，也是整个孕期最重要的环节。

胎教和睡眠相结合

准妈妈休息是非常重要的，睡眠是休息的最高形式。因此，准妈妈必须保证有良好的睡眠，保证充足的休息。

睡眠能调节人的神经，放松肌肉。通过睡眠可使内脏器官的血液循环正常，新陈代谢平衡。睡眠可算是最彻底的休息，如果睡眠不足，准妈妈非常容易疲劳，对胎儿也很不利。为保证充足的睡眠，准妈妈每天夜间至少要睡够8个小时。以前就习惯8小时睡眠或者午间休息不好的准妈妈应延长1～2个小时。夜间醒过几次的，也要晚起2小时左右。

为了能睡个舒服的觉，保证睡觉的质量，一定要注意睡觉的姿势。睡觉时，最好能在脚下垫一个枕头，这样有利于血液循环，防止两腿水肿，起到充分解乏的作用。胎儿在母体内可得到很好的保护，一般是准妈妈采取自己所喜爱的睡姿，胎儿就不会被压坏。但到了怀孕中期，准妈妈应采取左侧卧位，可改善子宫的右旋程度，利于子宫供血。这样做，胎儿能更好地生长发育，准妈妈也能安全分娩。

有些准妈妈怀孕月份较大，担心侧卧会挤压了胎儿，便采用仰卧式睡姿。首先，这种担心是多余的，而且仰卧睡姿弊端非常多。在第六个孕月时子宫已明显增大，仰卧位时就会压向脊柱，使位于脊柱侧的大血管受压，影响流向心脏的血液量，使心脏向全身各组织器官输出血量减少。如果大脑供血减少，准妈妈会感到头晕、心慌；如果子宫供血减少，就会使胎儿缺血、缺氧。仰卧位还可压迫输尿管，影响尿液流入膀胱，使尿量减少。这不仅不利于代谢废物排出体外，还可引起准妈妈的身体水肿。

到了第五个月的时候，胎动越来越明显，会影响准妈妈的食欲和情绪。因此，要采取一些措施，使准妈妈安安稳稳地睡觉。比如：晚餐量少而清淡，晚饭前出去散步半小时，临睡前洗温水澡，睡觉前喝1杯牛奶。

认识环境胎教法

胎教是让胎儿在母亲子宫里享有好的环境，使孩子生下来后聪明、个性稳定，EQ、IQ都比较高。要达到这一目的，就必须创造良好的胎教环境，使准妈妈生活在舒适如意的环境中，保持健康的精神及心理状态，避免不良因素的刺激。

胎儿生活的环境非常广义，包括妈妈的子宫、妈妈的身体状态及妈妈所处的外部生活环境等。外部环境中的危险因素主要有两个：

居室内的装修材料、油漆家具、清洁剂、液化石油气及烹饪油烟，都可释放出挥发性的毒物，使用空调也会使居室的空气被悬浮微生物污染，如细菌、病毒、真菌和螨虫等，它们都会影响胚胎正常发育，甚至流产或致畸。

高噪声可致流产、早产甚至畸胎，低噪声也不可忽视，据测定，电视机、电子音响所产生的噪声如果超标，将会成为致畸的祸因。

医学研究表明，胚胎的生长发育正常与否，除了受遗传因素影响外，还与环境因素息息相关：

1．可致胚胎死亡：在胚胎分化前期（受精后1～15天），如果胚胎受到环境中的有害物质刺激，那么可使胚胎发生死亡，妊娠终止。

2．可致先天性缺陷形成：即或胚胎未死，继续进行发育，可到了妊娠第二个月（受精后15～56天），是胚胎的器官、组织迅速分化、形成时期，对于环境中的有害物质高度敏感。在各种外来刺激作用下，很容易发生畸形，很多先天性缺陷正是在此时形成的。

那么要为小宝贝创造一个怎样的环境呢？

1．尽量创造一个舒适的环境，室内颜色调和，四周保持整洁。家庭装修尽量选用绿色环保材料，装修后至少于4个月后使用，搬入后每天上、下午通风30～60分钟；空调房间及时保洁、消毒，经常通风换气，最好安置空气负离子发生器；可在居室内养花，如吊兰、菊花、茉莉花、兰花等，它可杀菌、吸尘，这是去除室内有害物质的一种好方法。

2．避免收看情节紧张的电视节目或收听令人情绪紧张的广播。因孕期情绪受到惊吓可使肾上腺素分泌增加，子宫的血流量将会减少，从而影响胎儿受损。墙上挂几张活泼可爱的小宝宝照片，可使准妈妈保持情绪愉快。

3．长期的情绪压抑或愤怒，将使准妈妈肾上腺皮质激素增多，胎儿体内的蛋白质合成就会减少，还会导致胎儿发生兔唇、腭裂等畸形。

7～8个月

准妈妈饮食营养

从第八个月开始，胎儿的身体长得特别快，胎儿的体重通常主要是在这个时期增加的。主要特点为大脑、骨骼、血管、肌肉都在此时完全形成，各个脏器官发育成熟，皮肤逐渐坚韧，皮下脂肪增多。若孕妇营养摄入过多，就会使胎儿长得太大，出生时造成难产。所以一定要合理地安排此期孕妇的饮食。

营养师建议

饮食要以量少、丰富、多样为主，一般采取少吃多餐的方式进餐，要适当控制进食的数量，特别是高蛋白、高脂肪食物，如果此时不加限制，过多地吃这类食品，会使胎儿生长过大，给分娩带来一定困难。

脂肪性食物里含胆固醇量较高，过多的胆固醇在血液里沉积，会使血液的黏稠度急剧升高，再加上妊娠毒素的作用，使血压也升高，严重的还会出现高血压脑病，如脑出血等。饮食的调味宜清淡些，要少吃过咸的食物，每天饮食中的精盐量应控制在7克以下，不宜大量饮水。

孕妇应选体积小、营养价值高的食物，如动物性食品，避免吃体积大、营养价值低的食物，如土豆、红薯，以减轻胃部的涨满感。特别应摄入足量的钙，孕妇在吃含钙丰富食物的同时，应注意维生素的摄入。

孕妇要摄取足够的优质蛋白质和必需脂肪酸，但尿蛋白高的孕妇应限制蛋白质、水分和食精盐的摄入，多吃植物性油。注意均衡营养，平常的饮食生活要节制食精盐的摄取，热量高的食物、甜食、米、面包等主食不要吃太多，要多吃含有优质蛋白质的蛋、牛奶、肉类以及大豆制品，同时也要考虑食用含有其他营养成分的食物。

8月营养食谱推荐

马蹄木耳煲猪肚

原料

马蹄8只，木耳110克，腐竹60克，猪肚半只，鲜白果40克，红枣15克，姜3克，鸡粉、精盐、胡椒粉各适量。

制作

1．马蹄去皮，木耳洗净，腐竹用温水浸软，切成长8厘米的段，待用。

2．将猪肚用粗精盐反复搓擦，冲洗干净，放入滚水中煮5分钟，取出切大块，待用。

3．将所有材料及适量清水放入锅内煲滚，再用小火煲2小时，加入调料便成。

功效

此菜含有丰富的钙、铁、锌和维生素C等多种物质，具有补气健胃，利水消肿等作用。特别适宜孕后期食用，对孕妇水肿、便秘有一定的疗效。

鲤鱼赤豆汤

原料

薏苡仁15克，蜜枣2只，鲤鱼1条，赤小豆160克，瘦肉少许，姜、精盐、鸡粉、胡椒粉适量。

制作

1．瘦肉洗净后切大块，赤小豆、薏苡仁洗净待用。

2．鲤鱼留鳞去内脏，洗净待用。

3．将所有材料放入锅内，加入适量清水，用大火煲滚，再用小火煲1小时便成。

功效

此汤含有丰富的碳水化合物、蛋白质、维生素C等多种营养成分，具有利水消肿、健脾胃、清热、通乳安胎的作用，适合孕妇孕后期食用，以增加营养，防止水肿和早产。

糖醋肥肠

原料

熟猪肥肠250克，糖3大匙，醋、酱油、番茄酱、精盐、味精、绍酒各少许，淀粉适量。

制作

1．将肥肠切块，下入沸水中焯透，捞出沥净水分，放入调味料，挂水淀粉糊，下油锅炸至外皮稍硬时，捞出磕散，待油升温，再放入肥肠块炸呈金黄色，倒入漏勺。

2．用葱、姜、蒜炝锅，加入番茄酱炒开，再下入糖、酱油、精盐，添汤烧开，用水淀粉勾芡，下入炸好的肥肠块，翻熘均匀即可。

功效

本菜可以改善孕妇孕期食欲，补充所需营养。

xo酱爆菇菌

原料

鲜菇、草菇、金针菇各85克，甜豆110克，蒜蓉3克，料酒2克，蚝油4克，XO酱20克，糖3克。

制作

1．把甜豆、鲜菇、草菇、金针菇一起放入滚水中，用大火焯熟，过冷水，滤干水分。

2. 将甜豆去掉头、尾，洗净滤干水；草菇洗净后在根部切十字花纹；鲜菇、金针菇洗净待用。将蒜蓉爆香，加入调料，淋入料酒，然后放入其余材料，炒匀上碟便成。

功效

此菜富含优质钙、磷、蛋白质、铁、锌及多种维生素，可增强孕妇抗感染、抗病的能力，为分娩做好准备。

肉丝炒金针菇

原料

猪外脊肉200克，水发金针菇300克，油10克，香油、绍酒各1大匙，醋、酱油各1/2匙，精盐、味精各1小匙，葱、姜丝各少许，淀粉适量。

制作

1. 猪肉切成丝；金针菇洗净，切段备用。

2. 炒锅加油，投入肉丝煸炒至变色，下葱、姜丝爆香，烹绍酒、醋，加酱油，再下入金针菇翻炒，添少许汤，加精盐、用水淀粉勾芡装盘即可。

功效

金针菇含锌量较高，可以促进胎儿身体和智力发育。

翡翠奶汁冬瓜

原料

红椒1/2个，牛油10克，鲜奶50克，冬瓜、西兰花各300克，蒜蓉10克，鸡粉1小匙，糖1小匙，淀粉1大匙，精盐1小匙。

制作

1. 红椒洗净，切成细粒，西兰花切成小朵，将冬瓜去皮，切成小块，放入滚水中焯熟，捞起滤干水分。

2. 爆香蒜蓉，再加入西兰花炒熟，倒入芡汁炒匀，将牛油放入锅中煮熔，加入红椒粒、冬瓜及调料，淋在西兰花上面即可。

功效

牛奶含有丰富的优质蛋白质和钙质，是孕妇补充钙和蛋白质的理想食品，有补虚的作用。冬瓜有利尿、消水肿、消炎的作用，所以此菜有润肠通便、消除水肿的疗效。

芝麻牛排

原料

牛里脊肉300克，芝麻50克、鸡蛋2个，面粉适量，精盐、味精、绍酒、胡椒粉、花椒盐适量。

制作

1. 将牛肉切成片，用刀拍松，装入小盆内，加入精盐、味精、绍酒、胡椒粉腌拌入味。

2. 鸡蛋磕散，将牛排两面蘸匀干面粉，挂蛋液，再蘸芝麻，压实待用。

3. 热油，将牛排下入油中，炸呈金黄色时捞出，控净油，改刀成条，码摆在盘中，配上花椒、精盐即可。

牛奶花蛤汤

原料

鸡汤250克，红椒1只，花蛤550克，鲜奶200克，精盐4克，糖2克，姜片3克，胡椒粉少许。

制作

1．红椒洗净切丝，将花蛤放入淡盐水中浸半小时，使其吐净污物，然后放入滚水中煮至开口，捞起后去掉无肉的壳。

2．在锅内倒入适量食用油，放入红椒、姜片爆香，加入鲜奶、鸡汤煮滚后，放入花蛤用大火煮1分钟，最后加入调料便成。

功效

此菜含有丰富的蛋白质及钙质，适合孕妇孕后期食用，怀孕后期特别需要补充钙质和蛋白质。

青柠煎鳕鱼

原料

鳕鱼155克，青柠1只，鸡蛋2只。

制作

1．将鳕鱼洗净，切块，加精盐、味精等腌制片刻，挤入少许青柠汁。

2．准备好的鳕鱼块裹上蛋清和淀粉，放入油锅中煎至金黄，装盘，点缀青柠片即可。

功效

本菜适合爱吃酸味的孕妇食用。

红烧沙参

原料

姜片15克，冷冻沙参300克，小塘菜200克，瓶装鲍鱼汁55克，糖3克，清鸡汤30克，酒3克，胡椒粉少许。

制作

1．把小塘菜放入油精盐滚水中焯熟，捞起放入碟中。将沙参剖洗干净，放入滚水中煮2分钟，捞起后切成6厘米长的段待用。

2．在锅内倒入适量食用油，放入姜片爆香，再加入沙参及调料，用小火煮至水快干时，取起放在小塘菜上即可食用。

功效

沙参是海参的一种。海参的营养价值很高，含丰富的蛋白质、胶质、碘、钙、磷、铁及维生素等营养成分，具有养血润燥的功效，是滋补佳品。此菜最适宜孕妇怀孕后期食用。

金蛋牛肉煮菠菜

原料

精盐5克，生抽3克，鸡蛋1/2个，淀粉6克，嫩肉粉2克，糖7克，牛肉200克，菠菜300克，咸蛋1个，姜片4克，鸡粉3克，麻油2克。

制作

1．把菠菜择好，洗净；咸蛋打散放入碗中，再放入蒸镬内蒸熟，待用。

2．将牛肉切成薄片，用调料拌匀，腌15分钟。

3．在锅内倒入适量食用油，放入姜片及水煮滚，然后加入其他材料，用大火煮2分钟，放入调料拌匀即可。

功效

牛肉是高蛋白低脂肪食物，还含有丰富的钙、磷、铁及维生素等，有补脾胃、益气血、强筋骨的作用。菠菜富含铁、磷等，有补血、助消化、通便的功效，是孕后期补铁的最佳蔬菜。

一品海鲜煲

原料

响螺片55克，西兰花250克，鲜虾、鲍鱼、湿海参各100克，姜片10克，酒5克，糖3克，蚝油20克，鸡粉5克，胡椒粉、麻油各少许。

制作

1．把湿海参剖洗干净，切段，与响螺片一起放入滚水中煮2分钟，捞起滤干水分。将西兰花切成小朵，洗净沥干水分，待用。

2．将鲍鱼剖洗干净，刷去表皮赃物。加入姜片爆香，再加入其他材料，加入滚水，盖上煲盖煲3分钟，最后放入调料拌匀便成。

功效

孕妇在怀孕后期，胎儿生长迅速，蛋白质的摄取量应比前有所增加。此菜含有高蛋白最适合此时期的孕妇食用。

酱爆芸豆

原料

芸豆300克，油500克，黄豆酱1大匙，味精1小匙，葱、蒜片、姜末、花椒面各少许，淀粉适量。

制作

1．芸豆去筋洗净，切成3.3厘米长的段，下入七成热油中炸至半熟，捞出沥净油分。

2．炒锅上火烧热，加适量底油，用葱、姜、蒜炝锅，放入芸豆煸炒片刻，再放入黄豆酱、花椒面，炒出酱香味后，加味精，用水淀粉勾芡，淋明油，出锅装盘即可。

功效

此菜色泽明亮，具有增进孕妇食欲之功效。

椒盐多春鱼

原料

春鱼300克，青红椒丝，洋葱、胡椒粉适量，精盐、淀粉、椒盐、糖、鸡粉、麻油少许。

制作

1．青红椒、洋葱洗净切成丝状。将多春鱼洗净，抹干水分，用腌料腌5分钟。

2．把生油倒入锅中烧热，将多春鱼拌上淀粉，用中火炸至硬身，出锅倒起滤油。

3．利用余油，放入青红椒丝及洋葱丝爆香。再放入多春鱼及调料炒匀上碟便成。

功效

多春鱼富含蛋白质，怀孕后期女性多食用此菜能增加蛋白质的摄入量，促进胎儿健康生长，避免因摄入蛋白质不够，而影响胎儿生长发育。

麻酱拌四季豆

原料

四季豆250克，味精1/2小匙，蒜1小匙，植物油2小匙，芝麻酱3大匙，花椒1/2小匙，精盐1/2小匙。

制作

1．将四季豆去筋，洗净，开水焯熟，冷开水浸凉后捞出沥水，切段，放入盘内。

2．将油锅烧热，放入花椒炸出香味，捞出花椒不要，即成花椒油。

3．把芝麻酱用凉开水调稀，加入花椒油、精盐、味精、蒜泥调匀，浇在四季豆上即可。

白烧鱼肚玉兰片

原料

鱼肚250克，玉兰片50克，鸡肉100克，干香菇15克，植物油25克，葱、姜丝各5克，精盐1小匙，白胡椒1/4小匙，味精1/2小匙，芝麻油少许，豌豆淀粉1小匙。

制作

1．把鱼肚、香菇洗干净用水涨发，淀粉加水适量搅匀成湿淀粉，备用；鱼肚挤干水分，改成2厘米见方的片状，鸡肉（熟鸡脯肉）也改刀为同样大小的片状，玉兰片改刀为菱形片。

2．将炒锅置于火上，锅热后加入植物油，爆香葱、姜丝，撒入白胡椒，注入鸡汤，放入鱼肚、鸡脯肉、玉兰片，打去浮沫。

3．再放入精盐，用小火烧至汤汁逐渐减少，放入味精，用湿淀粉收汁，出锅淋上芝麻油即可食用。

花生鸡脚

原料

鸡脚10只，花生米50克，黄酒1小匙，姜片10克，精盐1/2小匙，味精1/2小匙，鸡油2小匙。

制作

1．将鸡脚剪去爪尖，洗净；花生米放入温水中浸半小时，换清水洗净。

2．锅置火上，加入适量清水，用大火煮沸，放入鸡脚、花生米、黄酒、姜片，锅加盖，煮2小时，加精盐、味精调好口味，再用小火焖煮一会儿，淋上鸡油，即可食用。

牛肉末炒芹菜

原料

牛肉50克，芹菜200克，酱油1小

匙，淀粉2小匙，料酒1小匙，葱、姜各1小匙，植物油2大匙，精盐1小匙。

制作

1．将牛肉去筋膜洗净，切碎；用酱油、淀粉、料酒调汁拌好。

2．将芹菜洗净切碎，用开水烫过；葱去皮洗净切葱花；姜洗净切末。

3．锅置火上，放油烧热，先下葱、姜煸炒，再下牛肉末，用大火快炒，取出待用。

4．锅中留余油烧热，下芹菜快炒，加精盐炒匀，然后放入炒过的牛肉末，再用大火快炒，并加入剩余的酱油和料酒，搅拌几下即可盛出食用。

香酥凤卷

原料

鸡腿3个，西兰花200克，冬菇2个，红萝卜1/4个，蛋黄1个，精盐1/2小匙，生粉1小匙，麻油、胡椒粉各少许，糖1/4小匙，生抽1小匙，清水4小匙，葱20克。

制作

1．鸡腿肉洗净切薄片、拍松，加入腌料腌15分钟。

2．冬菇浸软去蒂，加入麻油、生抽蒸熟，切条。

3．红萝卜去皮洗净，切长条，葱切段。

4．西兰花洗净切小朵，以油、精盐、水灼熟，放于碟中央。

5．铺平鸡肉，放入冬菇、红萝卜、葱各1条，卷成1卷，拌匀蛋黄及生粉，涂匀鸡肉卷，放入中火油内炸至金黄色取出，切件排于碟上，煮开芡汁淋上即可。

碧菠鱼肚

原料

菠菜300克，干鱼肚50克，胡萝卜花数片，上汤1杯，植物油、料酒各1小匙，糖1/4小匙，精盐、生粉各1/2小匙，麻油、胡椒粉各少许，清水2小匙，姜2片，葱1根。

制作

1．鱼肚浸透洗净，放入葱、姜，在开水中煮2分钟，取出切件，滴干水分备用。

2．将煨料煮开，放入鱼肚煨5分钟，取出沥干。

3．菠菜洗净，切段。

4．烧热锅，下植物油放入菠菜、胡萝卜花炒熟，加入鱼肚及芡汁炒匀，即可装盘。

花丁群聚

原料

土豆200克，胡萝卜200克，香肠200克，柿子椒50克，黄瓜100克，葱5克，姜5克，精盐1/2匙，味精1匙，糖1/4匙，料酒1大匙，淀粉1大匙，香油1/2匙。

制作

1．将土豆、胡萝卜、柿子椒、黄瓜、香肠分别切成丁，葱、姜切成细丝备用。

2．坐锅点火倒入油，油热后先下土豆、胡萝卜煸炒，放入葱、姜丝炒香，然后放入黄瓜、柿子椒、香肠快速翻炒。

3．加入精盐、味精、料酒、糖调味，水淀粉勾芡，淋香油即可。

木瓜炖鱼

原料

青木瓜1/2个，鲢鱼1尾，水4碗，精盐1小匙。

制作

1．木瓜洗净，鲢鱼洗净备用。

2．木瓜切块，再放入水中熬汤，先以大火煮滚，再转小火炖约30分钟。

3．再将鱼切块，与木瓜一起煮至熟，出锅前加入精盐即可。

柠檬鱼片

原料

柠檬1个，净鱼肉150克，姜片6片，精盐1/3大匙，料酒2大匙。

制作

1．净鱼肉切片，并用精盐均匀涂抹，加入料酒及姜片腌约12分钟；柠檬切片备用。

2．入烤箱中烤（约10分钟）至熟透，取出装盘，摆上柠檬片，淋上柠檬汁即可。

蒜薹肉丝

原料

去皮瘦猪肉250克，蒜薹180克，甜面酱5克，植物油50克，香油16克，酱油40克，料酒15克，水淀粉18克，葱末4克。

制作

1．蒜薹洗净去老茎，切成段，用开水烫一下，捞出沥干水分；将肉切成丝状。

2．将油放入炒锅内，上火烧热后放入肉丝煸炒变色，下入葱末、甜面酱、蒜薹煸炒均匀，烹入料酒、酱油，加汤少许，开锅后勾芡，淋入香油，出锅装盘即可。

香酥柳叶鱼

原料

柳叶鱼350克，面粉、精盐、黑芝麻、芝士粉各适量。

制作

1．柳叶鱼分两半，一半沾黑芝麻后再抹面粉；一半抹上精盐及面粉。加入热油，将鱼一尾尾置入锅中炸，约9分钟。

2．让鱼彻底炸酥，捞起后放在纸上吸油。将只上面粉的那半小鱼撒上芝士粉，排开呈两种风味。

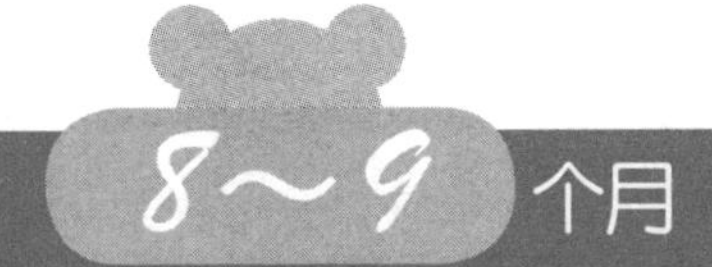

妈妈宝宝的变化

胎儿不断长大，体重增加到约2500克了。全身开始出现皮下脂肪，身体变成圆形的，皮肤开始变得有光泽。长满全身的毳毛已开始消退，脸上和肚子上的细毛已经消失。指甲很快长出。已具备呼吸能力，婴儿喝进羊水，能分泌少量的消化液，尿也排在羊水中。可以说他已经是一个真正的小人儿了！

胎儿的成长

孕33～36周末为孕9月，这时，胎儿的身长有45～47厘米，头围约为34厘米，体重在这4周里增加了1000克左右，大约有2500克了。皮下脂肪开始增多，皮肤皱褶变少，身体较以前丰润。肤色淡红，生命力明显增强。9个月的胎儿皮肤红润带有色泽，胎毛渐脱落，脸及腹部胎毛已消失，只有肩背部仍可见胎毛，皮肤上有黏性脂肪，指甲长出达指尖。男孩子的睾丸已经下降到阴囊之中；女孩子的大阴唇显著隆起，左右紧贴在一起，生殖器官已基本完备。到这时，肺脏和胃肠的功能也都很发达，已具备了呼吸能力，并有啼哭、吮吸和吞奶的能力。这个时期胎儿的内脏器官发育基本成熟，具备了较强的呼吸和吸吮能力。因此，胎儿若在这个时期娩出，基本具备生存能力。

准妈妈的变化

这期间准妈妈的腹部高度隆起，宫底从胸下2横指处，上升到心窝下面一点，宫底高度为29.8～34.5厘米。因此，挤压了心脏、肺和胃，准妈妈感到明显的心跳、气喘、胃部胀满、食欲降低。同时身体沉重、行走不便。排尿次数也更加频繁。有的人可有轻微的子宫收缩感，可不必紧张。同时，白带增多，外阴部位容易污染，因此宜经常清洗，勤换内裤。产前检查要坚持每2周1次。一旦出现下肢明显水肿，恶心、剧烈头痛等症状，应及早就医。此外，禁止过性生活。

这时准妈妈身体较笨重，行动不灵活，易疲倦，要注意休息，饮食应少量多次，停止性生活以免早产和感染。坚持每两周做孕期检查1次，从36周始每周检查1次，有异常时更应及时检查。

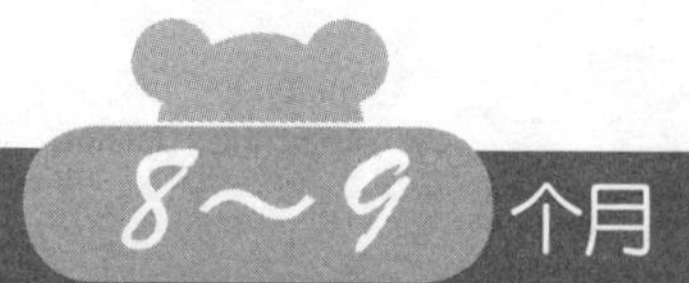

准妈妈的生活宜忌

现在已经进入怀孕的第九个月，恭喜你，就要成为一个真正的妈妈了！到了这个时候，你肚子里的小宝宝已经可以算是一个足月的孩子了。不过你还是要小心，不要功亏一篑，在这样的关键时刻出了什么差错。

准妈妈应注意的问题

9个月过去了，对于准妈妈来说，这9个月是艰辛的9个月，也是充满幸福的9个月，眼看着宝宝就要降临在世上，你可不能松懈，还是有许多问题需要注意的。

越来越大的腹部，可能会使你感到心慌气喘、胃部胀满，所以要注意一次进食不要太多，少食多餐，把吃零食也算作饮食的一部分。

你的饮食，这个时候最好应以蛋白质为主，适当限制脂肪、糖类、淀粉类食物，要保证营养，但又不能过分强调营养，如果吃高糖高脂食品过多，又不运动，就可能造成胎儿过大，给分娩造成困难。这个时期如发生水肿、高血压的症状，还应限制食精盐量和饮水量。但如果膳食中蛋白质供应不能满足你与孩子的需要，就会使你体力衰弱，胎儿生长缓慢，产后恢复迟缓，乳液稀少。

随着腹部的膨大，消化功能继续减退，更加容易引起便秘。多吃些薯类、海草类及含纤维多的蔬菜。

沉重的身体加重了腿部肌肉的负担，腿会抽筋、疼痛。你睡觉前可以按摩腿部或将脚垫高。许多准妈妈会腰痛，不必太介意，分娩后会自然痊愈。

这个时期的你，为了宝宝的安全和你的安全着想，最好不要作长途旅行。上下班尽量不挤公共汽车，不骑自行车，短途者以步行为安全。而且这个时期你的身体重心继续后移，下肢静脉血液回流受阻，往往会引起脚肿，所以应避免穿高跟鞋，否则因脚重心不稳摔跤，形成早产，将危及胎儿的生命和你本人的健康。

在怀孕晚期，精神上的疲劳和不安以及胎动、睡眠姿势受限制等多种因素都可能会让你经常失眠。不必为此烦恼睡不着，干脆看一会儿书心平气和自然能够入睡了。

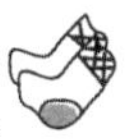

这个时期的你，性生活是被严格禁止的，预防胎盘早破、感染和早产。仍需继续保护好乳房，每天用肥皂水或温水洗奶头，如奶头短小，应每天用手轻轻向外牵拉。

离预产期还很远却多次出现宫缩般的疼痛或者出血这就是早产的症状，应立刻到医院检查。这个时期的你，还应去医院继续接受培训，尤其重要的是坚持自己数胎动，每日3次，每次1小时。这个时期应该每隔一星期就去1次医院做例行检查。如有异常或特殊情况，应该听从医生嘱咐增加检查次数。有个别准妈妈可能会认为“查来查去都正常，何必再复查？”殊不知，胎位、血压等许多情况是在不断地变化，妊娠晚期各种并发症发生的可能性增加，按时检查，及早发现异常，积极处理，对母婴有利。

孕9月的准妈妈必须时刻有分娩的准备，正常的准妈妈一般不需提前入院，当出现产前迹象即可入院，有异常情况时如胎膜早破、妊娠高血压综合征、产前出血、胎心与胎动异常等应立即入院。此外，尚有不少情况应提前入院，如狭窄、胎位不正、双胎、前次剖宫产、宫内生长迟缓、肝内淤积症、妊娠并发心脏病、糖尿病、肾病、甲亢、贫血等。总之，要遵医嘱，准妈妈及亲属不能自作主张、过分急躁紧张或麻痹大意、满不在乎。

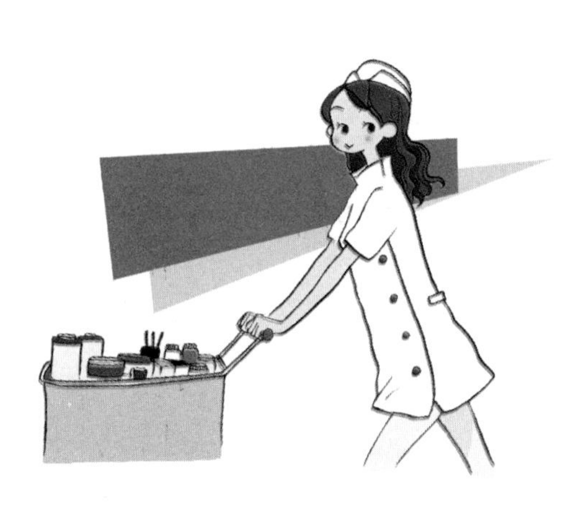

就要到冲刺的时候了，不要以肚子为借口放纵自己酣吃酣睡，适量运动有助于你顺利分娩。

孕晚期准妈妈应该怎么吃

一些准妈妈一到孕晚期，担心胎儿太大，增加难产的机会，盲目地这不吃，那少吃。殊不知这样做既不利于准妈妈自身健康，又直接影响胎儿生长，尤其是脑部发育，甚至事关到孩子的智商和一生健康。

孕早期（1～12周）胎儿生长缓慢，每日体重增加不足1克，所需营养和正常人相似或略有增加，此期限半数以上的准妈妈有不同程度的早孕反应，因此，不必强求补充营养，宜少食多餐，避油腻，进食准妈妈喜欢及易于消化的食物，多吃新鲜蔬菜和水果。孕中期（12～28周）胎儿生长很快，每日体重增加约10克，各种营养素和能量的需要随之增加。孕晚期（28～40周）胎儿生长很快，其中又以（32～38周）时生长最快，体内贮存各种营养素也此时为多，应特别重视妊娠最后3个月营养的补充。

结合孕晚期的营养特点，应在孕中期饮食的基础上，进行相应的调整。

1．首先应增加蛋白质的摄入。此期是蛋白质在体内储存相对多的时期，其中胎儿约存留170克，母体存留约为375克，这要求准妈妈膳食蛋白质供给比未孕时增加25克，应多摄入动物性食物和大豆类食物。

2．其次应供给充足的必需脂肪酸。此期是胎儿大脑细胞增殖的高峰，需要提供充足的必需脂肪酸如花生四烯酸，以满足大脑发育所需，多吃海鱼可利于DHA的供给。

3．能量。其供给量与孕中期相同，不需要补充过多，尤其在孕晚期最后1个月，要适当限制饱和脂肪和碳水化合物的摄入，以免胎儿过大，影响顺利分娩。但是准妈妈也不能吃得过多，准妈妈超重带来的后果是不可轻视的，不仅在孕期会造成准妈妈并发症增高，不利于胎儿成长，而且在分娩时也会有困难。产后还会使准妈妈难以恢复。体形过胖、超重的准妈妈应该及时咨询营养医生，及时调整饮食结构，进行合理的营养调配。

4．增加钙的摄入。钙是建造骨和牙齿，并维持其结构完整的基本元素。它还是促进血液凝固的重要物质，参与肌肉运动及其他重要的代谢活性。孕期钙的需求量大增，约为非孕的1倍，日需量1200毫克。胎儿骨骼中的钙90%在妊娠晚期3个月内积聚，50%在妊娠最后1个月积聚，故早产儿容易缺钙。胎儿体内的钙一半以上是在孕后期贮存的，准妈妈应每日摄入1500毫克的钙，同时补充适量的维生素D。

5．孕期铁需要量增高是准妈妈自身需要，提供40%～50%增加的血容量，储备相当数量的铁，以补偿分娩时失血造成损失。另外是胎儿生长发育过程中制造血液和肌肉组织，还在肝脏内储存一定量的铁，以备出生后消耗，这是因为无论母乳或牛乳铁均很少，产后半年婴儿基本消耗自身储存的铁。准妈

给准妈妈的建议

此期的准妈妈碳水化合物不要过多摄入，也就是不要吃太多主食。可以多吃一些优质蛋白，比如鱼、虾类的食物，另外要吃新鲜的蔬菜和水果，补充各种维生素和微量元素。遵照医生的建议，对孕晚期的饮食做了新的调整，特别注意增加蛋白质的摄入，比如菜肴中增加了瘦肉类和大豆类食物，适当减少了饱和脂肪和碳水化合物的摄入，以免胎儿过大，影响分娩。

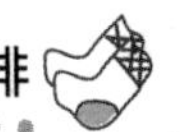

妈应每天摄入铁达到28毫克，且应多摄入来自于动物性食品的血色素型的铁。准妈妈应经常摄取奶类、鱼和豆制品，最好将小鱼炸或用醋泡酥后连骨吃，饮用排骨汤。虾皮含钙丰富，汤中可放入少许；动物的肝脏和血液含铁量很高，利用率高，应经常选用。

6．摄入充足的维生素。孕晚期需要充足的水溶性维生素，尤其是硫胺素，如果缺乏则容易引起呕吐、倦怠，并在分娩时子宫收缩乏力，导致产程延缓。

大多数的准妈妈都是健康的，她们只需在医生的指导下，补充所需的食物和营养即可。有的准妈妈一旦怀孕后，就把自己看成了一个病人，认为自己缺这少那，于是只要有营养就补。其实对那些身体健康的准妈妈来说，她们什么都不缺，最好的就是食补。而对那些身体欠佳的准妈妈来说，也不要盲目乱补，应在医生指导下，缺什么补什么。另外，药补不如食补，食补不如心补，每天都怀有一份健康、愉快的心情，相信自己会拥有一个活泼可爱的宝宝，这才是最有效的。

准妈妈必吃的扫斑食物

爱美的准妈妈总是有些担心怀孕后自己白皙的脸庞会被黄褐斑“入侵”。有研究表明，黄褐斑的形成与孕期饮食有着密切关系，如果准妈妈的饮食中缺少一种名为谷胱甘肽的物质，皮肤内的酪氨酸酶活性就会增加，引起黄褐斑可能性就会增加。

不少人都认为：怀孕中的女人是最美丽的。因为准妈妈们即使脂粉不施，脸上洋溢的幸福也无人能比。但是斑点、毛孔和坏气色却成为准妈妈幸福之外的烦恼。做准妈妈，只顾宝宝可不行，“面子”也很重要，正所谓“内”，“外”兼修。很多老一辈的妈妈，或许在她们都曾指着自己脸上的斑，对孩子说：“我年轻时皮肤很白，都是怀你之后才长斑的。”这可真是让做孩子的感慨万千，无以为报啊。为了让自己将来不感叹美貌早逝，各位准妈妈还是在怀孕期防患于未然吧！

下面推荐几种对防治黄褐斑有很好疗效的食物，爱美的准妈妈不妨试试。

猕猴桃

抗斑指数：★★★★

猕猴桃营养丰富，它含有丰富的食物纤维、维生素C、维生素B族、维生素D、钙、磷、钾等微量元素和矿物质，被誉为“水果金矿”。有效抑制皮肤内多巴醌的氧化作用，使皮肤中深色氧化型色素转化为还原型浅色素，干扰黑色素的形成，预防色素沉淀，保持皮肤白皙。猕猴桃可干扰黑色素生成，预防色素沉着、保持皮肤白皙，并有助于消除皮肤上已有的雀斑等斑点。

西红柿

抗斑指数：★★★

你可能想象不到，平凡的西红柿具有保养皮肤、消除雀斑的神奇功效。它丰富的番茄红素、维生素C是抑制黑色素形成的最好武器。有实验证明，常吃西红柿可以有效减少黑色素形成。每日喝1杯西红柿汁或经常吃西红柿，对防治雀斑有较好的作用。因为西红柿中含丰富的维生素C，被誉为维生素C的仓库。维生素C可抑制皮肤内酪氨酸酶的活性，有效减少黑色素的形成，从而使皮肤白嫩，黑斑消退。

柠檬

抗斑指数：★★★

柠檬也是抗斑美容的拿手水果。柠檬中所含的枸橼酸能有效防止皮肤色素沉着。使用柠檬制成的沐浴剂洗澡能使皮肤滋润光滑。

黄瓜

抗斑指数：★★★★

黄瓜中含有丰富维生素C，能够起到消褪色素作用。现代科学研究证明，黄瓜含有丰富的钾精盐和一定数量的胡萝卜素、维生素C、B_1、B_2、糖类、蛋白质以及磷、铁等营养成分。经常食用黄瓜粥，能消除雀斑、增白皮肤。准妈妈也要多多享用，它也具有非同一般的美白功效。取粳米100克，鲜嫩黄瓜300克，精盐2克，生姜10克。将黄瓜洗净，去皮去心切成薄片。粳米淘洗干净，生姜洗净拍碎。锅内加水约1000毫升，置火上，下粳米、生姜，大火烧开后，改用小火慢慢煮至米烂时下入黄瓜片，再煮至汤稠，放入精盐调味即可。一日2次温服，可以祛斑、减肥。

新鲜胡萝卜

抗斑指数：★★★★

你知道吗？每日喝1杯胡萝卜汁，就有神奇的祛斑作用。因为胡萝卜含有丰富的维生素A原。维生素A原在体内可转化为维生素A。维生素A具有滑润、强健皮肤的作用，并可防治皮肤粗糙及雀斑。

黄豆

抗斑指数：★★★★

大豆中所富含的维生素E能够破坏自由基的化学活性，不仅能抑制皮肤衰老，更能防止色素沉着于皮肤。

牛奶

抗斑指数：★★★★

牛奶可以起到改善皮肤细胞活性、延缓皮肤衰老、消除小皱纹、增强皮肤张力的功效。它更是晚上对肌肤最有好处的食物，通过补充给养，让肌肤得到休养生息，健康的肌肤才有可能焕发光

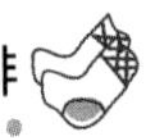

彩。喝牛奶还能促进睡眠安稳，对各种因睡眠引起的疾病有效果。

蜂蜜

抗斑指数：★★★

蜂蜜被誉为“大自然中最完美的营养食品”，含有大量易被人体吸收的氨基酸、维生素及糖类，营养全面而丰富，常食可使皮肤红润细嫩，有光泽。

劳逸结合做健康准妈妈

为了在家庭和事业中取得平衡，怀着宝宝上班的准妈妈不在少数。但是工作着的怀孕女性要注意劳逸结合。因为，母亲过于紧张，可能会引起胎儿的宫内发育迟缓。

胎儿最害怕的疾病——胎儿宫内发育迟缓，也称胎盘功能不良综合征，或胎儿营养不良综合征。它的主要表现为胎儿各个器官发育不好、生命力弱、不容易成活、新生儿体重低、抵抗力弱、容易并发疾病。

胎儿宫内发育迟缓形成的原因比较复杂。一般认为，主要原因有两大类。第一类是孩子本身的问题，如畸形等；另一类即与胎盘供血有关。如果母亲患有心脏病、高血压、糖尿病、肾炎等，都可能会影响胎盘供血，进而影响胎儿发育。

不要低估了你肚子里的小宝宝，他（她）能够感受妈妈的喜怒哀乐，因而女性在怀孕期保持良好的情绪是非常重要的一件事情。妈妈如果焦虑、神经紧张，会释放出能使血压升高的激素，如肾上腺素，胎儿能够通过胎盘感受到这种激素，从而感知妈妈很紧张，这对胎儿的生长是不利的。

另外，人紧张的时候，血管收缩、心跳加快，处于应激状态的高血压。长时间处于这种状态，人就容易真的患上高血压。这好比长期不注意，假性近视就会变成真性近视。

准妈妈容易感到疲累，因此需要适当休息。况且，过度劳累容易造成准妈妈流产，尤其是那些高龄产妇、有过流产史、患有某些慢性疾病的准妈妈，需格外注意休息。

怀孕后不能像平时一样操作一切事务，干任何事情都不能过分，觉得累就应该停下来休息。作为职业准妈妈，在早孕期应避免接触化学或放射污染的环境，孕7个月时就应该不上夜班，但只要健康允许也可以一直工作到预产期。

“累了就休息”这是最好的忠告。最好是每夜保证睡眠8小时左右，中午休息1～2小时是很有益的，因为怀孕是额外负担，在孕晚期更是要保证足够的睡眠，以达到顺利度过妊娠期。

如果准妈妈平时工作压力大，很劳累，每次出现少量的出血，只要多卧床休息，即可改善症状。虽然卧床休息是最佳的安胎方法，但在初次发现有出血现象时，最好还是请医师辨明症状，以免错失治疗时机。

准妈妈运动要当心

到了怀孕晚期，准妈妈的行走、睡眠等日常活动都会受到宝宝的影响，为了保证孩子的健康成长和维护准妈妈自身的健康，怀孕以后应当注意保持正确的活动姿势。

怀孕期间，适量的运动对于保持健康来说是非常重要的。在条件允许下，妊娠期间几乎任何正常的运动都可以做。只要在运动后觉得全身舒服就可以继续。但要注意，运动要适可而止，不要搞得筋疲力尽，要自我掌握运动度，限制运动量及运动强度。

如果怀孕前，你就是一名运动爱好者，那么怀孕后如果没有什么特殊情况，可以继续进行，运动时要有限度，不要运动到令自己感到疲劳或上气不接下气的地步。注意不要尝试那些剧烈的运动，要避免任何有损伤腹部危险的运动。从孕7个月起，子宫已过度膨胀，宫腔内压力已较高，子宫口开始渐渐地变短，准妈妈的负担越来越重：如水肿、静脉曲张、心慌、胸闷等。此时开始，应适当减少运动量，以休息和散步为主，过于频繁的活动会诱发宫缩，导致早产。

以下示范几种呼吸法配合产前运动一起进行，有助分娩顺利之余还可减轻腰痛、痔患及产后失禁的情况。

自我放松法

仰卧于床上，放一个枕头，双手平放于身旁。两眼微闭，全身放松，呼吸频率慢，每吸一口气，身体就放松。持续进行约10分钟。可起到舒缓肌肉和精神紧张的功效。

腹肌运动

仰卧于床上，双手放于腰下，腿屈起脚掌贴地。吸气时腰部微微向手上压下，呼气时放松全身。反复做10次。减轻腰痛，增强腹背肌力，帮助分娩过程顺利。

腹式呼吸运动

仰卧于床上，放一个枕头于膝下，双手平放于身旁。吸气时腹部胀起，呼气时腹部收缩，切勿使劲，要自然松弛。每做5～6次就停下稍作休息。

会阴肌肉运动

仰卧于床上，双手放于腰旁，腿屈起，脚掌贴地。吸气时收紧肛门、会阴和尿道口，维持5～6秒后，放松再做。做10次。能增强会阴肌肉的耐力和控制能力，帮助分娩，亦可避免产后出现大小便失禁的情况。

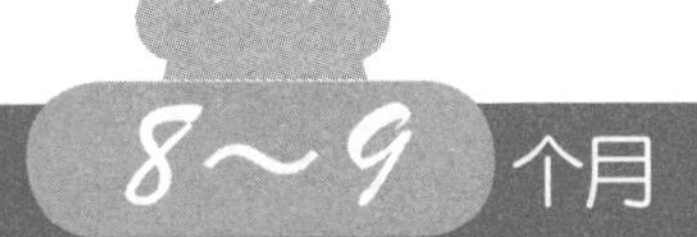

准妈妈的健康护理

准妈妈进入了最后的考验阶段了。现在，你可能会感到行动特别不便，腹部越来越膨隆，行动变得迟缓。这是你和宝宝面临的最后一关。在入院分娩前，准爸爸准妈妈要了解关于分娩的必要知识，了解临产的征兆，分娩的过程，做到知己知彼，才能百战不殆。顺利度过这一关，你就可以和亲爱的宝宝见面了。

小心宝宝提前报到

每个怀孕的准妈妈都希望自己的小宝宝在焦急的等待之后，按时来到这个世界。但是，有的小宝宝尚未足月，就提前来报到了。睡眠不好、劳累、食欲旺盛，平常人倒没事，准妈妈可就麻烦了，对于快要临产的准妈妈来说要格外小心，可别让宝宝提前报到。

早产是指准妈妈在妊娠28～37周分娩。这时的宝宝还未发育成熟，皮肤红嫩红嫩的，皮下脂肪少，各个脏器功能都不完善，呼吸也不规则，四肢肌肉疲软无力，体重也轻，因而生命力很弱，必须进行特殊照料。护理上稍有不当，便容易使准妈妈多少个日夜“苦心经营”的“爱果”出现包括肺部感染在内的各种危及生命的症状，且这些高危因素还极易导致脑损伤。因此，预防早产极为重要。

约30%的早产无明显原因。常见诱因有：

准妈妈方面的原因

1．并发子宫畸形（如双角子宫、纵隔子宫）、子宫颈松弛、子宫肌瘤。

2．吸烟、吸毒、酒精中毒、重度营养不良。

3．并发妊娠高血压综合征。

4．并发急性或慢性疾病，如病毒性肝炎、急性肾炎或肾盂肾炎、急性阑尾炎、病毒性肺炎、高热、风疹等急性疾病；心脏病、糖尿病、严重贫血、甲

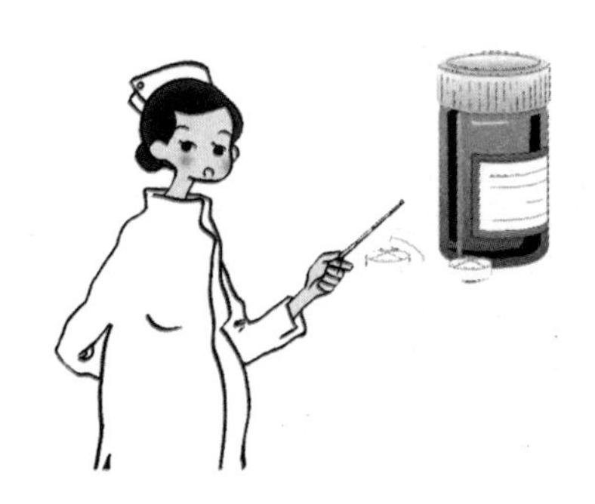

状腺功能亢进、高血压病、无症状菌尿等慢性疾病。

5．其他，如长途旅行、气候变换、居住高原地带、家庭迁移、情绪剧烈波动等精神体力负担；腹部直接撞击、创伤、性交或手术操作刺激等。

胎儿胎盘方面的原因

1．前置胎盘和胎盘早期剥离。

2．羊水过多或过少、多胎妊娠。

3．胎儿畸形、胎死宫内、胎位异常等情况。

4．胎膜早破、绒毛膜羊膜炎。

老一辈的人经常会告诫准妈妈，要避免劳累、不要搬重物、避免搬家，尤其切忌在家中乱钉东西或移动床头，以免动了胎气造成流产或早产。这些说法虽然看来有点迷信，但却也不失科学的基础。对于某些容易早产的准妈妈而言，在家爬上爬下、钉东西或搬重物，不仅容易不小心跌倒，对自己造成危险，更容易造成子宫收缩引起早产。

准妈妈在发生早产之前7天内，尤其是发生前24小时，子宫收缩的次数会增加。因此在子宫收缩次数明显增加、而卧床休息也无济于事的时候，应快速与医护人员联络或去医院就诊。

另外有些准妈妈在发生早产前，会出现下腹胀痛、下坠感，像月经来潮时的胀痛或痉挛腰酸、阴道分泌物增加甚至出血的症状，千万不可麻痹大意。这些症状都是在子宫规则收缩发生早产之前常见的警讯，应该尽快处置。

除了安胎的药物之外，准妈妈在就诊之前或安胎治疗出院后，仍应多卧床休息，早晚最少各卧床1小时。尽量左侧躺，但以舒适为原则，视情况需要增加卧床时间及次数。若有早期破水、子宫颈扩张或羊膜膨出至子宫颈或阴道的现象均应住院治疗。

要预防早产，准妈妈要心情愉快轻松，饮食要清淡，不油腻，避免高糖食品，在选择水果时应尽量选择含糖量低的水果，千万不要无限量吃西瓜等高糖分水果；选择宽松的准妈妈装、每天洗澡，洗澡水的温度不要太高，洗澡时间也不要太长；少吃生冷食物及刚从冰箱里取出来的食物。

给准妈妈的建议

如果产前出血和有先兆早产迹象时，不要耽误时间，应在第一时间就诊。如果早产已在所难免，要听从医生对早产儿保暖、吸氧、合理喂养、预防感染等方面的指导，精心照料早产的宝宝。

预防仰卧综合征

在8个孕月后，准妈妈如果仰卧时间长久，就会出现头晕、心慌、发冷、出汗、血压下降等症状，甚至神志不清和呼吸困难，这就是仰卧综合征。随着胎儿不断长大，女性在怀孕后10～12周开始，到了怀孕晚期腹腔几乎完全被子宫占据。由于外周血管的扩张，下腔静脉的回流量、回心血量以及心脏搏出量均增加，到妊娠28～32周时达到高峰，以后逐渐下降。逐月增大的子宫在准妈妈仰卧时会压向脊柱，使脊柱两旁大血管受压，血液不能顺畅流回心脏，使回心血量在短时间内突然减少，心脏搏出减少，导致血压下降，影响心、脑、肾等重要器官供血不足，从而出现心悸、出冷汗、头晕恶心、眼前发黑、面色苍白等现象，严重者会引起子宫蜕膜、小动脉破裂出血而导致胎盘早期剥离等危险。心输出量不足及大动脉受压会减少对子宫的供血，导致胎儿缺氧，很快出现胎心增快、减慢或不规律，以致窒息和死亡。

因此，准妈妈睡觉时，无论是夜晚还是白天，都应该采取左侧卧位，可以避免子宫对下腔静脉的压迫，从而防止仰卧位综合征的发生，增加胎儿的血液供应，减少子宫对下腔静脉回流的阻力，减轻或消退妊娠水肿。

小心前置胎盘的危险征兆

前置胎盘是妊娠晚期出血的主要原因之一，为妊娠期的严重并发症。多见于经产妇，尤其是多产妇。

胎盘的正常位置附着于子宫体部，如果附着于子宫下段或覆盖于子宫颈内口，位置低于胎儿先露部，称为前置胎盘。前置胎盘是引起妊娠晚期出血的主要原因之一，威胁着母儿生命安全。多见于高龄或经产妇，尤其是多产妇，发病率为1：55～1：200左右，是产科的严重并发症。

前置胎盘的原因

什么原因引起前置胎盘？目前尚未明确。可能与以下因素有关：

子宫内膜不健全

产褥感染、多产、上环、多次刮宫、剖宫产等手术，引起子宫内膜炎，子宫内膜缺损，血液供应不足，为了摄取足够营养，胎盘代偿性扩大面积，伸展到子宫下段。

孕卵发育迟缓

在到达宫腔时滋养层尚未发育到能着床阶段，继续下移植入子宫下段。

胎盘面积过大

多数妊娠胎盘常伸展到子宫下段。

按胎盘边缘与子宫颈口的关系分为3种类型：

1．完全性前置胎盘：胎盘完全覆盖于宫颈内口，又称中央性前置胎盘。

2．部分性前置胎盘：胎盘部分覆盖于宫颈内口。

3．边缘性前置胎盘：胎盘附着于子宫下段，下缘达宫颈内口边缘，又称低置性前置胎盘。

娠晚期或临产时，发生无痛性反复阴道出血是前置胎盘的主要症状，偶有发生于妊娠20周者。阴道出血发生时间的早晚、反复发作的次数、出血量的多少与前置胎盘的类型有很大关系。完全性前置胎盘往往初次出血的时间早，约在妊娠28周左右，反复出血次数频，量较多，有时一次大量出血即可使病人陷入休克状态；边缘性前置胎盘初次出血发生较晚，多在妊娠37～40周或临产后，量也较少；部分性前置胎盘初次出血时间和出血量介于两者之间。临产后每次阵缩时，子宫下段向上牵引，出血往往随之增加。部分性和边缘性前置胎盘患者，破膜后胎先露如能迅速下降，直接压迫胎盘，流血可以停止。破膜有利于胎先露对胎盘的压迫。由于反复多次或大量阴道出血，产妇可以出现贫血，其贫血程度与出血量成正比，出血严重者即陷入休克，胎儿发生缺氧、窘迫，以致死亡。

给准妈妈的建议

前置胎盘的诊断并不困难，对于孕晚期出血的患者，通过B超检查可以明确胎盘的位置。如果确诊为前置胎盘，医生将根据前置胎盘的类型采取适当的治疗方式，以尽快使准妈妈和宝宝脱离危险。

前置胎盘的危害

对母亲的危害

由于反复多次出血，产妇可有贫血，出血量多时甚至引起产妇休克。分娩后由于子宫收缩力差，常发分娩后出血。前置胎盘患者常并发胎盘粘连、植入性胎盘，使胎盘剥离不全面发生大出血。此外，前置胎盘的胎盘剥离面接近宫颈外口，细菌易从阴道侵入胎盘剥离面引起感染。

对胎儿的危害

由于前置胎盘出血大多发生于妊娠晚期，容易引起早产，亦可因产妇休克发生胎儿窘迫，胎儿严重缺氧以至胎死宫内，也可因早产儿生活力差而死亡。故前置胎盘的围产儿死亡率较高。

胎盘早期剥离不可不防

正常位置的胎盘在娩出前部分或全部从子宫壁剥离，称为胎盘早期剥离，简称胎盘早剥。

妊娠20周后，正常位置的胎盘在胎儿娩出前部分或全部从子宫壁剥离，就是胎盘早剥。胎盘早剥往往发病急、进展快，对母儿有生命威胁，是妊娠晚期的一种严重并发症。多见于经产妇，发病率为1：47～1：217。多数于28周以后发病，约50%发生于临产之前。

胎盘早剥的发病机制，到现在为

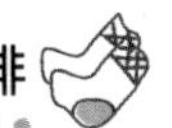

止，还没有确切的说法，可能与血管病变、内外创伤、子宫腔内压力骤减或子宫静脉压突然升高等因素有关。常见病因为血管病变，如妊娠高血压综合征、高血压、慢性肾炎以及外伤、宫腔压力突然下降、子宫静脉血回流受阻（如长期仰卧位）等。其主要病理变化是底蜕膜层出血，形成血肿，使胎盘自附着处剥离。胎盘后血肿，可以渗入子宫肌层，使肌纤维分离、断裂、变性，而致子宫失去收缩力。血液浸润深达子宫浆膜层时，子宫表面出现紫色淤斑，尤其胎盘附着处更为明显，称为子宫胎盘卒中。有时出血穿破羊膜溢入羊水中，形成血性羊水。

胎盘早剥后的主要症状为腹痛和阴道流血。胎盘剥离面小，出血很少，可无症状或仅有轻度腹痛。胎盘剥离面越大，出血越多。大量隐性出血（即血液积聚在胎盘和子宫壁之间，不从阴道流出）常有突发性剧烈腹痛，子宫增大紧张，胎儿多数死亡。出血多时病人出现冷汗、面色苍白、脉搏细弱、血压下降等休克症状。

那些剥离面小、出血少、明显症状的胎盘早剥，应严密观察，多数还是能够自然分娩。可是如果已经出现胎儿窘迫情形或是临床症状明显恶化，胎儿却无法即时娩出，或是在子宫收缩时有无法控制的出血、隐藏型出血使子宫急速胀大、痉挛的子宫因出血而瘫软等状况时，无论胎儿是否存活，都必须马上分娩，因此剖宫分娩是必要的。

分娩时建议避免使用半身麻醉，以防止明显出血时半身麻醉所引起的深度持续性低血压。

如果胎盘早期剥离大量失血、休克、初产妇、子宫颈未开、没有阵痛的现象，延误诊断及治疗都使愈后不好。产妇的死亡率介于0.5%～5%，多因为血液凝结病变或因出血而使心脏或肾脏功能衰竭。

在严重的剥离案例，胎儿甚至有高达50%～80%的死亡率，15%胎死腹中，另外约50%很早就出现窘迫的情形。如果妈妈需要紧急输血，则胎儿死亡率至少50%。活产的胎儿也因产前缺氧、分娩受伤、早产的后遗症而有较高的罹病率。所以胎盘早期剥离实在是一种不可轻视的产科急症。

给准妈妈的建议

要避免早期剥离就必须积极治疗妊娠高血压综合征等急慢性血管病，防止外伤；注意孕期卫生；孕晚期禁止性交和防止腹部受压；妊娠后期多采取左侧卧位等是预防本病的主要措施。治疗原则是控制休克，终止妊娠、防治并发症。由于本病变化快，危险性大，因此，不论初始病情如何，发现立即送医院治疗。

怎样减少痔疮带来的痛苦

怀孕以后，胎儿不断生长，子宫也日益膨大，以致直接压迫下腔静脉，影响血液的正常回流。再加上腹压增高，血管内的压力也随之增高，最后导致痔静脉丛的扩张而形成或加重痔疮。

俗话说“十人九痔”，许多身怀六甲的准妈妈以前没有痔疮，怀孕后却被麻烦的痔疮缠上了；也有的原来有痔疮怀孕后加重了。有99%的准妈妈要面对妊娠痔疮。

痔疮是怎么形成的呢？由于腹部压力增加，导致直肠下端黏膜及肛周皮肤的静脉血管扩张、血液淤积、弯曲隆起而形成静脉团。怀孕期的准妈妈，为了保证胎儿的营养供应，盆腔内动脉血流量增多，随着胎儿在子宫内的不断发育、成长，子宫体日益增大，在压迫盆腔的同时，也压迫了直肠静脉血管，造成了血液循环受阻，进而引起淤血或血栓，形成痔疮。

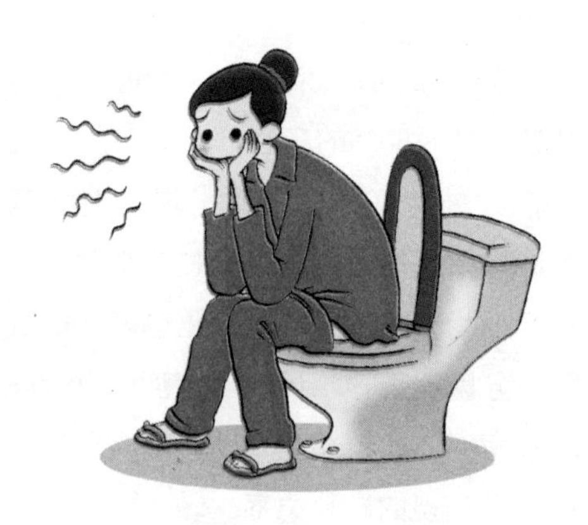

还有，女性怀孕后，很容易感到疲劳，活动量大大减少，特别是累了就在沙发上一坐不起，沙发质地软，坐下后，准妈妈的身体淤血程度加重，血液回流困难，更容易诱发或加重痔疮。

当痔核暴露在外面收不回去的时候，就会非常疼痛，连坐下来都困难。这时候，求助专家是个好方法。不过，对于很大一部分准妈妈来说，孕期的痔疮有时候是暂时性的，等分娩过后就会自然消失了。只要不是太严重，不要过于紧张。

准妈妈一旦生了痔疮，特别是在怀孕后期，治疗要十分谨慎。除急性血栓外痔需手术外，一般等到分娩后3个月再考虑采用手术治疗。此前以保守治疗为主。由于产妇在产后要排恶露，可以先采用温水坐浴进行提肛运动、局部按摩来治疗，还可以选用外用痔疮药进行治疗。但是对于恼人的痔疮，还是重在预防：

痔疮的预防措施

怀孕前没有痔疮的准妈妈，在怀孕后也不要麻痹大意，一样要做好预防：

养成良好的饮食习惯

准妈妈可以每天早晚进行提肛运动，每次30次，有助于肛周组织的血液循环，可以避免痔疮的发生。

要保持肛周的清洁

每晚进行局部洗浴，可以避免肛周

皮肤褶皱区滋长细菌而发生感染，同时做到生活规律，养成良好的排便习惯，不崇尚“厕所文化”，如厕时不要养成读书看报的习惯。

多饮水多吃水果和蔬菜

准妈妈要少量多次地饮水，多吃水果和新鲜的蔬菜，尤其是富含粗纤维的蔬菜、水果。辣椒、胡椒、生姜、大蒜、大葱等刺激性食物尽量少吃。准妈妈别老坐着，应适当运动，以促进肛门直肠部位的血液回流。三餐饮食正常，特别是早餐一定要吃，避免空腹，并多吃含纤维素多的食物，比如糙米、麦芽、全麦面包、牛奶。

多运动

多活动可增强胃肠蠕动，另外，睡眠充足、心情愉快、精神压力得到缓解等都是减轻便秘的好方法。

孕期痔疮重在预防和自我调节，正确的坐、立、饮食及调养方法可有效地缓解症状，安全度过孕期。

痔疮的治疗与护理

如果准妈妈在孕前已经出现了痔疮，一定不要让症状再进一步扩大。

不要暴饮暴食

合理饮食，不要暴饮暴食，以免造成直肠的压力过重，可以少量多餐，避免吃辛辣及酸性等刺激性食物，不要吃过精过细的食物，因为精粮会造成便中的残渣过少及便质发黏，导致便秘。

有便意时及时排便

一旦有便意的时候，就尽快去厕所排便。因为粪便在体内积存久了，不但造成排便不易，也会影响食欲。建议有便秘问题的准妈妈每天多喝凉开水或牛奶刺激大肠蠕动，或是早晨起床后马上喝一杯凉开水或牛奶，这都是帮助排便的好方法。

注意局部清洁

坚持进行局部洗浴，并按摩肛周组织3～4分钟，以加快血液循环。

不要久坐沙发

准妈妈孕期避免坐沙发，并避免在电脑前久坐不起。

练习肛门收缩

准妈妈每天要有意识地进行3～5次提肛，可以加强肛周组织的收缩力，改善淤血状况。

怀孕的过程是非常辛苦的，常常会伴有许多不适，准妈妈要掌握正确的方法来避免或减轻这些不适，顺利度过妊娠期。

给准妈妈的建议

不要自行滥用刺激性的药物，如麝香、冰片、益母贴、止血剂。如症状加重一定要及时到正规医院的肛肠门诊就医，在医生的指导下使用对胎儿没有影响的药物，不要擅自处理或是轻信广告所说的无痛激光治疗，以免影响胎儿的健康。

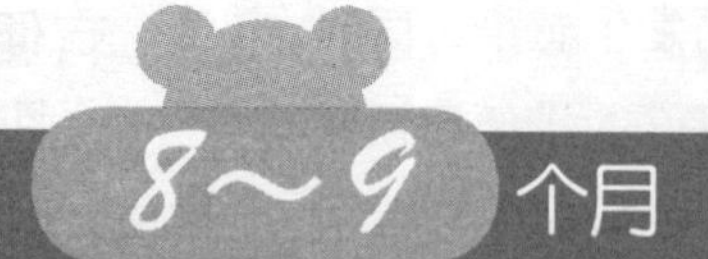

胎教进行时

现在，胎儿在子宫里生存了9个月。今天早上，他睁开眼睛，打着哈欠，用劲踢了几下，用小手去抓脐带，把手伸到嘴里，吮自己的大拇指，听母亲的心跳和肠鸣音，他已经是个真正意义上的小人儿了。这个时候的准妈妈不妨把自己打扮得漂漂亮亮的，对于宝宝来说也是一次重要的美育胎教。

准妈妈的胎儿美育

爱美的女性怀孕了，娇美的体形一下子变得臃肿。有些人为此而痛苦、烦恼，认为从此便失去了原有的苗条而丰满的身材。其实大可不必这样。怀孕几乎是每一位女性一生当中都要经历的，大多数女性分娩后还是会像以前一样体态轻盈、姿容美丽，而且还会增添几分女性的成熟美。

生活中处处都是美，把美的信息传递的过程就是美育。美育是母亲与胎儿交流的重要内容，也是净化胎教氛围的必要手段。胎教中的美育是通过母亲对美的感受来实现的。美育能陶冶性情，净化环境，开阔眼界，对于胎儿来说具有奇妙的魅力。

准妈妈身体的一系列变化，可能都是因为怀了小宝宝造成的，都是正常现象。胎儿发育长大，使得准妈妈腹部日渐膨大起来；为了适应将来哺乳的需要，乳房也渐渐丰满；准妈妈要吸进两个人的氧气，呼吸量和胸部的起伏都增大，因而胸围也增大。少数女性在怀孕30周后，体内的血容量增加，钠的含量和水的存储增多，还会有腿部水肿。等孩子出世后，你的腰围、胸围渐渐减小，水肿现象也会消失。只要在孕期体重增加不超过10千克，分娩后，体形会很快恢复的。

肚子里的宝宝固然重要，但现代医学知识告诉我们，大可不必为了胎儿禁忌太多。不必毫无节制地大吃，适当地化淡妆，适宜地运动，都可以让心情更好。自信就是美，首先应该将那些沮丧的心情抛开。其实，就是在怀孕期间，你也可以打扮得很漂亮。虽然你不再苗条和富有美丽身段，但你完全可以变得更可爱。别忘了那句话：“可爱的一定是美丽的。”怀孕了，精力、体力都不

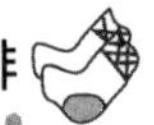

如以前，又由于信心不足，有些准妈妈就不似以前那样顾及容貌了。事实上，美容、穿衣也是胎教，准妈妈完全有必要精心打扮自己。

美丽是每一位女性所追求的，姣好的容颜是许多女性梦想的。其实，一个人的魅力往往是由多方位来体现的，依据社会审美心理，准妈妈腹中的胎儿正是被爱的表现，从心理上认为怀孕期间才最能体现女性的美，精心装扮自己，则会保持心理平衡，有助于维护准妈妈的良好心境，对于准妈妈及胎儿的身心健康十分有利。别因为怀孕，就放弃打扮。怀孕了，就更应精心打扮。这一方面是自娱的一种方式，对自己容颜、服装的关心会使你忘掉妊娠中不快的反应；另一方面，化妆会使你显得气色很好，自己看了，心里会舒服，别人看了，对你称许几句，你也一定会很高兴的。可见，化妆会使你保持自信、乐观、心情舒畅。因此，美容、打扮无论对自己还是对胎儿都是很有意义的。

怀孕的幸福与满足使准妈妈更具有迷人的魅力，一套合身、舒适而又漂亮的孕装能立刻展现出怀孕体态特有的形象，让准妈妈充满自信和愉快，是给准妈妈最好的一份礼物。怎样装扮，才能让自己充满美丽孕味呢？那就听我们细细说来。

准妈妈朋友不妨把头发剪得短一点，梳理得整齐美观一些，给人以生机勃勃的感觉，但不宜烫发，尤其是不宜用冷烫精烫发，以免殃及胎儿。准妈妈还可以化淡妆，但不宜浓妆艳抹，因孕期皮肤比较敏感，化妆品的过度刺激易引起皮肤病，对胎儿不利。另外，化妆品还可以掩盖孕期贫血的肤色，不宜及时得到诊治。

如果你要选购一条合适的裙装，可以选择那些少打褶、多斜裁、裤腿紧、裤腰松的准妈妈装。少打褶多斜裁是指上衣不必选用胸前打褶过多的款式，这样的衣服标志性太强，一看就是准妈妈服。可以选择斜裁的宽摆上衣，孕期它可以遮盖凸起的腹部，产后也可以日常穿用，看上去舒适而且浪漫。

如果你身在职场，应选择那种穿在身上能很美地体现出胸部线条，却使隆起的腹部显得不太凸出的款式，如上小下大的A字形能使服装有立体轮廓。款

给准妈妈的建议

仪容美的关键在于整洁，准妈妈只要注意卫生，保持整齐，形象一定会大为改观的。由于激素的刺激和血液循环的加快，你的皮肤较以往会变得更加细腻红润，如果以前额头上有皱纹，这时也会消失。你还会发现发质也比以前好得多。因此，准妈妈的美自有一番风韵，还是非常需要打扮的。

式上以简洁大方、色彩柔和的套装为主，质料和花色最好与普通的职业装相一致，紧绷在身上的款式和弹性面料就尽量少用了。上班时带一个漂亮的皮包，以及合适的饰物，起到“点睛”的效果。

在时尚聚会或者是晚宴上，准妈妈的形象就是最好的时装，再准备一款适合自己的身份和风格的有弹性的礼服裙；如果是公司的酒会，就应该穿得稍为正式一点，需要提醒一下，如果不是特别需要，不必专门破费去购置一套价格不菲的礼服，毕竟以后再穿的机会不多，你只需在职业装上点缀些小饰物，如令人注目的胸针、披肩等，就可以参加招待客户的酒会了。

准妈妈的鞋子应轻便合脚，最好是穿那些鞋底平厚、鞋帮松软的鞋，而不宜穿高跟鞋，因为穿高跟鞋会使重心不稳，容易跌跤，而且因身体前倾，容易压迫腹部，不利于胎儿的血氧供给，影响胎儿生长发育。

准妈妈的乳房因怀孕而进一步发育，为防止日后出现垂乳，可选择纯棉布制作的胸罩，但不宜过紧，以免影响呼吸和肺活量以及乳腺的正常发育。

可以给宝宝讲故事了

定时念故事给腹中的宝宝听，可以让胎儿有一种安全与温暖的感觉，准妈妈若一直反复念同一则故事给胎儿听，会令其神经系统变得对语言更加敏锐。

良好的胎教，即是给胎儿以各种良性的感觉刺激，以开发胎儿大脑的智能。胎教的方法很多，有阅读胎教、音乐胎教、环境胎教、抚摩运动胎教等，其中的阅读胎教，就是将优雅的文学作品或诙谐有趣的儿童故事以柔和的语言传达给胎儿，以促进胎儿情感、语言和智能的发育。

胎教故事一：最大的财富

有个年轻人整天抱怨自己大穷，什么财富都没有。一天，一个老石匠从他家门口路过，听到了他的抱怨，就对他说：“你抱怨什么呀？其实，你有最大的财富！”年轻人惊讶地问：“我有什么财富？”老石匠说：“你有一双眼睛，你只要献出一只，就可以得到你想要的任何东西，年轻人说什么也不献。老石匠又说：“让我砍掉你的一双手吧，你可以得至许多黄金！”年轻人更是不能同意了。老石匠说：“现在你明白了吧，人最大的财富是他的健康和精力，这是用多少钱都买不到的。”

胎教故事二：小猕猴和鳗鱼

有一天，渴得嘴里冒烟的小猕猴到河边喝水。骄阳似火，河水清凉。小猕猴喝了几口水，又动了洗澡的念头。

不料，他一跳下河，脚底板刚刚碰

到河底，全身就像触电似的难受。

河里有怪物？小猕猴惊恐地爬上岸，望着河面。

“谁呀，把我的美梦给搅啦！”随着话音，一个比皮球还大的圆脑袋冲出了水面。

“啊，对不起！天气太热，我想洗个澡凉快凉快，吵醒你了，请原谅！”

“不要紧，不要紧！”大头鱼本想教训教训小猕猴，一看他这样文明，又懂礼貌，反而不动气了，笑眯眯地说，“来吧，来吧！”小猕猴哪里还敢下水，站在岸边一动也不动。

大头鱼看出了小猕猴的心思，忙说：“放心吧，我叫电鳗，再不会放电伤害你了。”

“放电？”小猕猴吃了一惊，怪不得刚才下水时浑身麻麻的！原来是这条大头鱼在水里放的电。

小猕猴一步步地移到水边，先用一只脚点了点水面，见没有特殊的感觉，这才大胆地跳进水里。

小猕猴痛痛快快地洗了个澡上岸了。在水里他看清了，大头鱼是条像蟒蛇一样的鳗鱼。

“喂，好朋友，肚子饿了吧！”大头鱼又出现在小猕猴面前，“等一等，我给你电几条鱼来。”说完，就钻进水里。

不一会儿，大头鱼在河中心昂起了脑袋：“喂，一看见水里有鱼，就赶快告诉我。”

就在这时，一群鱼儿摆着尾巴游过来了。小猕猴立即用手势把这个消息报告给大头鱼。

真奇怪，小猕猴刚做手势，河边的小鱼儿就像着魔似的翻着肚子浮上水面。它们都被电鳗放出的电击昏了。

小猕猴抓起鱼，美美地饱餐了一顿。

胎教故事三：豌豆上的公主

有一位王子，他想找一位真正的公主做妻子，可是他走遍了全世界，也没有找到意中人。那些公主总有些地方不大对劲，使他不得不怀疑她们是不是真正的公主。王子闷闷不乐回到家中，国王和王后都很替他担忧。

一个暴风雨的夜晚，一位姑娘敲开了王宫的大门，她的衣服全湿透了，长发散乱地贴在脸上，样子非常难看。可她说她是一位真正的公主。

许多人都不相信，王后决心验证一下。她走进卧室，在床上放了一粒小小的豌豆，然后把20床垫子和20床鸭绒被压在豌豆的上面。最后她把那位姑娘领进了卧室，让她好好睡上一觉。

第二天早晨，大家都跑来问姑娘休息得怎么样。姑娘皱着眉打着哈欠说：“哦，我几乎整夜没有合眼，天晓得床上有个什么硬家伙，弄得我浑身难受极了！”王后暗暗高兴，心想：那粒小小的豌豆是被压在20床垫子和20床鸭绒被底下的呀，可她居然能感觉出来，假如她不是真正的公主，能有这么娇嫩的皮肤吗?

于是，王子就和公主举行了盛大的婚礼。

胎教故事四：小熊过桥

有一只小熊对妈妈说：“妈妈，我好些日子没看见姥姥了，我想去看看姥姥。”

妈妈说：“好啊，你去的时候，把咱们那束鲜花给姥姥带去，把那一包点心也给姥姥带去！”

小熊抱起点心盒子，拿起那束鲜花，说：“妈妈，我走了！”

妈妈说，“好，早去早回来，替我问姥姥好！”小熊说：“哎，妈妈再见！”说着就走了。

小熊走着走着，来到一条小河边上。河上有一座桥。这桥是用竹子搭的，小熊走到上面就不敢动了，因为走起来左一摇右一晃的，河水还在下边哗哗地响哩！

小熊正害怕，天上飞过来一只乌鸦。这乌鸦不但不帮助小熊，还吓唬他。乌鸦高声喊道：“呱——呱——呱——坏啦，坏啦！你们瞧啊，小熊要掉下河啦，小熊要掉下河啦！”

小熊本来就害怕，被乌鸦这一吓唬，就更不敢动了。他低头一看河水，河水也在笑话他：“哗哗哗哗，小熊小熊，你怎么这么不勇敢哪，小竹桥都不敢过！这么胆小，太没出息啦，太没出息啦！”

小熊一想：乌鸦吓唬我，河水笑话我，这，这可怎么办呢？小熊着急得哭着叫：“妈妈，妈妈，快来呀！”可是，妈妈离这儿远哪，听不见呀。

熊妈妈听不见，可是水里的小鱼儿听见了，他们“扑噜，扑噜”从水里钻出头来，对小熊说：“小熊，小熊，你别害怕，把眼睛往前瞧，别往水下看，你挺起胸，直起腰，迈开步，一二，一二，就过去啦！”

小熊听小鱼儿的话，抬起头，眼睛向前看，挺起胸，直起腰，迈开大步，一二，一二！嘿，真过去了。

过去以后，眼泪还没干，小熊就高兴地笑了。小熊回过头来，冲着小鱼直点头：“小鱼儿，小鱼儿，谢谢你们了，再见吧！”

小鱼儿一看小熊平平安安地过去了，都挺高兴，“鼓儿，鼓儿”，全都钻到水里去了。

胎教故事五：阿凡提的故事

为了挣钱养家，阿凡提到一个财主家去打短工。这个财主吝啬得出奇，每逢吃饭，财主只叫人给阿凡提拿一个窝窝头，盛上半碗稀饭来，阿凡提又饿又气。一天，有一个人给财主送来一碗蜂蜜。财主刚刚吃过饭又有事要急着出去，就吩咐阿凡提说：“阿凡提，刚才有人给我送来一碗毒药，你可要看好，别碰翻了碗。”说完骑上马走了。财主走后，阿凡提不慌不忙，把蜂蜜端过来，又拿来财主吃的油糕，蘸着蜂蜜有滋有味地吃起来。把一碗蜂蜜吃个一干二净。

然后，他把财主家的锅碗瓢勺、盆盆罐罐砸了个稀巴烂。他躺在财主的软绵绵的床上，竟呼呼地睡过去了。财主回来一看，家里闹得乱七八糟，特别当他发现放蜂蜜的碗变得空空的，气得浑身直打哆嗦。

“阿凡提！”财主恶狠狠地叫喊：“你到底是怎么搞的？那碗毒药呢？阿凡提慢慢吞吞地从床上坐起来，像是真的病倒了。

他战战兢兢他说：“我今天闯了大祸了，不小心打碎了你家的锅砸盆罐。我知道你回来一定会斥责我，让我赔偿，我是个穷光蛋，连太太孩子都养不起，哪有钱赔呢？左思右想，还是自己死了好，就把别人送来的那碗毒药喝下去了。我的头有些发晕，就躺在你的床上。可能等一会儿，药性一发作，我就会死的。”

阿凡提边往外走边说：“我得赶快离开这个地方，我别死了连累了你，那是万万要不得的，因为你对我太好了，阿凡提离开了又狠毒又吝啬的财主家。财主气得差点昏过去。

胎教故事六：帕格尼尼的故事

意大利名小提琴家帕格尼尼，最擅长演奏旋律复杂多变的乐曲，他高深的琴技很受爱好古典音乐者的欣赏。有天晚上，帕格尼尼举行音乐演奏会，有位听众听了他出神入化的演奏之后，以为他的小提琴是一具魔琴，便要求一看。帕格尼尼立即答应了。那人看看小提琴，跟一般的琴没什么两样，心里觉得很奇怪。帕格尼看出他的心事，便笑着说：“你觉得奇怪是不？老实告诉你，随便什么东西，只要上面有弦，我都能拉出美妙的声音。”那人便问：“皮鞋也可以吗？”帕格尼尼回答：“当然可以。”于是那人立刻脱下皮鞋，递给帕格尼尼。

帕格尼尼接过皮鞋，在上面钉了几根钉子，又装上几根弦，准备就绪，便拉了起来。说也奇怪，皮鞋在他手上，演奏起来竟跟小提琴差不多，不知情的人，在听了这个美妙的旋律之后，还以为是用小提琴拉的呢！

胎教故事七：小蚂蚁回家

秋天到了，小蚂蚁和大家一起出动寻找食物。

小蚂蚁闻到一股香味，他离开了队伍，顺着随风飘来的阵阵香味，来到一棵正开放着金灿灿的花的桂花树。

他沿着树干不知爬了多少时候，才

爬到树顶的花瓣上。他仿佛来到了一个香喷喷的世界，全身都沾满了桂花的浓香。小蚂蚁高兴极了。太阳光像条金色的被子，盖在身上，暖洋洋的，舒服极了。他不知不觉地睡着了。

小蚂蚁醒来，一看天色不早，就急急忙忙往家走。他看到了自己的窝，看到了窝口的两个小伙伴。

小蚂蚁连忙打招呼："喂，你们好哇！"不料，那两个小伙伴奇怪地望望他，好像从来没见过他一样。他多么想快点回到窝里去呀！

可是往前一爬，那两个小伙伴竟把他当敌人，张开嘴，恶狠狠地朝他扑过来。接着窝里又冲出一群蚂蚁，他们全是他的好伙伴，可是，现在全都翻脸啦。他边逃边喊："我是小蚂蚁呀！"直到伙伴们不再追了，他才停了下来，站在小河边伤心地哭了。

小蚂蚁多么孤独！他想不出自己做过什么坏事，伙伴们竟会这样恨他，咬他，赶走他。小蚂蚁想啊想，想起了小时候妈妈说的话："孩子，你要记住，我们每一群蚂蚁，就是一个大家族，都有一种特殊的气味。要是你失去这种气味，家里人就不认识你了，就会把你当敌人，非赶走你不可。"

是的，刚才我身上沾了花香，掩盖了原来的气味，怪不得伙伴们都翻了脸呢。想到这里，小蚂蚁真后悔呀，这可怎么回家呢！

有一只青蛙对他说："呱呱呱！小蚂蚁，快到河里洗个澡！"

小蚂蚁心里一亮：那不是可以把身上的香味洗掉吗？

小蚂蚁爬到好心的青蛙背上，痛快地在河里洗了一个澡。

小蚂蚁回了窝，小伙伴对他可亲热啦，一个个主动向他打招呼："喂，小家伙，好久不见了！""你上哪儿去了？""我们可惦记你呢！"小蚂蚁笑着点点头，心想：以后可不能再到有特殊气味的地方去睡觉了！

胎教故事八：奇怪的镜子

美丽的池塘里有一条小鱼。他快快活活地玩了一天，可累了，正想休息一会儿。突然，小鱼发现有一样东西在一闪一闪的，他睁大眼睛一看，不禁叫起来："多大多亮的镜子啊！"小鱼想："要是把镜子搬到家里，让大家都能照一照该多好！"想着想着，小鱼轻轻地游到那镜子边，还没碰着，"镜子"就碎成一块块小片儿了。小鱼心里难过极了。但是，不一会儿，那"镜子"又圆了起来。

于是，小鱼急急忙忙找来了正在河边唱歌的小青蛙。"青蛙弟弟，我找到了一面又大又圆的镜子，请你帮我抬回家好吗？"小青蛙一口答应了。小青蛙用宽宽的大嘴巴刚想轻轻衔住镜子，只见"镜子"又碎成一块块小片了。小鱼和小青蛙都很难过。但是，不一会儿，那“镜子”又圆了起来。

于是，小鱼又急急忙忙找来了正在水中跳舞的河蚌。“河蚌姐姐，请你帮我把大镜子抬回家好吗？”河蚌一口答应了，跟着小鱼来到镜子边。河蚌用两片蚌壳刚想轻轻地夹住镜子，可“镜子”又碎了。小鱼、小青蛙、河蚌都很难过。但是，很快那个“镜子”又圆了起来。

小鱼又找到了正在水藻中吹泡泡的螃蟹。“螃蟹哥哥，我找到一面又大又圆的镜子，请你帮我抬回家好吗？”螃蟹一口答应了。他用两只大大的螯，刚想轻轻地钳住镜子，可是“镜子”又碎了，成了一块块的小片儿。大家都很难过，可是又感到很奇怪，到底是怎么回事呢？

这时只听见一阵“哈哈哈”的笑声，虾公公拖着长长的胡子来了：“傻孩子，这哪是镜子，这是天上的月亮倒映在水面上啦。”小鱼、小青蛙、小河蚌、螃蟹都抬起了头。大家看看天，又看看水面，都哈哈地笑了起来，连池塘里的月亮也笑了。

胎教故事九：小公鸡学本领

小公鸡觉得自己已经长大了，应该学习一些本领。学什么呢？它还没想好。

这一天，天气晴朗，小公鸡决定独自出去，找一些本领学学。

小公鸡走呀走，来到了树林里。看见猫妈妈正在教它的孩子学爬树。小猫学着妈妈的样子，很快就爬到了树顶。小公鸡想：“我就学习爬树吧。我要比小猫爬得还高。”小公鸡抱着一棵树就爬。谁知她却“喔哟，喔哟”地叫了起来。原来，树皮把它的羽毛弄掉了一撮儿。猫妈妈对小公鸡说：“小公鸡，你还是学习别的本领吧。”

小公鸡来到了草地上。看见几只小鸟在练飞。小鸟们张开翅膀，“忽”地一下，就飞到了蓝天上。小公鸡想：“我也学习飞吧。我要成为出色的飞行家。”

小公鸡学着小鸟的样子，张开翅膀，使劲儿往上飞。没想到刚飞几下，就“嗵”的一声，重重地掉了下来。幸好掉进了沙坑里，小公鸡爬起来，疼得直揉屁股。小鸟对小公鸡说：“小公鸡，你还是学习别的本领吧。”

小公鸡来到了小河边，看见小鸭子和小白鹅正在游泳。小公鸡想：“我学习游泳吧。我会成为游泳冠军的。”小公鸡下了水，也用力地划呀划。

可是，它的身体却直往水下沉，吓得小公鸡大喊：“救命！救命！”小鸭子和小白鹅急忙游过来，把小公鸡救上了岸。

小朋友一定会问，后来小公鸡学成本领了吗？“喔喔喔”你听，催我们起床的歌唱家就是那只小公鸡呀。

8～9个月

准妈妈饮食营养

妊娠第9个月时，由于增大的子宫压迫胃部，使得孕妇消化功能减退，还很容易发生便秘，所以此时的孕妇一定要注意饮食的安排。

营养师建议

少食多餐

因为此时的孕妇胃部受压，一次吃不了太多的东西，所以可以分开几次吃，每次少吃些。其次由于平常饮食中总会不知不觉摄取过多的精盐分，所以可在食物中加入胡萝卜泥和柠檬汁，这样不但可降低含精盐量，又能促进消化，保持均衡的营养。此外应该多吃一些薯类、海藻类和含纤维素丰富的蔬菜类，以防止便秘的发生。

要保证蛋白质的摄入量

禽类、鱼类的蛋白质中含有丰富的蛋氨酸和牛磺酸，它们两者可以调节血压的高低；大豆中的蛋白质能降低胆固醇而保护心脏和血管，同时可以保证胎儿的发育，但肾脏功能异常的妊娠高血压综合征孕妇必须控制蛋白质摄入量，以减轻肾脏负担。

要控制脂肪摄入量

孕妇应该少吃动物性脂肪，使膳食中的饱和脂肪酸（动物性脂肪）的量少于不饱和脂肪酸（植物性脂肪）的量，这样不仅能提供胎儿生长发育所需要的必需脂肪酸，还可以增加前列腺素的合成，而前列腺素能消除体内多余脂肪。控制能量的摄入，特别是妊娠前体重过重的胖妈妈，应维持能量摄入量和消耗的平衡，少用或不用糖果、点心、甜饮料、油炸食品以及脂肪含量高的食品。海洋食品中的脂肪具有有利于新陈代谢正常进行的特殊作用。丰富的矿物质，对促进胎儿生长发育有良好的作用。这个月里，营养师建议孕妇多吃一些营养丰富的海洋食品。

不要饮食过度

当胎儿降至骨盆中时，孕妇感觉会舒服一些，食欲也会恢复正常。但要注意不要因饮食过度而导致肥胖，这时胎儿已经有足够的养分，即使母亲不吃东西，也不会立刻影响他的生长发育。这个阶段的孕妇，要为分娩而贮存体力，要多吃一些增强体力的食品，养精蓄锐为分娩做准备。

此外，孕妇要注意增加钙、锌的摄入，做到每日喝牛奶、吃豆制品以及海产品。每天保证摄入蔬菜和水果500克以上，同时搭配蔬菜和水果的种类。烹调用精盐2～4克或酱油不超过10毫升，不要吃腌肉和腌菜以预防水肿；禁食碱或苏打制作的食物。

9月营养食谱推荐

鱼肉羹

原料

鸡蛋2～4个，干贝2～4粒，海参1/2条，鳕鱼150克，葱、姜、米酒各1/2小匙，淀粉1大匙，黑胡椒粉、芝麻油、精盐各1小匙。

制作

1．葱洗净，分出葱白和葱叶，切末；姜去皮，切碎末备用。海参洗净，放入滚水中汆烫，捞出鳕鱼洗净、去骨，切成小块。干贝泡软，加入一半葱白、姜及料酒，放入蒸锅蒸熟，取出待凉，以手撕成细丝。鸡蛋打入碗中，滤掉蛋黄，留下蛋白打成发泡状。

2．锅中倒水煮开，放入海参丁、鳕鱼丁、干贝丝及剩余的葱白、姜末，以中火煮开，待汤汁滚烫时加入淀粉勾芡，淋上发泡状的蛋白，再加入调味料即可。

功效

海参具有益精补血的功效。干贝为高蛋白、低脂肪的滋补性营养品。此菜可提供胎儿骨骼发育所需，并能增进孕妇的体力。

腐竹猪肝粟米粥

原料

猪肝60克，粳米55克，腐竹1根，粟米粒40克，姜适量。

制作

1．猪肝洗净，切薄片，入油锅翻炒，调味，约八成熟时盛起；姜切成细丝，粟米粒、腐竹洗净，剪碎待用。

2．将粳米和粟米粒共同放入锅中煮粥，煮沸后放入腐竹，改为小火炖2小时后放入猪肝和姜丝，滚片刻，调味即可。

功效

腐竹猪肝粟米粥除了可口，容易消化吸收，猪肝中含有丰富且易吸收的铁质，为分娩时的出血提供铁的储备。

牛肉粥

原料

牛肉60克，粳米150克，葱段、姜块各适量。

制作

1．将粳米淘洗干净；牛肉洗净，剁成肉末，待用。

2．把锅放在火上，倒入开水烧沸，放入葱段、姜块、牛肉末，煮沸后捞出葱、姜，撇去浮沫，倒入粳米，煮成粥，用精盐调味即可。

功效

牛肉含丰富的血红蛋白和肌红蛋白，煮成牛肉粥则更易于消化吸收。此粥也可按孕妇的不同口味，用鸡肉或鱼肉制作。

黑芝麻百合

原料

鲜百合150克，黑芝麻酱100克。

制作

1．将鲜百合剥开，洗干净待用。

2．点火把锅烧热，倒入少许油。放入鲜百合翻炒。五成熟时再放入黑芝麻酱共同翻炒，加精盐等调味，炒熟后出锅即可。

功效

芝麻中含有丰富的不饱和脂肪酸，有利于胎儿大脑的发育。百合具有清热解毒的作用，尤其适合内热较重的孕妇食用。

香辣绿豆芽

原料

绿豆芽300克，干红辣椒丝、香菜段各少许，油5克，酱油、醋各1小匙，精盐、味精各1小匙，花椒10粒，香油、葱丝各少许。

制作

1．绿豆芽择洗净，下沸水中焯烫片刻捞出，沥净水分。

2．炒锅加油，下入花椒粒炸出香味，捞出不要，放葱丝炝锅，下入绿豆芽、干红辣椒丝煸炒片刻，加精盐、酱油、味精翻炒均匀，淋香油，撒香菜段，出锅装盘即可。

功效

绿豆芽营养价值极高，含有蛋白质、脂肪和碳水化合物，可清热解毒、利尿，其中的维生素B_2，对有口腔溃疡病的孕妇很适用。

银耳老鸽汤

原料

干银耳70克，枸杞20粒，老鸽1只，姜2片。

制作

1．鸽子洗净焯水，再洗净，切大件待用；银耳放入水中浸软，去蒂，洗净沥干待用；枸杞泡软，洗净待用。

2．烧开适量清水，放入鸽肉、枸杞和姜片，用中火煲约1小时至材料熟，加入银耳，再煲30～40分钟至汤浓，调味后即可盛上桌，趁热食用。

功效

枸杞有补血、养心、安神的作用。

海苔牛肉

原料

芝麻30克，海苔60克，牛肉100克，麻油、精盐、味精各适量。

制作

1．牛肉洗干净，整块放入锅内，加水，开小火烧到酥为好，捞起冷却后切片。

2．将牛肉片放入容器内，加芝麻、麻油、精盐、味精调味，拌匀后装盘。在牛肉片上撒上撕碎的海苔即可。

功效

牛肉属于红色肉类，含有丰富的铁质，能有效地预防贫血。海苔的蛋白质含量较高，矿物质和维生素的含量极其丰富，并且含有能帮助胎儿大脑发育的不饱和脂肪酸。

菊花猪肝汤

原料

杭白菊、嫩姜各适量，猪肝80克。

制作

1．猪肝洗净后切片，嫩姜切丝，待用。

2．杭白菊洗净待用。

3．坐锅点火，锅中放入清水，先将杭白菊放入锅内煮片刻，再放入猪肝和嫩姜同煮。

4．沸腾后，用小火再煮20分钟，调味即可。

功效

怀孕期间基础代谢率较高，孕妇容易生内热，杭白菊具有清热解毒的作用，此款菊花猪肝汤适合内热较重的孕妇补铁食用。

艾叶羊肉汤

原料

姜2～4片，艾叶40克，羊肉300克，红枣10粒，精盐1小匙，米酒1大匙，水3～4杯。

制作

1．姜去皮、切片；羊肉洗净，切成3厘米见方小块，放入滚水中汆烫，捞出备用。

2．艾草、羊肉、姜片、红枣放入电锅内锅中，加入精盐和米酒，外锅加2杯水，炖煮至开关跳起即可。

功效

艾叶具调经、安胎及止血止痛的功效，可除寒湿、充气血。羊肉性温和，富含蛋质，热量高，能促进血液循环，增暖御寒，促进母体奶汁的分泌。

猕猴桃橙凤洋葱汤

原料

菠萝160克，猕猴桃、柳橙各1个，洋葱1/2个，奶2小匙，糖1小匙，淀粉，黑胡椒粉1/4匙。

制作

1．洋葱去皮，切碎；猕猴桃、菠

萝去皮，切1厘米小块；柳橙对半切开，用榨汁器榨汁。

2．锅中倒油烧热，放入洋葱爆香，转中火炒至微软，加入菠萝丁快炒，再加水，并以中火煮，最后加入柳橙汁、猕猴桃丁及奶勾芡，食用时撒上黑胡椒粉即可。

功效

洋葱含丰富维生素C、胡萝卜素，可降低胆固醇，减少血凝块产生，也能降压。可促进消化液分泌；猕猴桃、柳橙、菠萝，皆含有丰富维生素胡萝卜素等，可促进食欲帮助消化。

冬瓜海鲜卷

原料

火腿、香菇、芹菜各50克，冬瓜、鲜虾各20克，胡萝卜、水淀粉、精盐、味精、糖各适量。

制作

1．将冬瓜洗净，切薄片，滚水烫软；胡萝卜、芹菜条分别在沸水中烫熟、鲜虾洗净剁成蓉；火腿、香菇、芹菜、胡萝卜分别切条待用。

2．将除冬瓜外的全部材料拌入调料，包入冬瓜片内卷成卷，刷上油，上笼蒸熟取出装盘，菜汤用水淀粉勾薄芡淋在表面即可。

功效

此菜对孕期水肿及各种原因引起的水肿、肝炎、肾炎、支气管炎食疗效果好。冬瓜海鲜卷富含碳水化合物、淀粉、蛋白质、脂肪、胡萝卜素、钙、磷、铁以及多种维生素等。

绿豆芽炒鳝丝

原料

绿豆芽250克，鳝鱼100克，红尖椒30克，绿尖椒30克，姜5克，精盐1小匙，味精1/2小匙，植物油1大匙，淀粉1/2小匙。

制作

1．鳝鱼洗净，用沸水焯一下，捞起后切成丝，红尖椒、绿尖椒去籽后切成丝。

2．绿豆芽、红椒丝、青椒丝一起用沸水焯一下，捞起后待用。

3．锅内放少许油，下入姜丝炒香，放入全部原料翻炒，调味后，勾薄芡即可。

胡萝卜煮蘑菇

原料

胡萝卜150克，蘑菇50克，黄豆30克，西兰花30克，植物油1小匙，精盐1小匙，味精1/2小匙，糖1/2小匙。

制作

1．胡萝卜去皮切成小块，蘑菇切件，黄豆泡透蒸熟，西兰花改成小颗。

热锅下油，放入胡萝卜、蘑菇翻炒数次，煮入清汤，用中火煮。

2．待胡萝卜块煮烂时，下入泡透

的黄豆、西兰花，调入精盐、味精、糖，煮透即可。

姜丝枸杞炒山药

原料

山药350克，枸杞30克，植物油1大匙，精盐1小匙，味精1小匙，姜25克。

制作

1．山药去皮，切成象眼片，放开水中焯出。

2．枸杞用水泡开，姜去皮后切成细丝。

3．锅内加植物油烧热，加姜丝炒香，随即放入山药炒，再加入精盐、味精和枸杞炒熟即可食用。

炒竹笋

原料

竹笋250克，瘦猪肉20克，红辣椒15克，植物油 3 大匙，味精1/2小匙，酱油2小匙，香油1/2小匙，葱2小匙，蒜1/2小匙。

制作

1．把竹笋剥开后切成长条。

2．把瘦猪肉切成丝。

3．把辣椒切条，把葱切粒，蒜头切成末。等到油锅烧热后，先将葱、蒜末爆香。再放入竹笋、瘦猪肉丝、红辣椒翻炒。

4．最后加入味精、酱油、香油炒匀，就可以盛入盘。

番茄豆腐

原料

番茄1个，蛋豆腐1盒，精盐1小匙，葱花少许。

制作

1．先将番茄洗净、切薄片，取4片备用。

2．将铝箔纸折成与蛋豆腐（长、宽、高）一样，固定好，分别在四边各放入1片番茄片，再将蛋豆腐放入铝箔纸中。

3．将调料撒在蛋豆腐上，入烤箱烤到微沸腾、蛋豆腐熟透、番茄片也入味后，即可食用。

海米西红柿

原料

水发海米50克，西红柿500克，菠菜叶少许，猪油1大匙，酱油1小匙，精盐、味精各1/3小匙，葱、姜末、蒜片各少许，淀粉适量。

制作

1．西红柿去蒂洗净，一切两半，去子，切成“橘子瓣”状；菠菜叶洗净，切小段。

2．炒锅上火烧热，加适量底油，用葱、姜、蒜炝锅，放入海米炒香，加精盐，酱油找口，再下入西红柿翻炒，放入菠菜叶，加味精，用水淀粉勾芡，淋明油，出锅装盘即可。

葵花莲子

原料

白莲子200克，土豆100克，蜜橘200克，黄瓜100克，熟猪油2大匙，糖3大匙。

制作

1．将白莲子用水洗干净，土豆除去皮洗干净蒸熟，用刀将土豆拍成土豆泥，黄瓜切成片，备用。

2．取一个汤碗，先用熟猪油将碗内抹一遍。

3．再将白莲子一个一个竖立，排放在碗内，排放完再铺一层土豆泥；然后将剩下的莲子放在土豆泥上面，糖放在莲子上，再加上清水50克，上笼用大火蒸1小时取出。

4．用大圆浅盘1只，将蒸熟的莲子反扣在盘中间，将黄瓜片一个一个竖立排放在碗内。

5．再将蜜橘瓣围在黄瓜边，摆成5个大半圆形状，成葵花果瓣，晾凉即可食用。

清炒韭黄

原料

韭黄500克，火腿50克，植物油3大匙，精盐1小匙，味精1/2小匙。

制作

1．将韭黄剥皮洗干净，把韭黄切成3厘米长的段。

2．将熟火腿切成4厘米长的细丝。

3．坐锅点火，加油烧热后，放入韭黄急速煸炒，随即加入精盐、味精、火腿丝炒匀就可以了。

什锦卤菜

原料

白菜300克，鸡蛋150克，虾皮20克，瘦猪肉75克，香菇20克，红萝卜15克，植物油30克，味精1小匙，精盐1小匙，酱油1小匙，胡椒粉1小匙，香油1小匙，葱30克。

制作

1．把香菇泡软切成丝，白菜切粗丝，猪肉、红萝卜和葱切成丝，备用。

2．将锅内油烧热，鸡蛋打散，自漏勺的漏孔处流入油锅，等到颜色渐呈黄色时捞出来。

3．把油锅烧热，先将葱丝爆香，再放进猪肉、白菜、香菇、红萝卜、虾皮拌炒，陆续加入高汤、味精、精盐、酱油、胡椒粉、香油和蛋丝，调匀炒熟后盛起即可食用。

生炒四丝

原料

韭黄150克，豆腐干100克，榨菜20克，水发木耳15克，红辣椒15克，粉皮30克，淀粉1小匙，精盐1小匙，味精1/2小匙，白酱油2小匙，香油1/2小匙，植物油3大匙。

制作

1．把韭黄切成段；豆腐干、粉皮、榨菜、水发木耳及红辣椒切成丝。

2．把油锅烧热加调料及高汤，再放进韭黄、豆干、粉皮、榨菜、木耳及辣椒拌炒，最后加入淀粉勾芡即可。

六珍豆花

原料

豆腐脑300克，火腿20克，香菇20克，虾米20克，荸荠20克，瘦牛肉20克，香菜20克，花椒1/2小匙，精盐1/2小匙，酱油1小匙，味精1/2小匙，糖1小匙，醋1小匙，辣椒油1小匙，胡椒粉1克，葱15克，姜5克，蒜5克。

制作

1．把热豆腐脑放入大汤盘中；葱、姜、蒜洗干净均剁成末。

2．取葱末和花椒同投入烧热的油锅中，炸出香味，捞出花椒和葱末，就成了葱椒油。

3．锅内加葱椒油烧热，放入葱、姜、蒜末烹香，加入牛肉末炒散，加上香菇末、虾米末继续炒，再加高汤50克、精盐、味精、糖、醋、胡椒粉调味，淋辣椒油浇在豆腐脑上，撒火腿末和香菜末就可以了。

拌鱼丝

原料

明太鱼200克，熟芝麻25克，香菜段少许，酱油、醋、发好的芥末各1大匙，香油1/2大匙，味粉1/3小匙，姜丝、花椒粒各少许。

制作

1．明太鱼剥皮，去头、除内脏，洗涤整理干净。

2．明太鱼放入盘内，加入姜丝、花椒粒上屉蒸至熟透，取出去骨，将鱼撕成丝，加入酱油、醋、芥末、香油、味精、香菜段调拌均匀，装盘即可。

功效

明太鱼所含的营养蛋白质丰富，脂肪含量抵，是孕妇孕期营养首选。

干炸黄花鱼

原料

黄花鱼250克，鸡蛋1个，油100克，绍酒、葱、姜水各1大匙，精盐、味精、胡椒粉、淀粉、花椒盐、辣椒酱各适量。

制作

1．将黄花鱼刮鳞，去鳃，除内脏，洗涤整理干净，在鱼身两侧剞花刀，用调味料腌好入味。鸡蛋磕入碗内，加淀粉搅匀待用。

2．油锅上火烧至七成热时，将腌好的黄花鱼挂全蛋糊下油炸透，呈金黄色时，捞出控净油装盘。

功效

黄花鱼含有丰富蛋白质，可增进食欲、补充孕期所需营养。

妈妈宝宝的变化

现在该向准妈妈们表示祝贺了，你已经进入怀孕的最后阶段，到这周末期你的胎儿就可以称为足月儿了（38～40周的新生儿都称为足月儿），这意味着，你的宝宝随时可能降临人间，你和宝宝很快就要见面了！

胎儿的成长

孕37～40周为孕10月，这个时候胎儿已经长到48～56厘米长了，体重2700～3300克，头围在35厘米左右，头盖骨变硬。此期胎儿皮肤皱褶消失，皮下脂肪增多，身体略显丰润。头发长2～3厘米，指（趾）甲超过指（趾）尖。除肩背部有的尚有胎毛，其余胎毛全部脱落。周身皮肤红润，变成个淡红色胖乎乎的胎儿了。胎脂在后背、屁股、关节等处已达稍许可以看到的程度，乳房稍稍隆起，用手指一按，有时还会流出“魔乳”。头盖骨变硬，消化、呼吸、泌尿等器官已全部形成。手脚肌肉发达，运动活泼，能够高声啼哭，并有强烈的吸吮反射，呼吸系统、消化系统、泌尿系统及心、脑、肝、外生殖器等器官均发育完好，已经属于成熟儿了。胎儿在子宫内已处于进入降临人世的倒计时阶段，它除了一面仍在继续成长和成熟外，最突出点在于如何为体外生活准备条件。其中首先的问题是中枢神经系统的成熟，使胎儿的头脑部位能从成熟中获得掌握生命和应付环境的最基本能力。胎动比以前更加频繁。10个月的胎儿出生后哭声洪亮，吸吮力强，脱离母体可以独立生存。

准妈妈的变化

产期临近，准妈妈，尤其是初产妇在喜悦、激动的同时，常会对胎儿，分娩及自身的安危产生紧张和疑虑。这时，胎儿已经完全发育成熟，即将迈入人间。这段时期母体的子宫底高度约30～35.3厘米，随着胎儿的入盆，宫顶位置下移，准妈妈感到隆起的腹部多少有些下移了。这时，上腹憋闷的症状显著缓解。胃部的压迫减轻，饭量有所增加。但下降的子宫压迫了膀胱，会越来越感到尿频。

9～10个月

准妈妈的生活宜忌

这个时候，胎儿也做好了降临人世的准备，它在母亲肚子中的位置在不断下降，因此妈妈会感到腹部有下坠感，不规则宫缩频率增加。你会不断地想上厕所，阴道分泌物也更多了，所以保持身体清洁是很难的，但也是非常重要的，现在最重要的是要充分休息，迎接随时可能来临的分娩。

准妈妈应注意的问题

到了第十个月，准妈妈便进入了一个收获“季节”。同时也是妈妈和宝宝的最后一关，准备好了吗？要冲刺了！

这个时候的准妈妈要避免在人多的地方出入。处于孕晚期的你不宜出远门去太远的地方旅行。如必须外出，要有人陪同，并选择安全的交通工具，尤其不要乘坐颠簸大、时间长的车子，因为随时可能分娩。每周去做一次产前检查，一定要坚持接受复查。

在36孕周后严禁性生活，易发生宫腔感染和胎膜早破。

这个时候子宫已过度膨胀，宫腔内压力已较高，子宫口开始渐渐地变短，准妈妈负担也在加重：如水肿、静脉曲张、心慌、胸闷等。此时开始，应减少运动量，以休息和散步为主，妊娠已达足月，准妈妈时刻准备着一朝分娩的时刻的到来。这段时间准妈妈可以经常散散步，或者进行一些适合于自然分娩的辅助体操。

这时候，补充足够的营养，不仅可以供给宝宝生长发育的需要，还可以满足自身子宫和乳房的增大、血容量增多以及其他内脏器官变化所需求的额外负担。如果营养不足，不仅所生的婴儿常常比较小，而且准妈妈自身也容易发生贫血、骨质软化等营养不良症，这些病症会直接影响临产时的正常的子宫收

给准妈妈的建议

按照国家规定，育龄女性可以享受不少于90天的产假。这90天的产假实际上有2周是为产前准备的。因此，怀孕满38周的准妈妈就可以在家中休息，一方面调整身体，一方面为临产做一些物质上的准备。

缩，容易发生难产。因为此时准妈妈胃肠受到压迫，可能会有便秘或腹泻。所以，一定要增加进餐的次数，每次少吃一些，而且应吃一些容易消化的食物。

预产期越来越近，你最好提前为入医院和分娩做一些物质准备，如换洗的内衣、内裤及加长加宽的卫生巾，或加药的卫生巾。还要准备一些鸡蛋、红糖、巧克力（分娩时吃）、脸盆及洗漱用具。

此外，还要准备婴儿用品。许多医院为婴儿配备了衣服被褥和尿垫，你最好到你计划分娩的医院打听清楚，以免重复。住院期间，宝宝需要被褥1～2套，针织衬衣2～4件，睡袍2件，小方巾、小毛巾各2条，脸盆1个，爽身粉1瓶及婴儿奶具、一次性尿垫等。

为宝宝准备的衣服应该是纯棉的，式样宽松、穿脱方便。衣服的后背和腋下不要有纽扣和暗扣等，没有领子的衣服较好。

如果你对分娩感到紧张，可以在家人的陪同下到准备分娩的医院去熟悉环境。在出现临产信号时，你就可以在家人协助下把入院所需的东西准备好，以免临产时手忙脚乱。

平时休息时，做些清闲的事，慢慢地做松弛训练，听听柔和的音乐，看看书或杂志，或者为小婴儿准备些东西。在如此平和的心态下，静静等待孩子的降临。

准妈妈坚持照常工作，一般不会有什么健康问题，但到孕晚期后，要避免上夜班，做长期站立、抬重物及颠簸较大的工作。在工作中，要注意劳逸结合，一旦觉得劳累，便可停下来休息。尽量争取时间睡个午觉。

准妈妈特别容易出汗，所以最好坚持每天用温水洗澡或擦身。还要注意洗浴安全，洗澡时间不宜过长，水温不宜过高，保护好自己和胎儿。因为分泌物增多，所以准妈妈每天要更换内裤。

准妈妈分娩前的饮食

恭喜你，已经进入最后一个月的倒计时阶段了！同时提醒你不要由于对新生命的即将来临过于激动而忽略了营养。进入冲刺阶段后，你的胃部不适之感会有所减轻，食欲随之增加，因而各种营养的摄取应该不成问题。

最后阶段，准妈妈往往因为心理紧张而食欲缺乏，许多准妈妈会对分娩过程产生恐惧心理，觉得等待的日子格外漫长。这时要注意调整心态，以减轻心理压力，正常地摄取营养。

给准妈妈的建议

准妈妈应坚持这样的饮食原则：少吃多餐。越是临产，就越应多吃些含铁的蔬菜（如菠菜、芹菜、海带、黑木耳等）。

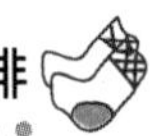

孕晚期除保证畜禽肉、鱼肉、蛋、奶等动物性食物摄入外，可多增加一些豆类蛋白质如豆腐和豆浆，这两种食物包含了大豆的全部营养成分。目前市场上供应的豆奶，所含大豆优质蛋白质达40%，含油脂20%，而且多数是不饱和脂肪酸，具有健脑补胃的功能，还富含钙、磷、铁等无机盐和B族维生素，孕晚期准妈妈应多食用。

在这个月应该限制脂肪和碳水化合物等能量的摄入，以免胎儿过大，影响顺利分娩。为了储备分娩时消耗的能量，准妈妈应该多吃富含蛋白质、糖类等能量较高的食品。在这个月里，由于胎儿的生长发育已经基本成熟，如果准妈妈还在服用钙剂和鱼肝油的话，应该停止服用，以免加重代谢负担。

多吃含钙丰富的食物，如海带、虾皮、紫菜、发菜、芝麻酱、虾米等。

多吃植物油。植物油不仅富含丰富的必需脂肪酸，还富含维生素E。维生素E可预防胎儿发育异常和肌肉萎缩。

膳食安排应富含各种营养素，粗细搭配，合理调配，食物多样化。另外应注意动物肝脏的摄入量。孕晚期对铁质补充也是很重要的。

准妈妈每天应摄入的食物量举例：主粮（米、面）400～500克，豆类及豆制品50～100克，蛋类50～100克，牛奶250克，新鲜蔬菜（绿叶蔬菜为主）500～750克，畜、禽、鱼、肉类200克，水果200克，动物肝脏50克（每周1～2次），粗粮50克，植物油40克。

为分娩后准备的物品

眼看着小宝贝就要来了，该给这可爱的小人儿准备些什么呢？千头万绪难以理清，你可以去请教有经验的妈妈开出一份购置清单，这样就会使事情变得轻松而又简单。

当宝宝快要来临的时候，年轻的爸爸妈妈或是充满紧张，或是沉醉于喜悦之中，殊不知此时该为即将问世的宝宝准备必需的用品了。有的初为人父母者，甚至不知道要准备什么物品，如何选购物品，往往是该用的没准备，准备的没有用，结果就会造成很大的浪费。那么准妈妈的备物清单上应该有些什么东西呢？

尿布、衣服

1．尿布：商店有卖成包的纱布尿布。刚出生的宝宝要用最小码的、柔软的。尿布的缺点是要经常换，不利宝宝睡眠，优点是透气。有妈妈把用过的帮宝适的芯掏掉，剩其外壳固定尿布，透气又方便，商店卖的尿布包不透气，建议别用。

2．纸尿裤：可以在晚上用，这样不会打扰宝宝的睡眠。冬天或开空调的夏天也可以用，喂奶前换。注意防止尿布疹，一发现宝宝PP发红就要及时擦些润肤露。

3．隔尿垫：垫在宝宝身下，防止尿湿褥子。建议买2～3个，便于替换，可能要用到1～2岁。冬天可全部使用纸尿裤，夏天才用得上隔尿垫，表层棉质底层塑料的隔尿垫要尽量柔软。

4．衣服：夏天小短袖上衣＋尿布，可以不穿裤子，或者穿连体短衣裤；冬天和尚服内衣＋连体长衣裤，冷的话外面再加外套。两三套就够了，宝宝长得很快，衣服可以现买。有的宝宝6个月即可穿1岁衣服。能要到其他宝宝穿过的旧衣服更好，多次洗过更柔软。商店卖的裤子一般皮筋都很紧会勒到宝宝，需要换皮筋。宝宝的皮肤与身体体积的比例，比大人的要大，所以冬天比大人怕冷，夏天比大人怕热，出生24小时内要注意保暖。

5．袜子手套：冬天才用。现在的宝宝都比较胖，袜子经常勒出痕迹，可买弹性好宽松的，尽量不用手套，除非防止宝宝抓伤自己，让手多活动有利于智力发育。

6．帽子：夏天戴太阳帽，冬天戴柔软棉毛的帽子。夏、冬各一顶即够。

7．被褥：市面上有售一套包括棉被、褥子、床围、枕头，300元左右。冬天可以穿睡袍，防止蹬被，宝宝又不会钻到被子里窒息，夏天用一条浴巾盖住肚子即可。

8．枕头：为了宝宝头形好，可用枕头，但不要太高。

9．抱被、抱袋：初生儿冬天使用，非常好用。

10．床：有木头和金属的。木头的更好些。买床一般配蚊帐，夏天一般要用蚊帐。摇篮式的床并不好，对宝宝的健康没好处。

11．童车：可供宝宝睡觉式的，满月后早晨和傍晚可推宝宝出去晒太阳（不照正脸），有利于宝宝钙的吸收和妈妈身体恢复。宝宝大了以后按需要可再买个小型只坐式的。

12．护脐：2个备用。

13．背带：不一定需要，但用背带背宝宝可腾出双手拿其他东西。

沐浴与清洁卫生用品

1．小毛巾、沐浴擦：给宝宝用沐浴擦身，柔软舒适且一定要保证清洁。

2．大浴巾：纯棉，吸水力强，沐浴时必备品。

3．婴儿浴盆、浴床或浴网：三点式、四点式或浴网浴盆50厘米以上。

4．水温计：清晰显示沐浴时水的温度。

5．香皂：天然配方、无刺激。

6．初生婴儿沐浴露、洗发精：清除污垢，不带走过多皮脂，不伤头发，天然配方。

7．婴儿润肤油：洗澡后按摩使

用，还可清洁头垢。

8．婴儿护臀霜：洗后必备，舒缓皮肤不适，防止尿布症和湿疹等。

9．婴儿爽身粉、润肤乳液：保持皮肤干爽，预防糜烂、尿布症等，补充肌肤水分，防止干裂。

哺乳、清洗用品

1．奶瓶（玻璃、塑料材质）：母乳育儿时必备1个，方便存储母乳或给婴儿喂水。

2．奶嘴：配合发育，应首先使用S形或0～6个月适用的。

3．奶瓶消毒锅、消毒钳：消毒奶瓶奶嘴及奶器。

4．奶瓶保温桶、温奶器：保温4小时以上，适用外出时哺乳，快速温热奶、食品等。

5．奶瓶奶嘴清洁用品：清洗奶瓶，奶嘴专用，奶粉盒（存储奶粉，外出携带方便）。

给准妈妈的建议

准备工作从怀孕28周开始准备，到35周结束。为了随时迎接分娩，把分娩必需用到的物品整理好事先放在包中，因为产院也会准备一些东西，所以事先向医院要来这些东西的清单，然后再准备清单上没有的物品，以免重复购买。

外出用品

1．多功能背包：存储袋多，空间大，携带外出用品方便。

2．背带：外出抱孩子很轻松方便，多功能型。

3．护肤品：滋润保湿，呵护肌肤。

4．柔湿巾：婴儿专用型，可随时随地清洁手部、面部污渍。

临产前的准备运动

产妇一般都忽略产前运动，她们可能以为产后运动才是最重要，好使身体能够早日回复苗条，帮助恢复美好的身段！其实，适量的产前运动可帮助产妇松弛肌肉和关节，而呼吸控制的练习，可减少分娩时的痛楚及促使产程顺利。

女性怀孕期间常感到腰背痛楚，这是因为体内激素改变，导致盆骨及韧带放松。孕期适度运动，不仅对准妈妈和胎儿都有好处，而且准妈妈将来分娩时间会较不运动时缩短，并且疼痛也会减轻。研究表明：女性在怀孕期间如果保持适度运动，将可以使她们的分娩时间缩短3小时。怀孕时坚持运动的产妇，除了可较快分娩，产后恢复也比不运动的产妇要好些。不难看出，适度运动助分娩，好处多多。

1．怀孕期间，准妈妈会发生很多身体上的变化，有规律地运动，不仅能使准妈妈很快适应这些变化，而且可以为艰难的分娩过程做好准备。

2．运动强健肌肉、增强耐力、增加血液循环，帮助准妈妈应付身体承受的额外负担，使身体逐渐适应妊娠和分娩的需要。

3．适当的产前运动，有助“准妈妈”松弛肌肉，减轻分娩时的痛楚，使得分娩过程更加顺利，更能预防怀孕期间出现的身体不适，例如抽筋、水肿和腰疼等等。

4．适当且合理的运动能促进准妈妈的消化、吸收功能，不仅可以给腹中的宝宝提供充足的营养，而且也为准妈妈补充了体力，以利分娩。

5．运动可以控制孕妇体重，不至于使体重增加过多。孕期保持合适的体重，会使分娩更容易、更轻松，产后也可在短期内恢复。

6．孕期的适度运动会消耗母体多余的血糖，降低患糖尿病的危险，而且对宝宝的生长发育有良好的促进作用。

下面介绍几种产前运动方法：

腰部运动

目的：分娩时加强腹压及会阴部之弹性，使胎儿顺利娩出。

动作：手扶椅背慢吸气，同时手臂用力，脚尖立起，使身体同上，腰部挺直，使下腹部紧靠椅背，慢慢呼气，手臂放松脚还原，早晚各做5～6次。

腿部运动

目的：加强骨盆附近肌肉及会阴部弹性。

动作：以手扶椅背，右腿固定，左腿做360度转动（划圈），做毕还原，换腿继续做，早晚各做5～6次。

闭气运动

目的：在分娩时子宫口开全后做，此运动可加强腹压、助胎儿较快娩出。

动作：平躺深吸两大口气，立即闭口，努力把横膈膜向下压如解大便状（平时在家练习时勿真的用力）。每日早晚各做5～6次。

一般而言，只要在本身状况一切安全的情形下，准妈妈是不会有太多限制的，不过，像是过于激烈、较费力的运动、高危险性、容易受伤的活动等就最好避免，或者可以在想尝试新的运动之前，请教医生的意见。

给准妈妈的建议

产前运动更可平衡脊骨、上身及新受力点的活动使分娩时受力位不会集中在一处地方，能够平衡整体关节及韧带的松紧，让盆体功能变佳，分娩时更加容易。运动量以不感到疲劳为宜。运动过程中如有不适，应及时向医生咨询。

1．准妈妈在怀孕早期，要避免过于激烈的运动，以免身心过度兴奋。

2．准妈妈在身体不适或者天气过于炎热、寒冷时，最好暂停运动。

3．上一胎孕期不顺利，或本身、或胎儿健康有问题的准妈妈，应该请医生评估是否只能从事较轻松的运动，如散步、柔软操等，或是应该卧床多休息，避免运动。

4．如果运动让准妈妈感到疼痛、不舒服、晕眩或是不能呼吸时，请立刻停止运动；停止后不舒服的感觉仍持续的话，应该马上就医诊治。

告别酣吃酣睡

在孕期过程中，准妈妈们会吃的比正常情况下多，但这并不是说可以不加控制。对于油炸食品、高热量食品、含糖分高的水果等，准妈妈最好不要无限制地食用。曾经有一位准妈妈说：我每天午饭后要再吃15串羊肉串。还有个准妈妈说：我每天要吃1500～2000克的桃子。而这些还仅仅是她们全天饮食中的一部分，这样的吃法可够危险的。

“一人吃两人补，当然要吃双份”，怀孕期间，家人最担心的还是母子的营养不够，妈妈们也是在这种观念下，想吃什么就吃什么，绝不会犹豫该不该吃那么多，一切为了宝宝嘛，这个时候宝宝的健康可是摆在第一位呢。一般正常怀孕后体重增加约13千克，准妈妈到底吃多少才能满足营养需求呢？准妈妈需求最主要的是能量和蛋白质，只需要通过增加半碗饭，1杯准妈妈奶粉，1个鸡蛋或一些鱼、肉即可以达到要求。

要吃多少肉、喝多少汤，看看中国营养学会推荐的标准，就不难发现准妈妈营养需求并不是我们想象的那么多。

给准妈妈的建议

女性怀孕后，由于生理上的需要，必须适当增加营养，但也不能吃得过多。准妈妈能吃，未必是福，有事实证明，体重过重的准妈妈，要比一般产妇付出更大的代价。就要到冲刺的时候了，不要以肚子为借口放纵自己酣吃酣睡，适量运动有助于你顺利分娩。

每天能量和蛋白质的参考摄入量

人群	能量（千卡）	蛋白质（克）
未准妈妈	2100	65～80
孕中期	2100+200	80～85
孕晚期（产妇）	2100+200（产妇500）	85～100

通过这个表格，我们发现其实孕产妇与非准妈妈的能量和蛋白质差别并不是很大。不过值得注意的是，准妈妈如果缺乏蛋白质外，钙、铁、碘、锌这些营养元素，对以后的健康影响较大。

随着腹部的膨大，缺乏运动和消化功能的减退，更加容易引起便秘。多吃些薯类、海菜类及含纤维多的蔬菜。沉重的身体加重了腿部肌肉的负担，会抽筋、疼痛，准妈妈睡觉前可以按摩腿部或将脚垫高。许多准妈妈会腰痛，不必太介意，分娩后自然痊愈。

由于精神上的疲劳和不安，以及胎动、睡眠姿势受限制等因素，准妈妈可能会翻来覆去睡不着。不必为此烦恼，睡不着干脆看一会儿书，心平气和自然能够入睡了。

离预产期还很远，却多次出现宫缩般的疼痛，或者出血，这就是早产的症状，应立刻到医院检查。到了安排家事的时候了，因为你随时可能突然住院。不要因主妇不在，使家人措手不及。

孕期应该遵循的是合理膳食、粗细搭配、营养品种多样、营养丰富的原则。在孕期除了有先兆流产、早产倾向的准妈妈需要减少活动外，正常准妈妈可以参加一般的工作和生活，同时还应在专业人员的指导下，做做运动，不能光吃不动，特别是患有妊娠糖尿病的准妈妈，更要当心因为吃得过多，生出不健康的巨大胎儿。

有些准妈妈认为，即使胎儿长得太大，也不会有什么问题，分娩时无外乎就是做剖宫产手术，让医生帮助取出胎儿，不会有什么问题。其实，巨大儿在剖宫产分娩时，也会引发一些继发贫血和感染等，由于胎儿娩出困难，还有可能发生分娩伤、新生儿窒息。

流行病学调查发现，新生儿体重过大，而且在婴幼儿期加强喂养，可导致孩子儿童期和青春期发育出现一系列问题，如儿童期高血压病、糖尿病、高脂血症、运动障碍，还会影响孩子的学习能力，甚至智力发育；进入青春期后，男性可能出现性功能障碍、精子发育不良、精子数量下降造成少精、弱精等生殖功能障碍疾病；女性则往往出现内分泌功能紊乱、闭经、月经稀发、第二性征发育不良等疾患。

孕产妇食谱举例：

早餐：1杯准妈妈奶粉＋1个鸡蛋＋主粮若干；

午餐及晚餐：米饭或面条＋肉鱼豆＋蔬菜＋植物油＋（产后餐后加少量的催乳汤）；

上午及下午加餐：水果1个（产后加少量的催乳汤）；

睡前加餐：1杯准妈妈奶粉＋少许干果如核桃、杏仁；

另外，多饮水、吃多种维生素矿物质补充片。

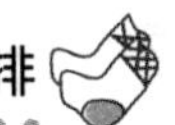

去产房前应准备些什么

1．双方身份证、户口本、保健手册、押金。

2．吸奶器。

3．乳垫，哺乳胸罩（一般用不上）、一次性纸内裤，睡衣2～3套，拖鞋（冬天用绒毛的），袜子、大衣（夏天有空调）。

4．卫生巾：侧切时用。准妈妈专用的很柔软，2～3天后伤口稍微好了可用平时我们用的干爽型的，可吸收恶露，干爽舒服。剖宫的话从一开始就可以用干爽型的。

5．毛巾：至少3条，洗脸、擦身、洗下身。

6．脸盆至少2个。

7．餐具、杯子、吸管（躺床上动不了时，很方便的）、纸巾、湿纸巾、巧克力（补充产时体力）、红糖、保温瓶（住院时送汤用）、牙刷、牙膏。

8．浴液、洗发精：尽量买天然配方的。

9．润肤露：宝宝出门可以擦脸，屁屁有点红的时候可用来擦。

10．浴盆：一天洗澡1次，因为宝宝的新陈代谢很快，而且夏天有助于降温，还可以锻炼宝宝的身体。一般宝宝都很喜欢洗澡。

11．纱布：为宝宝洗脸、洗澡各准备1条大的，洗屁屁用的几块小的（可在换尿布或宝宝大便时用）。

12．大浴巾：洗澡前后包裹宝宝用。（最好大些，宝宝长得很快）

13．湿纸巾：擦宝宝屁屁，但太浪费。用纱布蘸温水洗更好。

14．脸盆：一个大些洗宝宝衣服，一个小些洗宝宝屁屁，一个洗尿布。衣服、尿布最好立刻洗，没时间时可备个桶把尿布浸泡起来。可以用宝宝洗衣液和肥皂，不要用洗衣粉。

15．块状棉球：给宝宝洗澡时可擦屁屁柔嫩处和皮肤皱褶处，比如脖子。宝宝便后清洗也可以用。

16．外衣：内衣当然要纯棉的了，多准备几件。上衣要选择易解易脱、方便哺乳的样式。裤子可选择比较厚实，既保暖又比较宽大、穿着舒适，同时使用穿脱方便的衣服。

17．拖鞋，热水瓶。

18．餐具：碗、筷子、汤匙。

给准妈妈的建议

换洗的衣物（尤其是分娩后体形变化，内衣裤和外套都要带上怀孕初期较瘦的衣物，还有就是方便哺乳的胸罩等），拖鞋。洗漱用品、护肤品、分娩后用品；餐具、杯子、吸管；所有产前检查的病历报告、医保卡、身份证、钱；随身听、书、记事本、笔等备用品。

9～10个月

准妈妈的健康护理

经过了漫长10个月的等待，当可爱的宝宝就要离开妈妈的子宫，与真正所有关爱他的人面对面的时候，年轻的准妈妈和准爸爸们也会像刚刚得知宝宝的存在时那样紧张、兴奋，或许还会感到手足无措。

怀孕可以说一次漫长的旅行，一路上的风风雨雨、坎坎坷坷，随着预产期的临近及宝宝的降生，这次旅行即将到达终点了，你也终于要和宝宝见面了。带着期待和渴望，带着不安和焦虑，我们一起来备战。

就要分娩了，带什么去医院，又该注意什么？

注意临产信号

十月怀胎，胎儿在子宫里发育成熟，就要离开母体出世了。胎儿要出世，有什么信号呢？

如果有以下感觉产生，这就说明宝宝离出生的日子不远啦，准妈妈需要随时做好准备。准妈妈在临产时主要有以下几大信号：

下腹坠胀

准妈妈由于胎儿先露部下降压迫盆腔膀胱、直肠等组织，常感下腹坠胀，小便频、腰酸等。

准妈妈腹部轻松感

准妈妈在临产前1～2周，由于胎儿先露部下降进入骨盆，子宫底部降低，常感上腹部较前舒适，呼吸较轻快，食量增多。但由于先露部下降压迫盆腔膀胱、直肠等组织，常感下腹坠胀，小便频、腰酸等。

假阵缩

准妈妈在分娩前1～2周，常有不规律的子宫收缩，与临产后的宫缩相比有如下特点：持续时间短、间歇时间长，且不规律，宫缩强度不增加，宫缩只引起轻微胀痛且局限于下腹部，宫颈口不随其扩张，小量镇静剂即能抑制这种假阵缩。

羊水流出

在分娩前几个小时会有羊水从体内流出，这是临产的一个征兆，这时应及时去医院。

见红

在分娩前24～48小时，阴道会流出一些混有血的黏液，即见红。是由于子宫下段与子宫颈发生扩张，附近的胎膜与子宫壁发生分离，毛细血管破裂出血，与子宫颈里的黏液混合而形成带血的黏液性分泌物，为临产前的一个比较可靠的征象。若阴道出血量较多，超过月经量，不应认为是分娩先兆，而要想到有无妊娠晚期出血性疾病，如前置胎盘、胎盘早剥等疾病。

其他异常

如有剧烈腹痛，有月经样出血时，要想到前置胎盘或胎盘早剥。应赶快去医院，时间就是生命。请准确记录以下几点并告诉医生。

催生办法看一看

对于那些千呼万唤还不出来的胎儿，我们可不能老是手足无措地等待。应该用行动向胎儿传达明确的讯息，告诉他："宝宝你该出来了，加油！"

运动催生

散步是孕晚期最适宜的运动方式。散步可以呼吸新鲜空气，在妊娠末期，散步可以帮助胎儿下降入盆，松弛骨盆韧带，为分娩做准备。散步可分早晚2次安排，每次30分钟左右，也可早中晚3次，每次20分钟。

经常可以听到医生对已经过了预产期还没有动静的准妈妈说："去爬楼梯吧！"爬楼梯可以锻炼大腿和臀部的肌肉群，可以帮助胎儿入盆，使第一产程尽快到来。平时可爬单元楼内的楼梯，如果觉得累的话要及时休息，下楼梯时要留心脚下，注意安全。

药物催生

催产素具有刺激乳腺及子宫的双重作用：对乳腺有促进乳腺泌乳的作用，作用于乳腺内平滑肌，使其收缩产生压力，从而使乳汁排出腺泡进入导管和乳窦。吸吮时所产生的负压克服乳头括约肌阻力，使乳汁流出。对非孕子宫作用小，对妊娠子宫，在妊娠末期对其敏感。雌激素可增加子宫对催产素的敏感性，而孕激素作用则相反。由于催产素可使子宫强烈收缩，可减少产后流血。

食物催生

空心菜粥

原料：空心菜、糙米、精盐各少许，清水适量。

制作：取锅放入清水、糙米，煮至粥将成时，加入空心菜、精盐，再继续煮至粥成。

效用：清热，凉血，利尿。准妈妈临盆食之，能滑胎易产。

冬苋菜粥

原料：冬苋菜、糙米、精盐各少许，清水适量。

制作：取锅放入清水、糙米，煮至粥将成时，加入冬苋菜、精盐，再大火煮沸即成。

效用：清热，滑窍，顺胎产。准妈妈临产使胎滑易产，但孕期不宜食用，以防流产。

在决定催生之前，必须接受密切的产前检查及胎儿监测。

在开始催生之前，产妇最好能禁食数个小时，让胃中食物排空，因为在催生的过程中，有些准妈妈会有呕吐的现象；另一方面，在催生的过程中也常会因急性胎儿窘迫而必须施行剖宫产手术，而排空的胃有利于减少麻醉的呕吐反应。

自然分娩的好处

准妈妈含辛茹苦地熬过200多个日日夜夜，越是临近那激动人心的时刻，精神反而越紧张不安起来。准妈妈可能对分娩感到惶恐，感到不知所措，这其实很常见。

俗话说："十月怀胎，一朝分娩"，对于临产女性来说，分娩既是一种企盼，也是一种恐惧。她们必须面临着一种抉择，要么自己分娩，要么剖宫产。那么究竟哪种分娩方式好？

自然分娩是人类繁衍后代的正常生理，也是女性的一种本能。本来，身体健康、年龄适宜、正常足月妊娠的女性，其自然分娩是瓜熟蒂落、水到渠成的事。自然分娩是人类繁衍过程中的一个正常生理过程，是人类的一种本能行为。产妇和婴儿都具有潜力主动参与并完成分娩过程。瓜熟蒂落在医学上就是指的阴道自然分娩。如果孕期产前检查正常，绝大多数人是能平安顺利分娩的，产后母亲身体恢复也较快。很多的女性对阴道分娩非常惧怕，怕疼，怕自己生不下来，怕受两次罪，甚至怕自己的体形发胖等等。

但是，你知道吗？分娩时腹部的阵痛可使准妈妈大脑中产生内啡肽，这是一种比吗啡作用更强的化学物质，可给产妇带来强烈的快感，因为分娩在展示妊娠结出的硕果的同时，也是女性在一生中不可多得的"享受痛苦"的时刻。另外产妇的垂体还会分泌一种叫催产素的激素，这种激素不但能促进产程的进展，还能促进母亲产后乳汁的分泌，甚至在促进准妈妈和胎儿的感情中也起到一定的作用。

临产时随着子宫有节律的收缩，胎儿的胸廓受到节律性的收缩，这种节律性的变化，使胎儿的肺迅速产生一种叫做肺泡表面活性物质的磷脂，因此出生后的婴儿，其肺泡弹力足，容易扩张，很快建立自主呼吸。

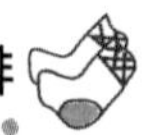

在阴道自然分娩过程中，胎儿有一种类似于获能的过程。自然分娩的婴儿能从母体获得一种免疫球蛋白，出生后机体抵抗力增强，不易患传染性疾病。

在分娩时，胎儿由于受到阴道的挤压，呼吸道里的黏液和水分都被挤压出来，因此，出生后患有新生儿吸入性肺炎、新生儿湿肺的相对减少。

另外随着分娩时胎头受压，血液运行速度变慢，相应出现血液充盈，兴奋呼吸中枢，建立正常的呼吸节律。

从阴道自然分娩的婴儿经过主动参与一系列适应性转动，其皮肤及末梢神经的敏感性较强，为日后身心协调发育打下了良好的基础。

据有关资料报道，通过阴道分娩的胎儿，由于大脑受到阴道挤压而对小儿今后的智力发育有好处。

产前的准备工作，因为这直接关系到宝宝及妈妈的平安。宝宝的出生不仅是对宝宝的一次历险，更是对将为人母的你的巨大的考验。毕竟对于第一次将做母亲的你来说，分娩孩子是一件令你感到恐惧紧张的事。不必担心，母亲对宝贝爱的天性会让你承受住一切痛苦。

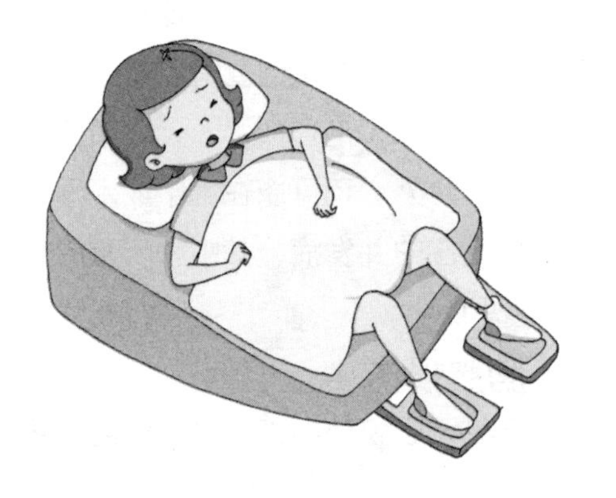

决定分娩能否顺利完成的因素，不仅存在于分娩过程中，也取决于孕期保健质量，准妈妈在怀孕之初就要做好自然分娩的准备，孕期合理营养、及时产检、适当锻炼和做好分娩准备，会有助于准妈妈自然分娩。

剖宫产是与非

采取什么分娩方式比较好？大部分准妈妈们在怀孕后就开始考虑、研究、询问中，目前采取剖宫产的比率大概占到40%，正规的医院，一般会建议准妈妈采取顺产的方法，因为顺产对新生儿是有好处的。但一些准妈妈们由于各种原因，或是心有顾虑，害怕自然产而选择了剖宫产。

剖宫产则是经腹部切开子宫取出胎儿的过程，它并非是胎儿最安全的分娩方式。其实，人们对剖宫产了解的并不多，只知道它是一种帮助准妈妈分娩的手术。随着科学技术的不断进步，麻醉技术的不断提高，这种手术的刀口越来越小，痛苦也越来越少。而现在的人们生活水平提高了，手术费用已经很少被列入考虑的范畴了，况且很多人不会再要第二个孩子了，于是越来越多的人开始主动要求进行剖宫产，她们的理由有很多：

剖宫产可以让孩子避免经过产道的挤压，这样宝宝会更聪明。

阴道分娩很多人也要经过侧切这一刀，痛苦不会比剖宫产少。

自然分娩，孩子经过产道，会把那里撑得很松弛，不易恢复，会影响膀胱的功能和将来的性生活。

阵痛的感觉太可怕了，我受不了。

手术单上那么多可怕的并发症，虽然说发生的概率很小，但也够让人害怕的。剖宫产只是一个小手术，不用担心什么。

许多准妈妈及家属盲目要求以剖宫产结束妊娠，其理由不外乎怕分娩时间过长，产妇遭罪，以及怕分娩方式造成孩子的损伤及智力障碍。正是人们对于分娩方式的诸多误解导致了剖宫产率的居高不下。那么这些理由是否有道理呢？剖宫产是手术分娩，一般来说，不建议健康的、没有任何医学指征的准妈妈选择剖宫产。与正常的阴道分娩相比，剖宫产并发症多，手术期间出血量增多，手术后易发生感染。剖宫产术中常可出现下面的损伤。

给准妈妈的建议

在分娩过程中，由于子宫阵阵收缩，产妇会有腹痛而且相当剧烈，由此带来肉体上的痛苦和精神上的紧张，但是，这些都是暂时的，也都是可以承受的。所以，对于绝大多数健康的正常准妈妈来说，自然分娩并非是什么难题。

对宝宝的伤害

骨折

1．锁骨骨折：见于胎儿前肩娩出不充分时，即急于抬后肩，使前锁骨卡在子宫颈口上缘，造成骨折。

2．股骨或肱骨骨折：股骨骨折多见于臀位，是因为术者强行牵拉下肢所致。肱骨骨折则是术者强行牵引上臂所导致。

3．颅骨骨折：多见于胎儿已进入骨盆入口较深的部位，或胎位异常，娩头时术者在胎头某一局部用力过猛。

软组织损伤

在切开子宫时，由于宫壁过薄或术者用力过猛，致使器械划伤胎儿的先露部位。

对妈妈的伤害

由于自然分娩是一种生理现象，其创伤小、较安全，而且产后能很快恢复健康，对产后的体形恢复有益。

相比之下，剖宫产手术，除了麻醉方面的风险外，还可能在术中或术后出现一些相应的并发症，其中较严重的有下列几种。

膀胱损伤

多见于腹膜外剖宫产时，分离膀胱

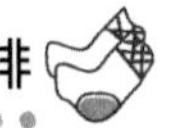

层次时有误，或剖宫产术后再孕时，子宫切口瘢痕与膀胱粘连造成的损伤。

肠管损伤

如患者曾有过开腹手术或炎症造成粘连，剖宫产时，易将肠壁误认为腹膜，造成误伤。

子宫切口裂伤漏缝而致产后大出血

剖宫产手术中常会出现切口迸裂，边缘不齐，缝合时止血不完全，术后出现腹腔内出血。

这种手术无疑要影响准妈妈的身体恢复，而且子宫将永远存留瘢痕，因此剖宫产术后，应特别注意避孕问题，万一避孕失败而做人工流产术时，会增加手术难度和危险性。若是继续妊娠，则无论在妊娠或分娩过程中，都存在子宫瘢痕破裂的可能性。

分娩的3个阶段

分娩前的历程虽漫长难挨，却是必经的，如果对分娩有事前认识、事先准备及心理准备，那么当分娩真正来临时，就不会因不了解而忧心忡忡，也就有足够力量去渡过阵痛的难关。相信当看到期待已久的小宝贝的可爱模样时，妈妈会感到之前所有的辛苦都是值得的。分娩过程由子宫收缩开始，到子宫口开全至胎儿、胎盘娩出。按照产程进展的不同阶段，一般分为3个阶段：

第一阶段

从子宫收缩到子宫口开全，初次分娩一般需要11～12小时。子宫收缩每隔2～3分钟出现1次，每次持续60～90秒。通常是身体、精神最为紧张的阶段。助产士会随时检查子宫口扩张的情况，在子宫收缩间隙的时候，可以在房间内走走，放松一下，在子宫收缩时，可以反坐在靠背椅上，双膝分开，手臂放在椅子靠背上，将头靠在手上。多与助产士交换意见，取得助产士的指导。

准妈妈应照常吃些高能量的液体或半流质食物。在我国有一良好的传统习惯，这就是产妇在临产前要吃一些红糖水加鸡蛋、鸡枣汤、桂圆汤等营养丰富、能量高的食物，这是一种很好的营养与能量的补充方法，因为产妇分娩顺利与否，除了胎儿大小、胎位如何、骨盆大小及形态的因素以外，还有一个很重要并起决定性的因素，这就是产力。所谓产力即指子宫肌肉和腹肌的收缩力

给准妈妈的建议

不可否认，困难的产钳产、臀位产确有可能造成产伤，引起智力障碍。因而从母婴安全考虑，剖宫产的适应证已经有所扩大，但它毕竟是一种手术，并非是最完美的分娩方式，不能替代阴道分娩。

而言，子宫收缩需要一定的能量。因此，增加一定量的能量以补充体力消耗是很有必要的。对不能进食者，应给予10%的葡萄糖液500～1000毫升静脉滴注，内加维生素C500毫克。

另外产妇经过一段时间熟睡，改善全身状态后，也能使体力恢复，子宫收缩力转强。如若做不到产妇临产后和产程中及时补充营养和能量，势必影响产力的正常发挥，使产妇过于疲劳，导致产程延长，给产妇和未出世的孩子带来不利。巧克力是由奶油或牛奶、糖、可可粉等精制而成的营养丰富、能量较高的食品。因此，产妇在临产后和产程中吃些巧克力，无疑是一种简便、易行、增强产力的方法。

第二阶段

子宫口开全，产妇有一种急欲生下孩子的感觉，这完全是一种不由自主的行为。每次子宫收缩的过程中，胎儿的头顶会从阴道口露出，子宫收缩停止，胎头即缩回，这样反复几次，胎儿的头慢慢地娩出直至胎儿身体全部娩出。这时，产妇应该停止用力，开始用力呼吸，让会阴充分扩张，以防严重撕裂。初次分娩一般不超过2小时新生儿就诞生了。

第三阶段

从胎儿娩出后到胎盘娩出。第二产程结束后，子宫会有几十分钟的休息时间，然后再度出现宫缩，这时子宫收缩的幅度明显增加，宫腔内部面积不断缩小，胎盘无法继续存在下去，随着最后的几次宫缩，胎盘最终与子宫分离、娩出。第三产程一般历时5～30分钟。经过了前两个产程，产妇可能感觉不到这一阶段宫缩的疼痛。如果胎儿确实难以从阴道娩出，例如骨盆狭窄、胎儿过大或胎位异常、宫缩乏力及妊娠并发心脏病等的准妈妈最好采用剖宫产的办法，这对准妈妈的健康、胎儿的平安都十分有利。

当胎盘娩出后，医生会检查胎盘、胎膜是否完整，如果有胎盘残留物遗留在子宫内，会在日后引起出血。

减轻分娩疼痛的方法

分娩疼痛不可言喻，也可能是你第一次要经受这么剧烈的疼痛。分娩疼痛主要由于子宫及子宫颈的肌肉扩张所造成。这种疼痛意味分娩已经开始。子宫收缩的时间和感觉显示分娩的进展情形。分娩对于每一个准妈妈是必经之路，更是女性生命中一个重要的生活体验。但分娩所伴随的疼痛，也使许多未来妈妈闻而生畏。

妊娠分娩是生殖健康的重要组成部分，世界卫生组织的全球策略提出“2015年人人享有生殖健康”。但分娩痛使产妇烦躁、痛苦、睡眠差，进而发生一系列生理变化，最终会对产妇和胎儿产生不利影响。

每一位女性对疼痛的承受度各有不同，分娩的疼痛其实主要来自于以下几个因素：

1．子宫收缩。

2．肌肉紧张。

3．畏惧—紧张—疼痛的循环。

有些女性害怕分娩的原因是疼痛，由于缺乏分娩的经验，加之周围亲朋好友对分娩疼痛的夸大，使她们对分娩充满了恐惧。这种恐惧会引起肌肉紧张，导致宫缩加剧和时间延长，这反过来又会加重疼痛。

分娩是女性特有的生理过程，女性的分娩能力是天生具有的，所以不要把分娩看得太可怕。

当然分娩时子宫收缩会引起阵痛，这是自然现象，与疾病、受伤引起的疼痛有本质上的区别。

统计学调查：约有65%～68%的初产妇和经产妇认为她们的分娩痛是严重的或非常严重的，有23%的初产妇和11%的经产妇认为她们的分娩痛是令人恐惧的。子宫收缩时的疼痛会刺激产妇呼吸加深加快，而过度通气会产生呼吸性碱中毒。

疼痛也使产妇的心血管负担加重，特别是对于妊娠高血压和妊娠心脏病的产妇更是灾难性的，严重时，会造成心衰，甚至死亡。

分娩痛可以抑制准妈妈的消化功能，使胃内容物的排空延迟，若需手术麻醉时，容易呕吐，误入气管而危及生命。

由于国外剖宫产以全麻为主，因此术中准妈妈胃内容物误吸入气管是最常见的死亡原因。

疼痛和精神紧张，可使子宫收缩紊乱，既不能促进胎儿的娩出，又压迫经子宫进入胎儿的血管，至胎儿缺血缺氧。疼痛和心理因素的相互影响。有学者指出，分娩时丈夫在场，准妈妈的疼痛加重，可能真的很痛，也可能是为了加深丈夫的印象或是表达对他的愤怒。这种现象确实存在。后来，也有其他人的研究，得出了同样的结果。有一些产妇，因不能忍受疼痛，而选择了分娩镇痛，有时希望自然分娩的丈夫，在看见自己的妻子经历了严重的痛苦后，有一种负罪感，可能会出现阳痿或者性功能障碍。

严重的分娩痛可产生一系列长期的心理障碍。在胎儿娩出后影响与新生儿的关系，因害怕再次妊娠，而影响与丈夫的性生活。

人感觉到疼痛是大脑皮层中枢神经的作用，产妇的精神状态和产痛有很大的关系。如果思想上对分娩怀着紧张、恐惧的心理，疼痛就会更厉害。所以，准妈妈在分娩前应该充分了解分娩的相关知识，树立起对分娩的信心，学习并掌握分娩时如何减轻疼痛的技巧，保持平静的心态来迎接分娩的到来。

目前实施的无痛分娩，在一些大城市正规大医院开展。除此之外，产前松弛运动训练、产时深呼吸技巧等这些在国外很流行的方法，都有助于减轻分娩疼痛，减少镇痛药或麻醉药的使用。常用的减轻分娩疼痛的方法如下：

冷敷或热敷

子宫收缩时用冷水或热水敷在背部或腰部，具有镇定作用，可缓解紧张情绪，还可以减轻背部疼痛或痉挛。

当子宫收缩时，就用两手轻轻按摩下腹部，或者双拳紧紧压迫腰部，与深呼吸运动相配合，减轻子宫收缩对大脑皮层的刺激，从而减轻酸痛感觉。吸气时，两手由腹部两侧向小腹中央缓慢移动；呼气时，两手再从小腹中央向腹部两侧逐渐分开。

深呼吸

每逢子宫收缩就做深呼吸运动，直至一阵宫缩过后再恢复正常呼吸。深呼吸运动可以增加氧气的吸入，从而减轻子宫肌肉的疲劳，并且转移注意力，保持镇静，使子宫收缩既有力又协调。

找一种最适合的姿势

在子宫收缩间隙，活动能促进血液循环，有助于减轻背部疼痛，同时也分散对疼痛的注意力。试试各种姿势，用垫子或椅子作支撑，直到找到一种最适合的姿势。

在子宫颈口开全、子宫收缩引起排便感时，双手抓住产床边上的带子或拉手，像解大便那样往下屏气，屏气时间越长越好。等阵缩过后，立即争取时间休息以保存精力。配合子宫收缩做这种屏气动作，可增强腹壁肌肉的收缩力，增加腹内压力，从而加速胎儿的娩出。不过，当胎头即将外露时，应听从接生人员劝告，不再用力下屏而改为短促呼吸。准妈妈不要扭动臀部以免造成会阴严重裂伤。

这种方法产妇可以在临产前默默地在心里练习，以便上阵时能轻车熟路地进行，不至于到时不知所措。需要提醒的是，不到预产期的准妈妈不要过早地练习，以免出现不必要的麻烦。

药物镇痛

在疼痛难忍时，也可使用药物镇痛的方法，如使用硬膜外麻醉或笑气吸入。镇痛效果较为理想的是硬膜外麻醉，在产妇腰背部硬膜外腔放置导管，导管中麻醉药的浓度大约相当于剖宫产的1/5，即淡淡的麻药。当产妇的宫口开到三指时，通过已经放置的导管给药，大约在给药10分钟后，产妇就觉不到宫缩的强烈阵痛了，但仍能感觉到宫缩的存在。

个月

胎教进行时

妊娠晚期，胎儿的各系统已经发育得比较完善，此时各种胎教方法对胎儿都可以使用，所以孕妇在这时要将各种胎教方法综合进行，灵活应用，对胎儿进行胎教。

本月胎教要点

妊娠晚期，胎儿的各系统已经发育得比较完善，此时各种胎教方法对胎儿都可以使用，所以孕妇在这时要将各种胎教方法综合进行，灵活应用，对胎儿进行胎教。

临近分娩，不少女性感到恐惧，犹如大难临头，烦躁不安，呻吟，甚至惊慌，无所适从，这种情绪既容易消耗分娩体力，造成宫缩无力，产程延长，也对胎儿的情绪带来了较大的刺激。

胎儿由一个微小的细胞发育成3千克左右的成熟胎儿，他要勇敢地穿过产道投奔到外面精彩的世界里。害怕紧张的心理是可以理解的，但是恐惧就不必了，瓜熟蒂落是一种自然规律。即使要接近临产，在可能的情况下，还是可以进行一些综合胎教项目的。

每天清晨起床，都要拍着腹中的胎儿对其说一些关于天气或问候的话语；然后到户外散步，可以边散步边对胎儿进行抚摩和说话；晚上睡觉前则进行音乐胎教，一边听音乐一边抚摩胎儿。当然，每个孕妇可以根据自己的实际情况来选择适合自己的胎教方法，只要是对胎儿有益的都可进行。另外，在进行胎教时，一定要有耐心，切忌草草行事。

胎儿发育到10个月已经接近临产期了，母亲这时决不能因此而放松对胎儿的教育，因为胎儿发育越趋向成熟，大脑功能也越发达，胎教的效果也越好，所以母亲一定要利用好这段时间为胎儿上好最后一课。

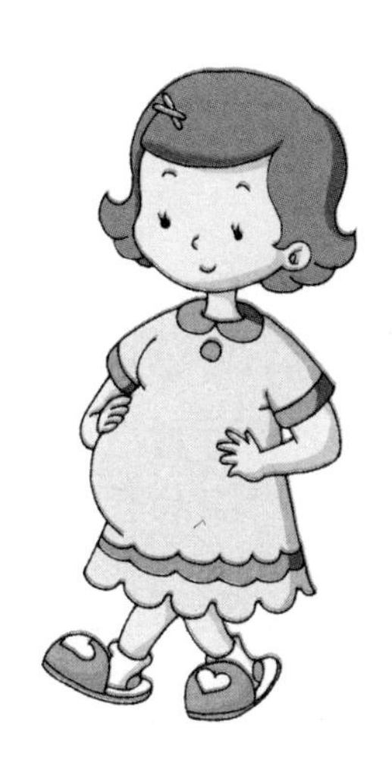

日常保健安胎提醒

虽然临近分娩了，但是日常保健工作还是不能忽视。

情绪的调节

现在很多女性怀孕后，情绪波动很大，表现为急躁不安、喜怒不定、发呆、抑郁、无故饮泣、情绪低落、整天忧心忡忡、心事重重。

孕妇任何不良的情绪对腹中的胎儿和将来的分娩都十分不利，所以孕妇一主要排除这些不良的情绪。

孕妇可做一些转移注意力的事情，可以为即将出生的宝宝编织一件小衣服，或漫步于环境优美的大自然中，去看夺目的彩霞、如洗的晴空、郁郁葱葱的树木以及五彩绚丽的花朵，孕妇还可以和准爸爸一起去钓鱼，这些都能使孕妇紧张的情绪得到排遣和放松，准爸爸应陪孕妇去做产前检查，去孕妇学校学习正确的分娩知识，帮助孕妇布置一个自己喜欢的居室环境，以迎接宝宝的到来。当孕妇感到内心十分焦虑紧张时，准爸爸面对她喋喋不休的宣泄，不要显出不耐烦的样子，可以用一些幽默或诙谐的语言，来调节孕妇紧张消极的情绪，或当孕妇由于子宫收缩肚子感到有些痛时，要把安慰的话马上递上，以使孕妇的心灵得到抚慰。

临产前，孕妇要摆脱一切外在因素的干扰，尤其不应该顾虑即将诞生的婴儿的性别，亲人也不应该给孕妇施加无形的压力，免得给孕妇带来沉重的心理负担，使分娩不顺利。如果到了预产期腹中的胎儿还没有动静，孕妇也不要着急。因为到了预产期并非就要分娩，推后几天也都是正常的。

孕妇在分娩前保持良好的心理状态十分重要，它关系到分娩时能否顺利分娩。所以孕妇本人和丈夫都要为此做出努力，以一个良好的心态去面对分娩。

温馨提醒

尽量抛开不安与担心，应该用轻松的心情考虑产后的事情。一过36周，产前检查要每周进行一次。面临分娩，为了尽早发现异常，必须去接受检查。

适度的运动

到了临产前孕妇的身体非常笨重，几乎进行不了什么活动了，但是简单的活动还是可以的，而且也好似必要的。

散步

散步是孕妇最适宜的运动。孕妇通过散步，可以安定神经系统。增加肺部换气功能，帮助消化、吸收和排泄，可刺激脚下的诸多穴位，以调理脏腑功能，使孕妇健身祛病。散步可以改善孕妇脚部的血液循环，促进全身的血液循环，使胎儿血液供应更充足。散步还可使孕妇肌肉的力量得到锻炼而加强，还可帮助骨盆运动，有助于产妇分娩时减轻疼痛。

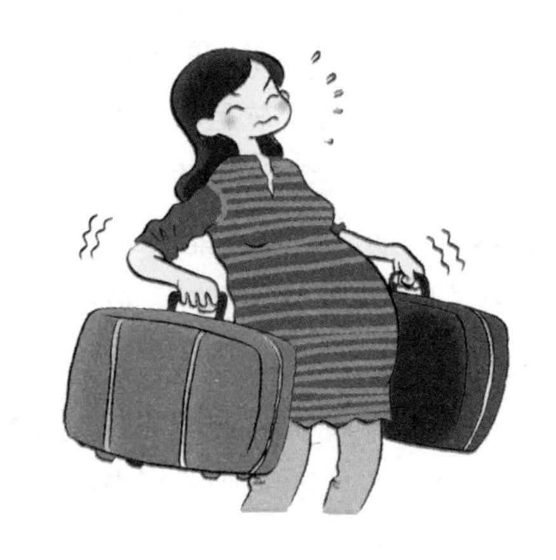

日常活动

由于这时孕妇的行走、睡眠等日常活动都会受到宝宝的影响，为了保证孩子的健康成长和维护孕妇自身的健康，怀孕以后应当注意保持正确活动姿势。

站立的时候，要保持两脚的脚跟和脚掌都着地，使全身的重量均匀地分布在两只脚上，双膝要直，向内向上收紧腹壁，同时收缩臀部，双臂自然下垂放在身体的两侧，头部自然抬起，两眼平视前方。平时行走时，应该抬头、挺直后背、收紧臀部，保持全身平衡，稳步行走。

坐下时，最好选择用直背坐椅，先保持背部的挺直，用腿部肌肉的力量支持身体坐下，使背部和臀部能舒适地靠在椅背上，双脚平放在地上。起立时，要先将上身向前移到椅子的前沿，然后双手撑在桌面上，并用腿部肌肉支撑、抬起身体，使背部始终保持挺直，以免身体向前倾斜，牵拉背部肌肉。

上楼时拉住楼梯的扶手，可以借助手臂的力量来减轻腿部的负担。下楼时要握住扶手防止身体的前倾、跌倒。

不要直接弯腰从地上拾起物品，以免用力过度导致背部的肌肉和关节损伤，应当先慢慢蹲下，拾起物品后再慢慢站起来。当需要拿高处物品时，千万不要踮起脚尖，也不要伸长手臂，以免不慎摔倒，最好请在家中的亲人帮助。

另外，此时的孕妇可以做一些临产前的准备。可以进行下蹲运动，使骨盆关节灵活，增加背部和大腿肌肉的力量和会阴的皮肤弹性，有利于顺利分娩。

盘腿坐练习：此项练习可以增加背部肌肉，使大腿及骨盆更为灵活，并且能改善身体下半部的血液循环，使两腿在分娩时能很好地分开。

具体做法：保持背部的挺直坐下，两腿弯曲，脚掌相对，尽量靠近身体，抓住脚踝，用两肘分别向外压迫大腿的内侧，使其伸展，这种姿势每次保持20秒，重复数次。如果感到盘腿有困难，可以在大腿两侧各放一个垫子，或者背靠墙而坐，但要尽量保持背部挺直，也可以两腿交叉而坐，这种坐姿，也许会感到更舒服，但要注意不时地更换两腿的前后位置。

骨盆底的肌肉锻炼：骨盆底的肌肉是支撑肠、膀胱以及子宫的肌肉，怀孕后这些肌肉会变得柔软且有弹性，由于胎儿的重量，会感到沉重并且不舒服，到了怀孕后期，甚至可能会有漏尿症状，为了避免发生这些问题，应该经常锻炼盆底肌肉。

具体做法：仰卧，两膝弯曲，双脚平放，好像要控制排尿那样用力地收紧盆底肌肉，然后停顿片刻，再重复收紧，每次重复做10次。

注意睡眠质量

此期的孕妇还是要采用左侧卧位的姿势睡觉，其好处前面已经说过。由于身体沉重加重了腿部肌肉的负担，会使腿部抽筋或疼痛，所以睡觉前可以按摩腿部或将脚垫高。

另外此时由于马上要临产了，很多孕妇在精神上有很大的负担，所以会导致失眠。其实，不必为此烦恼，要减轻心理负担，用积极的心态去面对分娩，如果实在睡不着，可以看一会书，或者聊一会儿天。转移一下注意力，心平气和自然能够入睡，这样才能保证睡眠的质量。

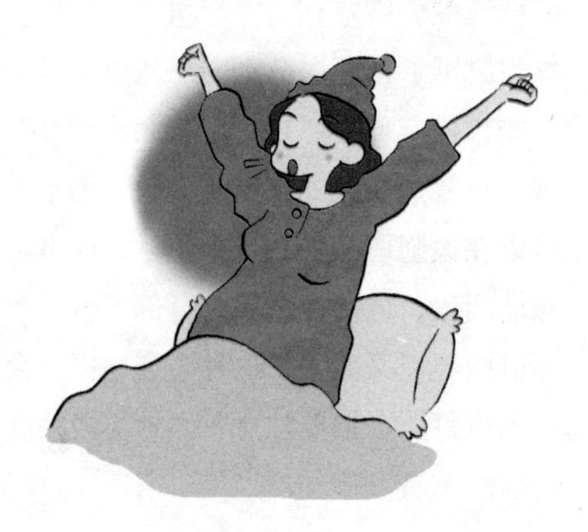

丈夫的爱与体贴

随着临产的到来，丈夫应该把所有的一切都准备好了，并且同妻子一起进行分娩辅助运动的练习，这样可以加深父母与孩子的联系，给胎儿不停地鼓励，对胎儿出生后也有很大的意义。

妻子分娩时，丈夫最好陪在身边，分娩应该是由夫妻一起体验、一起感受生命诞生刹那的喜悦，这也是人一生中的大事。

在妻子分娩时丈夫紧握妻子的手，不但可以减少妻子对陌生环境的不安，也可以使妻子紧张的情绪，孩子一出生，就能和父母有爱的接触，可减少他对新环境的不安。

总之，前面艰难的几个月都过去了，最好的时刻，一定要以最好的状态迎接宝宝的到来。应该勤去医院做检查，有临产的征兆的准妈妈要及时入院待产。

温馨提醒

充分摄取营养，充分地睡眠、休息，以积蓄体力。初产妇从宫缩加剧到分娩结束需要11～16小时，特别要注意这一点。

9～10个月 准妈妈饮食营养

在妊娠的最后一个月，孕妇一定要保证充足的营养，分娩前补充营养是为分娩做必要的准备呢，以摄取各种营养，积蓄体力，满足分娩时的各种消耗，同时为新生儿哺乳做好准备。

营养师建议

营养要跟上

在保证每天所需热量的前提下，增补较完善的蛋白质，要求动植物类蛋白质食品同时搭配吃。

增补DHA食品

以便促进胎儿大脑神经元和视网膜光杆细胞膜磷脂的合成。最好保持血清DHA含量在每毫升不低于60微克。

少食多餐

此期为母体代谢增至高峰，并且由于胎儿长大，子宫增大，孕妇常有胃部不适或饱胀感，因此可少食多餐。有水肿的孕妇要控制食精盐用量。如有条件，最好食用磷脂、螺旋藻及免疫球蛋白。此时，许多孕妇会对分娩产生恐惧心理，还可能因为心理紧张而忽略饮食，觉得等待的日子格外漫长，这时丈夫应帮助爱妻调节心绪，做一些妻子爱吃的食物，以减轻心理压力，正常地摄取营养。

多吃预防便秘的食品

在妊娠末期，消化器官功能缓慢，所以孕妇容易发生便秘。多吃薯类、海藻类和含纤维质丰富的蔬菜类能防止便秘。要注意少吃一些含脂肪和热量多的食物，以免胎儿过大造成难产。

10月营养食谱推荐

炒鸡杂

原料

鸡胗150克，鸡心、鸡肝各100克，油750克，黄瓜片、香菜段、绍酒、酱酒、醋、糖、精盐、味精、葱、姜丝、蒜米、花椒油各少许，淀粉适量。

制作

1．将鸡胗、鸡心，鸡肝等鸡杂洗涤整理干净，切成片装入碗内，加精盐、味精、绍酒、淀粉浆拌匀。

2．下入六成热的油中，滑散滑透，倒入漏匙。锅内留油，用葱、姜、蒜炝锅，烹绍酒、醋，加入酱油、糖、精盐、味精，添少许汤，再放入鸡杂、黄瓜片翻炒均匀，用水淀粉勾芡，淋花椒油，撒香菜段，出锅装盘即可。

功效

鸡可湿中益气、补虚填精、健脾胃、活血脉、对孕妇贫血有食疗作用。

雪花黄鱼羹

原料

韭菜40克，姜片5克，鸡汤650克，黄花鱼1条，鸡蛋2个，麻油3克，湿淀粉适量。糖、精盐、胡椒粉各适量。

制作

1．把姜片放在黄花鱼身上，放入锅内隔水用大火蒸5分钟，取出拆肉。

2．黄花鱼剖洗干净，抹干水分。

3．将鸡蛋白取出，搅匀待用，韭菜洗净后切细粒。

4．将鸡汤、姜片放入锅内煮滚，加入鱼肉及调料，然后边搅拌边加入湿淀粉打芡，再倒入蛋白，并不断搅拌，最后放入韭菜及麻油便成。

功效

此羹具有补益脏腑，养血生精，催乳下奶，养肝养心的作用。孕妇食用能健体及促进乳汁分泌，为产后哺乳作准备，并对胎儿佝偻病有预防作用。

黑木耳肉羹汤

原料

里脊肉100克，干黑木耳40克，姜3～5片，酱油、麻油、淀粉、精盐、香麻油、黑胡椒粉少许。

制作

1．里脊肉切块，用刀背将肉拍松，放入碗中加酱油和麻油腌泡，待烹调前捞出沾裹上淀粉做成肉羹备用，黑木耳泡3～4小时择净。

2．放入黑木耳及姜片煮半小时左右，至黑木耳微软，加入肉烫煮熟，再加精盐、香油即可。

功效

黑木耳富含蛋白质、铁等，有滋阴、养胃和益气、止血等功效，且能降低体内胆固醇，防止血管硬化。富含铁质，有补血功能。

凉拌茄子

原料

大蒜2粒，茄子2条，大葱2棵，醋1小匙，酱油2小匙，糖1小匙，淀粉1小匙、精盐1小匙。

制作

1．大葱洗净、大蒜去皮，均切末。茄子洗净，切3～4厘米长段。

2．茄子放入滚水中，大火煮软，捞起，沥干水分，平铺于盘中待凉。

3．锅中倒入1小匙油烧热，爆香葱、姜末，加入醋和1大匙水，中火煮滚，再加入淀粉匀芡，盛起时淋在茄子上即可。

功效

茄子主要成分是糖质、钙、铁、维生素B_1、维生素C、纤维素等，可促进血液循环，具有清热、解毒功效，且可预防高血压，增强血管抵抗力。

银芽鸡丝

原料

鸡胸肉、芹菜、胡萝卜各60克，绿豆芽，糖、精盐、香麻油各1小匙，黑胡椒粉1小匙。

制作

1．芹菜洗净，切长段，绿豆芽洗净，去除根部，放入滚水中汆烫捞起，冷开水冲凉。

2．鸡胸肉洗净，放入锅中煮开，焖10分钟，冲冷水，待凉，用手撕成细丝备用。胡萝卜去皮、切细丝，加糖、精盐等腌至微软，清水冲净，放入盘中加入烫好的鸡丝和芹菜、绿豆芽混合搅拌，加入香麻油即可。

功效

芹菜含钾、钙、磷、铁与少量的维生素及胡萝卜素，为低热量、高纤维食品，可降血压，促进排便。此菜清爽可口，适于孕妇夏季食用。绿豆芽富含维生素及叶酸，有清热、利尿作用。

酸甜莴笋

原料

青蒜末30克，柠檬汁80克，糖30克，清水，精盐少许，嫩莴笋500克，西红柿2个。

制作

1．西红柿洗净去皮，切块；莴笋去叶、削皮、去根，洗净切丁后用开水汆一下。

2．将柠檬汁、糖、清水、精盐放入大瓷碗内搅匀，调好口味，再放入西红柿块、莴笋丁、青蒜末拌匀，入冰箱贮存，随吃随取。

功效

本食谱莴笋中含有某种对视神经有刺激作用的物质，多食会引起头昏嗜睡等中毒反应，因此有眼疾者特别是夜盲症者不宜多食。但有节制食用则可补充各种孕期所需维生素。

糖醋参鱿片

原料

香菇2朵，红辣椒1个，海参，鱿鱼各150克，胡萝卜，蒜苗，葱，姜，酱油，米酒，醋，淀粉，黑胡椒粉适量。

制作

1．海参洗净，切块、去肠泥，放入滚水汆烫，香菇泡软、去蒂，切成块，鱿鱼洗净、切片；放入碗中加酱油及海参腌约1小时。

2．爆香调料，放入腌好的海参、鱿鱼、香菇大火快炒，加入蒜苗及胡萝卜片续炒，再以淀粉勾芡，撒上黑胡椒粉即可盛出。

功效

海参有补肾、益气、养血的功用，对孕妇有养胎、保胎、养血和止血等食疗效果。香菇富有蛋白质、纤维素和钙、磷、铁，热量低，可去除血中的胆固醇，并预防高血压。

三杯鸡块

原料

九层塔60克，鸡腿1只，葱、姜、红辣椒蒜、黑醋，甜米酒、酱油，香麻油少许。

制作

1．九层塔择下叶片洗净；葱洗净切段；大蒜、姜去皮，红辣椒去蒂，均切碎末。鸡腿洗净，剁成小块状，加入调料浸泡约1小时。

2．爆香葱、姜、蒜和红辣椒，放入鸡块，大火炒至微黄，加调料使颜色更深，再加入水，小火焖煮，加入九层塔焖即可盛出。

功效

鸡肉为白肉蛋白质来源，所含饱和脂肪酸较红肉为低，且含丰富的维生素、矿物质，有益气补虚作用。此菜味道微辣能开胃生津，且提供优质蛋白质，易于消化吸收。

醋熘白菜

原料

大白菜500克，胡萝卜50克，植物油10克，镇江陈醋 1 大匙，糖1大匙，精盐1小匙，味精1小匙，姜丝少许，淀粉1小匙。

制作

1．大白菜洗净去叶，抹刀切成薄片，下入沸水加焯烫透，捞出投凉，沥净水分。胡萝卜洗净，切成片，焯水，捞出沥净水分备用。

2．炒锅上火烧热，加适量底油，用姜丝炝锅，放入白菜片，胡萝卜片煸炒，烹醋，加糖、精盐、味精，用水淀粉勾芡，淋明油，出锅装盘即可。

功效

白菜中纤维素可润肠、促进排毒，还可促进人体对动物蛋白质的吸收。

栗子鸡块

原料

嫩白条鸡1/2只，板栗100克，青椒角少许，油750克，绍酒、酱油各1大匙，糖1/2大匙，精盐、味精各1小匙，大料、姜片各少许，淀粉适量。

制作

1．鸡除去头、爪，洗涤整理干净，剁成3.3厘米见方的块，抹少许酱油拌匀，下入七成热油中炸至金黄色，倒入漏勺。

2. 板栗切两瓣，用水煮熟，去皮，再用热油炸至金黄色捞出。炒锅上火烧热，加底油，用姜片、大料炝锅，烹绍酒，加酱油、糖、精盐，添汤烧开，下入鸡块、板栗，盖盖，转小火慢炖至熟烂，加入青椒角、味精，找好口，移大火收汁，用水淀粉勾芡，淋明油，出锅装盘。

功效

鸡肉蛋白质含量高，且易于被人体吸收利用，有增强体力、强健身体作用。栗子含不饱和脂肪酸，可防治高血压、冠心病。

冻豆腐金针汤

原料

榨菜丝20克，金针菇80克，冻豆腐1块，泡好的黄花菜60克，肉清汤、精盐、胡椒粉各适量，香菜30克。

制作

1. 香菜洗净、切小段；冻豆腐解冻；黄花菜及金针菇去蒂，洗净沥干；金针菇对切两半；榨菜洗净。

2. 倒入肉清汤烧开，加冻豆腐块煮至入味，依序加入金针菇、黄花、榨菜和精盐煮熟，盛入碗中，撒上香菜段和胡椒粉即可。

功效

凡服用补药和中药白术、牡丹皮的孕妇，不宜食用香菜。此菜可补充各种孕期所需营养素。

火爆腰花

原料

红泡椒，猪腰，黄瓜，姜、葱花、蒜各适量。

制作

1. 黄瓜斜刀切成薄片；蒜瓣拍散，红泡椒剁碎，待用；猪腰洗净，切成两片，去除油皮和腰臊，剞花刀将调料调和成汁。

2. 中火加热，放入葱、姜、蒜和红泡椒爆香，再将火力调至最大，迅速下入准备好的腰花，爆炒1分钟，然后放入准备好的调味汁和黄瓜片，待汤汁收稠后装盘即可。

功效

此汤味道鲜美，能增强脾胃的吸收能力，并可消除恶心和胃痛的症状。莲藕有健脾、益气、补血、开胃等功能，生吃莲藕可解热，促进血液循环，熟吃则可消除恶心和胃痛的症状。

糖醋藕片

原料

鲜藕250克，青、红椒50克，醋、糖各2大匙，精盐1小匙，花椒10粒，淀粉、香油适量。

制作

1. 将藕去皮，去节，顶刀切成0.3

厘米厚的片，用凉水投一下捞出，沥净水分。

2．烧炒锅上火烧热，加少许底油，放入花椒粒炸出香味，捞出花椒不要，放入藕片翻炒，烹醋，加糖、精盐，添汤至烧入味，见汤汁稠浓时，下入青、红椒角，翻拌均匀，用水淀粉勾芡，淋香油，出锅即可。

功效

藕含大量淀粉、蛋白质、孕妇生吃可清热解烦，解渴止呕，健脾开胃。

三色毛豆仁

原料

毛豆仁各100克、猪肉馅、胡萝卜150克，淀粉1/2小匙、酱油1小匙、黑胡椒粉1/2小匙，精盐1/2小匙、香麻油1小匙。

制作

1．胡萝卜去皮、切丁；毛豆仁洗净；放入滚水中汆烫，捞出、泡冷水，沥干待凉。

2．猪肉馅放入碗中加A料抓拌均匀备用。

3．锅中倒入2大匙油烧热，放入猪绞肉大火炒匀，加入1小匙水将肉炒散，加入胡萝卜丁、毛豆仁一起翻炒数下，加入精盐、香麻油调匀即可盛起。

功效

毛豆仁富含优质蛋白质，可提供胎儿成长所需，并含有纤维质可防止便秘。此菜亦可加入豆干丁，不但味道更佳，且营养价值更高。此菜颜色漂亮，又含丰富的蛋白质，可增加体力，解除疲劳。

烧虾片

原料

大虾400克，胡萝卜片少许，蛋白1个，猪油750克，绍酒1大匙，精盐、味精、葱、姜末各少许，淀粉适量。

制作

1．大虾去头、尾、皮，挑除沙线，洗干净，片成片装碗，加入少许调料调味，蘸上蛋清浆，下入油锅，滑散倒入漏匙。

2．留少许底油，用葱、姜末炝锅，烹绍酒，下入虾片、胡萝卜片翻炒，加入精盐、味精，用水淀粉勾芡，淋明油，出锅即可。

功效

此菜富含蛋白质，可有效补充孕妇营养。

葱烧肉段

原料

猪瘦肉300克，大葱白200克，油1000克、绍酒、酱油、糖、醋、精盐、味精、姜末、蒜片各少许，淀粉适量。

制作

1．将肉切段，加入精盐、味精、绍酒调味，挂水粉糊，下入油锅，炸至金黄色时，捞出倒入漏匙，大葱洗净，备用。

2．炒锅加油，下入葱、姜、蒜煸炒出香味，烹绍酒、加调味料，添少许汤，再下入炸好的肉段，勾芡淋明油，出锅装盘即可。

功效

此菜含有丰富的营养，可有效补充孕期所需。

蟹肉西兰花

原料

胡萝卜60克，西兰花350克，蟹肉棒适量，高汤速食包1包，淀粉1小匙，黑胡椒粉、精盐、香麻油各1小匙。

制作

1．蟹肉棒、西兰花和胡萝卜球一起放入滚水中汆烫至熟，捞出，泡冷水，沥干待凉，盛入盘中。

2．西兰花洗净，切成小朵；胡萝卜去皮，用挖匙挖成圆球状；蟹肉棒洗净，以手撕成细条备用。

3．锅烧热，放入速食包高汤汁，加2大匙水煮开，加入淀粉勾芡，再加入黑胡椒粉、精盐、香麻油调匀，淋在蟹肉西兰花上即可。

功效

西兰花含丰富维生素C、钾、叶酸、胡萝卜素，可增强身体的抵抗力。此菜色泽鲜艳又富含纤维素及维生素，是低热量食物，多食可增加抵抗力。

发菜鸡茸蛋汤

原料

水发发菜80克，鸡蛋皮110克，鸡肉茸150克，料酒、葱姜汁各20克，高汤适量，精盐1小匙，味精1小匙，芝麻油5克。

制作

1．鸡肉茸内加入葱姜汁、料酒、精盐各半同一方向充分搅匀，均匀地抹在鸡蛋皮上，上面铺上发菜，卷成卷。

2．将制好的发菜鸡茸蛋卷放入容器内，入蒸锅蒸至熟透取出。

3．将蒸好的鸡茸蛋卷横切成片，放入汤碗内，锅内加入葱姜汁、高汤、余下的料酒、精盐烧开，加味精，出锅倒入蛋卷碗内，淋入芝麻油即可。

功效

此菜可为准妈妈提供丰富的优质蛋白质、钙、铁、B族维生素，有利于孕妇的身体营养需求和胎儿的发育，有利于胎儿健脑，适宜于准妈妈在孕期晚期食用。

烩三鲜

原料

生干贝4～5粒，荷兰豆50克，海参、透抽各1条（约300克），红辣椒1个，葱1棵，姜2片，黑醋、酱油1小匙，糖1小匙，黑胡椒粉1小匙，淀粉水1大匙。

制作

1．荷兰豆洗净，放入滚水中汆烫，捞出泡冷水。海参洗净，对半剖开去肠泥、切块，放入滚水中汆烫，捞出。透抽洗净，斜切交叉花纹再切块，一起放入碗中，加入生干贝和调料浸泡1小时，捞出。

2．姜去皮，红辣椒去蒂，均切成碎末；葱洗净，切末。

3．锅中倒2大匙油烧热，大火爆香葱、姜、红辣椒，放入海参、透抽、生干贝及腌汁，快炒约2～3分钟，加入荷兰豆，再加入调料勾芡即可。

功效

海参有补肾、益精、养血功效，对孕妇则有养血止血作用。海参、透抽、生干贝的腌汁可先放冰箱再取出炒食，更为美味。此菜口感鲜嫩，菜色艳美，可刺激食欲，并提供胎儿成长所需，对孕妇有养胎、保胎的作用。

雪菜炒冬笋

原料

雪菜末400克，冬笋250克，精盐1小匙，香油2小匙，糖1小匙，味精1/2小匙，淀粉（豌豆）1小匙，植物油1大匙，葱1小匙，姜1小匙。

制作

1．将泡好的冬笋切成片，入沸水锅中焯透捞出来。雪菜末放沸水中焯透，捞出来。

2．将葱花、姜末入油锅中爆香，烹入料酒，下入冬笋片和雪菜末翻炒均匀，加入精盐、味精、糖和水，用淀粉收汁，淋入香油就可以了。

蒜香圆白菜

原料

圆白菜300克，精盐1/2小匙，老抽1小匙，味精1/2小匙，干辣椒20克，植物油40克，蒜20克。

制作

1．把蒜切成片；干辣椒切成段；圆白菜切成块。

2．把炒锅放植物油烧热，放蒜片、干辣椒段稍炒，待干辣椒呈紫红色，放入圆白菜块迅速翻炒，烹入精盐、老抽翻炒均匀，然后加入味精炒匀即可食用。

百合煮香芋

原料

芋头400克，百合75克，精盐1/2小匙，鸡精1/2小匙，糖2小匙，椰浆2小匙。

制作

1．将芋头去掉皮，切成小三角块，用热油炸熟备用。

2．坐锅点火放油，油热后倒入百合爆炒，再加入清汤、芋头煮10分钟。

3．最后放入精盐、鸡精、糖、椰浆，续煮1分钟即可食用。

第三章

分娩

就要分娩了，带什么去医院，又该注意什么？准妈妈难免会心里紧张，不知所措，其实大可不必。只要做好分娩前的准备工作，一定能很顺利地生下宝宝。就让我们一起来了解一下，分娩时，你需要做些什么，注意些什么。

慎重选择分娩的医院

怀孕可以说一次漫长的旅行，一路上的风风雨雨，坎坎坷坷，随着预产期的临近及宝宝的降生，这次旅行即将到达终点了，你也终于要和宝宝见面了。带着期待和渴望，带着不安和焦虑，我们一起来备战。就要分娩了，带什么去医院，又该注意什么？

选择分娩医院的标准

怎样选择合适的医院，要根据家庭经济状况和孕妇的身体状况选择医院。如果孕妇在怀孕时伴有异常或出现严重的并发症，可以考虑选择大型综合性医院。这种医院会为孕妇提供合理的妊娠指导，会对其进行全面的检查，认真评估并密切注意孕妇的病情发展情况。如果孕妇一切状况良好，则可以选择妇幼保健院。

总之，无论是妇幼保健院还是综合性医院，最好选择二级以上的医院。

口碑如何

先通过多种渠道收集一下相关信息，了解医生情况。可以先听听护士的介绍，向同事、朋友和亲戚中生过孩子的人打听一下，不要被广告所迷惑。

交通是否便利

如果太远也会带来很多不便。分娩时，车子是否能很方便地抵达医院、住院的相关事宜等，也是需要考虑的因素，所以，最好能选择附近的医院。

能否自主选择分娩方式

当你带妻子到产科待产时，应进行一次综合检查，然后决定分娩方式。决定后跟医生商量意外情况，比如要不要做阴道侧切手术等，都应该事先咨询。

对新生儿的处理

在分娩过程中医院是否提供胎心监护，在宝宝出生后，母子是否同室，是否有新生儿游泳和按摩、抚触等服务，此外，还应注意针对新生儿的检查制度是否完善。

是否提供妊娠培训班

有的医院专门开设妊娠培训班，指导孕全程。有的医院倡导母乳喂养，并给予相关指导，如教哺乳方法和乳房按摩技巧等。

为顺利分娩赶走恐惧心理

现在大多数孕妇都是第一次生孩子，医学上称为初产妇。初产妇由于缺乏经验，对分娩产生的恐惧心理是难以避免的。当她们在待产室待产，听到产房临产的产妇的叫喊声，心理的恐惧成分可能会加倍，她们怕分娩疼痛，怕不能顺产，怕生出的孩子不健康，还怕手术以后会带来痛苦或并发症。孕妇在临产前几个月出现产前恐惧是比较正常的现象，为顺利分娩，孕妇需要做好如下准备：

了解分娩知识

人的恐惧大多是源于缺乏科学知识和胡思乱想。在怀孕期间，建议准妈妈看一些关于分娩的书，了解了整个分娩过程后，就会以科学的头脑去取代恐惧的心理。这种方法不但效果好，而且还可增长知识。孕妇需要了解的分娩知识包括：

分娩过程

分娩能否顺利完成，取决于产力、产道、胎儿这3个传统的要素。最近研究认为，精神心理因素对分娩过程影响很大，被认为是第四要素。4个要素中任何一个不正常，都会影响产程顺利进行。只有4个因素相互协调配合，才能顺利完成分娩过程。分娩过程由子宫收缩开始，到子宫口开全至胎儿、胎盘娩出。按照产程进展的不同阶段，一般分为3个阶段，产妇只有充分了解分娩中各个产程的特点，并在分娩前开始积极做好心理准备，分娩时才能充满信心，积极与医护人员配合。

分娩的3个阶段

分娩前的历程虽漫长难挨，却是必经的，如果对分娩有事前认识、做好事先准备及心理准备，那么当分娩真正来临时，就不会因不了解而忧心忡忡，也就有足够力量去度过阵痛的难关。相信当看到期待已久的小宝贝可爱的模样时，准妈妈会感到之前所有的辛苦都是值得的。

分娩过程由子宫收缩开始，到子宫口开全至胎儿、胎盘娩出。按照产程的进展一般分为3个阶段：

1．第一阶段。宫口扩张期。这一阶段是指从产妇出现规律性的子宫收缩开始，到宫口开大10厘米为止。这一阶段时间很长，随着产程进展宫缩越来越频、越强，宫口扩张速度也会加快。一般初产妇8～12小时，经产妇6～8小时，宫口扩张的速度不是均匀的。子宫收缩每隔2～3分钟出现一次，每次持续60～90秒。通常是身体、精神最为紧张的阶段。产妇应该做的心理准备是正确对待宫缩时的疼痛，因为宫缩带来疼痛也带来希望，应该想到的是每次宫缩都是胎儿向目的地又前进了一步。助产士会随时检查宫缩口扩张的情况，在子宫收缩间隙的时候，可以在房间里适当走走，放松一下，在子宫收缩时，可以反坐在靠背椅上，双膝分开，手臂放在靠背椅上，将头靠在手上。多与助产士交换意见，取得助产士指导。

2．第二阶段。胎儿娩出期。这一阶段是指从宫口开全到胎儿娩出为止。此时子宫口开全，产妇有一种急欲生下孩子的感觉，这完全是一种不由自主的行为。这一阶段初产妇需1～2小时，经产妇1小时以内。此时，产妇会感觉宫缩痛减轻，但在宫缩时会有不由自主的排便感，这是胎头压迫直肠引起的。每次子宫收缩的过程中，胎儿的头顶会从阴道口露出，子宫收缩停止，胎头即缩回，这样反复几次，胎儿的头慢慢地娩出直至胎儿身体全部娩出。此时，产妇应做的心理准备是，学会宫缩时正确屏气向下用力，调动腹直肌和肛提肌的力量帮助胎儿顺利娩出。宫缩间歇时停止用力，抓紧休息。当胎头即将娩出时要张嘴哈气，避免猛劲使胎头娩出过快，造成会阴撕裂。

3．第三阶段。胎盘娩出期。这一阶段是指从胎儿娩出到胎盘娩出的过程，一般在10～20分钟。第二产程结束后，子宫会有几十分钟的休息时间，然后再度出现宫缩，这时子宫收缩的幅度明显增加，宫腔内部面积不断缩小，胎盘无法继续存在下去，随着最后的几次宫缩，胎盘最终与子宫分离、娩出。经过了前两个产程，产妇可能感觉不到这一阶段宫缩的疼痛。

如果胎儿确实难以从阴道娩出，例如骨盆狭窄、胎儿过大或胎位异常、宫缩乏力及妊娠并发心脏病等的准妈妈最好采用剖宫产的办法，这对准妈妈的健康、胎儿的平安都十分有利。胎儿娩出后不久，随着轻微的疼痛胎盘剥离排出。胎盘排出后，要检查产道有无裂伤并缝合伤口。

预产期的计算

如何知道什么时间分娩。按照简单的推算预产期的方法，以末次月经的第一天为基数，来月经当月的月份加9，日期加7，就是预产期。当然，推算出预产期后并非意味着宝宝一定会在预产期那天降临。能够在预产期这一天分娩的孕妇只有5%，而有60%的孕妇是在预产期前或后5天分娩。凡是在预产期前后2周内分娩者，都称为足月产。

分娩征兆

随着预产期的临近，孕妇随时会面临分娩。在预产期前3周或后2周内，即孕37～42周之内分娩均属正常，一般情况下，分娩前是会有一些征兆的。

宫底下降

堵在胃部的宫底有下降的感觉，减轻了对横膈的压迫，胃的压迫感消失，食欲有所增加。

阴道分泌物增加

一般情况下，分泌物的量不多，无异味。即将分娩时，子宫颈管张开，所以分泌物增多。这些分泌物呈透明或白色黏稠状。

尿频

由于下降的胎头压迫，导致膀胱存尿量少，有点尿就感到憋尿要上厕所，并非有泌尿系统疾病，而是临近分娩的征兆之一。

胎动减少

胎动较以前减少，这是因为胎头已入骨盆，位置相对固定，且宫缩使胎儿难以活动。胎动有减少的趋向，但12小时内胎动的次数应该在20次以上。如有胎动明显减少，应及时赶到医院就诊。每个孕妇对胎动的感觉不一样，但胎动绝不应该突然消失，若不能断定是否异常，应到医院检查。

腹坠腰酸

由于胎头的下降，使盆腔的压力增加，会感到腹坠腰酸，耻骨联合部位的撑胀感。除了腰痛以外，大腿根胀、抽筋、趾骨部痛、步履艰难。

不规则的子宫收缩

从孕7个月开始，会感到腹部有时发硬，出现一个明显的子宫轮廓，孩子出生的日子快要到时，产妇会感到腹部有比较频繁的子宫收缩。这种宫缩没有规律，强度也时强时弱，没有疼痛的感觉。临产前这种宫缩会越来越频繁，夜间明显。当出现有规律的子宫收缩，每隔10～15分钟1次，每次持续时间几十秒钟，即使卧床休息宫缩也不消失，而且间隔时间逐渐缩短，持续时间渐渐延长，收缩的强度不断增强，这才是临产的开始，应该立即去医院待产。

见红

分娩开始之前24小时内，阴道会排出一些血性黏液，俗称“见红”。有时见红数天后才会临产。当出现这些临产的先兆征象时，不必惊慌，这并不标志分娩的开始，准妈妈可以在家里适当休息、清洁身体、摄取食物、积蓄力量、准备分娩。

分娩时间

分娩会不会需要很长时间。分娩是一个非常复杂的过程，受着多种因素的影响，因此，分娩所用的时间也因人而异。一般来说，经产妇所用的时间较短，初产妇所用的时间长些。统计数据表明女性在分娩第一胎的时候平均花费大约12小时，第二胎平均需要8.5小时。但是这并不意味着女性在这十多个小时里要一直忍受没有间断的疼痛。每个人的情况也不尽相同。

分娩究竟需要多长时间因人而异，遗传因素也会起到一定的作用。因此，你不妨询问你的母亲、你的姨妈和外祖母的分娩过程，提前做好心理准备多少对你会有所帮助。

有的产妇宫缩特别强，产程也明显地缩短，如果不到3小时就分娩，称为急产。

还有的产妇，因为年龄和精神因素，对分娩充满了畏惧，还没有正式临产，生活节奏就已经被打乱，吃不好，睡不好，结果消耗了体力，到正式临产时则疲乏无力，因而产程延长了，如果产程超过24小时则称为滞产。

分娩时的注意事项

分娩时做好一些必备的工作，可以更有利于孕妇和宝宝的健康，更有利于新生宝宝的健康成长和智能发育。下面我们来一起看看，在分娩时要注意哪些事情：

分娩时要注意保温

分娩时，产房要增加保温设备，并关好门窗，防止冷气进入。当新生儿降生后，要及时用柔软的毛巾或小棉被包好，放在温暖的地方，防止受凉。

合理地给宝宝穿衣服

给新生儿准备的衣服应以保暖、柔软舒适、简单、厚薄适度为原则；其次，腰带也不宜系得过紧，不然会妨碍新生儿呼吸；注意开窗让空气流通。

提高宝宝的适应能力

新生儿出生后，有条件的最好进行水浴。入浴时，室温应在18℃～20℃之间，水温应在35℃～36℃之间，并且洗澡动作要迅速，洗好后把婴儿放在大毛巾被上边擦边包裹，然后用襁褓包好，但不要总把婴儿捂得严严的。要坚持母乳喂养，母乳喂养的婴儿免疫力强，不容易患病，还要母婴同室，以增强母子情感。

滞产的处理方法

当分娩过程遇到停滞不前的情况，产妇需要一段中场休息时间，阵痛是项艰辛的工作，因此产妇需要短暂的时间恢复一下，可以通过调节呼吸、放松和活动使分娩过程得以重新启动。

呼吸、放松和活动能够帮助妈妈顺利地战胜阵痛。比如，在子宫张开的阶段，准妈妈可以坐在健身球上，助产士或准爸爸在后面扶着，准妈妈让身体向后弯曲，使呼吸变得容易。

这个练习非常简单易行，任何孕妇都可以在分娩中运用它。这个练习不仅可以缓解疼痛，还可以帮助宝宝加速下“降”入骨盆。

分娩疼痛

分娩前的阵痛不是一下子降临，而是逐渐地增强的，这就给了准妈妈一个适应的过程。整个分娩中所有的疼痛加起来大约是2个小时，并不是想象得那么长，所以不必有太大的心理压力。

分娩时的疼痛并不是持续不断的，每次阵痛之间都有间歇，这个间歇期间，准妈妈感觉不到任何疼痛，可以好好休息以助恢复体力。

有些准妈妈阵痛的时间比较短，但是疼痛的强度高，而另外一些准妈妈痛感轻一些，却需要更长时间完成这个阵痛期。因此，准妈妈应该顺其自然，千万不要有压力。

阵痛是有时间限制的，每一次阵痛都意味着离宝宝的到来更近了一步，当宝宝躺在你的怀里的时候，所有的阵痛都将被幸福所取代。

很多研究显示，女性在怀孕20周到分娩这段时间里，因为身体中分泌了一种类似鸦片一样有麻醉作用的激素，而对疼痛的敏感程度会不断下降。

成功分娩并不意味着产妇一定要忍受剧烈的疼痛，可以通过很多的方法和药物缓解疼痛，例如针灸、呼吸、缓解疼痛的药物，以及局部麻醉等。

减轻分娩疼痛的方法

人感觉到疼痛是大脑皮层中枢神经的作用，产妇的精神状态和产痛有很大的关系。如果思想上对分娩怀着紧张、恐惧的心理，疼痛就会更厉害。所以，准妈妈在分娩前应该充分了解分娩的相关知识，树立起对分娩的信心，学习并掌握分娩时如何减轻疼痛的技巧，保持平静的心态来迎接分娩的到来。

调整呼吸

非药物镇痛方法，尤其是呼吸法，因其简单有效，同时也贯穿了整个分娩过程，也就是说任何产妇都可以在学习之后应用到分娩过程中去。许多产妇在分娩时由于精神紧张及产痛导致呼吸过快，或是呼气过度，从而出现过度通气状态，使血中二氧化碳急剧排出，引起一过性脑血管挛缩、脑缺血，导致头晕、四肢末端麻木，影响胎儿氧供应。不同的呼吸法可以在分娩的不同时间里帮助你放松、保存体力、控制身体、抑制疼痛，而且还有助于增强产妇的信心。阵痛末期阵痛程度会加剧和增长，次数亦会转密。产程中正确的呼吸应为每分钟10～15次，一次通气量700～800毫升。每次阵痛开始和结束都用全胸式呼吸，即用力深呼吸，先用鼻子深深地吸一口气，然后慢慢用口呼出；中间部分用上胸式呼吸，口微微张开，用口轻吸气，然后轻吹气。只用肺上半部像吹熄小蜡烛，不需太用力，以便尽量放松下腹减低痛楚。为了产程中能够掌握正确的呼吸方法，你可在妊娠晚期进行深呼吸训练，但屏气呼吸只有在产程中才能尝试。

按摩

当子宫收缩时，就用两手轻轻按摩下腹部，或者双拳紧紧压迫腰部，与深呼吸运动相配合，减轻子宫收缩对大脑皮层的刺激，从而减轻酸痛感觉。吸气时，两手由腹部两侧向小腹中央缓慢移动；呼气时，两手再从小腹中央向腹部两侧逐渐分开。每分钟按摩次数与呼吸相同。通常在分娩的初期，肩部和颈部的按摩会让产妇觉得很舒服，随着宫缩变得频繁和剧烈，腰背部的按压会有效。也可用手轻轻按摩不舒服处，如腰部、耻骨联合处，这些部位是经络要地，合理按摩可以起到通经活络、舒缓疼痛的作用。

想象及暗示

想象宫缩时宫口在慢慢开放，阴道在扩张，胎儿渐渐下降，同时自我暗示："一切都很顺利，很快就可以见到我的宝宝了"。这种心理暗示能够使分娩更加顺利，也会帮助产妇减轻疼痛。

冷或热敷

子宫收缩时用冷水或热水敷在背部或腰部，具有镇定作用，可缓解紧张情绪，还可以减轻背部疼痛或痉挛。

活动

在子宫收缩间隙，活动能促进血液循环，有助于减轻背部疼痛，同时也分散对疼痛的注意力。试试各种姿势，用垫子或椅子作支撑，直到找到一种最适合的姿势。

屏气

在子宫颈口开全、子宫收缩引起排便感时，双手抓住产床边上的带子或拉手，像解大便那样往下屏气，屏气时间越长越好。等阵缩过后，立即争取时间休息以保存精力。配合子宫收缩做这种屏气动作，可增强腹壁肌肉的收缩力，增加腹内压力，从而加速胎儿的娩出。不过，当胎头即将外露时，应听从接生人员劝告，不再用力下屏而改为短促呼吸。不要扭动臀部以免造成会阴严重裂伤。这种方法产妇可以在临产前默默地在心里练习，以便上阵时能轻车熟路地进行，不至于到时不知所措。需要提醒的是，不到预产期的准妈妈不要过早地练习，以免出现不必要的麻烦。

药物镇痛法

在疼痛难忍时，也可使用药物镇痛的方法，如使用硬膜外麻醉或笑气吸入。镇痛效果较为理想的是硬膜外麻醉，在产妇腰背部硬膜外腔放置导管，导管中麻醉药的浓度大约相当于剖宫产的1/5，即淡淡的麻药。当产妇的宫口开到三指时，通过已经放置的导管给药，大约在给药10分钟后，产妇就觉不到宫缩的强烈阵痛了，但仍能感觉到宫缩的存在。

丈夫陪伴

丈夫陪伴产妇具有独特的作用。在

产程过程中，鼓励丈夫积极参与，他们给予产妇心理及精神上的支持是其他人不能替代的，并在促进夫妻感情上也有一定的积极意义。他们能够知道妻子的爱好，可以在她们疼痛不安时给予爱抚、安慰及感情上的支持。产妇在得到丈夫亲密无间的关爱与体贴时，又减少了孤独感。而且，丈夫可在医务人员的指导下帮助产妇做一些事情，如握手、抚摩、按摩、擦汗等，使产妇感受到亲情的温暖，从而促进产程。

用心理能量打败分娩之痛

“十月怀胎，一朝分娩”，临产前的阵痛让每个妈妈终生难忘，等待宝宝降临的时刻总是那么漫长，伴随着阵阵疼痛，小天使降临人间。新的生命带给你新的希望，你马上就成为妈妈了。

分娩是胎儿离开母体的过程，产道被撑开而让婴儿通过，所以痛是不可避免的。分娩时，母亲的子宫要强力收缩，并运用自己腹肌的力量，推动胎儿从子宫内排出。伟大的母亲在分娩中不仅要付出巨大的体力，而且还需忍受极大的痛苦。这不仅需要母亲有良好的身体素质，还需要母亲有良好的心理素质，即有忍耐力、有信心、有勇气。

但分娩之痛又是因人而异的，有人并不感到很痛，这种差异是普遍存在的。不能把分娩看成一个不堪忍受的痛苦。分娩时的阵痛和自然现象，与受伤、疾病的疼痛，从本质上来说是不一样的。

人感受到痛是大脑皮层中枢神经的作用。如果自我感觉不安，中枢神经会有非常敏感的反应，痛就会更厉害。很多产妇每每想到自己即将临产时，心中就忐忑不安，充满恐惧心理。在分娩这一关键时刻，产妇不由得感到焦虑和紧张，且有许多担心，这种种的心理障碍，通过神经系统的反射会使产妇对疼痛极为敏感。

作为一名女性，终归要经历结婚生子这一过程，所以必须正视这个现实。相信我们都有这样的体会，心情舒展时，肌肉就随之放松，心情越紧张，肌肉就会绷得越紧。分娩时，婴儿是从狭窄的产道出来的，如果这时心理障碍较小或者没有负担，保持镇静，让肌肉和骨盆放松，婴儿才能顺利通过，生得也就快了。

适当的焦虑，可提高个体适应环境的能力，而过度焦虑则不利于适应环境，易导致子宫收缩乏力，是增加助产率和产后出血的一个可能因素。产妇这时如果精神极度紧张，心理负担很重，肌肉也会绷得很紧，产道不容易撑开，增加婴儿娩出的难度。不良的情绪反应可使忍受痛苦的能力下降，加重疼痛，而且还会造成难产、滞产，更严重的还会发生分娩后大出血的现象。有可能使本来可以顺产下来的正常发育的婴儿，由于紧张的心理，产道不能撑开，同时减少子宫血流，致使婴儿窒息死亡，酿成家庭悲剧。

所以，必须从思想上消除对分娩恐惧不安的心理障碍，保持平静的心情，分娩时也就不会感觉太疼痛了。

分娩的恐惧心理不仅危害母婴的生命安全，而且对产后母亲的身体恢复也有很大的影响。有一种产后神经官能症，就是产前心理恐惧造成的后遗症。另外，如果神经极度紧张造成难产，产妇的子宫会大出血，产后恢复也比较慢，还容易引起各种炎症。

其实，孕妇早就知道，怀孕不等同于生病，分娩也不是难以忍受的事，只要有良好的心理准备，大都能平安度过分娩这一关。产妇的精神状态很容易受到外界各种因素的影响，但也是完全可以控制的，关键在于自己，要善于作出自我调整。

产妇应对分娩有充分的心理准备，虽然在分娩前后会产生一定程度的疼痛，但一般是有规律和能够忍耐的。其实，这个痛苦不过是宫缩造成的不适而已。因而不必过分担心，增加不必要的焦虑、紧张与恐惧。当子宫阵发性收缩而产生疼痛时，应尽量按照医护人员的指导放松自己的情绪，当子宫收缩时，全身肌肉必须放松，才能让足够的氧气输送到子宫，以供胎儿使用。此外，肌肉放松后，产妇才能集中精神运用呼吸技巧，以达到减缓疼痛的目的。所以应消除精神紧张，抓紧宫缩间歇休息，也可看书或听音乐令自己放松下来。按顿进食、喝水，使身体有足够的精力和体力。这些不但能促进分娩，也大大增强了对疼痛的耐受力。

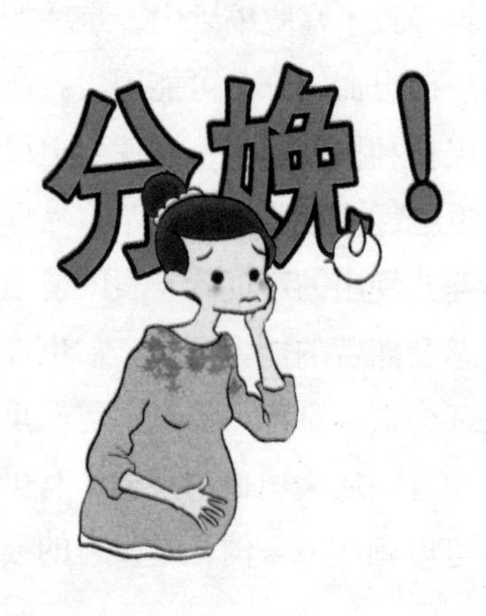

产妇也要明白宫缩是帮助胎儿分娩出的正常现象，就会减轻对分娩的恐惧。事先要对分娩的过程有详细的了解，对出现各种不正常的因素都想好了如何配合助产士，这种心理状态能很好地帮助产妇克服产前的种种不适，使产后尽快恢复。事实证明，有心理准备的产妇，比没有心理准备的产妇生孩子要顺利得多。

如果来不及去医院怎么办

这时，为了避免宝宝生在路上，最好就直接留在家里分娩。确定要在家里分娩时，记得先打120。请120派最近的护理人员到家里协助分娩。在护理人员到达前，产妇可以先平躺，并在底下垫个棉被或其他柔软的物品，避免宝宝太快出生，头会先撞到地。

另外，也要事先准备毛巾，在宝宝出生之后可以用毛巾把他包起来保暖。宝宝产出后，不要急着自己拿剪刀把脐带剪断。

万一剪刀没有消毒干净的话，很容易因为细菌感染导致破伤风。救护车上都有无菌剪刀，应该等护理人员到达后，用无菌剪刀把脐带剪断较为保险。

护理人员在家帮助产妇处理完毕之后，母子两人还是应该上救护车到医院报到。

宝宝需要做身体检查。而产妇后续的胎盘排出也应该到医院让医护人员处理较为安全。胎盘排出时如果没有处理好，很容易造成产后大出血，危及母亲生命。

分娩前的心理调整

进行心理调节。产妇调节心理负担应做到：

不怕难产

大多数孕妇对分娩无经验，无知识，对宫缩、见红、破膜害怕紧张，不知所措，不吃少睡。怕痛、怕出血、怕胎儿意外，怕受两茬罪“生不下来再剖宫产”。是顺产还是难产，一般取决于产力、产道和胎儿3个因素。对后两个因素，一般产前都能作出判断，如果有异常发生，肯定会在此前决定对你进行剖宫产。所以，只要产力正常，自然分娩的希望很大。如果每天担心自己会难产，势必会造成很大的心理负担，正确的态度是调动自身的有利因素，积极参与分娩。即使因为特殊的原因不能自然分娩，也不要情绪沮丧，还可以采取别的分娩方式。

不怕痛

受亲属、母亲、姐妹的影响、周围环境发生的事情、病房内其他产妇的分娩经过、待产室内其他产妇的嚎叫或呻吟等刺激造成。子宫收缩可能会让你感到有些疼，但这并非不能耐受。如果出现疼痛，医生会让你深呼吸或对你进行按摩减少疼痛，如果实在不行，还可以用安定等药物来镇痛。

生男生女都一样

带着这种沉重的思想负担进入产房会使产妇大脑皮层形成优势兴奋灶，抑制垂体催产素的分泌，使分娩不能正常进行。其实只要孩子平安降生，生男孩还是女孩都一样。千万不要对孩子的性别过分地期盼，一旦事与愿违，则有可能成为产后出血的诱因。

远离产前焦虑

临产前焦急与等待、期盼与担心矛盾交织，很多准妈妈既渴望早一天见到孩子，又会为分娩时孩子或自己受到伤害而担心，过度的焦虑与担心会影响孕妇的睡眠与休息，引发妊娠高血压综合征，会增加分娩的困难，甚至导致难产。这些不良的心理状况需要与产科医生、心理医生及时沟通，得到丈夫及家人的关爱也是保持产妇良好精神状态的重要支柱。

其实，宝宝的出生不仅是对宝宝的一次历险，更是对将为人母的你的巨大考验。毕竟对于第一次将做母亲的你来说，分娩是一件令人感到恐惧紧张的事。不必担心，母亲对宝宝爱的天性会让你承受住一切痛苦。

丈夫陪产

丈夫进产房，对产妇心理、生理和分娩顺利进行都是有益的。有丈夫在身边，妻子的心情更加放松，更有安全感，产程进展更加顺利，与医生的工作配合也会更好，所以如果有可能，就让你的丈夫陪你进产房吧！

眼下，越来越多的男性开始参与妻子的分娩活动。其结果是：丈夫的鼓励，减少了产妇的恐慌心理，从而大大降低了剖宫产的比率。

丈夫从妻子预产期的至少前两周开始，最好陪伴在妻子身边，以免妻子独自一人面对分娩。现在，许多医院都允许丈夫陪产。“陪产”并不是什么新名词，在国外，陪产是丈夫的义务，在国内，也被越来越多的丈夫所接受。

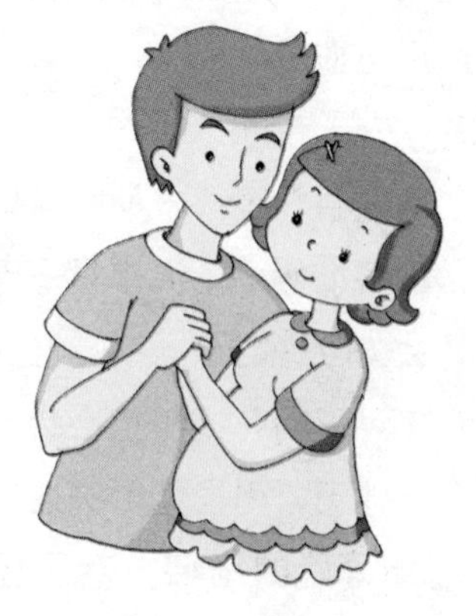

经过10个月的漫长等待，准爸爸们就要荣升到爸爸的行列了。分娩对夫妻二人和未出世的宝宝来说都是人生的关键时刻，如果你想成为新时代的好爸爸，成为宝宝诞生的见证者，成为妻子痛苦时的坚强依靠，那么，就和她一起进入产房，加入“陪产”一族吧！虽然分娩的生理过程完全是由妻子一个人来承担的，但丈夫的心理所承受的压力可能并不比妻子小。他会担心妻子是否能挺住分娩的痛苦，是否能顺产，还要担心宝宝是否健康等等。

对亲人的种种焦虑和担心，会使等待在产房门外的丈夫感到焦灼难耐，而妻子在门内同样也盼望丈夫的陪伴，丈夫确实应该走进产房陪伴妻子分娩。千百年来，人们总是把生孩子的事情归结在女人一个人身上，生孩子在很多妇女心中曾是可怕的回忆：疼痛、恐慌、举目无亲，在分娩过程中，女人总是显得焦躁、紧张、恐慌。而丈夫进产房后，夫妻携手共同完成分娩过程，丈夫给妻子巨大的精神鼓励，妻子得到心理和情感的慰藉后，则更利于婴儿的平安出生。

妻子在阵痛时，如果丈夫能帮助进行按摩，可减轻阵痛的不适感并有助于妻子放松紧张的心情。首先丈夫可以给妻子以精心的照顾：喂饭、擦脸、按摩、讲故事、唱歌、放音乐等等。妻子感到疼痛难忍时，丈夫可以在一旁安慰："你做得真好"，"继续努力"，这是产妇最需要的语言。

丈夫进产房还能使妻子得到心理和亲情慰藉，更重要的是丈夫可以起到一般人起不到的精神鼓励作用，有丈夫在身边安抚，妻子精神放松，更有安全感，产妇往往心态平静，放松，产后出血减少，且缩短产程，孩子发生窒息等不适症状也会得到有效缓解。有丈夫在妻子身边鼓励，无疑会给妻子一份顺产的勇气。医生认为，产妇对分娩的恐惧少了，还能减少产后抑郁症的发生。生孩子不应只是妻子的事，丈夫也应参与其中，尽自己的一份责任。

丈夫亲眼看了妻子分娩的过程，使他们对生命有了更加真切的体会。不少丈夫目睹了妻子的整个分娩过程，都感叹不已。怀胎10月已经够折腾了，无论自然分娩或剖宫分娩，所承受的痛楚绝对难以言喻。丈夫亲眼目睹了妻子为宝宝的诞生付出了巨大的努力和痛苦，因而格外疼爱自己的妻子，珍惜两人得之不易的爱情结晶。也有些丈夫认为，目睹妻子的痛苦会影响他今后的性欲，其实，这是一种片面的看法。妻子在最困难的时候有丈夫守在身边，两人共同经历这一人生特殊事件，内心会充满爱的力量。

伴随妻子走过分娩的过程，可以让丈夫更快地进入父亲的角色，增进父子之间的感情。随着产房里新生命降临人世的第一声啼哭，父子关系瞬间升华。

第一次迎接新生命，任何人都会感到紧张，准爸爸虽然只能旁观，但他的紧张、忧虑也是很自然的。但陪产的目的，是让丈夫在精神上给妻子以支持，做好后勤工作。如果丈夫焦虑紧张、慌乱不安，就一定会影响到妻子的情绪，使她更加不安、惶恐。不但不能照顾妻子，反而需要别人照顾自己，那就失去了陪产的意义。

另外，由于妻子在疼痛的干扰下，情绪难免产生波动甚至无理指责和对丈夫发火，丈夫应用宽大的胸襟去包容，并冷静地指导她做一些可以减轻疼痛的办法。因此准爸爸一定要学会放松自己，自己先放松，这样才可能去帮助临产阵痛的妻子放松，给予她最大的安慰与支持。

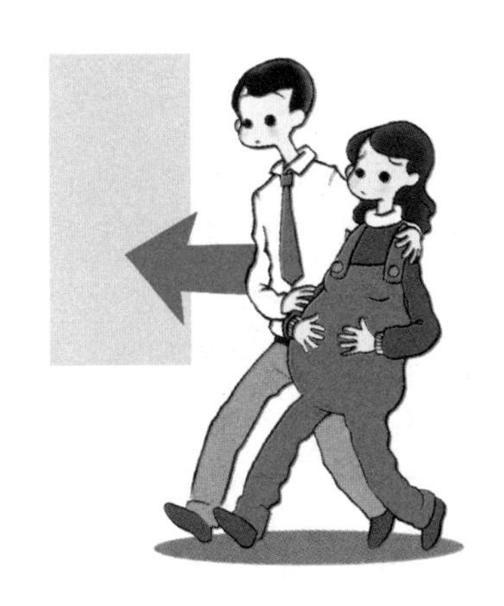

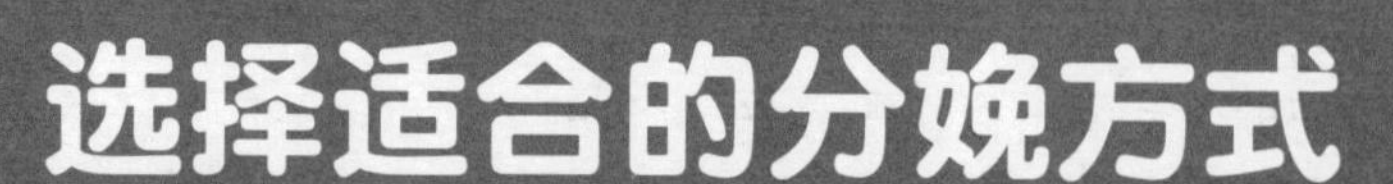

选择适合的分娩方式

随着医疗水平的提高和孕育观念的变化，现在有很多的分娩方式供选择，孕妇可根据自己的身体状况和医生的建议，选择最适合自己的分娩方式。

最基本的分娩方式

自然分娩

虽然分娩方式日益更新，但自然分娩仍被认为是最理想、最安全的分娩方式，备受专家们推崇。预产期前，如果B超报告显示你身体健康，状态良好，宝宝也发育得不错，胎位正常，就完全有条件让胎儿经阴道自然娩出。

自然分娩的优势

临产时，子宫的收缩把胎儿推向骨盆，宝宝所受的挤压是他出生前最好的锻炼。同时，宫缩和骨盆的阻力能帮助排出胎儿口、鼻中的黏液，保证呼吸道的畅通，减少吸入性肺炎的发生率。而且在子宫有规律的收缩过程中，胎儿的胸廓可以随着节律压缩与扩张，让宝宝出生后能更快地熟悉呼吸。

经过阴道分娩的产妇身体恢复很快，一般分娩完后稍事休息就可下床走动，并发症较少，产后也可立即进食，会阴部仅有的伤口愈合也较快。

自然分娩的不足

自然分娩极其考验孕妇的耐力和意志力，甚至因为精力耗尽而无法坚持。而且这种方式不能及时避免胎儿在宫内的一些危险，例如脐带打结、绕颈等。如果在分娩后护理不当，孕妇还可发生阴道松弛、阴道裂伤或感染的情况。

自然分娩全过程

自然分娩的过程从规律的子宫收缩开始，到胎儿胎盘娩出为止。第一次生育的女性（以下称为初产妇），需要16～18个小时来完成这项工作；如果不是第一次（以下称为经产妇），也需要10个小时左右。一般来说，分娩过程分为3个阶段，也叫3个产程。

第一产程——子宫颈扩张期

第一产程是指子宫口开始扩张，直到宫口完全打开（约为10厘米）。这个阶段大约要持续11～12个小时，是整个产程中经历时间最长的一个过程。此时，子宫的收缩间隔会越来越短，从开始时的每隔5～6分钟收缩30秒，到每隔2～3分钟收缩50秒。有规律的产痛开

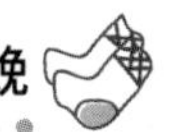

始了，它的力量会慢慢使子宫口张开10厘米左右，以便宝宝有出头的空间。为了能够达到这个长度，子宫的肌肉组织把宫颈拽高，这样子宫上半部分会产生一层厚厚的肌肉层，可以协助妈妈把宝宝继续往下推，而子宫下半部分的肌肉会变得更薄，它产生的阻力因而也会降低。通过分娩期间的B超可以看出，产痛刚一开始，胎儿就会立刻兴奋起来。

现在胎儿的小脑袋不断向下滑动，下面的盆骨也已为他打开通道，为了能够滑到那里，宝宝必须和妈妈齐心协力，其中包括绕开凸出在骨盆中的坐骨。宝宝不时地点点头，哈哈腰，扭动一下身体，把脑袋像钻头一样往前钻，一点点往前挤，想要破门而出。

第二产程——胎儿的娩出期

第二产程是指从子宫口完全打开到胎儿娩出这个阶段，时间约为1～2个小时。此时随着子宫收缩加强，宫口完全打开，胎头部分开始下降至骨盆。随着产程进展，宫缩加强，迫使胎儿从母体中娩出。如果第一产程顺利的话，孕妇在第二产程时也会信心十足。

这个阶段的疼痛可以有若干个高潮，恢复式的间歇也变得越来越短。在过渡期结尾，子宫口完全张开，宝宝的头已经探在骨盆处了，妈妈这时用尽全力把宝宝往下挤。阻力变得越来越小，最后胎儿终于探出了脑袋，然而努力并没有结束，还有一个“瓶颈”在前面。宝宝这时候会再一次变得很活跃，宝宝左右转动身体，把肩膀一个接一个地挤出来，剩下的部分就会轻而易举地被拽出来。

注意：在这个过程中，等子宫口完全张开的时候，孕妇就可以跟着用劲儿了。此时正确用力的要领：收下颚，如果身体向后仰会使不上劲，收紧下颚，冷静地看自己肚脐的方向，尽量分开双膝，如果腿往里收，胎儿就不容易娩出，所以要有意识地尽量分开双膝，脚掌稳稳地踩在脚踏板上，脚后跟用力、抓紧把手，紧紧地抓住产床的把手，像摇船桨一样朝自己这边提起，背部紧紧地贴在床上，用力感觉强烈时不能拧着身体。背部不要离开产床，只有紧紧地贴住，才能使得上劲，不要因为有排便

温馨提示

有时为了母子的安全，在分娩过程中必须采取一些医疗干预措施，确保分娩顺利，常用的是胎头吸引术和产钳术。在自然分娩时，利用金属或塑料材质的吸盘贴紧胎儿头部，子宫收缩时，迅速将胎儿取出，就是胎头吸引术。当胎儿出现异常时，迅速取出胎儿的助产技术。而在分娩第二产程中，如果胎儿心跳突然降低或产妇出现异常时，通常实施产钳术。

感而感到不安，或者因为用力时姿势不好看觉得不好意思，只要尽可能地配合医生的要求做，大胆用力才能达到最佳效果。

第三产程——胎盘娩出期

第三产程指胎儿出生到胎盘排出阴道这个阶段，大概需要5～15分钟。宫缩会暂停一会儿又重新开始，胎盘因子宫收缩会从子宫壁剥落移向子宫口，准妈妈再次用力，胎盘就会顺利娩出。

当然，如果这时，因分娩造成的阴部撕裂，妈妈要鼓励自己再忍耐一小会儿，配合医生的缝合手术。

剖宫产

经腹部切开子宫，将胎儿取出来的分娩方式，称为剖宫产。近年来剖宫产率一直居高不下。其实，剖宫产是处理难产的主要手段，并非是最理想的分娩方式。

剖宫产的优势

现在的剖宫产技术越来越先进，刀口越来越小，并发症也越来越少，所以，当孕妇、胎儿甚至是产力等出现异常、不宜进行自然分娩、会给母子带来危险时，剖宫产不失为一种很好的选择。当出现以下情况时，为了妈妈和宝宝的健康，就需要进行剖宫产手术。

分娩前的原因：

胎儿过大造成头盆不称，产妇的骨盆无法容纳胎头。

胎儿受到拮抗体的影响。

超过预产期2周仍未分娩。

胎位异常，如胎儿臀位、横位。

胎盘早剥或前置、脐带脱垂。

孕妇的健康状况不佳，分娩时可能出现危险情况，如骨盆狭窄或畸形；患有严重的妊娠高血压综合征等疾病，无法自然分娩，高龄产妇初产、有过多次流产史或不良产史及其他因素。

分娩时的原因：

胎儿的腿先娩出。

分娩过程中，胎儿出现缺氧，短时间内无法通过阴道顺利分娩。

分娩停滞：宫缩异常或停止，又无法用宫缩药物排出。

下降停滞：胎儿的头部或臀部没有进入产道。

胎儿窘迫：临产时胎心音发生病态改变，或者血液化验显示过度酸化，胎儿严重缺氧，无法以自然方法进行快速分娩。

胎膜破裂延迟：已超过24～48小时，分娩仍未开始。

剖宫产的不足

剖宫产可以避免孕妇疼痛和劳累，但手术后的疼痛绝不亚于分娩时的疼痛，而且手术后的恢复比较缓慢，让准妈妈在分娩后的几天变成真正的病人，由此带来的精神损伤也需要一段时间来恢复。

此外，根据产妇的体质，剖宫产手

术后，有可能出现后遗症。剖宫产对新生儿也不利。虽然手术分娩可以保护胎儿，但没经过一路“闯关”的历练，宝宝的生存能力也有所削弱。产道的压力和强烈的宫缩可将胎儿肺内和呼吸道中的羊水挤出来，而剖宫产的宝宝缺少这种自然压缩能力，出生后容易导致新生儿肺炎，可能会出现呼吸障碍。

剖宫产的宝宝缺乏产道对感觉器官的挤压刺激，会出现感觉器官失调。如果部分麻醉剂进入他的体内，这种疾患则更容易出现。

剖宫产全过程

决定实施剖宫产后，为保证孕妇的身体健康，不要在手术前患上呼吸道感染或其他能引起发热的疾病。手术前一天晚饭后就不要再吃东西了，术前6～8小时也不能再喝水，以避免麻醉时出现呕吐症状。

然后在孕妇阵痛后确定手术时机，对腹部进行消毒、麻醉，切开腹部和子宫壁，取出胎儿和胎盘后，缝合手术部位即可。

温馨提示

剖宫产不同于阴道分娩宝宝生下来后疼痛消失，而是随着麻醉药作用渐渐消退，一般在术后几小时后便开始感觉疼痛。此时，医生会安排术后镇痛，多数情况下不需要再用其他止痛药物。过量应用镇痛药物会影响肠蠕动功能的恢复。所以，要对疼痛做好一定的精神准备。

无痛分娩

无痛分娩在医学上称为分娩镇痛，虽然在我国还是一项新鲜事物，在国外应用已经相当普遍了。它是利用药物麻醉及其他的方法来减少或解除孕妇的痛苦，是既止痛又不影响产程进展的一种分娩方式。对疼痛很敏感、精神高度紧张，或患有某种并发症的孕妇，就可以考虑选择这种方式。无痛分娩确切地说是分娩镇痛，分为非药物性镇痛和药物性镇痛两大类。硬膜外阻滞感觉神经这种镇痛方法是目前采用得最广泛的一种无痛分娩方式。

无痛分娩的优势

对孕妇来说，无痛分娩会让你感觉不到撕裂般的疼痛，从而减少其对分娩的恐惧。也可减轻产妇的疲倦，让产妇在最需要休息、时间最长的第一产程得到休息，到胎儿的娩出期，宫口开全想用力时，因积攒了充足的体力而更有力量。对宝宝来说，无痛分娩采用硬膜外麻醉，医生是在产妈妈的腰部硬膜外腔放置药管。这种麻醉药的浓度大约为剖宫产的1/5，不会造成麻醉药在胎儿体内聚积，对胎儿呼吸和长期的神经行为无大影响，还能减少胎儿缺氧的危险，是很安全的。

另外，医护人员不用再顾虑产妇分娩时的疼痛，可以有更多的时间照顾产妇和胎儿，出现问题可及早发现，及时治疗。

不适合无痛分娩的孕妇

一般来说，硬膜外镇痛是比较安全的，绝大多数产妇都可以使用无痛分娩，但如果有下列情况之一者，不适宜选择这种方式。

产前出血。

低血压。

患有败血症、凝血功能障碍。

背部皮肤感染，腰部感染，让麻醉无法实施。

有心脏病且心功能不全。

有胎位不正、前置胎盘、胎心不好、羊水异样、产道异常、胎儿发生宫内缺氧等情况。

持续性宫缩乏力，使用催产素点滴后仍无明显变化。

患有脊柱畸形或神经系统疾病等。

温馨提示

确切地说，无痛分娩并不是绝对没有疼痛，只是设法减轻疼痛，让疼痛变得容易忍受。如果产妇信心不足，处于紧张、恐惧、焦虑的状态中，就会对疼痛变得敏感。因此，多学习分娩知识，做到精神上的“无痛”是很重要的。

无痛分娩全过程

无痛分娩的全过程跟自然分娩的全过程基本一致，只是在子宫口开到3～4厘米时进行硬膜外麻醉，使其持续少量地释放，只阻断较粗的感觉神经，不阻断运动神经，从而影响感觉神经对痛觉的传递，最大限度地减轻疼痛。如果已经决定采用无痛分娩，应早些向医护人员说明，经医生检查后决定能否使用。

水中分娩

一位经历过水中分娩的妈妈幸福地说，在水中分娩整个过程中感觉非常美妙，从进入水中以后全身放松，几乎感觉不到什么疼痛，出生的宝宝在水中就像一只可爱的小海豚。不过，并非所有的产妇都能在水中分娩，只有能顺产的产妇才有资格这么做。

水中分娩的优势

水中分娩是一种回归自然的方法，温暖润滑的水可以让产妇身心放松，水本身的浮力与地心引力部分相抵消，有助于产妇发挥身体的自然节律，并可以缓解宫缩时的疼痛。

在水中，产妇可以活动自如，能采取不同的姿势帮助骨盆松弛变宽，盆底肌肉放松，使胎儿更容易通过产道，减缓整个分娩过程中的疼痛。而且由于给胎儿创造同胎内环境相似的外部环境，降低了胎儿降生时的压力，预防由于产压引起的新生儿并发症。

水中分娩的不足

由于无法检测水中的分娩情况，可能造成不必要的产道撕裂，此外，为了避免触电，只能由护士手持监测仪器。而且由于一些不确定性会让宝宝产后感染的概率略为增加，一旦时间没有掌控好，宝宝出生时就有可能会吸入池中的水，造成宝宝呛水。因此，只要对胎儿的安全性有任何的不确定，都应排除这一分娩方式。

水中分娩全过程

水中分娩是这样一个过程：有规律的宫缩后，产妇躺进浴缸中。水温保持在56℃～57℃，环境温度为26℃。水不仅要消毒，而且在整个分娩过程中要更换几次。宝宝出生后，产妇即应离开水池，在水中停留的时间不能过长。

导乐分娩

确切地说，导乐是一种精神上的无痛分娩方式，通过在分娩过程中给产妇持续的生理、心理及情感上的支持，树立产妈妈对分娩的信心，消除顾虑及恐惧，使疼痛的感觉降低，产力加强，从而达到顺产的目的。

导乐分娩最早出现在美国，导乐音译自希腊语Doula，原意为一个女性照顾另一个女性，这里是指一个有生育经历的女性，帮助她度过分娩难关。要想成为导乐，必须经过相关的培训和资格认证。

导乐分娩的优势

导乐都是有经验的老助产士、助产小组的组长和产科医生，在对产妈妈的全程陪伴中，根据自己的分娩经历和医学常识，在不同阶段提供有效的方法和建议。导乐会尽力让准妈妈得到精神上的无痛分娩，树立准妈妈对分娩的信心，消除顾虑及恐惧，使疼痛的感觉降低，产力加强。这样能使产程缩短，产时及产后出血量减少，手术率降低，并减少宝宝的发病率。

导乐分娩的全过程

在导乐分娩中主要是让产妈妈放松心情，布置温馨的产房，营造轻松的环境是导乐分娩的第一步。从孕妇进入产房开始，导乐就会一刻不停地陪伴在你身边，直到产后2小时。

在整个过程中，她们会告诉你分娩进程和相关知识，通过和你谈心了解你的心理状态。回答你提出的各种问题。在分娩过程中，导乐还会指导和帮助你进行深呼吸，并为你按摩子宫、腰骶部等，缓解分娩的痛苦。在这样一个充满热情、关怀和鼓励的氛围内，宝宝将很快顺利降生。

怎样选择导乐分娩

想得到导乐的服务并不困难，在选择分娩医院进行咨询，然后在门诊、病房咨询或预约，也可以在产房里临时聘请。国内的绝大多数导乐都是有经验的老助产士、助产小组的组长和产科医生，她们富有爱心和责任心，善于交流，临危不乱，一定会助你安心、顺利产出宝宝。

分娩方式对宝宝的影响

分娩的过程尽管相对于宝宝一生来看是极为短暂的，但这一过程将影响一个人未来的性格、气质。分娩方式中最常见的是自然分娩和剖宫产，它们对宝宝的影响是不同的。

自然分娩对宝宝的好处

临产时随着子宫有节律的收缩，胎儿的胸廓受到节律性的收缩，这种节律性的变化，使胎儿的肺迅速产生一种叫做肺泡表面活性物质的磷脂，因此出生后的婴儿，其肺泡弹力足，容易扩张，很快建立自主呼吸。

在阴道自然分娩过程中，胎儿有一种类似于“获能”的过程。自然分娩的婴儿能从母体获得一种免疫球蛋白，出生后机体抵抗力增强，不易患传染性疾病。在分娩时，胎儿由于受到阴道的挤压，呼吸道里的黏液和水分都被挤压出来，因此，出生后患有新生儿吸入性肺炎、新生儿湿肺的相对减少。

另外随着分娩时胎头受压，血液运行速度变慢，相应出现血液充盈，兴奋呼吸中枢，建立正常的呼吸节律。

从阴道自然分娩的婴儿经过主动参与一系列适应性转动，其皮肤及末梢神经的敏感性较强，为日后身心协调发育打下了良好的基础。

据有关资料报道，通过阴道分娩的胎儿，由于大脑受到阴道挤压而对小儿今后的智力发育有好处。

剖宫产对孕妇和宝宝的影响

剖宫产手术无疑要影响准妈妈的身体恢复，而且子宫将永远存留瘢痕，因此剖宫产术后，应特别注意避孕问题，万一避孕失败而做人工流产术时，会增加手术难度和危险性。若是继续妊娠，则无论在妊娠或分娩过程中，都存在子宫瘢痕破裂的可能性。

此外，科学家研究表明：胎儿出生时，如果头部受到产钳的损伤或遭到长期阵痛的难产儿，将来可能表现出性格忧郁，并易于精神发育不全。剖宫产的婴儿，由于没有经受分娩的阵痛和子宫收缩的影响，长大后往往性情急躁、缺乏耐心。

两脚先于臀部娩出的胎儿，将来会活泼好动。分娩过程中有缺氧或受麻醉剂影响的胎儿，性格可能孤僻，且不善于交际等。

另外，从视觉发病率的统计来看：正常儿童弱视发病率仅为4%，而受钳产、剖宫产、臀位产等各种方式难产儿童的弱视率却高达15%以上。不同的分娩方式都可能会影响婴儿的营养状况。

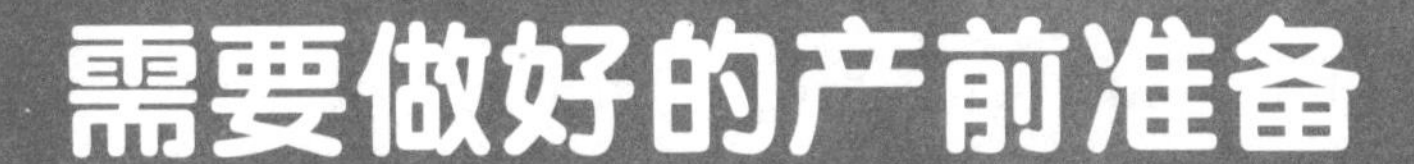

需要做好的产前准备

经过了漫长10个月的等待，当可爱的宝宝就要离开妈妈的子宫，与真正所有关爱他的人面对面的时候，年轻的准妈妈和准爸爸们也会像刚刚得知宝宝的存在时那样紧张、兴奋，或许还会感到手足无措。

分娩前的必备用品准备

证件

记录有关孕妇本人平时身体健康情况的原始病例册、孕期保健手册、献血证。办理医保及出生证明用：医保证、生育服务证、住院证、妊娠登记表，还要带上足够的钱。

妈妈服装

准备一些老婆平时在家喜欢穿的用的，可以改善孕妇的心情。肥大易于脱睡的睡衣（敞胸的，便于喂奶）、棉袜2双、防滑拖鞋1双、内裤3条以上、大号乳罩或背心、防溢乳垫、帽子、外衣（去卫生间、离开病房做其他检查时用）、束缚带1条。

宝宝用品

尿布、奶嘴、喝水瓶、奶粉、喝奶瓶、纸尿裤、干湿纸巾、纱布、毛巾、指甲刀、小手帕、奶瓶刷、消毒器具、防水尿垫、宝宝澡盆、浴床、沐浴液、洗发液、香皂、爽身粉、护臀霜、润肤油、宝宝洗屁股盆、洗尿布盆、水温计、宝宝洗澡浴巾、宝宝服装、宝宝包被等。

妈妈洗漱用品

洗脸毛巾、洗脚毛巾、洗下身毛巾、产妇洗下身专用脸盆、洗脚盆、牙刷、牙膏、肥皂、头梳、镜子、发夹、洗面奶、护肤品等洗漱用具1套。

卫生用品

干湿纸巾、卫生巾若干（最好选夜用的）、吸奶器、消毒棉垫或纱布垫若干（为宝宝哺乳时清洁乳房用）。

药品

棉签、75%酒精（清理脐带及孕妇伤口）、维生素A软膏（抹在乳头上）、鱼肝油。

妈妈食物

藕粉（剖宫产用于排气前）、巧克力（自然分娩用于补充体力）、红糖、牛奶、煮鸡蛋（剖宫产排气前是不能吃煮鸡蛋的）。

其他

笔和小记事本（住院时记事用）、随身听、照相机、手机、塑料袋若干。

温馨提示

在预产期前1周就安排好家里的事和自己的工作。最好让单位早知道你的预产期。再检查一遍住院必须带的证件已放置在包内。将住院必须带的物品放在包内。确认到医院的最佳路线，确认乘什么交通工具去医院，确认在上下班时间交通拥挤时从家到医院所需要的时间。

科学测算预产期

根据末次月经来推算

俗话说“十月怀胎”，不过这里所说的“月”都按照妊娠月（28天）来计算的，以280天（40周）为依据来计算，从最后那次月经来潮的第一天算起。计算公式是：月份减3（<3则加9），日期加7。

例如：最后一次月经来潮的日期是6月15日，6减3，表明是第二年的3月份。15加7等于22，预产期即为次年的3月22日。又如，最后一次月经来潮的日期是2月15日，2加9等于11， 15加7等于22，预产期即为当年的11月22日。这种计算法是以28天的月经周期为计算基础的。

根据胎动日期计算

如果你记不住末次月经开始的日期，可以根据胎动来计算。一般胎动开始于怀孕后的18～22周。

计算方法是：初产妇是胎动日加20周；经产妇是胎动日加22周。

根据基础体温曲线来计算

平时若能不断地测量体温，则可以根据这种方法最快得知自己是否怀孕。方法是：将基础体温曲线的低温段的最后一天作为排卵日，从排卵日向后推算264～268天，或加38周。不过，为了避免流产或避孕而服用黄体酮，也会使体温升高，此时就不可单凭基础体温曲线来判断是否怀孕。

根据B超检查推算

如果你恳请医生帮忙，那么做B超检查可以推算出预产期。

具体方法是：医生做B超测得胎头双顶间径、头臀长度及股骨长度，然后估算出胎龄，并可依此推算出预产期。不同厂家、不同型的B超，采用的参数和计算公式也不同。

产褥期营养指导

本节完整地介绍了产褥期新妈妈必备的营养素，详细列举了各种食物的营养成分，更进一步地提供妈妈们健康菜肴，打点了应有尽有的全方位产后饮食秘籍，让你身心做到最佳的准备。

产褥期的营养需求

乳母要分泌乳汁、喂养婴儿，所消耗的热量与各种营养素较多，因此乳母在选择食物时，要合理调配膳食，做到品种多样、数量充足、营养价值高，以保证婴儿与乳母都能获得足够的营养。哺乳期的膳食应增加各种营养素的摄入量，尤其是蛋白质、钙、锌、铁、碘和B族维生素，并要注意各营养素之间的合适比例，如蛋白质、脂肪、碳水化合物的供热比应分别为13%～15%、27%、58%～60%。

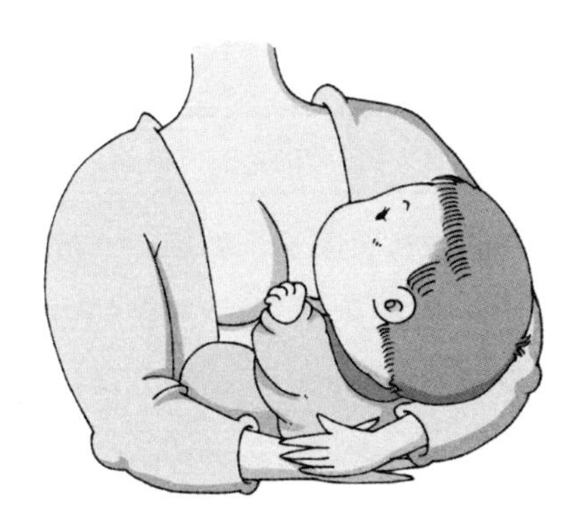

哺乳期的营养非常重要，母亲要逐步补充由于妊娠、分娩所耗损的营养储备，要分泌乳汁、还要承担哺育婴儿的重任，因此在这个时期充足的营养是非常重要的。母乳含有的营养成分对婴儿来说是最理想的食品，能满足4～6个月内婴儿生长发育的需要，并与其消化能力相适应。如果乳母营养不足，不但要影响母体健康，还会降低乳汁质量而影响婴儿的生长发育。因此，合理膳食对乳母是非常重要的。在哺乳期间，乳母的膳食安排要注意以下几点：

尽量做到食物种类齐全

膳食尽量要做到食物种类齐全，摄入量要相应地增加，以保证能够摄入足够的营养素。这就是说除了吃主食谷类食物，副食应该多样化，一日以4～5餐为宜。

乳母膳食中的主食不能单一，更不能只吃精白米、面，应该粗细粮搭配，每天食用一定量粗粮，并适当调配些杂粮、燕麦、小米、赤小豆、绿豆等。这样做可保证各种营养素的供给，还可使蛋白质起到互补作用，提高蛋白质的营养价值。

供给充足的优质蛋白质

动物性食品如鸡蛋、肉类、鱼类等可提供优质蛋白质，宜多食用。乳母每天摄入的蛋白质应保证有1/3以上来自动物性食品。大豆类食品能提供质量较好的蛋白质和钙质，也应充分利用，尤其对于受经济条件限制者多摄入豆类及其制品，以补充蛋白质。

多食含钙丰富的食品

乳母钙的需要量大，要特别注意补充。乳及乳制品（如牛奶、酸奶等）含钙量最高，并且易于吸收利用，每天应供给一定数量。小鱼、小虾含钙丰富，可以连骨带壳食用。深绿色蔬菜、豆类也可提供一定数量的钙。

多摄入含铁高的食物

为了预防贫血，应多摄入含铁高的食物肝脏、肉类、鱼类、某些蔬菜水果等。这些食物可增加食欲，防止便秘，促进泌乳，是乳母每日膳食中不可缺少的食物，每天要保证供应500克以上。乳母还要多选用绿叶蔬菜。

有的地区产后有禁吃蔬菜和水果的习惯，应予以纠正。

少吃精盐和腌制食品

刺激性大的食品，如某些香料、污染食品都要少吃。母亲吸烟、饮酒、喝咖啡或长期服用某些药物，可通过乳汁影响婴儿的健康，特别需要加以注意。

注意烹调方法

对于动物性食品，如畜、禽、鱼类的烹调方法以煮或炒为最好，少用油炸。需要特别注意经常供给一些汤汁以利泌乳，如鸡、鸭、鱼、肉汤，或以豆类及其制品和蔬菜制成的菜汤等，这样既可以增加营养，还可补充水分，促进乳汁分泌。烹调蔬菜时，注意尽量减少水溶性维生素的损失。

产褥期的营养饮食

红糖

红糖与白糖相比含有丰富的钙、铁、锌等矿物质，这些都是产妇必需的营养素。

汤类

产妇应该多喝汤，如鸡汤、鱼汤、肉汤等，它能刺激胃液分泌，改善食欲，帮助消化，促进乳汁的分泌。同时产妇的食品应多样化，以达到均衡营养合理膳食的目的。

小米

与粳米相比，小米中铁、维生素B_1和维生素B_2要高出一倍至数倍，膳食纤维也高出2倍以上，因此产妇适量进食小米粥有助于体力恢复。

芝麻

芝麻富含蛋白质、脂肪、钙、铁、维生素E等营养素，在菜肴里添加芝麻可改善和提高营养质量。黑芝麻的营养明显高于白芝麻。

莴笋

莴笋含有多种营养成分，尤其含矿物质钙、磷、铁较多，能助长骨骼、坚固牙齿。莴笋还有清热、利尿、活血、通乳的作用，尤其适合产后少尿及无乳的人食用。

莲藕

莲藕可祛淤生新、健脾益胃，润燥养阴，行血化淤，清热生乳。产妇多吃莲藕，能及早清除腹内积存的淤血，促进乳汁分泌。

鸡蛋

产妇多吃鸡蛋，有助于体力的恢复，但要适量，否则会增加肝脏负担，甚至引发蛋白质中毒，建议产妇每天吃2～3个鸡蛋就足够了。

黄花菜

黄花菜有消肿、利尿、解热、止痛、补血、健脑的作用，产褥期多吃黄花菜可减轻腹部疼痛、小便不利、面色苍白、睡眠不安等症状。

黄豆芽

黄豆芽中含有大量蛋白质、维生素C、纤维素等。蛋白质是生长组织细胞的主要原料，能修复生孩子时损伤的组织，维生素C能增加血管壁的弹性和韧性，防止产生出血，纤维素能通肠润便，防止产妇发生便秘。

海带

海带中含碘和铁较多，碘可制造甲状腺素，铁可制造血细胞，产妇多吃这种蔬菜，能增加乳汁中的含量。

新生儿吃了这种乳汁，有利于身体的生长发育，防止因此引起的呆小症。铁是制造红细胞的主要原料，有预防贫血的作用。

产褥期推荐食谱

阿胶猪肉汤

原料：瘦猪肉100克，阿胶10克。

调料：精盐少许。

做法：将瘦猪肉洗净，切成小块。

在锅内烧水，至水开时，下入肉块，煮约2分钟，捞起备用。将猪肉放入炖盅，用小火炖熟后，放入阿胶炖化，然后放少量精盐调味即可。

三七麻油肝

原料：猪肝300克。

调料：三七粉10克，麻油2大匙，米酒、姜、精盐各适量。

做法：将猪肝洗净沥干后切成片；将老姜洗净后，带皮切成丝。将麻油倒入锅中加热。待油热后，把姜丝放入锅内炒成浅褐色，然后将姜丝捞出放入米酒中。将剩下的麻油用大火加热后，把猪肝放入锅内翻炒一下，然后再淋入泡有姜丝的米酒，接着翻炒至猪肝熟烂为止。将三七粉用80毫升的水拌匀后，倒入锅中翻炒一下猪肝，然后再盖上锅盖焖上1分钟即可。

太子圆蹄

原料：太子参30克，猪后蹄1只。

调料：黄酒15克，冰糖、葱段、姜片、植物油、精盐、料酒各适量。

做法：将太子参、黄酒用水煎后滤取药液浓汁约200毫升。将猪蹄洗净后，在其大骨头的两侧各划一刀，使肉摊开。

将猪蹄放入锅内，然后加入药汁、适量的清水及其他佐料共煮，用小火将猪蹄炖烂即可。

当归醋猪手

原料：当归15克，白术6克，猪手500克，鸡蛋3只。

调料：姜100克，黑甜醋400克，精盐适量。

做法：姜洗净拍裂后备用。将猪手刮洗干净后，用开水煮5分钟，再用清水漂洗干净，捞出滤干后备用。将鸡蛋煮熟，用清水浸凉去壳。烧锅下油爆姜、猪手。再将姜及猪手倒入瓦锅中，加入鸡蛋、甜醋、精盐、当归、白术、水，用小火炖至猪手软烂即可。

鲫鱼王不留行

原料：王不留行15克，鲫鱼2条，豌豆苗50克。

调料：冬瓜、冬笋、香菇、姜片、葱段、米酒、精盐、植物油各适量。

做法：将鲫鱼去鳞、鳃及内脏后洗净，并在鱼身的两侧切3～4刀的纹。将适量的油放入锅内，先把姜片炒香，然后加入米酒、王不留行、冬瓜、冬笋、香菇共煮沸约20分钟。将鲫鱼放入沸汤内煮熟。鱼熟后往锅内加入豌豆苗、葱段及佐料，再将鱼汤煮几个开即可。

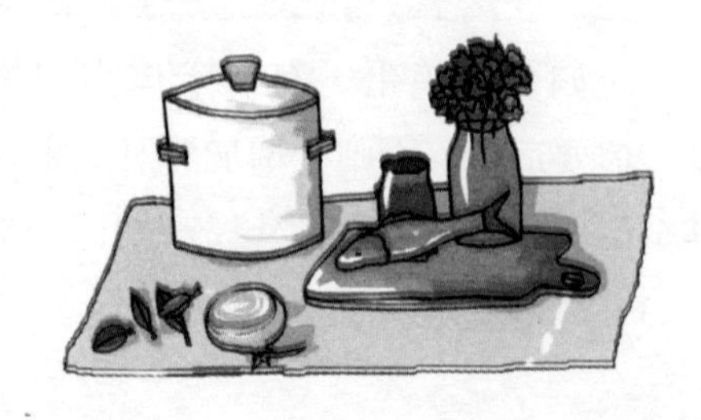

第四章

科学坐月子

本章将传统坐月子的方法进行了科学系统的更新，它结合了现代健康生活的观念，从新妈妈饮食、塑身、美容、心理、疾病等方面讲解了如何科学坐月子，如何合理补充营养与调理身心平衡，如何在最短时间内恢复母亲体力，提供完整的保养知识配方与诀窍，确保妈妈身体健康与心理复原，确保宝宝的健康成长和家庭的美满幸福。

健康坐月子

女人的一生有3个健康关键期：月经来潮时、怀孕分娩时、停经更年时，尤其“坐月子”是女人一生中最重要的阶段。坐月子最早可以追溯至西汉《礼记·内则》，距今已有两千多年的历史，称之“月内”。

关键：饮食合理、休息充分、情绪协调，是坐月子的三大要点，如果能坐好月子，可以让新妈妈的身体更健康，并受益终生。

你了解坐月子吗

新妈妈在分娩之后，在生理上会发生很大的变化。

首先是生殖器官，当宝宝生出来以后，新妈妈的子宫颈和外阴也变得松软，子宫内膜表面出现了创口和剥落。在正常分娩的情况下，新妈妈的外阴大约需要十几天的时间才能复原，子宫需要大约42天的时间才能复原，而子宫内膜的复原则需要56天左右。

在分娩过程中，宝宝通过新妈妈的子宫、阴道来到人间，给新妈妈的生殖器官和机体带来了一定程度的损伤，而在待产时遭受的剧痛、消耗的巨大精力，会使新妈妈身体虚弱、抵抗力下降，所有这些，都需要很好地休养才能复原。

其次是内脏。宝宝还没有出生之前，就给新妈妈的心脏增加了负担，使血流的速度加快，心跳也加快，血容量增加10%，心脏也发生了移位，肺脏负担也随之加重。肺通气量增加了将近40%，鼻、咽、气管黏膜还可能充血水肿。肾脏也略有变化，输尿管增粗，肌张力减低，蠕动减弱。其他如肠胃内分泌系统、皮肤、骨、关节、韧带等都会发生相应的改变。这些器官形态、位置、功能的复原，都要靠新妈妈在月子里的养护。若养护得当，则恢复较快，且无后患；苦稍有不慎，调养失宜，则恢复较慢，且有可能患产后疾病，甚至贻害终生。

可以说，新妈妈在生完小宝宝之后，整个身体都发生了变化，不经过长时间的调整是很难复原的。

如何坐好月子

科学地认识坐月子

传统习惯都会认为坐月子的时间为

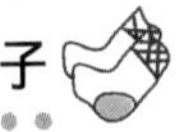

一个月，这是不科学的，也是不正确的。坐月子在医学上被称为产褥期，是指胎儿、胎盘娩出后，新妈妈的身体和生殖器官复原的这段时间，需6～8周，也就是42～56天。在这段时间里，新妈妈应该以卧床休息为主，休养调息，促进生殖器官和机体尽快恢复。

在怀孕期间，新妈妈身体的各个系统都要发生一系列变化。子宫的变化最为明显，子宫肌细胞肥大、增殖、变长，到妊娠晚期子宫重量增加为非孕时的20倍，容量增加1000倍以上。这些变化，都要在分娩后逐渐恢复正常。特别是在分娩时，新妈妈身体已受到了一些损失，也需要一定时间的恢复。这些恢复和器官的复原，都要经过产褥期的休息和调养才能实现。当然，新妈妈身体的恢复不仅是时间的问题，还决定于产褥期新妈妈的饮食、休息、锻炼等多方面的调养。调养得当，则恢复快，且无后患；若调养失宜，则恢复较慢，往往会留下产后疾病，俗称月子病。

东、西方女性如何坐月子

新妈妈从分娩到产后42天是身体各器官系统恢复的时期，称为产褥期，也俗称“月子”。月子坐得好不好，对女性的一生都是至关重要的。如今的月子完全可以根据自己的喜好和经济实力来选择一种方式，度过分娩之后最重要的第一时期。

东方的4种坐月子方式

1．由妈妈或者婆婆照顾

这种方式是中国最传统的坐月子方式，面对一个幼小的生命，初为父母的夫妻俩难免会手足无措，不知道该如何照顾好宝宝，以及如何恢复产后的身体，这时家里有位有经验的老人非常有帮助。因此，由妈妈或婆婆照顾月子，是大部分新妈妈的选择。

2．请月嫂照顾

请月嫂来照顾这种方式是近几年比较流行的方式。这种方式相比于家里老人和一般保姆照顾，月嫂的服务会显得更专业。对新妈妈来说，月嫂可以为自己和宝宝提供24小时专业月子护理，解决了新妈妈的后顾之忧，让宝宝在月子里健康成长，养成良好的生活习惯，新妈妈也得到了充分的休息和心灵沟通，避免出现产后抑郁症。

3．去月子中心

随着人们生活水平的提高，月子中心随着市场的需求也渐渐地多了起来，一些年轻的妈妈在医院分娩后，不回家而是选择直接住进月子中心，把全部事情交给月子中心的医护人员来打理。新妈妈们在这里悠闲地当新妈妈，也有更多时间来享受有宝宝的乐趣，学习养育宝宝的知识，练习体形恢复体操，而且在饮食、生理、精神等各方面都得到专业的护理，能够在最短的时间里恢复最佳状态，及时投入工作。

4．请保姆照顾

有些新妈妈会请保姆来照顾自己，可是因为保姆更注重的是家务活，不一定具有护理新妈妈和婴儿的专业知识，而且相互间生活习惯的不同也需要时间来磨合。在这种情况下，显然保姆不如月嫂专业。

西方没有坐月子一说

由于文化与观念的不同，在西方却没有坐月子这回事，而且也不像东方的新妈妈有那么多的禁忌。

在西方没有不沾冷水这一说，不但可以沾冷水，吹冷风，有的美国产科大夫还建议新妈妈坐在冰袋上，让因分娩而撕裂的阴道口尽快消肿。

在外国大多认为生孩子是夫妇二人的，与上一代没关系，自然没有义务来为你服务。伺候月子，能指得上的就只有丈夫了。国外许多国家的法律甚至规定男人也可以休带薪产假。

为了让新妈妈能更加方便地带孩子，专门生产了许多用品，比如新生儿澡盆、洗澡椅、单手能开合的浴液和浴盆玩具。婴儿食品丰富方便，婴儿奶粉用白开水冲匀后即可食用，营养齐全，减少了新妈妈的许多劳动。

在西方大多数国家没有月子医院，却有很多健康中心，女士从怀孕起就要参加他们举办的培训班，在医生的指导下分娩后几小时就下床运动。产后1星期下水游泳，2星期后上班工作的大有人在。欧美地区的人喜爱饮冰水，认为温水不可口。所以新妈妈也喝冰水，吃冰激凌。水果认为是清淡而富于营养的好东西，十分适合新妈妈食用，大鱼大肉被认为太油腻，吃太多则会破坏新妈妈的体形。

美国的新妈妈认为：产后体质受损，需要增加营养品。但是像中国人一样在短短的一个月中，要吃那么多蛋、那么多鸡，实无必要。不仅认为高蛋白、高脂肪的饮食易引起消化不良，也会令新妈妈发福，而且还认为所产生的乳汁容易引起婴儿腹泻，优质母乳更需要母亲拓宽食谱。

坐月子，女性健康的转折点

新妈妈生育前，身体处在相对稳定的平衡状态。怀孕时，随着腰围、骨盆的增大，平衡状态被打破；分娩后，元气大伤，免疫力下降，加之全身的经络都处于开放的状态，是女性一生中最虚弱的时候。

坐月子是女性恢复元气、回归健康状态的调理过程，在此期间如果调理不当，元气没有得到恢复，开放的血管和经络很容易受了风寒湿热入侵，就会落下酸麻痛冷等诸多不适，俗称月子病。有资料统计表明：95.2%的已育女性，关节发麻、酸痛，全身发酸、发软，怕冷、怕风、睡不好、体弱多病等多种不适，都与年轻时月子没坐好有关。

所以新妈妈要充分利用坐月子的时间，科学地坐月子，以使自己的身体越来越健康。

坐好月子母婴健康

文化可以不同，习惯可以因人而异，但科学却永远相通的。医学认为，需要坐月子期间的6～8周内，新妈妈的身体需要充分地休息和适当的护理。在肌体复原期间，还要承担喂养和护理宝宝的任务，月子坐好了，才能保证母婴健康。

新妈妈在坐月子期间，要保证修养环境清净、安静，保持空气流通，夏天要防暑，冬天要保暖；注意个人卫生；补充高热量、高蛋白，营养丰富的食物和汤汁，以利于身体恢复和乳汁分泌；心情舒畅愉快，不要紧张焦虑；合理安排作息时间，保证充足睡眠；树立母乳喂养信心，学习母乳喂养技术，坚持母乳喂养。

月子没坐好的危害

月子没坐好，对女性的危害很大，以下几点，可供新妈妈参阅。

1．睡眠不足、经常睡不好；

2．身体长时间处于亚健康的状态，经常无精打采，体弱多病；

3．只要天气变化或天气寒冷，关节就会酸麻痛冷，全身发酸发软；

4．月子没坐好还会影响家庭和谐，容易被家人误解无病装病，进而影响到夫妻间的感情；

5．容易被误诊误治，月子没坐好所引发的病痛，容易被当做风湿治疗，身体元气无法恢复，病痛难以彻底消除。

科学月子专家意见表

月子坐得好不好，尤关女人一生的健康，对此，医学专家给予了新妈妈一些科学坐月子的意见，供新妈妈参阅。

意见	内容
休息	月子期间要好好地休息，可以喝杯茶、看看报，或将脚垫得高高的。将窗帘挂上，拔掉电话，搂着小宝宝甜甜地睡上一觉，醒来后会感觉精力充沛
接待来访者	对新妈妈来说坐月子是不方便的时间，新妈妈应一概明确回绝来访者，不要陪得时间太长，以免身体疲劳
干家务	新妈妈在月子期间干一些适合自己生活方式的事，别的妈妈在月子里能做的事，并不一定完全适合于你。
制定时间表	无论是傍晚散步，还是在浴盆里泡澡，在这个时间表中所安排的一切活动，都是为了精神愉快
适当地放松	新妈妈应适当地到其他地方去轻松一下，可陪朋友吃顿午餐，追寻孕前的个人爱好，或与别人交谈一些孩子以外的话题
充当志愿者	应多与外界接触，使生活更加充实，心情愉快。考虑一些你热心的问题，寻找一些担当志愿者的机会，为社会工作可以使你感觉精力充沛

注意了，月子期开始了

一个正常孕妇的分娩是瓜熟蒂落的生理过程，而不是病理过程。所以应鼓励新妈妈尽早下床活动，这样才有利于新妈妈身体的恢复。而且要有充足的睡眠，注意休息，保持精神愉快，避免不良情绪。

提醒：坐月子期间，因生活起居不当，寒温失调或过度劳累，稍不谨慎就会吹风受凉，所以应该用科学的态度来对待“坐月子”。

月子期的科学保健

在坐月子期间新妈妈及其家属应讲科学，注意掌握以下几条保健要诀。

尽早下床活动

一般情况下，正常分娩的新妈妈在产生第二天就应当下床走动，这不仅有利于产后体力恢复、增加食欲，也有助于子宫收缩，促进恶露的排出及子宫复原，但应注意不要受凉，避免冷风吹。

保证营养、休息好

由于分娩会给新妈妈的身心造成极度劳累，所以分娩后的第一件事就是让新妈妈美美地睡一觉，家属不要轻易去打扰她。睡足之后，应吃些营养高且易消化的食物，同时要多喝水。月子里和哺乳期都应吃高营养、易消化的食物，以促使身体迅速恢复及保证乳量充足。

保持心情愉快

产后的新妈妈，由于生理上的变化，精神比较脆弱，加之压力增大，有可能发生分娩后抑郁症。因此，一定要在家里保持欢乐的气氛，尤其是丈夫应该多体谅妻子，在精神和生活上都给予支持。

注意个人卫生

月子里新妈妈的会阴部分泌物较多，每天应用温开水清洗外阴部，勤换会阴垫并保持会阴部清洁和干燥。产后由于出汗多，要经常洗头、洗脚、勤换内衣裤，保持皮肤的清洁。洗澡以淋浴为宜，以免脏水流入阴道内发生感染。新妈妈坐月子期间，吃的东西较多，吃的次数也较多，如不注意漱口刷牙，容易使口腔内细菌繁殖，发生口腔疾病。新妈妈每天应刷牙一两次，选用软毛牙

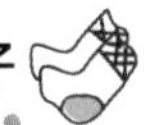

刷轻柔地刷动。每次吃过东西后，应当用温开水漱漱口。

尽早哺乳

分娩后乳房充血膨胀明显，尽早哺乳有利于刺激乳汁的分泌，使以后的母乳喂养有个良好的开端，还能促进子宫收缩、复原。哺乳前后，新妈妈要注意保持双手的清洁以及乳头、乳房的清洁卫生，防止发生乳腺感染和新生儿肠道感染。

按时产后检查

产后42天左右，产褥期将结束，新妈妈应到医院作一次产后检查，以了解身体的恢复状况。万一有异常情况，可以及时得到医生的指导和治疗。

禁止过性生活

新妈妈的生殖器官经过妊娠和分娩的过程，必须经过一段时间才能恢复正常，新妈妈身体的全面恢复需要56天。正常分娩56天后，才能开始性生活，而且最好是月经恢复后再开始性生活。

月子妈妈的日常生活导读

刚刚分娩的新妈妈须知三则

1．分娩后可以马上回病房吗?

一般来说，新妈妈分娩之后还要再等2小时才能回病房。这2个小时需要在产房里，以观察是否出血或有其他异常。在确定没有问题之后，新妈妈才可以回病房去。回到病房后，新妈妈的重要任务就是睡觉，吸取足够的营养以便早日消除因分娩所带来的疲劳。

2．回病房后要注意什么?

如果产后阵痛太厉害，会影响睡眠。实在难受时，应和医生商量服些镇静剂。为了避免空腹和口渴，新妈妈可以吃些简单的食物，喝一些热牛奶。分娩后，大量水分从尿液中排出，所以尿量这时就会增多。但实际上，大多数新妈妈这时却没有尿意，即使有尿意，也很难排出来。为了防止储尿过多，要进行人为排尿。24小时以上仍未自然排尿时，要做导尿。

3．分娩完毕是不是就可以睡觉休息了?

分娩完毕，不能立即上床睡卧，应先闭目养神，稍坐片刻。如果新妈妈熟睡，家属应随时将新妈妈唤醒。原因是熟睡时新妈妈气血运行缓慢，流行不畅，易停滞于筋骨、肌肉间，反致疲劳。而闭目养神，则心气通于血脉，可血脉流通。

新妈妈应学会哪些知识

新妈妈照顾刚出生的小宝宝，肯定会有无数的疑问。但是以下几点是必须知道的。

1．孩子的红屁股。解决这个问题的关键就是要勤换尿布。尿布最好用棉的，洗过后要在太阳下晒。

2．宝宝的喂养要按需“服务”，孩子想什么时候吃就什么时候吃，想吃多少就吃多少。

3．如何清理宝宝的脐带。宝宝在清洗过程中，一定要注意脐带不能沾水，每次洗澡过后一定要用碘酒清洗。

4．宝宝切忌仰卧，要侧卧。特别是在哺乳后的半小时内。

5．刚出生的宝宝，在2～3天的时间里，体重会下降，但下降的幅度不会超过10%，如果超过，可能就是喂养不足引起的，要格外注意。

6．女婴出生后，可能会出现白带或血性分泌物，这是母亲雌激素的作用，属于正常现象，所以新妈妈不必过于担心。

帮助新妈妈进入状态

当宝宝刚开始哭的时候，新妈妈可能感到害怕和不知所措，不知道该如何做，但不久就会了解宝宝需要的是什么了。如果宝宝不饿，也没有尿湿尿布和被褥，那么肯定是累了，或者想让父母把他抱起来。即便新妈妈在怀孕的几个月里阅读了很多关于喂养宝宝的书籍，也按时参加了孕妇讲座班，但还是将会吃惊地发现真正做了妈妈情况就不一样了，喂养宝宝是要经过一个不断尝试、实践和犯错误的过程的。万事开头难。在最初阶段，新妈妈如果总是焦虑不安，可以询问一下有同样经历的长辈或朋友，因为她们的心态和状况与你差不多，和她们聊一聊，新妈妈就会觉得并不是只有自己才有这样的感觉和难处，她们也像自己一样过，情绪从低谷一下子又到了高峰，反复无常。通过聊天，能使新妈妈在心理上得到平衡，也能学到一些经验、吸取一些教训。

新妈妈产后身体的正常现象

新妈妈分娩后，身体会出现很多的反应，新妈妈不要担心，这些反应属于正常现象，以下列举出来的是新妈妈产后常见的现象：

1．在产后24小时内，腹部会发生抽痛。

2．感到疲倦，特别是当分娩过程困难且特别长。

3．如果分娩用力过久，身体会感到疼痛。

4．阴道流血，渐转为淡红色，到产后1星期快结束时变为深褐色。

5．如果是自然分娩而有缝合时，坐或走路时会感到不舒服。

6．如果是剖宫产（尤其是第一胎即剖宫产），伤口会感到疼痛，过后会有麻痹感。

7．分娩后头一两天，排尿会有点困难。

8．在分娩后的头几天会大量出汗，尤其为夜汗潮。

9．在分娩后第二天到第五天，胸部会有肿胀现象。

10．如果用母乳喂哺宝宝，在哺乳后几天会感到乳头疼痛。

11．产后24小时内，由于能量消耗过多，机体产热超过散热，体温会升高一些。不过一般不会超过38℃，属于分娩反应，而且24小时后会很快降热。

12．新妈妈产后由于腹压减低，呼吸变深变慢，每分钟14～16次左右。又由于胎盘循环停止以及卧床休息、精神放松的缘故，脉搏也比较慢，每分钟60～70次。

13．产褥期间的阴道排出物叫做恶露。恶露中含有血液、坏死胎膜组织、细菌及黏液等等。正常情况下，产后3～4天内恶露量多，且颜色鲜红（血性恶露）；1周后，恶露颜色慢慢变淡（浆性恶露）；2周后，恶露变淡为黄色或白色（白恶露）；大约产后3周，恶露停止。如果产后2周，恶露仍然为血性，可能子宫复原不佳或是子宫内有胎膜或胎盘组织残留。正常恶露有血腥味，但不会发臭，如有腐臭味，则是产生感染的征象。

14．产后24小时内，尿量可多到2000～3000毫升，以便通过肾脏排出体内滞留的水分，这是正常现象。产后常有便秘现象，这与新妈妈尿多、汗多有关，是一种正常的现象。

15．分娩头1～2天内，乳房仅流出少量黄色稀薄的液体，叫做初乳。一般分娩2～3天内开始乳房胀大，变坚实，皮下静脉充盈，看起来好像一根青筋。不但乳房局部温度增高，这时体温也升高了，但不超过38℃，并且腋下出现肿胀的淋巴或副乳腺。再过1～2天，乳房逐渐变软而有乳汁分泌。这些都属于正常现象。

夏季如何坐月子

炎热夏季，对于坐月子的新妈妈来说的确是比较难受的。而且受传统观念的影响，不少新妈妈为避免受凉，常紧闭门窗，身着厚衣，包头盖被等，严重妨碍了体温的散发而发生中暑。因此，夏季坐月子应保持室内空气流通，室温以22℃左右为宜。可常用干毛巾或温热水擦身，勤换内衣、床垫等。另外，常饮绿豆汤等非冰镇饮料，对预防中暑有积极作用。另外，有些新妈妈还有一种极端的做法。由于夏日酷暑难熬，新妈妈在睡觉时大开门窗吹过堂风；或开风扇，对着直吹；或将空调开得太大；或睡觉时赤身露体，不盖被子，这些都是容易引起伤风感冒的原因。

无论是冬天坐月子还是夏季坐月子，月子里饮食都很重要，在炎热夏季，新妈妈应该吃容易消化、富有营养和不油腻的食物，例如鸡蛋、面条、牛奶等。起初两天最好不要吃鲫鱼、鸡蛋等发奶的食物，因为刚生下来的婴儿食量不大，奶量过多容易淤积而引起乳腺炎。待孩子食量逐渐增加时，母亲可多吃鸡、鸡蛋、鲜鱼、排骨等营养食物。

宝宝出生后，由于新妈妈子宫里胎盘剥离的地方留下了创面，而且这时子宫口还没有完全复原，加上会阴和阴道都有不同程度的损伤，所以新妈妈要特别注意外阴的清洁卫生，以免细菌侵入而发生感染，这一点在夏季显得格外重要。具体方法是新妈妈可以每天用温开水慢慢冲洗外阴及尿道口周围。洗澡时，也最好用淋浴，但一定要注意不要把伤口弄湿。新妈妈一般在产后12小时左右就开始喂奶，喂奶时先让一侧乳房吃空，然后再吃另一侧，而且吃不完的奶要挤出来，不要让乳汁淤积。如果新妈妈乳汁淤滞，没有及时排空，一旦乳头破裂，细菌侵入会引起乳腺发炎。发病后，病人有发烧、患侧乳房胀痛、局部红肿、压痛等症状。倘若没有及时治疗发生脓肿，需手术排脓，不但痛苦且影响哺乳。所以新妈妈在夏季坐月子时一定要杜绝这种现象的发生，让自己顺利度过月子期。

冬季如何坐月子

冬天坐月子要比夏季坐月子舒服些，虽然外面冰天雪地，但屋里却很暖和。当然冬天坐月子也需要清洁卫生、适宜的湿度和适当的活动等，总结归纳了一下，冬季坐月子应注意以下几点：

注意个人卫生

勤洗澡、勤换衣：产褥期由于妊娠期体内积蓄的一部分液体要排出，出汗较多，汗渍污垢会弄脏衣物，所以应经常洗澡及勤换内衣，以保持皮肤清洁。

口腔的卫生不能忽视：口腔是食物必经之路，饭后5分钟口腔内的细菌就会繁殖，而且留在口腔中的食物残渣会发酵、腐败，与细菌混合，易造成口腔感染，如牙龈炎、牙周炎等，这就会导致牙齿松动、咀嚼无力和牙齿脱落。所以更应该注意口腔的卫生，每次饭后都应刷牙漱口。

头发勤洗、指甲勤剪：肮脏的头发会损害头皮的毛囊，使头发容易脱落，而且在护理宝宝时头发中的脏东西、指甲中的污垢均可污染孩子，造成感染；长长的指甲不小心的话就容易划破宝宝娇嫩的皮肤，对母亲和宝宝均不利。所以头发要常洗，指甲要勤剪。

室内空气要新鲜：新妈妈分娩后身体虚弱，需要有新鲜的空气，以尽快改变身体虚弱状况，恢复健康。宝宝出生后，生长发育很快，不仅需要充分的营养，也需要新鲜的空气，否则容易感冒、患肺炎等，妨碍健康成长。另外，通风还是一种简单、方便、有效的空气消毒方法，通风后室内细菌数可大大减少。新妈妈和宝宝的居室应清洁、明亮、通风好，把门窗关得紧紧的来“捂月子”是不科学的。通风时应将新妈妈与孩子换到另一间房间，或盖好被子，且不要让冷风直吹。一般通风20～30分钟，每天一二次。

屋内温度要适中

新妈妈和宝宝的居室温度要适中，一般22℃～24℃为好。北方冬天在没来暖气前（或南方冬天）较冷的一段时间里，应注意室内温度的保持，可以用空调、电暖器等使室内的温度升高到理想的状态。

屋内湿度要适中

室内相对湿度以55％～65％为好，太干燥可使鼻黏膜受损、咽部发干；太湿皮肤不能排汗，使人感到气闷不畅，且易产生细菌，侵害人体。新妈妈和宝宝都处于身体虚弱时期，抵抗力差，经不起细菌的侵蚀，极易得病。

适当地进行活动

新妈妈身体虚弱，气血不足，各种器官要回复原位，子宫要排除恶露，活动能使人的气血流通，使五脏六腑功能旺盛。卧床过久，会导致倦怠乏力，不利于淤血的排出。

如果淤血长期停滞在子宫内，可出现恶露不下、恶露过多或产后腹痛，严重的还会引起腹中包块。所以说积极的坐月子不是躺在床上一动不动地待上一个月，而是卧床休息与适宜的活动锻炼相结合。

产后第一周的生活指导

产后第1天

产后第一天，新妈妈由于刚睡过一觉，疼痛缓解了，一般在产后8小时左右即可在医生的指导下开始步行。这时乳房会充血肿胀，可由护士进行授乳指导和乳房按摩的指导，试验初次授乳。从这时起，应在床上做子宫按摩。可穿腹带或紧腰衣，这对促进腹壁弛缓的恢复、促进子宫收缩等都是很有益的。

产后第2天

产后第2天，新妈妈已消除了分娩后的疲劳，这时宝宝也要吃奶了。为了母乳能很好分泌，新妈妈在分娩后2～7天的时间，应对乳房进行按摩，因为这个时间按摩效果较好。

按摩的要领：

1．用毛巾浸热水后拧干，敷在乳房周围5分钟。

2．在乳房周围，从内向外按摩。

3．从乳头周围向乳头进行揉搓。

4．按摩的范围要更大些。

5．用5个手指压住乳晕，做给宝宝喂奶时的挤压动作，反复做几次。

产后第3天

新妈妈应在产后第3天排便，如果便秘，必须灌肠。

产后第4天

产后第4天，新妈妈应开始自己清洗恶露，尽量喂母乳。做剖宫产的新妈妈现在也可以开始步行了，但不必勉强。另外，应做血检查。

产后第5天

产后第5天，有会阴撕裂而缝合的应拆线，拆线后1～2天不要用力。新妈妈还应验尿，测量血压和体重。

产后6～8天

产后第6～8天出院。这时宝宝的脐带已自行脱落，如果没有特别异常，新妈妈就可以出院了。对于新妈妈来说，这是产后第一次外出，对宝宝来说，是出生后第一次和外界接触。所以乘车走路都要十分小心。

新妈妈“四避”不是陋习

关于坐月子，流传下来一些风俗习惯，有的人把它完全当成是陈规陋习，这是不科学的。譬如强调新妈妈四避，即使在今天看来也仍很有必要。

避风

天气不是很炎热时，新妈妈月子里一般要穿长裤和长袖上衣，用围巾裹头，没有特殊情况不出门，这一条是很有必要的。妊娠和分娩对女性来说是一个巨大的体力消耗过程，产后虚弱，免疫力低，稍有不慎，就会被传染上疾病。闭门不出，减少与公共场所的灰尘、细菌、病毒等接触的机会，有利于预防疾病。但避风也要适当，只是新妈妈居室不能有过堂风，适当的空气流通，以保持空气新鲜还是必要的。

避客

我国不少地方有在大门上挂上红布条表示家里有新妈妈，谢绝外人来访的风俗，这也有一定的好处。因为新妈妈身体虚弱，加之夜间要频繁哺乳，照顾宝宝，需要抓紧时间适当多休息；宝宝神经功能也未发育完全，稍有响动会受到惊吓，所以月子里谢客、减少打扰、噪声和传播疾病的机会，对母婴都是一种关心和爱护。

避性生活

有的地方的女性坐月子时，常由母亲或婆婆陪床睡觉，其意在使其丈夫夜间回避。这样不仅可以对母婴进行较好的照顾，而且对那些缺乏卫生知识又一时难以说清的产妇很有必要。

避辛辣油腻

新妈妈身体消耗大，卧床休息多，还要给宝宝哺乳，这时对油炸、油腻食物及辛辣饮食不易消化，也容易便秘，或者会影响乳汁分泌，或通过乳汁分泌刺激宝宝诱发湿疹、腹泻等疾病。让新妈妈喝红糖水、水煮鸡蛋、炖母鸡汤、鱼汤、小米粥的习俗都是好的。如果再配以适量的蔬菜、水果，这样就更有益于新妈妈身体复原和哺乳。

营造一个良好的休息环境

月子期的时间为6～8周，这个时间是新妈妈恢复身体的重要时期。在这个时间段，母体各个系统的变化很大，子

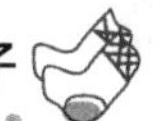

宫内有较大的创面，身体未完全康复。因此新妈妈要特别注意保健，以保障母婴身体健康。

新妈妈在月子期的休息、哺乳都需要一个良好的环境，因此居室除要求温度适宜、阳光充足、清洁整齐以外，还要保持空气新鲜。在门窗紧闭、挂有窗帘、而且通风不畅、室温还比较高的环境中生活是极不科学的，因为在不通风的屋内，有致病力的细菌和病毒，加之探望的亲友也会带进细菌，易使母婴传染上皮肤病、呼吸系统等疾病。

保持室内通风可以借风的流动将病原微生物吹到室外，使室内空气净化。通风时，新妈妈和宝宝可暂时移到另外房间；或开门窗通气，将母婴从直接被风吹到的位置移开。窗上安装风斗，常开门通风，便能够保证空气新鲜和人身安全。

产后新妈妈的睡觉姿势

新妈妈产后什么样的睡觉姿势比较科学？专家认为，新妈妈产后卧床休养时必须注意躺卧的姿势，因为子宫位置的固定是依靠周围对韧带和盆底肌肉、筋膜的张力来维系。女性怀孕时子宫逐渐增大，这些韧带也随之被渐渐拉长。分娩结束，子宫迅速回缩，而韧带却有点像失去弹性的橡皮筋一样很难较快恢复原状，还由于盆底肌肉、筋膜在分娩时过度伸展，或有些撕裂，使得子宫在盆腔的活动度增大，很容易随着体位而发生变动。为了防止发生子宫向后或向一侧倾倒，孕妇在产后较长时间的卧床休息中，要不断调整躺卧姿势，仰卧与侧卧交替进行。若身体无异常情况，在产后的第二天便可开始俯卧，每天1～2次，每次15～20分钟，便于子宫恢复原来的前倾曲位。新妈妈在月子里多做胸膝卧位，多做加强盆底肌肉弹性的缩肛运动，均有助于防止子宫向后倾倒。

有些新妈妈喜欢将宝宝放在自己的身边，以便喂乳，专家认为这是不妥当的。一方面影响新妈妈的休息，因为新妈妈活动时总担心不小心会压着孩子或者弄醒宝宝，这样新妈妈睡觉时总是很紧张，而且总是采取一种姿势；另一方面也不利于宝宝的清洁卫生。所以，不要让宝宝和新妈妈同睡在一个被窝里，可以将宝宝放在婴儿床上或放到新妈妈的床边，这样新妈妈睡卧时可以采取自由舒适的姿势。但最好不要平卧，或者平卧时间不要太长，以免导致子宫后屈或产后腰痛。所以专家建议新妈妈可以采取侧卧、俯卧等姿势，这种姿势不但可以纠正子宫后屈，而且还有利于恶露的排出。

新妈妈月子里的睡眠

产后第一个月内，宝宝不论日夜，约3小时就必须喂一次奶，肚子饿了，尿布湿了，宝宝就会啼哭，尤其是在半夜，甚至每1～2小时起床一次，若家人无法帮忙，常常会导致新妈妈睡眠不足，体力不支。这种产后的慢性睡眠不足，会使新妈妈身心疲惫、母乳分泌减少，照顾宝宝的本能及使命感会因身体无法负荷而产生慢性压力，造成育儿神经病或产后忧郁症。因此，建议在白天时将剩余的母乳置于奶瓶中，冷藏于冷冻库中，夜间最好由家中女性长辈照顾宝宝，宝宝需要喂奶时，将母奶温热即可，让新妈妈夜间可以维持6小时以上睡眠。

在产后3～4周之内可采取这种轮流喂奶的方式，随着宝宝的日渐长大，睡眠时间会拉长到4～5小时，新妈妈就有能力可以独立照顾，所以在这段期间内需要家人的温柔照护。

新妈妈的休息与活动要适当

新妈妈在分娩后最初几天之内应当保持充分的休息和睡眠。什么时间开始下床活动，要根据分娩情况、会阴有无伤口及产后情况来决定。新妈妈早日下床活动及产后运动，有利于机体的复原，所以产后不要完全卧床，并且一个月内不要参加体力运动，避免蹲位，不可过早做增加腹压、提重物或长久站立的动作，以免子宫脱垂。在月子期的运动应根据不同情况而定。

自然分娩的新妈妈应于产后6～12小时内在别人协助下起床进行稍微的活动，如扶床行走、如厕等；产后第二天可在室内走动，也可开始做产后保健操。有会阴切口或剖宫产的新妈妈，可推迟至产后第三天起下床活动，待拆线后伤口无感染，可做产后保健操。

产后2周后可做仰卧起坐、膝胸卧位等动作，每日2～3次，每次10～15分钟。运动应轻柔和缓，运动量应由小逐渐加大。

新妈妈忌睡席梦思床

产后新妈妈睡席梦思类型弹簧床，会引起骶髂关节错缝、耻骨联合分离等骨盆损伤。有的是由于起床不慎，忽然腰扭伤，腰骶部剧烈疼痛，下肢运动困难，经检查为骶髂关节错缝。有的是起床翻身时耻骨联合处剧痛，检查为耻骨联合分离。还有的是产后睡钢丝床，足月后发现两下肢行走障碍，检查为耻骨联合轻度分离，左骶髂关节稍增宽，为骨盆损伤，左骶髂关节错缝。究其原因，以上均为新妈妈在产褥期睡席梦思床所致。

为什么新妈妈睡席梦思床会导致骨盆损伤呢？原因是：卵巢在妊娠末期分泌第三种激素，称松弛素，其有松弛生殖器官中各种韧带与关节的作用，有利于分娩。由于松弛素的作用，新妈妈的骨盆失去完整性、稳固性，而松散的骨盆，加上席梦思的松泡性、弹力性好，压之下去，重力移除又弹起，人睡在上面，左右活动都有一定阻力，很不利于翻身坐起。如欲急速起床或翻身，新妈妈就很容易造成骨盆损伤。因此，新妈妈应睡一段时间板床，有利机体复原，避免损伤。

剖宫产新妈妈应注意什么

1．手术后数小时麻醉药作用才消失，伤口会有剧烈疼痛。手术当日使用止痛剂，第二天疼痛减轻后不要多用止痛药物，以免影响肠蠕动的恢复。由于手术时对肠道的刺激和麻醉影响，肠蠕动受抑制而有不同程度的肠胀气，一般手术后24小时肠蠕动就逐渐恢复，待肛门排气后腹胀就随之缓解。术后要勤翻身，早下地，以促进肠蠕动。

2．体力许可时，在术后24小时后试着下地活动，并逐渐加大活动量。这不但能促进肠蠕动和子宫恢复，还可以预防肠粘连、血栓性静脉炎等并发症。

3．手术当天禁食、输液，术后第二天可进清淡流食，如米汤、鸡蛋汤等，不要喝牛奶和糖水，以免加重肠胀气。肛门排气后可进半流饮食，如稀粥、汤面、馄饨等，术后约1周可吃易消化的产后普通饮食。

4．每日冲洗外阴1～2次，卫生巾、月经垫要勤换，预防产褥感染，要保持腹部伤口清洁。若有恶露血性、量多不断，或恶露已变浅、量少，又突然有较多出血，要及时检查。

剖宫产新妈妈怎样保健

剖宫产新妈妈分娩之后，由于手术创面大，而且还与阴道相通连，所以手术后容易导致很多并发症和后遗症。其中，常见的并发症有感染子宫出血、尿潴留。严重的并发症有羊水栓塞、肺栓塞，严重者可致产后猝死。远期后遗症有：慢性输卵管炎及由此导致的异位妊娠和子宫内膜异位症等。为了预防这些并发症，必须加强剖宫产后的自我保健，方法如下：

要常补液

防止血液浓缩而形成血栓。由于孕妇在产期内消耗多，进食少，血液浓缩，加之孕期血液呈高凝状，容易形成血栓，诱发肺栓塞，导致猝死，所以术后3天要常输液，补充水分，纠正脱水状态。

此外，术后6小时可进食些炖蛋、蛋花汤、藕粉等流质。术后第二天多正常排气，可吃粥、鲫鱼汤等半流质。在所输液体中，应含葡萄糖、抗生素，以防感染、发热，促进伤口愈合。切不可因怕痛、厌烦而拒绝或要求减量。

要采用上肢静脉输液

原因是所补液体中的葡萄糖和某些药物可刺激静脉壁诱发血栓形成，下肢静脉一旦损伤、发炎，容易促进血栓形成。所以，产后要通过上肢补液，新妈妈不能为了方便而要求在下肢输液。

要早活动

早活动的好处是预防肠粘连、血栓形成、肺栓塞猝死等，故在麻醉感消失后，四肢肌肉可做些收放动作，术后6小时就可起床活动，以促进血液流动，防止血栓形成。常活动可预防肠粘连。

不可忽视阴道流血

由于剖宫产时子宫流血较多，故新妈妈的家属应不时看一下新妈妈阴道流血量，如远超过月经量，就要让医生采取止血措施。

要防腹部伤口裂开

当咳嗽、呕吐时，会使腹部缝线断裂，宜压住伤口两侧，防止缝线断裂。

宜及时排尿

在导尿管拔除后3～4小时，新妈妈就应及时排尿，倘若卧床解不出，即应起床去厕所，再不行，就要在医生的指导下排尿。

不要忘记测体温

即使出院回家，1周内也要每天下午测体温1次，便于及早发现发热。不要等到高热再去就医，那时治疗不但麻烦且易转为慢性输卵管炎而继发不孕或异位妊娠。

要注意月子晚期出血

月子后期若新妈妈在家恶露明显增多，就要立刻就医。因为剖宫产子宫有伤口，较易造成致死性大出血。

要注意经期伤口处疼痛

原因是剖宫产子宫的伤口部位常发生子宫内膜异位症。其症状主要是经期伤口处持续胀痛、后期可出现腹部肿块，此时应早去医院就诊。

要尽早采取避孕措施

性生活一般于产后42天，即恶露完全干净后，再过3天方可开始，产后3个月，去原手术医院放宫内节育器，因为一旦受孕做人工流产时，就可能会危及生命。

患妊娠高血压综合征怎么办

因妊娠高血压综合征的各种症状而苦恼的新妈妈，一旦分娩，都会感到轻松舒服，血压下降，水肿也很快消退，尿蛋白也没有了，但是，偶尔有的人出现症状没有改变或产后得了中毒症。

从妊娠初期就出现高血压、尿蛋白、水肿等症状，而且症状持续到分娩的新妈妈及症状较重的新妈妈，常常有这种情况，即产后水肿比较快地消退了，但尿蛋白总下不去，血压也降不下去，这叫妊娠高血压综合征。

产后第五天按惯例检查血压、尿、体重，所以在妊娠中有症状或感觉有异常的新妈妈，在检查时要告诉医生。

如果确诊，治疗要彻底，不留后遗症。有时症状不明显，自我感觉不到疼痛，就容易疏忽大意。

如任其发展等再次妊娠时，症状就更加严重，最后导致慢性肾炎，将来引起高血压、动脉硬化，进一步可能引起脑出血，因此，要遵照医生的指示坚持治疗。

出院后因为要照料宝宝和做家务，身体总要付出代价，此时，应得到丈夫及家人帮助，自己好好休养。

产后多汗是否正常

新妈妈产后容易出汗，常常满脸汗珠，衣衫湿透。人们习惯将夜间出汗当做体虚的表现，因此把褥汗也认为是虚弱引起，于是就有长期卧床、加厚衣着等以免受风，多食、多餐等措施。实际上这对新妈妈不利。

妊娠期间，由于胎盘循环建立，子宫、乳房增大，血液大量增加，同时，体内水、钠有潴留，仅在组织间潴留的流体就有1200毫升之多，两者之和有3000～4000毫升。

分娩后，胎盘排出，子宫收缩，胎盘和子宫内的血液进入血循环；巨大妊娠子宫施加于下腔静脉的压力消除，静脉回心血量增加；组织间存贮的钠和液体也被吸收到内循环中，使得产后两三天内循环血量大增，为了保持正常血容量，多余的大量液体就通过排尿、出汗、呼吸排泄出去，约需2周才能恢复到孕前状态。

因此，产后汗多是正常的生理代谢现象，是身体器官组织进行复原的表现，不属于病态，只需勤换衣服，避免受凉，不必特殊处理。

新妈妈如何清洁自身

经常擦拭身体

新妈妈很易流汗，所以要常擦拭身体（以代替沐浴）保持干爽舒然，最好不用水洗，而是用水与酒掺和着来擦拭。用烧开的水和米酒各半，加入约10克的精盐，掺和着成为洗澡水，用毛巾沾湿、拧干，替新妈妈擦拭她的肚子及流汗的地方，早上、中午、晚上各一次，一天3次，若冬天非常寒冷时，则一次就好。擦拭干净后还要抹上不带凉性的痱子粉，肚子上如果绑腹带，腹带也要适时地更换。

脸部的清洁及保养

洗脸及刷牙不须用酒或精盐，但须用烧开过的水放至适合自己的温度再使用。为预防头风或头痛绝不能用冷水。另外，脸部的保养，可以使用适合自己用的洗面乳及保养品。

局部的消毒

可以将茶水（即泡茶将茶叶滤掉的茶水）放入适量的精盐与酒精（药用酒精）混合使用，再用这样的水来清洗阴部及肛门，有收敛的作用。

产后2周内以擦澡方法清洁身体，第3周起可以淋浴，但注意不要感冒。

新妈妈产后盆浴的时间

有人认为，产后的新妈妈至少在一个月以内不会被允许探足澡盆一步，因为担心洗澡水会引起感染。时至今日，许多人才确知洗澡水不会进入阴道，盆浴不再被视为一种感染威胁。事实上，有些医师建议在医院内有盆浴（如果澡盆可以取得的话），因为他们认为盆浴比淋浴更能有效清除会阴部位的恶露——尤其是阴唇皱褶处。此外，热水可以使会阴切开部位舒服，缓解疼痛和水肿，并且减少痔疮的不适。

如果在产后一两天便开始进行盆浴的话，澡盆在注水以前务必彻彻底底刷洗干净。而在产后最初几天，行动可能还不太稳当时，找人协助你进出浴缸。要是感觉不好，不要强忍着，打电话给医生，否则健康状况会出问题。

新妈妈不要抱宝宝

新妈妈产后最重要的事情就是安下心来尽情地吃和睡。此时全身的机能均在迅速恢复中，所以当然不可提重物，也不可抱宝宝，否则极易产生内脏下垂的体形。况且，新生的宝宝骨骼、内脏均尚未发育完全，最好还是尽量让他睡觉。常抱他只会对他造成不良影响，至于喂母奶时，也要侧躺在床上，将宝宝放于身侧让他吸奶，但要注意不要堵住婴儿的鼻子，以免窒息。

新妈妈不要替宝宝洗澡

前面强调月子期间不可抱小孩，相同的道理当然更不可以弯腰来替宝宝洗澡。如果新妈妈总是给宝宝洗澡，那么产后腰酸背痛及手脚酸麻的现象必定会随之而来。所以最好在产前就先安排好宝宝的照顾，跟丈夫商量，产后由丈夫来帮宝宝洗澡，如此还能增进亲子之间的感情呢！

月子期看书、织毛衣要适当

在坐月子期间，有的新妈妈想利用这段时间看看书或织织毛衣来打发寂寞的日子，医学界认为这样不好。因为坐月子期间，新妈妈的主要任务是休息和适当活动。10个月怀胎及分娩的劳累，加之产后哺乳，确实使新妈妈很累。所以，此期间应以休息、活动和增加营养为主。而且这个时间看书或织毛线，时间过长，容易使眼睛疲劳，从而造成看书眼痛的毛病。特别是在看书和织毛线过程中，长时间不变方式，对眼睛更不利，奉劝新妈妈在坐月子期间最好不长时间看书、不织毛衣。

乳房的日常清洁与护理

产后做好乳房的护理工作对喂母奶的新妈妈而言，可以促进乳腺通畅、矫正畸形乳头、清洁乳房、达到成功喂哺的目的。

新妈妈首次喂奶前应先用肥皂、热毛巾和清水擦洗乳头，以后每次喂奶前均应用清水擦洗乳头。每天必须清洗乳房1次，若是喂母乳的妈妈则次数应增

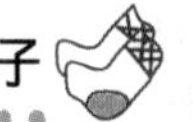

加，帮助乳管畅通，同时宝宝的口腔也应在喂奶前清洗干净，以防宝宝口腔中的细菌经由吸奶而进入乳头造成乳腺发炎，这也是产后新妈妈需多加重视的一环。记住双手也要经常保持干净，避免乳腺炎。

乳房局部可用热敷以利血流通畅。如有乳头退缩，可用手指将其牵出。乳头破裂，轻者可用铋剂药膏外涂，重者用吸奶器吸乳以防乳腺炎发生。当乳房有抽痛、红肿、发热时，要先检查乳房是否有硬块，若有，表示乳腺管受到阻塞，建议妈妈先尝试改变哺乳的姿势、增加喂奶的次数，喂奶时可以轻柔地按摩硬块处，一段时间后若仍未改善，再寻求医生的帮助。

乳头发生破皮或起水泡时，患侧须暂时停止喂奶，保持伤口的干净、干燥，并依医生指示涂抹抗生素药膏，待伤口痊愈后再继续哺喂，多余的奶水应使用按摩法加以排净。

新妈妈忌不护乳

新妈妈应经常擦洗乳头，在第一次哺乳前将乳房及乳头用温肥皂水、清水洗干净，以后每次哺乳前新妈妈应先洗手并用温开水擦洗乳头及乳房。定时哺乳，哺乳时母婴均应采取最舒适体位，哺乳完后应留1滴乳汁，覆盖于乳头上，有保护乳头之功效。乳头有了裂口，轻者可以继续哺乳，每次哺乳后应在小破口处涂敷蓖麻油铋糊剂，或涂以10%复方苯甲酸酊，于下次哺乳前擦净，破裂严重者应停止哺乳，但必须用吸奶器将乳汁吸出。新妈妈在正常情况下，产后3～4天大量分泌乳汁，乳房充盈，带有38℃以下的低热不属病态，一天就能恢复。但当乳管堵塞，乳汁流不出来时，乳腺就会引起急性炎症。乳房出现红肿、疼痛，有时全身发烧，这称为乳腺炎。如遇乳腺导管不通，可服用中药通乳，也可用热毛巾热敷配以适当乳房按摩，以防乳腺炎发生。最初哺乳时，由于乳汁流出不畅，而宝宝的吸吮也显得笨拙，所以比较花费时间。

丰满而大小适中的乳房对女性外在美具有举足轻重的作用。正确合理的按摩，可以改善乳房血液运行状况，减少乳房的脂肪堆积。避免停止哺乳后乳房松弛或下垂，以促进乳房健美。分娩后是母乳喂养的关键时期，如能在产后2～3天内就可进行乳房按摩，对促进乳汁分泌、防止乳汁淤积等有积极意义。

按摩乳房前应注意洗净双手，手法要柔和，不能粗暴，也可由丈夫帮助按摩，按摩时间可以逐渐增加。新妈妈可每晚入睡前用对侧手掌按顺时针方向按摩双侧乳房，并从乳房的基底部向乳头方向缓揉、推动。双手握住乳房的基底部向乳头提拔或左右上下轻轻摇动，然后用左右手掌交叉均匀地揉按双侧乳房。双手轻轻握住乳房，用手指沿乳房四周作顺时针方向转圈。然后用手指轻轻提起乳房向乳头方向拨动。用大拇指和食指在乳晕四周挤压，然后捏住乳头作牵拉运动，用热毛巾擦敷乳房，以除去输乳孔中的乳栓，促进血液运行。

产后穿衣应注意什么

产后百脉空虚，外邪极易乘虚而入，为此产后的衣着增减就显得十分重要。不少新妈妈为了避风寒常常头包厚布，身着厚衣，盖着厚被，这种做法实在是极不科学的。那么新妈妈的衣着应注意些什么呢?

首先，衣着要宽大、舒适。有的新妈妈怕产后发胖、体形改变，穿衣以紧为主，如穿牛仔裤、束胸等，这些穿着不利于全身血液流畅，且压迫乳房，易患乳腺炎。新妈妈衣着应略宽大，贴身衣裤以棉织品为宜，腹部可适当用布裹紧，既防腹壁松弛下垂，又有利于子宫复原。

其次，衣着厚薄要适中。产后因抵抗力有所下降，衣着应根据季节变化注意增减。天热时新妈妈不一定要穿长袖、长裤，头包毛巾，肢体怕风，可穿长袖衣。

再次，衣服要勤换、勤洗。内衣、内裤要勤换勤洗，短裤、内衣最好每天一换，以保持卫生，防止感染。

最后，胸罩要宽大、合适。新妈妈一定要戴胸罩，以便把乳房托起，又可以避免乳房下垂，保持胸部美观。胸罩内可垫小毛巾，以免漏奶。

总之，新妈妈的衣着应以保健、舒适为主，美观为次。哺乳期妇女的衣裤，均应选用保暖、吸汗、透气性能好、无不良刺激的纯棉或毛织品，特别是内衣裤，必须是绒、棉织品，式样应简单，尺码稍大一些，穿着时以感到宽松、舒适、柔软、轻便为宜。冬季新妈妈宜选用纯毛编织或纯棉布缝制的帽子，保暖而无刺激。用化纤毛线、混纺毛线或化纤布制作的帽子，易与头发摩擦而发生静电火花，会使头皮发痒或加重产后脱发。

新妈妈穿的鞋，宜选用穿脱舒服又能吸汗的平底布鞋，不要穿塑料或棉拖鞋。穿拖鞋时如外露足跟，易使足跟受风寒疼痛。冬天应穿保暖性能好、质地较软的布帮或呢子帮的平底棉鞋。无论是产褥期或哺乳期均不宜穿高跟鞋。最好不穿尼龙丝袜，这种袜子吸湿及保暖性能均差，穿后易患脚癣，应选用纯棉线或纯毛线编织的袜子。

产后新妈妈的内衣怎么穿

新妈妈产后内衣选择很重要，内衣应该采用多片式立体剪裁，内衣上的每一条分割线都力求贴合女性身体曲线，将内衣科学地划分出加压区和解放区，通过适当的压力科学调型，改变被怀孕、分娩破坏掉的身体曲线。

调整文胸

产后的新妈妈每天都在穿着文胸，帮助自己恢复体形。但是什么样的文胸适合，什么样的文胸不适合，这个问题恐怕许多人都回答不了。有一点是肯定的，松懈下垂的乳房不只是生育哺乳和地球引力的功劳，不负责任的文胸同样“罪责难逃”。作为消费者，切莫以为穿了文胸的乳房一天天塌陷、下垂，都是合理的现象。

能够调整身体曲线的文胸，设计十分合理，通常会采用三片式水滴型全罩杯设计，能够将女性乳房完整地融入罩杯，并且留下按美体黄金比例生长发育的空间，绝不会压迫、切割胸部，或使女性腋下产生难看的副乳。而调型文胸比其他文胸更长的圈，可起到固定和支撑乳房的作用。所以，乳房重新丰满挺拔，并非女性一厢情愿的梦想。

据相关资料记载，绝大多数产后少奶或缺奶的新妈妈中，大约有80%的人是因为异物进入了乳房和乳腺管内。结过医学专家对她们的乳腺分析发现，乳汁中混有一种茧状微粒，再进一步分析，发现这些茧状微粒，是些羊毛、化纤品的纤维。造成这种情况的原因是因为很多新妈妈穿用的乳罩和内衣是羊毛或化纤制品，其纤维堵塞了乳腺管所致。为了防止乳腺管被堵塞导致的少奶和缺奶，年轻的新妈妈在孕期、产期和整个哺乳期，不要贴身或在乳罩外面直接穿化纤织物或羊毛制品的内衣。乳罩要采用柔软透气的全棉织品，内侧最好能垫上几层纱布，以便于防尘。另外，胸罩应勤洗勤换，并注意不要和其他衣服混在一起洗涤。

贴体而不紧身的塑裤

产后，爱美的新妈妈们为了尽快恢复以往的纤纤细腰，努力将自己的身体塞进紧绷的塑裤里，以为只有这样才能够让自己早日恢复青春本色，其实大错特错了。过紧的塑裤影响血液循环，不利于人体健康；用紧勒腹部的方式塑身会将多余的脂肪推向上身，胃部反而会勒出一个尴尬的小轮胎。

选择好的塑身裤，要注意臀杯的设计，通常为形成完美上翘的臀形预留了脂肪沉淀的空间，多余的脂肪会在这里找到最佳归宿。塑裤的设计者充分考虑到人体腿部运动的状况，高于腹股沟的缝合线，不会压迫腹股沟淋巴群，即使长时间穿着也不会使人感到疲惫和不合适，大腿内外侧的双层面料缝合处理，能够均匀地施力于大腿外侧，多余脂肪无法积存，腿部的曲线自然均衡修长，无法横向发展。

让新妈妈的眼睛更明亮

经常吃些动物的肝、蜂蜜、胡萝卜，黄绿色蔬菜，能使眼睛更明亮，因为这些食物中都富含维生素A和B族维生素。

对眼睛容易疲劳的新妈妈，可在三餐饭前及睡前，将毛巾蘸上以米酒及热开水（可稍热些）各半的混合液并拧干，再以毛巾热敷于眼部数分钟，然后施行眼部的按摩。

1．首先闭上眼睛，张开双肘，将双手中指从鼻梁由下往上推放在额中间的发际。

2．以拇指腹放在眉头下凹处，用力压、揉，但不能压到眼珠。

3．两中指仍维持往下压在发际，拇指渐向两侧按压，直到眼尾上方。

进行眼睛指压以躺卧最为理想，如果不方便，也可以坐在椅子上进行。压揉眼睛时须咬紧牙根，收缩下巴，颈后要用力。如果眼睛疲劳，压起来会有痛觉，但仍要继续指压，直到不痛为止。

患哪些疾病的新妈妈忌哺乳

有些新妈妈可能患有疾病，有些疾病不影响给宝宝喂奶，但有些病则应从产后就忌给宝宝喂奶，以免影响宝宝和新妈妈的健康。患有以下疾病的新妈妈，从宝宝出生后就应禁止哺乳宝宝。

1．患心脏病的新妈妈，哺乳会加重自己的心脏负担，从而加重病情。

2．患结核病的新妈妈给宝宝哺乳，不仅对自己健康不利，还会传染给宝宝，影响其健康。

3．患肝炎的新妈妈，如果哺乳会传染宝宝，也不利于新妈妈的康复。

4．患慢性肾炎的新妈妈，哺乳和照管宝宝，会因过度劳累，使分娩劳累不能得到休息，而加重病情。

5．患有乳腺炎的新妈妈，不要给宝宝哺乳，以免影响病情和伤害宝宝。

6．生下半乳糖血症或苯丙酮尿症患儿的新妈妈，不可给宝宝哺乳，也不要用其他奶类喂养宝宝，以免宝宝智力受损。

7．患急性传染病的新妈妈忌给宝宝哺乳，以免传染给宝宝疾病。同时，新妈妈为治疗疾病要用一些药物，其中某些药物可以通过乳汁进入宝宝体内产生不良反应，甚至造成严重不良后果。

新妈妈给宝宝喂奶的方式

新妈妈会不会喂奶，对保证宝宝健康非常重要，否则，宝宝将吃不足奶。

喂奶前先要用温开水将乳头擦净，用吸奶器先吸一下，这样可以避免宝宝第一口吸得太痛。

喂奶的时候，可以坐在床上或侧卧在床上，也可以坐在舒适的椅子或沙发上，让宝宝含着乳头及大部分乳晕，一边听着轻轻的音乐，一边平心静气地给宝宝喂奶。通过母乳喂养，使母子心心相印，可培养宝宝的感情。

母乳充足的时候，有时单侧乳房的奶就足够宝宝吃了，若让奶水留在没吃过的乳房里，这侧乳房的泌乳功能就会慢慢降低。故应双侧交替着喂。可以一

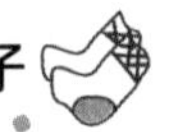

次喂两个乳房的一部分，也可以一次喂这个乳房的奶，另一次喂那个乳房的奶。开始最好把剩在乳房的奶挤净。

哺乳的时间，在一开始的时候，由于乳汁的分泌还不充分，母子都还不习惯，按时喂奶可能做不到，在婴儿出生后1～2个月的期间里，只要婴儿想吃，就可以喂。到3～4个月的时候，要自然地固定间隔3～4小时喂一次。人工喂养也是如此。

每次喂乳的时间，以15～20分钟为宜。若宝宝一点儿一点儿地吸吮30分钟以上时间，多为母乳不足。

产后头两天的心理调适

有些新妈妈认为分娩让她们有创造感，她们真正完成了一桩自愿的、有成效的工作。但是也有许多新妈妈持另一个极端，她们觉得自己是被动的，因此在生下宝宝的头两天，又会叫她们陷入忧虑。

经历了怀孕分娩的苦难，新妈妈同时也会有一股惊异的好奇心，能够看到和抱住在自己身体内形成而出生的新生命，的确是奇迹。这类新妈妈在生下宝宝的最初两天，几乎将所有的精力都集中在自己身上及分娩的过程。并且不断重述分娩过程中的细节，来确认怀孕和分娩都已结束，宝宝与她是分离的个体，他们是共生的关系了。

在这个时期，因为经历了待产的煎熬和分娩的耗体力后，会比较嗜睡。有些新妈妈，以睡眠为最强烈的需求；也有些新妈妈会因这种产后的生理变化和心理不适而产生失眠。

在这一时期，最好的放松与休息是其养护要点，补充一些营养丰富的食物，好好地睡上一觉。若有失眠现象，最好吃一些有助于睡眠的食物，如：牛奶、红枣小米粥等。若实在睡不着的话，可以请医生给服用一些帮助睡眠的药物。

产后3～10天的心理调适

新妈妈在产后3～10天这段时间内，乳房开始分泌乳汁，出乎意料的胀乳之痛，会令多数新妈妈陷入新的体痛之中。直到宝宝被护士抱来喂奶，这时候，藉由哺乳，使新妈妈又重新恢复了和宝宝之间的亲密关系。许多新妈妈通过哺乳，对宝宝产生了天然的生命之爱。

当然也有一些新妈妈不愿哺乳，她对宝宝初生时的冷漠态度，可能继续维持到她找到和宝宝之间有新的联系时为止。这个时期，有许多新妈妈会对她们的新任务感到惶恐，在怀孕时毫不在乎的新妈妈，如今，她不得不面对一下个人的权利问题了。有些欢乐好动的新妈妈，在医院时，对宝宝像宠物般地玩耍戏弄，一旦回到家里，便开始觉得宝宝是累赘了。这种新妈妈通常不乐意哺乳；她害怕喂奶会损害胸部的美观；她埋怨奶头被咬破，埋怨乳腺肿胀，埋怨宝宝吮吸时的疼痛。她觉得宝宝好像要把她的元气、她的生命和幸福吸走。宝宝迫她做苦役，宝宝已不是属于她的一部分：宝宝宛如一个暴君，好像要将她的肉体、自由和整个自我一起夺走的小陌生人。有些新妈妈还会莫名其妙地出现伤感情绪，总是不由自主地掉眼泪。

这个时期的新妈妈，由于产后体内激素的回落，会造成一时的情绪上的低落。加上紧张的等待阶段已经过去，当梦想变成事实，在愉悦又满足的情况下带着幻想的破灭，失落的情绪就会由此产生。

一般来说，这种情绪的波动几天之后便会自动地消失。此时的情绪波动常被归为轻度忧郁症的一种。其实初为人母的新妈妈，只要顺其自然，接受激素浓度下降对身体造成的事实，就比较容易回到积极的人生观。

医生建议：产后3～10天容易产生情绪低落，不必太过担心，因为这是一种几乎所有的新妈妈都会遇到的普遍现象，是由于体内激素浓度显著下降所带来的情绪上的波动。

当新妈妈和宝宝建立起爱的关系后，伴随宝宝出生而来的心理脆弱感便会很快消失。但若几个星期之后，自己还会不自觉地低沉，就不要犹豫，立刻去和医生讨论这个现象，医生们会帮助你或转介心理理疗师以解除这种忧郁。一般来说几天后会自动消失。

克服产后抑郁症

新妈妈在分娩后很容易患上产后抑郁症，这是一种精神障碍性疾病，一般发生在产后头一个月，尤其是在头一两个星期之内表现得更为明显，主要表现为不快、焦躁、紧张，甚至暴躁或哭泣，有的新妈妈还感到疲倦、胃口变坏，无法入睡等等。

这种产后抑郁症很容易给新妈妈的身心健康带来不利因素，而且还涉及宝宝的智力发育。根据英国科研人员的一项调查显示，在250名新妈妈分娩前后的心理状况，发现有约30%的女性在产后一年中患上了抑郁症。4年后再测试她们所生宝宝的智力，结果平均智商要比健康新妈妈的宝宝低近20分之多，尤其男孩子受害最大。因为新妈妈抑郁，会无形中给宝宝造成压力，从而使宝宝精神紧张或郁闷，也就阻碍了宝宝智力的正常开发。

从调查结果表明，抑郁症带来的危害严重，防患于未然势在必行，作为家人尤其是丈夫应该当好妻子“心理医生”，注重心理护理，并帮妻子做好分娩前后的思想工作，新妈妈若出现抑郁苗头及时给予帮助，情况严重建议可以去看心理医生。也可以试试以下方法，缓解产后抑郁。

1．让自己先有对产后忧郁症的准备，可消除心理上的部分疑虑。

2．加强对自己宝宝的信心，要视宝宝的出现为快乐的源泉。

3．借着家人和朋友的谅解与关怀，帮自己度过这个短暂时刻。

4．可尽量外出，找朋友聊天，转移自己的注意力。

5．家事、育儿不求完美，别给自己太多压力，并尽量将先生和家人能承担的家事或育儿责任交付给他们，为自己找到好帮手就能轻松很多。

传统坐月子与科学坐月子

传统坐月子	现代科学坐月子	比较结果
月子里不要洗头梳头，否则会留下头痛病根	现代医学认为，新妈妈通过洗头、梳头，能去掉头发中的灰尘，避免引起细菌感染；刺激头皮及头皮上运行的经络，提高新妈妈的精神；促进头皮的血液循环，避免脱发、发丝断裂或分叉。而且实践也证明，产后每天洗头、梳头的新妈妈，日后既没留下头痛及头皮痛的病根，也没有脱发现象的发生	月子里只要健康情况允许可以洗头、梳头，但要注意洗头时的水温要适宜，最好保持在37℃左右；洗完后立即用吹风机吹干，避免受冷气吹袭；不可马上睡觉，避免湿邪侵入体内，引起头痛和脖子痛；梳理头发最好用木梳，避免产生静电刺激头皮
在月子里洗澡，就会使风寒侵袭体内，并导致周身气血凝滞，流通不畅，日后出现月经不调、身体关节和肌肉疼痛。所以月子里不能洗澡	现代医学认为，月子里洗澡对新妈妈健康十分有益，具有活血、行气的功效，能帮助新妈妈解除分娩疲劳，保持舒畅的心情；促进会阴伤口的血液循环，加快愈合；使皮肤清洁干净，避免皮肤和会阴伤口发生感染；加深新妈妈睡眠、增加食欲，使气色好转等。因此，月子里可以洗澡	月子里洗澡有益于新妈妈健康。产后洗澡对子宫收缩及恶露颜色、数量、气味、出血量均无不良影响。洗澡最好是淋浴，夏天2～3天一次，冬天5～7天一次。洗澡的时间也不宜过长，一般5～10分钟即可。洗后尽快将身体上的水擦去，避免被风吹到
月子里不可刷牙，否则日后牙齿会过早掉落	现代医学认为，新妈妈在月子里一定要刷牙漱口，否则牙齿更易被损害。新妈妈在月子里每天要进食大量的糖类、高蛋白食物，如果不刷牙，就会使这些食物的残渣滞留在牙缝中，产生细菌并形成龋齿或牙周病，从而引起口臭、口腔溃疡等	产后第2天就应该开始刷牙，最好不超过3天。而且一定要天天刷。但注意要用温水刷牙，并在刷牙前最好先将牙刷用温水泡软，以防对牙齿及齿龈刺激过大；每天早晚和睡前各刷一次。可在产后3天采用指漱，即把食指洗净或在食指上缠上纱布，把牙膏挤在手指上并充当刷头，在牙齿上来回、上下擦拭，再用手指按压齿龈数遍。这种方法可活血通络，坚固牙齿，避免牙齿松动

防护月子病

月子期是全身多系统包括体形、腹壁等逐渐复原的时期。月子期是关键阶段，如果注意不当，就会落下所谓的“月子病”。

建议：在这一时期里，一定要注意做好产褥期保健，以保证身体健康体形的恢复，这也会使你的宝宝更健康，家庭更美满。

月子坐不好易留下月子病

许多新妈妈平时身体很健康，但在坐了月子以后却得了病。这是由于这些新妈妈在坐月子时，夜间要为宝宝喂奶、换尿布，白天又要照料宝宝，已经疲倦的身体一时很难立即恢复。加上产后内分泌功能正处于动荡和重新组合的时期，机体的免疫功能下降，局部伤口未愈，恶露未尽。

在这种全身和局部抵抗力差的情况下，是十分容易得病的。如果新妈妈再不注意分娩后的身体保养，不注意冷热（冬天夜间换尿布、喂奶容易着凉；夏天贪图凉快而着凉），就更容易外感风寒、病邪侵入而致病，可能会导致日后出现一些月子病症：

1．腰酸背痛：通常是因为睡姿或喂奶姿势不对，或提重物、劳动等。

2．皮肤松弛、老化：多为水分摄取过多造成。

3．乳房下垂：未束绑腹带，使内脏未获得良好的支撑。

4．子宫下垂、膀胱下垂、阴道松弛：提重物、劳动、久站都会有影响。

对于身体虚弱者，经过充分的卧床休息和良好的营养补充，有些月子病是可以改善的，但有些疾病，例如细菌感染性疾病，光靠休息和营养是难以治愈的，必须通过相应的药物治疗，只靠月子中的休养是绝对不够的。

远离疾病，健康坐月子

新妈妈月子期的身体变化

新妈妈分娩以后，除乳房外，全身器官和组织，尤其是生殖器官，都要逐步恢复到怀孕前的状态，这个恢复过程需4～6周，这段时间称为产褥期，俗称坐月子。

新妈妈在分娩之后，由于分娩时过

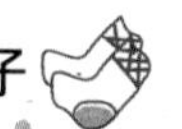

度劳累，会觉得四肢酸痛，筋疲力尽，产后1～2天内体温可能轻度升高，一般不超过38℃，此属正常生理现象。由于分娩后新妈妈腹压降低，膈肌下降，呼吸变得深而慢，脉搏亦变慢，每分钟为60～70次。

产后最初几天，出汗较多，尤其在睡觉和睡后汗出更多，这是由于新妈妈在怀孕后期体内潴留的水分必须在产后排出体外，出汗是皮肤排泄功能较旺盛的缘故，是排出体内多余水分的一个重要途径，属正常反应。

子宫复旧是产后母体恢复的一个重要标志。子宫复旧主要体现在子宫肌纤维缩复，子宫变小及子宫内膜再生。一般新妈妈分娩后第一天，子宫底在脐下1～2横指，子宫重约1000克，以后每日下降1～2厘米：在产后1～2天，下腹部会鼓起一个球形发硬的小包，而且阵阵作痛，在宝宝吸乳时疼痛更明显，这是子宫复旧过程中的生理现象。子宫一般在10～14天左右缩入盆腔，从下腹部就摸不到子宫了。到产后6周时，子宫可恢复到正常大小。

产后由于附着子宫壁上的胎盘剥离，附着部的子宫壁就会出现创面，此创面要经过一段时间才能靠子宫内膜增生覆盖而愈合。在子宫复旧过程中，经创面流出的血液由阴道排出体外，这种在月子里阴道排出的血性物称为恶露。恶露中除血液外，还混有脱落的蜕膜组织（妊娠期增生的子宫内膜）、黏液、白细胞及细菌等。正常情况下，恶露一般持续约20天，就会自行干净，但由于新妈妈的个体差异较大，产后恶露量的多少或持续时间也不全相同。如果超过1个月恶露仍未净，或净而又行（而非月经来潮）则属病态。恶露一般无刺激性气味，如有臭味则有发生子宫内膜炎的可能。

由于分娩时胎儿对子宫颈的作用，产后子宫颈松弛、充血及水肿，至产后1周左右子宫颈外形及子宫颈内口恢复原形，内口至2周左右关闭，4周左右恢复正常。子宫颈外口一部分会留有子宫颈横裂。

产后外阴道因分娩时胎儿的压迫或撕裂，出现水肿或疼痛，处女膜撕裂呈数个瓣状，疼痛和水肿一般在产后数月内才逐渐恢复正常，但处女膜撕裂呈瓣状却不能恢复原形，而成为新妈妈的特征。大阴唇不再覆盖阴道口，所以阴道口裸露于外阴部，新妈妈更为明显。

分娩引起盆腔底部肌肉与筋膜过度扩张松弛，需2～3周时间逐渐恢复，但很少能恢复至妊娠前的原有状态。

正常分娩后2～5天为产褥利尿期，这是由于孕期有水分潴留及躯干下部静脉回流受压解除的缘故。如曾用催产素（有抗利尿作用），其作用消失后，会有更多的尿排出，膀胱会迅速充盈，膀胱黏膜水肿、充血、充盈感减弱，膀胱肌张力也减弱，易致尿潴留或不能排净。加上会阴、阴道部缝线肿胀疼痛，尤其是曾用麻醉者，更加重排尿困难。应鼓励新妈妈2小时左右排尿一次。

产后胃肠张力及蠕动减弱，一般2周左右才能恢复。产后最初几天，可能常感口渴及便秘。当然便秘与出汗较多，或会阴部有伤口、痔疮、腹股松弛、活动减少、饮食中缺乏纤维素及饮水较少等原因有关，口渴则因出汗过多所致。

由于妊娠时腹壁长期撑胀，腹部弹力纤维破裂，产后腹壁呈松弛状、腹壁肌张力的恢复与产后腹肌锻炼及营养有关。腹壁会出现妊娠纹，腹直肌腱呈不同程度分离，因此产后过早从事体力劳动，营养不良，腹直肌腱分离愈明显。适当营养及产后运动可恢复或接近未孕前状态。

产后新妈妈乳房将发生较大的变化。产后第二天，乳房开始增大，并可挤出乳汁，此时乳汁量少色黄混浊，称为初乳。初乳极富营养及抗菌物质，对宝宝大有裨益，所以提倡母乳喂养宝宝。产后2～3天乳房逐渐膨大，初乳增多。产后10天左右，成熟乳汁开始分泌。有时乳房过度充盈会变硬，触之有硬结。当乳房极度膨胀时，乳房皮下静脉充盈，表面青筋显露，局部体温会增高，乳房肿胀疼痛，此时应及时排空乳房，多让宝宝吸吮，以防形成乳腺炎，在产后不久，即应让宝宝吸吮乳头，因为刺激乳头可促进垂体生乳素的分泌，生乳素的分泌则是乳汁形成过程中的关键，有垂体生乳素的分泌才可能有乳汁的分泌。另外，刺激乳头还可刺激垂体后叶分泌催产素，使乳腺泡周围肌上皮细胞收缩，排出乳汁，并促进子宫收缩。因此吸吮排乳反射是保持乳腺不断排乳的关键，日后建立条件反射，宝宝的哭声就可以引起垂体生乳素及催产素的分泌。如在分娩后不及时地让宝宝吸吮乳头，往往会出现产后乳少。

新妈妈如不给宝宝哺乳，一般在分娩后6～8周时月经复潮；如哺乳则月经延迟复潮，甚至在哺乳期间月经不来潮；但也有产后第二个月月经即复潮者。哺乳新妈妈排卵频率低于不哺乳的，但不宜将哺乳作为避孕方法，否则，极有可能发生再孕。

常见的月子病有哪些

手关节痛

分娩结束以后，新妈妈体内激素发生明显变化，这就容易导致关节囊及其附近的韧带出现张力下降引起关节松弛，此时若过多从事家务劳动，或过多抱宝宝、接触冷水，就会使关节、肌腱、韧带负担加重，引起手关节痛，且长时间不愈。在产褥期，新妈妈一定要安心休息，少做家务，要减少手指和手腕的负担，尽量少接触冷水。

生殖器官感染

坐月子期间，新妈妈抗病能力极差，同时阴道、子宫因分娩而造成的创伤还没有完全愈合，细菌极易因此侵入血液，再有分娩后阴道外口有不同程度的充血、水肿，易引起撕裂伤。因此，产褥期的新妈妈要注意外阴清洁，宜常用温水擦洗，如同房会发生外阴炎、阴道炎、子宫内膜炎、盆腔炎、子宫出血及阴部撕裂伤等，严重者还可能引起败血症、失血性休克，甚至有生命危险，所以在产褥期一定不能同房。新妈妈平时要保持全身尤其是下身的清洁卫生，产后即要加强营养，充分休息，增强身体机能。

乳腺炎

新妈妈产后在预防和保护乳腺方面需注意两点。其一是乳汁淤积。因为淤积的乳汁比较适宜于细菌的生长繁殖；其二是新妈妈乳头、乳晕的皮肤薄，很容易导致因乳头破损而引起细菌感染等现象。

孕妇在怀孕开始后直至喂奶期间，都要经常用干净湿毛巾擦洗乳头和乳房，以保持清洁卫生，增强局部皮肤的抵抗力，尽量避免细菌从裂口进入乳腺而引起感染。在哺乳时要保持乳头清洁，避免损伤，减少感染途径。每次哺乳要将乳汁吸空，若宝宝吸不完，可用吸奶器吸空，乳汁在乳房中淤积过久，就会发生变质，进而形成细菌。

膀胱炎

膀胱的肌肉产后一时还比较松弛，容易积存尿液，妊娠后期体内积聚的水分，在产后同样也需要通过肾脏排泄，从而增加了膀胱的负担，降低了膀胱的防病能力，这时细菌容易侵入尿道，引起膀胱炎。新妈妈在产后一定要勤排尿，不要让尿液在膀胱里贮存过久，以免细菌繁殖；还要经常清洗外阴部，保持清洁，同时不要让脏水进入阴道。

子宫脱垂

在子宫未复原之前，不要过早干重活，否则可致子宫脱垂。病发后会感到小腹下坠和腰酸，严重时子宫从阴道脱出。所以，新妈妈要卧床多休息，不要过早下床活动，更不要参加体力劳动，走远路或跑步。

阴道松弛

阴道松弛的原因是多方面的，主要是耻骨、尾骨肌功能的下降。耻骨、尾骨肌是肛提肌群中作用范围最广的肌肉之一，它能托起盆腔内脏，保持阴部软组织张力，它和近端尿道壁括约肌相互交错，还伸延进阴道括约肌的1/3，因此，它能收缩直肠下端和阴道，主管排便动作及阴道“紧握”功能。可见，防治产后阴道松弛，关键是锻炼耻骨、尾骨肌的功能。

锻炼的措施是：PC肌练习操

新妈妈坐在马桶上，两腿分开，开始排尿，中途有意识地收缩阴部肌肉，使尿流中断，此时感到在收缩的肌肉就是PC肌。如此反复排尿、中断，排尿、中断，就像反复开关水龙头一样。

新妈妈坐在椅子上，由后向前缓慢地收缩PC肌，在收缩状态下，从1数到10，然后，由前至后逐渐放松。此时，脑子里可以想象海边的潮水，渐渐涨潮又渐渐退潮，反复操练，不断体会。

新妈妈锻炼腰腹、臀腿肌肉。即仰卧床上，以头部和双脚为支点，抬高臀部，同时收缩PC肌，然后放下臀部，同时放松PC肌，反复数次。这样做，可使腰腹臀腿肌与PC肌都得到有效的锻炼，增强PC肌的张弛能力。做“提肛功”即吸气时用力使肛门收缩，呼气时放松，反复20～30次，隔1～2分钟再进行下次，每天清晨锻炼5～6次，日间锻炼2～3次，锻炼时可采用慢速收缩、快速收缩或两者交替进行。

妊娠高血压综合征

妊娠期患有中毒症的新妈妈应该继续检查治疗。否则，留下病根，在下一次怀孕时会出现死胎或胎儿发育不良等。在水肿、蛋白质、高血压还未完全消除之前，仍要继续检查、治疗，直至痊愈为止。

贫血

新妈妈必须注意防止贫血。在分娩时，一般都会失血150毫升，妊娠期贫血的人容易引起产褥热。因此，新妈妈在分娩后应喝些补血剂，多吃含铁丰富的肝、蛋黄、肉类、菠菜等，还有苹果、葡萄等水果。

新妈妈产后的检查

一般应在产后4～6周去医院产科做产后检查。这项检查有3个目的：

1．可以提出各种问题，包括感到不安和困扰的各种难题，由医生给予解答。可以就自己的健康、哺乳、宝宝的护养、生活规律等多方面内容和医生进行讨论；

2．对新妈妈进行妇产科检查；

3．对宝宝进行发育和健康检查。

在检查新妈妈时，会测量血压、体重，检查乳房和乳头，触摸腹部看子宫是否已恢复到正常大小，还要进行阴道检查，做宫颈癌细胞切片筛查。如果大便时感觉膀胱不适或疼痛，要告诉医生，还应讨论避孕问题。做阴道检查时最适合放入宫内避孕器或隔膜。医生还会检查缝合的伤口。

对宝宝要检查眼睛、脐带、生殖器官和皮肤，还要称体重。对宝宝的喂养有什么问题也可以提出来，比如以后一段时间应该注意什么等等。

产后检查时，还要订出宝宝的免疫接种计划，例如新生儿在8周和12周进行的白百破、小儿麻痹疫苗接种（小儿麻痹疫苗是口服的）。所有的宝宝都应接受计划免疫接种，这对预防传染病非常重要。

如何处理产褥热

在分娩过程中，不论是顺产还是难产，产后阴道壁及子宫内膜，特别是胎盘剥离后的子宫壁等处，会留下大大小小的伤口。这时细菌容易侵入，如化脓就会引起全身症状，伴有38℃～39℃的高烧，这就叫产褥热。

通常子宫内几乎没有细菌，但是从子宫颈开始，阴道、外阴部，越向外细菌越多。外阴部生存着各种细菌。分娩时当羊膜破裂后，子宫就与外边贯通了。产后子宫腔和阴道完全连接在一起，细菌能乘机大肆侵犯子宫。白细胞为抵制细菌的繁殖，在子宫壁与细菌进行了殊死搏斗。抵御不利就出现了炎症，细菌通过血管、淋巴管进入输卵管及卵巢，引起产褥热。

容易引起产褥热的原因有几种：早在妊娠中就因子宫颈管及阴道内细菌引起炎症、早期破膜、分娩手术中细菌感染。另外，新妈妈体力不支，也能引起炎症；产后恶露处理不当，也容易引起感染。

通常，产褥热症状是在产后2～3天内打寒噤，然后持续38℃～39℃高烧，1～2天高烧消退。但是如成重症，在产后2～3天内会出现39℃以上的高烧，下腹部疼痛，阴道及外阴部等伤口感染细菌时就会出现溃疡，恶露颜色变得很不正常。

治疗产褥热最重要的是追查病原菌，对症下药。令人宽慰的是已有多种抗生素药物问世。另外，病人必须保持绝对安静，卧床进食高营养的流质食物。为了预防产褥热，对阴道炎、鼻炎、扁桃腺炎等化脓性炎症及龋齿等要在产前治愈。妊娠中要注意摄取营养，增强抵抗力，要保持身体清洁。尤其在产后，要格外注意外阴部卫生。

新妈妈应对产后便秘的措施

新妈妈产后身体的变化具备了引起便秘的条件，几乎所有的新妈妈都如此，究其原因有以下几方面：产后腹压下降，腹肌和盆底肌松弛，粪便在肠道内滞留时间长；会阴伤口或剖宫产手术后伤口疼痛，不敢用力；产后活动减少，进食少或吃的食物过于精细残渣少；担心排便会使伤口裂开，觉得在医院内缺乏保护个人隐私而羞怯等心理因素导致便秘。

预防措施：产后如无特殊情况应尽早下床活动，产后第一天就可在床上活动，第二天就下床在床边活动，做产褥期体操，促进肠蠕动，加强胃肠道功能，以增进食欲，减少便秘的发生。多饮水，每日至少6～8杯。但对于那些体质较差或难产手术后的产妇，不可勉强其过早下床活动，可以先在床上做些被动活动，等身体适应后量力而行。多吃营养丰富、易消化、富含维生素的食物，如红薯粥、菠菜粥、蜂蜜等，我国有些地方至今仍流传着新妈妈不能食用生冷食物，也不能吃咸的、酸的食物，不能刷牙、洗脸、梳头的习俗，有新妈妈不敢吃水果，其实这些说法是毫无根据的，既不卫生又影响健康。产后洗脸、刷牙、梳头后，会使人觉得神清气爽，增进食欲，相反，新妈妈还应多吃苹果、橘子、香蕉等水果，但水果不能太凉，吃时要清洗去皮。

还有，新妈妈无论多忙也要定时排便，切勿顾此失彼。要保持良好的心态，坦然面对一切，承担起做母亲的责任，时刻想着自己身体的恢复还关系着宝宝的身体健康。如果产后3天无大便的话，可使用开塞露注入肛门，停留5～10分钟后再排便。此外还可采用肥皂水灌肠，这些可由护士来做，新妈妈大便困难切不可盲目用力，以防止子宫脱垂。

产后乳房易出现的状况及对策

乳房胀痛时有3种情况发生：乳房淤积、淤乳、乳腺炎等。虽然这3种情况都会导致乳房胀痛，但形成原因却各不相同。若没仔细了解而处理失误的话，恐怕造成母乳育儿工作的挫折感。

乳房淤积是指在产后3～4天时，乳房突然会胀痛，这是由于血液充塞乳房所致。淤乳是因乳汁流出管道的一部分被阻塞所致，使得乳房内囤积乳汁。乳腺炎是因淤乳时，乳房胀满乳汁而使得细菌进入引起发炎。

乳房淤积是因血液充斥乳房所致，而淤乳和乳腺炎则是乳房胀满乳汁所致。可用冷敷，断绝血液流动。然后再予以按摩使血液流出。不必担心用冷敷而导致母乳停止分泌。就算冷敷1～3天使得乳房分泌功能暂时停止，但乳腺组织并未因此萎缩。乳房冷敷一星期后，一切可恢复正常。

但是一定要按具体情况来决定是否冷敷。

乳房淤积时

产后容易引起乳房淤积，此时第一件大事就是冷敷乳房。用一条小小冰枕放在胸罩内冷敷，因为直接冷敷会导致冻伤，所以冰枕外要包着毛巾。

分泌过多时

母乳分泌过多或断奶后仍不断分泌乳汁，可利用冷敷法来压迫乳房，抑制血液循环。此时可利用腹带压迫乳房，再用冰枕冷敷乳房。

乳腺炎或淤乳时

只有某一乳房淤乳而导致乳腺炎的话，就在那一侧乳房戴上腹带，再用冰枕冷敷硬块。也可热敷并按摩，和冷敷相反，利用温湿布热敷并按摩的话，可促进良好的血液循环。

紧张反而使母乳分泌不佳，想要分泌出足量乳汁的话，绝不可忽视精神因素。有些新妈妈住院期间，无论怎么努力就是无法分泌出母乳，但出院一回到家后，却能大量分泌，这主要是因为精神紧张而抑制母乳的分泌。这种现象其实很好理解，精神一紧张，使得交感神经作用而分泌肾上腺素，肾上腺素会使末梢血管收缩，从而抑制血液流入乳房，导致分泌状况不佳。

若保持心情轻松的话，副交感神经发生作用使得末梢血管扩张，于是乳房血液循环好，就可分泌母乳。所以忘记紧张，保持轻松，也是帮助母乳分泌的一大要事。

产褥乳腺炎的防治

在母乳授乳期发生的乳腺炎，叫做产褥乳腺炎。产褥乳腺炎是由于淤乳处置不当引起化脓，或从乳头伤口进入化脓菌引起感染。

表现为乳房红肿发硬，疼痛剧烈，体温可达38℃左右。严重时，积存的脓使乳房变得又软又大，最后从乳头往外流脓。这时要切开排脓。

在产褥4～7日容易引起乳汁滞留、发烧，因此在充分哺乳后要将乳房挤空。乳房发硬或疼痛剧烈时，尽早请医生诊治是重要的。在治疗初期，要常挤乳，或用冷毛巾暂时冷敷，病情会减轻一些，根据情况要使用抗生素和消炎剂。预防方法与淤乳和乳头裂伤相同，做乳头和乳房的按摩，保持清洁，不要把乳汁存留在乳房内。

产后贫血的防治

贫血为新妈妈常见的营养缺乏症，贫血将会影响新妈妈的健康以及产后的复原。贫血一般表现为面色萎黄、口唇黏膜和眼结膜苍白、发枯、肤涩、头晕、无力、心悸、气急、疲倦等血虚症状。如果孕期患严重贫血会使体质虚弱，引起临产时子宫收缩无力、滞产等，并且还会引起虚脱、甚至休克。

膳食中铁吸收率较低是新妈妈易发生贫血的主要原因之一。我国膳食特点是以谷类及根茎类食物为主，铁吸收率仅为5%左右，即使是含铁丰富的动物性食品中铁的吸收率也不过15%左右；同时膳食中还存在很多干扰铁吸收的因素，如磷酸精盐、植酸等。再加上哺乳本来对铁的需求增多，如果再有挑食和偏食等不良习惯，则更易导致缺铁性贫血的发生。

由于以上原因，新妈妈的饮食调养就显得十分重要，可多吃一些含铁丰富的食物，如动物肝脏、全血、瘦肉、豆类等，以及一些富含水溶性维生素的绿叶蔬菜和水果，如西红柿、柑橘、萝卜、芹菜、桃等。叶酸与维生素B_{12}配合能增强治疗贫血的效果，可预防恶性贫血，维生素C则能促进铁吸收。

增加血色素铁的摄入量

血色素铁主要存在于畜禽的肝脏、瘦肉、血液和蛤贝类，所以增加动物性食品的摄入量，既可增加血色素铁的供给，而且血色素铁不受植物性食物中植酸和草酸的影响，因此，乳母应增加肉类、动物血液和动物肝脏的摄入量。

另外，动物性食品中含有丰富的蛋白质，也有利于铁的吸收，而且动物肝脏还含有较多的核黄素，对铁的吸收也有促进作用。

增加维生素C的摄入量

维生素C可促进体内铁的吸收，增加维生素C的摄入量有助于预防和治疗贫血。

乳母应多吃新鲜蔬菜和水果，因为新鲜蔬菜和水果中的维生素C可与铁形成可溶性化合物，使铁在碱性条件下仍能呈溶解状态，有利于铁的吸收。

增加叶酸、维生素B_{12}的摄入量

叶酸广泛存在于各种动植物性食品中，其中肝、肾、蛋类及酵母中含量尤为丰富。

维生素B_{12}主要存在于肉类、贝壳类、龟类、蛋类及动物肝脏。因此，应保证乳母每日膳食中有一定量的动物性食品，特别是动物内脏。

营养学家推荐的每日膳食中铁的摄入量新妈妈为25毫克。实践证明，通过调整和改善新妈妈的不合理膳食结构，保证供给充足的能量和蛋白质，提供充分的铁、维生素C，能有效地预防和纠正贫血，其效果优于药物治疗，且能获得持久的效果。

下面介绍几种补血的食疗法：

枸豆猪骨汤

原料：猪骨250克，枸杞子15克，黑豆30克，大枣10枚。

做法：加水适量同煮至烂熟，调味后饮汤，食枸杞子、红枣、黑豆。每日1次，连服15～30日。

功效：适用于产后贫血。

归姜山药羊肉汤

原料：当归、生姜各15克，羊肉250克，山药30克。

做法：羊肉洗净切块，当归用纱布包好，同山药、姜片放砂锅内加水适量共炖汤，烂熟后放调味品，饮汤食肉。每周3～4次，连服4周。

功效：适用于产后贫血。

猪血豆腐

原料：豆腐250克，猪血（羊血、牛血）400克，大枣10枚。

做法：共煮汤服食。可常服。

功效：适用于产后贫血。

枸杞花生鸡蛋汤

原料：花生仁100克，鸡蛋2个，枸杞子10克，红糖50克，大枣10枚。

做法：先将花生仁、枸杞子煮熟，然后放入红糖、大枣，打入鸡蛋，再煮片刻服食。每日1次，连服15～20日。

功效：适用于产后贫血。

猪肉阿胶汤

原料：瘦猪肉100克，阿胶10克。

做法：先将瘦猪肉放砂锅中，加水

适量，小火炖熟后加入阿胶炖化，调味饮汤食肉。隔日1次，连服20日。

功效：适用于产后贫血。

木耳红枣茶

原料：黑木耳15克，红枣30枚。

做法：将黑木耳、红枣用水洗净，同放锅内加水煮，直至枣烂，喝汤吃木耳及枣。每日1次，连服多日。

功效：适用于产后补血。

产后保护会阴伤口的绝招

新妈妈分娩之后，会阴部位因为分娩会留下或大或小的伤口，再加上会阴伤口受恶露的浸泡，沾染尿液、汗液，且伤口距肛门又近，特别容易污染引起炎症，因此，每天要用温开水或1：5000高锰酸钾溶液由前向后冲洗或擦洗外阴，大小便后能随时冲洗更好，会阴垫和月经带要消毒、勤换，内裤要勤洗。这样才能保证会阴伤口更快地愈合以使妈妈的身体更快恢复。

会阴组织血运丰富，伤口愈合快，但拆线后愈合并不牢固，用力下蹲、大腿过度外展或摔倒会使伤口再度裂开，要多加保护。当缝线刺激局部组织产生硬结、肿胀、疼痛，可用1：5000高锰酸钾热溶液坐浴，使会阴部浸泡在药液中，每天2次，每次15～20分钟，可促进局部血循环，使硬结软化、肿胀消退。红外线烤灯距伤口30厘米，热而不烫，每天2次，每次15～20分钟，效果也很好。同时，运用活血化淤、清热解毒散结中药，如红藤、丹参、赤芍等煎液洗局部也能收到良好疗效。大多愈合良好，偶有阴道内切口处长出肉芽，易少量出血，可在门诊处理并涂以10%硝酸银。专家建议：

1．如果发现外阴部有红色小点凸起，可在局部涂些2%碘酒。注意只能涂在凸起的部位，不要涂在旁边的皮肤上。少数人对碘酒过敏，不能涂擦，假如为脓点，可用消毒针头挑破，用消毒棉擦去脓液，再涂上抗生素油膏。

2．如果外阴部出现红、肿、热、痛的症状，局部可用热敷。可用蒲公英50克，野菊花50克，黄柏30克，大黄10克，水煎，洗涤外阴，或口服磺胺、螺旋霉素等抗生素。

3．如果局部化脓，除上述处理外，可用蒲公英30克，大黄15克，煅石膏30克，熬水，坐浴。

4．如果患慢性外阴炎，局部瘙痒时，可用1：5000的高锰酸钾溶液坐浴。最好不要用热水烫洗，因反复烫洗，能使局部皮肤受到损伤，以后会愈来愈痒。

5．患外阴炎后应忌辛辣厚味、醪糟等刺激性食物，宜吃清淡食物。

新妈妈会阴裂伤或切开伤口，经过正确仔细缝合，一般在产后3～4天拆线，小的裂伤用肠线缝合不用拆线。但应注意伤口清洁，以免感染。

认识子宫复原的表现

新妈妈在月子期间子宫明显的变小，子宫肌细胞收缩并发生自溶变化，体积逐渐缩小，由1000克缩小到50～60克，产后6周恢复到孕前大小。

子宫复原好坏可从子宫底下降和恶露情况来估计。有的新妈妈恶露淋漓不断，近满月还有较多的血性分泌物和臭味；新妈妈感觉腰酸、下腹痛，或者产后42天检查时，子宫还未恢复正常大小，伴有压痛，宫颈口松弛未闭，这些都是子宫未完全复原的表现。

究其原因，胎盘或胎膜部分地残留在子宫腔、子宫蜕膜脱落不完全、子宫内膜炎、子宫严重后倾影响恶露排出、子宫疼痛、胎盘面积过大引起宫缩不良等，都可使子宫复旧不全。所以新妈妈应更好地采取一些措施，以使子宫更好地复原。我们列举了以下几种措施，希望对新妈妈有所帮助。

1．采用科学接生法，注意消毒，做到无菌操作。

2．接生时要仔细检查胎盘、胎膜的完整性。

3．避免尿潴留。

4．新妈妈要注意产褥期卫生，保持外阴清洁，预防感染。

5．正常分娩后24小时可下地活动，在医生指导下做产褥操。

6．采取侧卧位，以免子宫后倾不利于恶露引流。

7．辨证施治，对症用药，可服用中药方剂生化汤等。

8．坚持母乳喂养。

科学的认识产后头痛与头重

新妈妈在分娩之后，身体会发生一系列的变化，与刚刚诞生的宝宝一起生活也带来思想上的变化以及与丈夫、家庭成员关系上的变化。在产后新的生活规律下，多数新妈妈从心理到身体都能较快适应，但也有人不适应这种变化。由于不太适应这种变化，于是身体的部分器官就会感到不适，从而产生头疼或头重。

新妈妈由于产后疲劳加重，血压升高，会有贫血倾向，或由于分娩时又使用麻醉药。这些情况也会导致头痛或头重。所以新妈妈要保证睡眠，尽量让家人分担家务，症状就会减轻。症状持续令人难受时，找医生商量，有高血压、贫血的人应尽快治疗。凡事要想开，转移一下情绪，这样也会舒缓头痛或头重的产生。

新妈妈产后发热的防治

新妈妈在产后还很容易发热，有的在刚生过宝宝的24小时内，可以发热到38℃，但这以后，任何时候的体温都应该是正常的。如有发烧，必须查清原因，适当处置。乳胀可能引起发热，但随奶汁排出，体温将会下降。如果奶汁排出后仍不退热，就可能是别的原因。

新妈妈产后发热常见的原因有以下两方面：

产褥感染

因为新妈妈体力比平时差，又有流血，子宫口松，阴道本来有的细菌或外来的细菌容易在有血时滋生，并窜到子宫和输卵管。这时恶露有味，腹部有压痛，如果治疗不及时，可能转为慢性盆腔炎，长期不愈。毒性大的细菌，还可能引起危险的腹膜炎或败血症。

乳腺炎

可以发烧到39℃以上，乳房有红肿热痛的硬块。开始可用热敷、中药和抗生素。如已化脓，就要作手术治疗。乳腺炎往往是乳汁施出不畅，在乳腺内淤积成块，再加上乳头有裂口，细菌袭人惹起的祸患。

所以产前就应洗奶头，产后要揉散奶块治疗乳头裂口，也可用吸奶器帮助排乳，以防患于未然。

对于新妈妈产后发烧的种种迹象，新妈妈或家人一定要重视、再重视。

预防产后心力衰竭

患有心脏病的妇女，有可能在怀孕和分娩时发生心力衰，要注意预防。除此之外，在产后的6～8天内，尤其是产后1～3天，仍有发生心力衰竭的危险，必须做好预防工作。

预防产后心力衰竭的注意事项有以下几点：

1．新妈妈一定要好好休息，以保证充足的睡眠，避免劳累。可以每天在床上活动下肢，以助心脏活动。下地活动也要循序渐进，先小活动，后大活动，根据身体状况来实行。

2．一定要避免情绪激动，家中其他人不要惹新妈妈生气。

3．饮食上要限制精盐量，最好食用低钠精盐，多食容易消化的食物，不可吃太油腻的食品，以防增加消化负担。一次不要吃得过饱，特别是晚餐不要吃得过饱，最好少食多餐。

4．要防止感染，新妈妈垫要经常更换，保持干爽。

5．心功能为Ⅲ级以上的新妈妈不宜亲自哺乳，可采取人工喂养的方法。

6．掌握好做绝育手术的时间。一般在产后1周左右进行输卵管结扎术。但是如果新妈妈心脏不好，出现心力衰竭者，要在心力衰竭控制后才能做绝育手术。

产后盆腔静脉曲张的防治

所谓盆腔静脉曲张，是指盆腔内长期淤血、血管壁弹性消失、血流不畅、静脉曲张弯曲的一种病变。造成盆腔淤血的原因很多，最主要的是由于妊娠期子宫扩大，压迫盆腔血管，血流回流受阻，产后调养失宜，盆腔血管复原不良。由于盆腔静脉淤血，血流循环不畅，可引起下腹疼痛、坠胀、恶露多、月经多。长期淤血又造成子宫颈肥大、腺体增生、阴道壁充血而白带增多。还有会因盆腔静脉曲张影响膀胱而出现痔疮，同样也可引起腰酸及腰骶部坠痛。

防治该病的方法，可根据上述发病原因，除去外界和人为因素，做好产后静养，加强腹肌、盆底肌肉和下肢肌肉的锻炼。

1．产后注意卧床休息，随时变换体位。

2．保持大便通畅。

3．经医生确诊为盆腔淤血者，可按摩下腹部，用手常在下腹部做正反方向圆形按摩；同时在尾骶部上下来回按摩一二次，每回10～15次。

4．用活血化淤、芳香理气药热熨，可选用川芎、乳香、广香、小茴香、路路通、红花等各15克，炒热盛入布袋中，熨下腹部、腰脊和尾骶。

新妈妈产后为什么会腰痛

新妈妈有产后容易患上腰痛的病症，原因是分娩后新妈妈体内的内分泌系统尚未得到调整，骨盆韧带和腹部的肌肉由于分娩都处于松弛状态，再加上产后照料宝宝，要经常做弯腰动作，或恶露排出不畅引起血淤盆腔，所以很容易发生腰背痛。

针对腰痛这种症状，专家建议：

1．可按摩、热敷疼痛处或洗热水澡，促进血液循环。

2．注意腰、背、腹部位的保暖，受凉会加重疼痛。

3．不要久站，若无法避免，可让一条腿的膝盖略弯，并且两侧交替，不要提举重物。

4．照料宝宝时避免弯腰。如喂奶时，要保持一个舒适的姿势，背部和肘部都要有支撑物（像枕头），不要盘腿而坐；给宝宝换尿布或洗澡，应该有一个使你不用弯腰操作的台子；哄宝宝睡觉时不妨利用摇篮轻轻摇（注意不可用力），不要抱着在地上来回走动；抱宝宝时，不要让宝宝叉开双腿坐在妈妈腿上，新妈妈的腰部就不会过度后伸而引起疼痛。

5．控制体重也很重要，因体重加重腰部负担也会增加；不要过早穿高跟鞋，这样会增加脊柱压力而引起腰痛。

6．学习正确的弯腰和挺直姿势，即两腿分开与双肩同宽、两膝弯曲、挺直腰。当举起宝宝时尽量利用手臂和腿的力量，避免用腰背的力量。

7．睡觉时平躺或用身体的侧面着床，睡床不宜太软，如果太软可铺上较硬的垫子。双膝保持弯曲，平时，无论站、立、走，都要缩紧臀部、收小腹。

8．请保健医生指导做加强腰背肌和腹肌的运动，以增加腰部的稳定性，应该从产后2周开始。

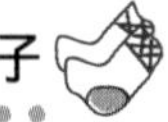

产后腹痛防治

产后疼痛的种类

产后正常腹痛：新妈妈分娩后发生以小腹疼痛为主的病症，称为产后腹痛，又称儿枕痛，产后1周小腹呈阵发性疼痛，较轻微。1周以后自然消失者，属于子宫收缩复位生理现象，不是一种病症，用不着担心。

病理性腹痛：若腹痛久疼不止，绵绵不断，或疼痛较甚，时间超过半月，甚至在整个产褥期内并伴有其他症状，如发热恶寒、恶露不绝，或疼痛偏于一侧，或兼下腹胀者，属于病理性变化。病因或由于分娩时流血过多，子宫失于濡养；或由寒邪入侵，淤血停滞经脉收缩而痛；或还有许多其他的原因，如子宫肌瘤红色病变性、卵巢囊肿扭转破裂、急性阑尾炎、坏死性胰腺炎、急性胆囊炎等急腹症。如果盲目止痛，容易掩盖病情，延误诊治。

血虚腹痛：新妈妈分娩时流血过多，或因身体极度虚弱，子宫失于气血的温煦濡养而产生腹痛。这类腹痛的主要临床表现：小腹隐隐疼痛，绵绵不断；恶露量少，色淡红、清稀；或兼头晕、眼花、耳鸣、身倦无力；或大便秘结干燥，面色萎黄。

防治的方法

加强营养，可选用人参粥、扁豆粥、红杞鲫鱼汤、当归生姜羊肉汤、黄芪当归乌鸡汤、参枣羊肉汤等。

卧床休息，保证充足的睡眠。避免久站、久坐、久蹲，防止子宫下垂、脱肛等病发生。

大便燥结者，可服麻仁丸，早服蜂蜜1匙，多吃新鲜蔬菜、水果。

用热毛巾敷痛处，或针灸关元（脐下9.5厘米，离脐约三横指）、中极穴（腹下13厘米，即脐下四横指）；或将精盐炒热装布袋热熨痛处，或热熨关元穴。若恶露量多，或有创伤性流血者，必须尽快求医。

新妈妈治拉肚有妙招

新妈妈如果在坐月子期间拉肚子，那吃药就要注意了。因为药物会通过母乳分泌的，从而对宝宝产生直接的影响。拉肚子时，建议新妈妈可以吃点乳酸菌素片，也可以把苹果蒸了吃。苹果中含有大量有机酸如鞣酸、凝酸等成分，具有很好的收敛作用，果胶、纤维素有吸收细菌和毒素的作用，具有抑制和消除细菌毒素的作用，所以能止泻。肠功能紊乱所致的腹泻可以把1个苹果（带皮）切成块，然后放1大碗水，用小火煮。等苹果烂了，连果带汤吃下。每天早晚各吃1次，大便几天后减为1天1次，10天后开始成形，1个月后完全恢复如初。新妈妈在用苹果止泻的时候必须连皮煮汤服用，如果削了皮生吃，反而会使泄泻加重。

用绑腹带调整体形

坐月子期间，很多新妈妈会利用这段时间来调整体形，或者治疗一些身体上的症状。所以很多人会在这段期间用纱布条绑腹，达到调整体形的目的。

坐月子期间必须特别注意防止内脏下垂。内脏下垂可能为所有妇女病及未老先衰的根源，并会因此产生小腹。故在坐月子期间须绑腹带以收缩腹部并防止内脏下垂，而原本即为内脏下垂之体形者，也可以趁坐月子期间勤绑腹带来改善。

专家建议在绑腹时，所使用的腹带为一条很长的白纱带，长度约为个人腹围的12圈半，宽度为30～40厘米，最好准备2～3条以便替换。因产后须热补，容易流汗，若汗湿时应将腹带拆开，并将腹部擦干，再洒些不带凉性的痱子粉后重新绑紧；若汗湿较严重时，则须更换干净的腹带。

如果用一般的束腹带或束裤，不仅没有防止内脏下垂的效果，反而有可能压迫内脏令气血不通畅，使内脏变型或产生胀气而造成呼吸困难或下腹部突出的体形，所以新妈妈在选用腹带时要特别注意。

新妈妈产后久用腹带之弊

新妈妈产后不宜长时间使用腹带，否则会有以下几个弊端：

引发痔疮和静脉曲张

腹部是人体大血管最密集的地方，腹部被束紧后，静脉血液的回心流动就会受到阻碍，因此在身体外周淤积，从而引发下肢静脉发生曲张或痔疮。

心脏供血不足

由于动脉血流不通畅，从而使得血管的供血能力下降，导致心脏的血流量减少。

使腰肌受到损伤

腹带使脊椎周围的肌肉群受到压迫，妨碍了肌肉的正常活动以及血液的供应，使腰肌血液不通畅，久而久之导致腰肌劳损等症状发生。

诱发各种妇科疾病

若是把腰腹勒得太紧，还会造成腹内压力增高，使盆底支持生殖器官的组织和韧带的支撑力下降，从而导致子宫脱垂、子宫后倾后屈、阴道前壁或后壁膨出。而且还很容易诱发盆腔静脉淤血症、盆腔炎、附件炎等妇科病。

降低产后消化功能

腹带在影响生殖器官的同时，还会使肠道受到较大的压力，新妈妈通常表现为饭后肠蠕动缓慢，造成食欲下降或便秘等。

新妈妈要防止产后出血

产后2小时内阴道流血量较多，2小时后出血量逐渐减少。一般来说，分娩总失血量不超过200毫升（相当于1茶

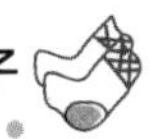

杯水的量）。如果产后（胎盘娩出）24小时后到产褥期间发生大量的阴道出血，出血量超过400毫升，称晚期产后出血。以产后1～2周发病较为常见，有时也可延及产后6～8周。阴道流血可为少量或中等量。持续或间断，大量出血时会发生休克，如果不及时抢救，则有生命危险。正常新妈妈产后阴道流血，一般持续3～5日，不超过1周。如果流血量多，或持续时间延长，就要注意有发生晚期产后出血的可能。

发生晚期出血的原因，主要是胎盘或胎膜碎片残留，这就要求医生或护士在接生时仔细检查胎盘是否完整；若稍有疏忽，就会遗留后患。

如果怀疑胎盘或胎膜娩出欠完整，应立即作宫腔探查，这时新妈妈应密切配合，忍住短时间的疼痛，避免日后大量阴道出血的痛苦。

另一种常见的原因是子宫内感染，影响子宫收缩而发生流血。感染源可来自接生人员、接生用具；也可能因新妈妈没注意产褥期卫生，如用不洁的纸垫，坐盆洗澡；或产后过早开始性生活等。因此，防止晚期出血，一方面要求接生人员按科学方法接生，另一方面还要求新妈妈注意产褥期卫生。如会阴纸垫要经过消毒，洗浴应该淋浴，产褥期绝对不能性生活等。

还有一种少见的原因是产后并发子宫滋养叶细胞肿瘤。这种肿瘤细胞侵蚀血管，主要症状是不规则阴道流血。因此对于产褥期有不规则流血的新妈妈，医生都会要求抽血测绒毛膜促腺激素含量；若高于正常值，要警惕滋养叶细胞肿瘤的可能，新妈妈应立即住院治疗。

此外有一种晚期产后流血是由于剖宫产后发生感染所致；经过治疗无效时，需要做子宫颈全切除手术。

产后肛疾的预防措施

痔疮、肛裂等肛门疾患是新妈妈高发的疾病，痔疮通常是孕期的“后遗症”，肛裂则多与饮食不当、过多卧床、大便干结难解等有关。针对这种症状的防范对策：

产后应该尽早起床活动

自然分娩者产后1～2天即可下床，初起床时可以先进行一些轻微活动，如抬腿、仰卧起坐、缩肛（像忍大便那样）等，对增强腹部肌力、锻炼骨盆肌肉、协助排便有益处。

多吃蔬菜水果

调整食谱，多吃新鲜果蔬，以增加大便容量。少吃或不吃热性辛辣食物。

便秘时忌强行排便

已患便秘者切忌强行排便，可试用下列方法治疗：液状石蜡30毫升早晨1次服，下午即可通便；酚酞100毫克口服，6～8小时后通便；开塞露1支插入肛门后，将药物挤入直肠，10～20分钟后排便。

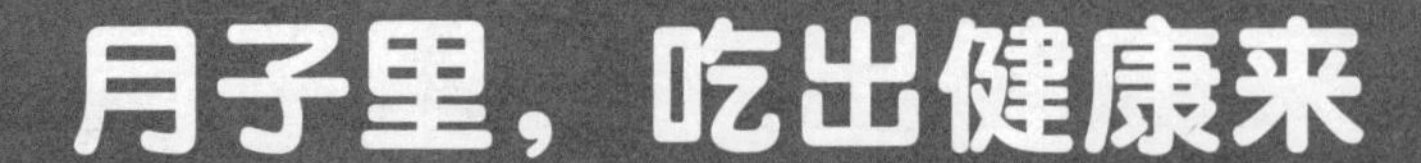

月子里，吃出健康来

从怀孕到分娩虽说是生理自然变化，但新妈妈毕竟是辛苦和疲劳的，需要好好休息，补充营养，以帮助身体的恢复，并为分泌充足的乳汁创造条件。

警惕：对于年轻的新妈妈来说，要确保产后身心健康与体形健美，必须重视“坐月子”时的科学饮食，避免进入饮食误区。

新妈妈的营养素来源

由于坐月子是新妈妈的特殊生活阶段，对饮食要求是富于营养且容易消化，逐步适应逐步增加，不可突击性增加。另外，还要注意食物烹调做到多样化。为了保证母乳喂养，应多补充带有汤水的食物，如鸡汤、鱼汤、排骨汤、猪蹄汤、蛋花汤、豆腐汤。餐间及晚上加点心或半流质食物。

月子期间，新妈妈需要多种营养素，这些营养素可从下列食物中摄取：

1．蛋白质：瘦肉、鱼、蛋、乳鸡、鸭等都含有大量的动物蛋白质，花生、豆类和豆类制品等含有大量的植物蛋白质。

2．脂肪：肉类和动物油含有动物脂肪，豆类、花生仁、核桃仁、葵花子、菜子和芝麻中含有植物脂肪。

3．糖类：所有的谷物类、栗子、莲子、藕、菱角，蜂蜜和糖等。

4．矿物质：油菜、菠菜、芹菜（尤其是芹菜叶）、雪里蕻、荠菜、莴苣和小白菜中含的铁和钙较多，猪肝、猪肾、鱼和豆芽菜中含磷量较高，海带、虾、鱼和紫菜等含碘量较高。

5．维生素A：鱼肝油、蛋、肝、乳都含有较多的维生素A；菠菜、荠菜、胡萝卜、韭菜、苋菜和莴苣叶中含胡萝卜素（胡萝卜素在人体内可以转化成维生素A）量较多。

B族维生素：小米、玉米、糙粳米、标准面粉、豆类、肝和蛋中都含有大量的B族维生素，青菜和水果中也富含有B族维生素。

维生素C：各种新鲜蔬菜、柑橘、橙柚、草莓、柠檬、葡萄、红果中都含有维生素C，尤其鲜枣中含量高。维生素C经烹煮易破坏，所以烹煮过后的食物中维生素C含量非常低。

维生素D：鱼肝油、蛋类和乳类中富含维生素D。

6. 其他微量元素：

镁：在未加糖的可可粉、干燥水果（杏、枣、无花果）、坚果（胡桃、榛果、杏仁）、巧克力中含量较多。

铁：可从动物及植物中摄取铁。动物来源：肉类和其他器官（肝、肾、心、黑腊肠）、海鲜（鱼、壕、贝、大虾、干贝）。植物来源：蔬菜（埃及豆、豌豆瓣、扁豆、宽豆），油质水果（核桃、榛果、杏仁、花生），面粉和大豆饼干。

叶酸：叶酸含量高的食物（每100克叶酸含量超过100微克）：肝脏、菠菜、莴苣、杏仁、花生、核桃、瓜类、香菜、芦笋。叶酸含量适中的食物（每100克含50～100微克）：甘蓝、花椰菜、酸模、煮过的肾形豆、甜菜根、鳄梨、草莓、鸡蛋。

想要从食物中获得各种营养，一定不要偏食，少吃精米精面，多吃些杂粮，更要多吃新鲜蔬菜，才能获得均衡营养。

月子里的饮食营养

坐月子传统吃法的取舍

中国传统坐月子的吃法，有些观点是合理的，有些却很不合理，也不科学。一般认为是寒性的食物，不能食用，此说法并非完全合理。因为蔬菜、水果含有丰富的维生素C、水分、矿物质以及纤维素，是人体所需之营养；而维生素C亦是造血的要素，不仅能保护皮肤，且能促进伤口的愈合；至于多吃纤维素则可防止便秘，这些食物均须在均衡饮食的原则下变化。但若真有禁忌，则可折中选择一般人所认为较温和的蔬菜、水果来吃，像红凤菜、红杏菜、菠菜、高丽菜、红萝卜、哈密瓜、木瓜、葡萄、苹果、桃子。而须禁忌的凉性（寒性）食物有番茄、梨子、西瓜、香蕉、冰、白萝卜、冬瓜、空心菜、白菜、茄子、海鲜、茶、辣椒等。

传统月子餐的营养价值

由于新妈妈在分娩的过程中要耗费大量体力，失血多、体质虚弱，所以在月子里补充体力、补血、储备营养就成了当务之急。此外，为了能够让宝宝得到最好的营养，催乳并调控乳汁质量也成了新妈妈选择食品的原则之一。

鲫鱼汤促进泌乳：产后喝点鲫鱼汤，对于有效疏通乳腺管、促进泌乳、减轻乳胀、提高母乳喂养信心的确会有不错的效果。

鲫鱼豆芽汤

原料：鲜鲫鱼1条，黄豆芽30克，通草3克，精盐些许。

做法：将鱼去鳞及内脏，加入豆芽、通草用水炖煮，鱼熟汤成后去豆芽、通草。喝其汤，也可食鱼肉。

老母鸡汤，产后不宜马上喝。母鸡性味甘温，能温中健脾、补益气血。但是，产后马上喝鸡汤并不好。因为母鸡卵巢中含有一定数量的雌激素，如过早食用鸡汤，会使新妈妈血液中的雌激素水平上升，抑制催乳素发挥作用，造成新妈妈乳汁不足甚至无奶。所以最好在产后5～7天时再喝。

黄芪炖鸡汤

原料：黄芪50克，枸杞15克，红枣10个，母鸡1只（1000克左右），生姜2片，精盐、米酒适量。

做法：黄芪、枸杞、姜片放滤袋内，母鸡洗净，煮烫、切块，与红枣一起放进锅里。加入清水，小火炖焖1小时后加精盐、米酒即可食用。

小米粥增进食欲，小米属于粗粮，含有丰富的B族维生素，以及纤维素、胡萝卜素、铁、锌等。食用后能刺激肠蠕动，增进食欲。小米与富含维生素C和铁的红枣同时食用，可以说是新妈妈最好的补品。不过产后也不能完全以小米为主食，否则会缺乏其他营养。

产后膳食营养科学搭配

在月子里，新妈妈的膳食与营养都非常重要，不仅要补充分娩时的体力消耗，还要满足哺乳的需要。一般来说，新妈妈除了不吃生冷、强烈刺激和特别难嚼的食物外，不需要忌口。

在我国，有的地方讲究产后1个月内不让新妈妈进食鸡、鱼、虾及肉等一切荤食，只准喝红糖水和小米粥，这样不仅从饮食中摄入的热量不足，更严重的是缺乏蛋白质、脂肪、维生素和矿物质，这对新妈妈和宝宝都十分不利。也有的地方不但不让新妈妈吃荤食，连水果也不让吃，说坐月子期间吃荤食和瓜果会使乳汁分泌停止，造成无奶，这是毫无科学根据的说法。但须注意的是，产后头几天，新妈妈胃肠功能尚未恢复正常，食物不能过于油腻，以清淡易消化而又营养丰富的食物为好。

产后24小时内，应吃流质或半流质饮食，如小米粥、粳米粥、藕粉、鸡蛋汤、挂面汤、面片汤、馄饨、豆浆等。随着体力的恢复和食欲的增加，可吃些普通饮食，包括肉、蛋、鱼、乳、豆制品、新鲜蔬菜及水果，以促进乳汁的分泌。总之，产后要合理营养，膳食做到荤素搭配、干稀搭配、粗细粮搭配，满足机体对各种营养素的需要。

新妈妈要把身体恢复到以前的水平，所需要的时间、恢复的程度因人

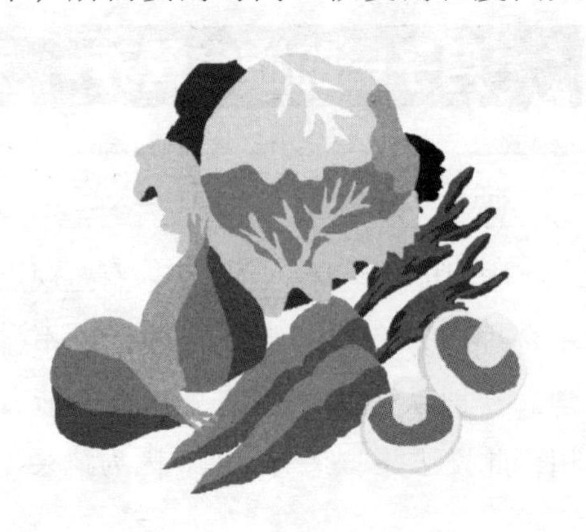

而异，一般需要6～8周。由于妊娠和分娩，特别分娩时引起的创伤和出血，以及产程中的子宫收缩和用力，使新妈妈消耗了很大的体力，身体变得异常虚弱，机体抵抗力也明显下降。因此，如果产后不及时补充足够的高质量营养，就会影响新妈妈身体的恢复。同时，新妈妈还要担负起宝宝哺乳的重任，新妈妈营养的好坏，对宝宝的发育和健康直接相关。所以，必须对产后的营养补充高度重视。

1．蛋白质：新妈妈每天大约需要80克蛋白质才能保证需要。含蛋白质高的食品有：牛奶、牛肉、羊肉、鸡肉、瘦肉类、黄豆等。

2．补气血：新妈妈一般在分娩后都有不同程度的气血亏损，表现为无力、头晕、目眩、面色苍白、唇淡、心慌气短。产后5日，可用适量当归、黄芪、党参炖全鸡、全鸽，连同内脏食用，食用时可加糖。

3．催奶补：如鸡汤、鱼汤、鲫鱼汤，炖猪蹄（或牛、羊蹄），猪肝、牛肝等动物肝脏，花生米、大豆、酵母、果仁等。这些食品既含大量的蛋白质、铁质和维生素A，又能起到催乳增乳的作用。

4．热量：新妈妈每天大约需要3200千卡的热量。能够较大地增加热量的食品有猪油、黄油、炖鸡、炖猪蹄等。新妈妈不应当简单地增加饮食的量，而更应当注意饮食的质。含动物性脂肪的黄油、猪油都是增加热量的食品，炒菜时应尽量使用。同时黄油、猪油还含有丰富的维生素A和维生素D。

新妈妈产后的营养护理

新妈妈要合理安排饮食。主食要既富有营养又易于消化，除了生冷及辛辣食品外，没有特殊的忌口。品种要丰富，花样要多，饭菜要细软，注意不要太油腻，要多吃一些蔬菜。哺乳的新妈妈要注意多吃汤汁的食物，如鸡汤、排骨汤、鱼汤等，对催奶很有效。另外，哺乳的新妈妈还应注意不要饮用麦乳精，麦乳精会使乳腺分泌的乳汁减少，不利于宝宝的喂养。

孕期患有贫血的新妈妈，分娩后贫血往往会加重，因此产后要注意补气血和多吃一些含铁质较多的食物，必要时还可服用一些补血药品。如不注意补血和调养，会使新妈妈过早地衰老。

孕期患有妊娠高血压综合征的新妈妈，产后饮食要控制精盐的摄入，以便使血压尽快恢复到正常。

有便秘的新妈妈，应增加蔬菜、水果的食入，每日清晨喝1杯淡盐水或热牛奶对便秘有效。

新妈妈在产后比在妊娠末期更需要营养。这不仅是为了母体本身的恢复，同时也是为了储备精力，促进母乳分泌以便更好哺育宝宝。多饮牛奶对于母乳分泌很有益处。另外，还应多吃肝类、酵母和大豆。建议新妈妈应多吃些炖品、鲤鱼、果仁等。

新妈妈要多吃些增强身体细胞活力的食品。为了增强身体细胞活力，同时增加母乳的分泌，应该多吃构成母乳成分的各种食品。如多吃蛋白质和维生素B丰富的食品。牛、猪的肝脏，奶粉、干酪、蛋、干松鱼、豆豉等也是上好的补血食品。分娩时出血很多，除了蛋白质还要补充铁。肝类、菠菜和维生素B_2、C等药片一起食用效果会更好。

新妈妈还要多吃一些美容的食品。新妈妈要想恢复肤色的话，应多吃含维生素A、维生素B、维生素C、维生素E丰富的水果。还有含钙、碘、矿物质丰富的干鱼。

产后饮食推荐：

1．鸡炖汤：鸡汤的味道鲜美，能促进食欲，促进乳汁分泌。但鸡汤的营养价值不如鸡肉高，所以喝汤时要连在一起吃，也可以将炖排骨汤、炖牛肉与鸡汤调换着吃，条件不许可时，可吃些豆腐汤、青菜汤、蛋汤等。

2．猪蹄炖汤：此菜是很好的下奶食品。

3．挂面：在挂面汤中加1～2个鸡蛋比较适合新妈妈吃。挂面也可与切面、面片调换着吃。

4．水果：新鲜的水果，色鲜味美，能促进食欲，有帮助消化与排泄的功能。有人担心水果太凉，影响牙齿和其他器官。其实，在一般室内存放的水果不会太凉，不至于凉到刺激消化器官、影响健康的地步。

新妈妈如何进补才科学

十月怀胎大大地损耗了新妈妈的体力，伤了新妈妈的元气，所以新妈妈要趁着坐月子这段时间好好地补充一下营养，以使身体尽快复原。因此月子里的调养对于每个新妈妈未来的健康都至关重要。如何建立身体内部环境的新秩序，重新储备营养，是每个新妈妈都要面对的问题。这并不意味着一定非要大补，补不好不但对健康有害，而且还会让自己变成肥婆。那么怎么才能补得恰到好处呢？

补充水分很重要。刚刚生完宝宝的新妈妈，除了生殖系统变化之外，心血管系统、内分泌系统、泌尿系统都会有相应的改变。同样，消化系统也有一些特殊的变化。比如产后最初几天常常感到口渴，食欲不佳，这是你胃液中精盐酸分泌减少、胃肠道的肌张力及蠕动能力减弱的原因；皮肤排泄功能变得极为旺盛，特别爱出汗；而且新妈妈还有了给宝宝哺乳的任务，因此在月子中补充大量的水分变得尤为重要。补水不一定只喝白水，果汁、牛奶、汤等都是较好的选择。水分的补充有助于缓解疲劳，排泄废物，使乳汁充足，好处多多。

别忘了补充精盐。有人说新妈妈在月子里不能吃精盐，所以饭菜、汤里一点精盐也不放。事实上，这样做只会适得其反，精盐对新妈妈是很有益处的。由于产后出汗较多，乳腺分泌旺盛，体内的精盐很容易随着汗水流失，因适量地补充精盐分有助于产后体力的恢复。

不挑食比大补更重要。虽然每个人的情况不完全相同，但产后新妈妈应大致比怀孕前的饮食量增加30%左右为好。无论你产后怎样繁忙，都要按时吃饭，菜谱要考虑营养均衡，尽量不挑食。主食要比怀孕晚期增加一些，还要多吃蔬菜和富含蛋白质的食物。

完全没有必要按传统的说法那样大补，只要饮食合理、营养丰富就可以，过度地加强营养只会造成体重的增加，太多的补品不仅新妈妈的身体承受不了，大量的营养还会进入乳汁中，影响宝宝的内分泌等功能。

产后新妈妈还有一个最重要的任务就是给宝宝哺乳。要知道宝宝所有营养的来源就是新妈妈的乳汁，所以新妈妈应当多吃一些能够促进乳汁分泌、含有大量维生素、铁等微量元素的食品。由于宝宝骨骼和牙齿生长需要大量的钙，新妈妈还应该多喝牛奶和骨头汤以补充钙元素。另外，尽量少吃辛辣的食品，洋葱味、大蒜味都会进入乳汁中。若味道特别强烈，宝宝有可能会拒绝吃奶。

新妈妈因为分娩丢失了一部分血液，消耗了一定的元气，生殖器官也需要修复。因此除了多吃些肉、蛋、鱼等食品补充蛋白质外，还要多吃一些蔬菜，用来补充维生素、铁等营养元素。

总的来说，月子期间的饮食应遵循以下10个原则：

增加餐次

每日餐次应较一般人多，以5～6次为宜。这是因为餐次增多有利于食物消化吸收，保证充足的营养。产后胃肠功能减弱，蠕动减慢，如一次过多过饱进食，反而增加胃肠负担，从而减弱胃肠功能。如采用多餐制则有利胃肠功能恢复，减轻胃肠负担。

食物应干稀搭配

每餐食物应做到干稀搭配。干者可保证营养的供给，稀者则可提供足够的水分。奶中含有大量水，新妈妈哺乳则需要水来补充，从而有利于乳汁的分泌；产后失血，亦需要水分来促进母体的康复；饮用水分较多，可防止产后便秘。食物中干稀搭配较之于单纯喝水及饮料来补充水分要好得多。这是因为食物汤既有营养，又有开胃增进食欲之功，而单纯饮水则反而冲淡胃液，降低食欲。除食物汤外还可用果汁、牛奶、咖啡等。因此，一般提倡饮用汤和其他营养饮料，少饮白开水。

应荤素搭配，避免偏食

从营养角度来看，不同食物所含的营养成分、种类及数量不同，而人体需要的营养则是多方面的，过于偏食会导致某些营养缺乏。错误的习惯是：月子里提倡吃鸡、鱼、蛋，而忽视其他食物的摄入。产后身体恢复及哺乳，食用产热高的肉类食物是必需的，但蛋白质、脂肪及糖类的代谢必需要其他营养素的参与，过于偏食肉类食物反而会导致其他营养素的不足。就蛋白质而言，荤素食物搭配有利于蛋白质的互补。从消化吸收角度来看，过食荤食，有碍胃肠蠕动，不利消化，降低食欲。某些素食除含有肉食类食物所不具有或少有的营养素外，一般多有纤维素，能促进胃肠蠕动，促进消化，防止便秘。

因此荤素搭配，广摄各类食物既有利于营养摄入，又能促进食欲，还可防止疾病发生。

清淡适宜

一般认为，月子里饮食清（尽量不放调料）淡（不放或少放食精盐）为妙。此种观点并不正确。从科学角度讲，月子里的饮食应清淡适宜，即在调料上（如葱、姜、大蒜、花椒、辣椒粉、料酒等）应少于一般人的量，食精盐也以稍少放为宜，但并不是不放或过少。放各种调料除能增加胃口、促进食欲外，对新妈妈身体康复亦是有利的。

从中医学观点来看，产后宜温不宜凉，温能促进血液循环，寒则凝固血液。在月子里身体康复过程中，有许多余血浊液（恶露）需要排出体外，产伤亦有淤血停留，如食物中加用少量葱、姜、蒜、花椒、辣椒粉及料酒等多性偏温的调味则有利血行而不促进血凝，有利于淤血排出体外，不至于关门留冠，而有利于驱冠出门。食精盐的用量亦应根据情况而定，如果新妈妈水肿明显，产后最初几天以少放食精盐为宜；如孕后期无明显水肿则无须淡食。

要注意调护脾胃、促进消化

月子里应食一些有健脾、开胃、促进消化、增进食欲的食物，如山药、山楂糕（片）、大枣、西红柿等。如山楂除有开胃助消化外，还可促进子宫复旧等作用。

多摄取蛋白质

蛋白质食物在经过人体消化后，会变成小分子的氨基酸，有滋养并修补细胞的功能，因此在坐月子期间多吃含优良蛋白质的食物，可以让伤口愈合得更快，使器官功能恢复正常，并有助于体力复原。除了帮助身体的恢复之外，还能有效减少产后忧郁症的发生。所以说，新妈妈对蛋白质的需求非常重要，可以多吃油脂比例较低的鸡肉、鱼肉、蒸蛋、豆腐等。

多摄取必需脂肪酸

必需脂肪酸能调整激素、减少身体发炎的反应，并帮助子宫收缩，是产后非常重要且绝不可少的营养素。用黑芝麻做成的麻油，含有丰富的必需脂肪酸，且具有润肠通便的效果。

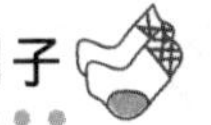

多吃含B族维生素的食物

B族维生素可以帮助能量的转换，促进代谢跟循环更好，并且有安定脑神经的效果，可以让新妈妈睡眠、休养的质量提高，体力恢复得更快。

富含B族维生素的食物，有五谷类、鱼、肉、奶、蛋等。建议新妈妈在主食的摄取上以白米饭为主，不但能补充B族维生素，米饭中所含的适量纤维质还能促进肠胃正常蠕动，预防便秘。

不吃生冷的食物

生冷的食物会降低身体新陈代谢的速率，让体内的毒素、脂肪、水分、废物很难排出去，进而造成肥胖体质。因此，像生菜色拉、水果、冷饮这一类的食物，在坐月子期间千万要忌口喔！

不吃精盐分高的食物

精盐分摄取太多的话，会造成肾上腺的负担，使得水分代谢较差，有可能造成日后容易水肿的体质。所以，给坐月子新妈妈吃的食物，在烹调时能不加精盐就不加精盐，而精盐分较高的加工食物，像罐头、泡面等也不要吃。

月子期饮食八禁忌

不宜滋补过量

新妈妈在分娩后，适当进行营养滋补是有益的，这样可补充新妈妈的营养，有利身体的恢复，同时可以有充足的奶水哺乳宝宝。但是，如果滋补过量却是有害无益的。滋补过量的新妈妈为了补充营养和让奶汁分泌充足，都特别重视产后的滋补，常是天天不离鸡，餐餐有鱼肉。其实这样不但浪费钱财，还可引发麻烦。

1．滋补过量容易导致过胖。产后新妈妈过胖会使体内糖和脂肪代谢失调，引起各种疾病。调查表明，肥胖冠心病的发生率是正常人的2～5倍，糖尿病的发生率可高出5倍。这对新妈妈以后的健康影响极大。

2．新妈妈营养太丰富，必然会使奶水中的脂肪含量增多，如果新妈妈胃肠能够吸收，也易造成宝宝肥胖，并易患扁平足一类的疾病；若宝宝消化能力较差，不能充分吸收，就会出现腹泻，长期慢性腹泻，还会造成营养不良。

3．宝宝因受新妈妈奶水脂肪含量过多的影响，还会使宝宝发育不均，行动不便，成为肥胖儿。对其身体健康和智力发育都不利。

新妈妈滋补应注意以下几个方面：一般说来，分娩后1～3天，应吃容易消化、比较清淡的饭菜，如煮烂的米粥、面条、新鲜瘦肉炒青菜、鲜鱼、鲜蛋类食物，以利消化和补充营养。新妈妈分娩3天后，就可以吃普通的饭菜了。可比正常人的饮食好一些，多吃点肉、青菜和油类，以利健康和生乳。但不要饮酒和吃辛辣食品，如辣椒、芥末、生姜等。还要注意饮食卫生，以免患胃肠传染病。吃鸡蛋也有滋补作用，但不宜吃得太多，吃多了则会消化不良。在副食安排上的原则也应是荤素搭配，稀干兼食，少吃多餐，并根据情况和新妈妈的爱好随时调节饮食，若新妈妈发生便秘时可多吃些水果和蔬菜；如患有贫血可多吃些动物的肝脏，以补充铁质。

不宜马上禁食

通常新妈妈分娩后体重会增加。许多人为了恢复分娩前的苗条体形，产后便马上节食，这样做不但有损身体，而且乳母更不可取。新妈妈产后所增体重，主要为水分和脂肪。若是给宝宝授乳，势必要消耗体内的大量水分和脂肪，这些脂肪根本不够。新妈妈不仅不能节食，还要多吃营养丰富的食物，每天必须保证摄入2800千卡的热量。

不宜久喝红糖水

产后适量喝红糖水，对新妈妈和宝宝都有好处。新妈妈分娩时，精力和体力消耗非常大，加之又失血，产后还要给宝宝哺乳，因此需要碳水化合物和大量的铁质。红糖不但能补血，又能提供热量，是新妈妈的补益佳品。许多新妈妈以为喝得越多越好，所以饮用很长时间，甚至长达1个月。但是久喝红糖水对新妈妈子宫复原不利。在产后10天，恶露逐渐减少，子宫收缩也恢复正常，但若喝红糖水时间过长，会使恶露血量增多，造成新妈妈继续失血，因此引起贫血。新妈妈产后喝红糖水的时间，应以7～10天为宜。

不宜多喝浓汤

新妈妈产后多喝高脂肪浓汤，不但影响食欲，还使人身体发胖，体态变形。并且使乳汁中的脂肪含量过高，使新生的宝宝不能耐受和吸收，而引起腹泻。新妈妈适宜喝脂肪适量的清汤，如蛋花汤、鲜鱼汤等。

不宜吃辛辣温燥食物

辛辣温燥食物可使新妈妈体内生热，新妈妈因此上火，出现口舌生疮、大便秘结及痔疮等。给宝宝授乳的妈妈有内热，能够通过乳汁影响宝宝，使宝宝体内也生热。因此，新妈妈饮食宜清淡温和，特别在产后5～7天之内。应以米粥、软饭、面条、蛋汤等为主，不要吃大蒜、辣椒、韭菜等，更不要饮酒。

不宜多食味精

味精中的主要成分是谷氨酸钠，新妈妈在摄入高蛋白饮食的同时，又多食味精，大量谷氨酸钠通过乳汁进入宝宝体内，与宝宝血液中的锌发生特异结合，形成不能被机体吸收的谷氨酸锌，从而引发宝宝发生急性锌缺乏。锌是人体必需的微量元素，可以改善食欲并促进消化功能，若是缺锌，则会使舌上的味蕾受累而影响味觉，以致对食物不能引起味觉而导致厌食。缺锌还会使宝宝发生弱智、适应异常、性晚熟，成年侏儒症以及生长发育缓慢等病。在分娩3个月内，新妈妈食用的菜肴应该注意不要多加味精。

不宜立即服人参

许多新妈妈在产后为使自己迅速恢复体力，立即服用人参，但这样做对新妈妈健康有损害。

人参中有人参长皂甙，对中枢神经系统和心脏及血管有兴奋作用，使用后会使新妈妈出现失眠、烦躁、心神不宁等症状，反而影响新妈妈休息，影响身体恢复。人参还会加速血液循环，刚刚分娩后的新妈妈内外生殖器的血管多有损伤，从而会妨碍受损血管的自行愈合，同时加重出血。

不宜多吃鸡蛋

有的新妈妈为了加强营养，分娩后和坐月子期间，常以多吃鸡蛋来滋补身体的亏损，甚至把鸡蛋当成主食来吃。吃鸡蛋并非越多越好，吃鸡蛋过多是有害的。

医学研究表明，分娩后数小时内，最好不要吃鸡蛋。因为在分娩过程中，体力消耗大，出汗多，体液不足，消化能力也随之下降。若分娩后立即吃鸡蛋，就难以消化，增加胃肠负担。分娩后数小时内，应吃半流质或流质饮食为宜。在整个产褥期间，根据国家对孕、新妈妈营养标准规定，每天需要蛋白质100克左右，因此，每天吃鸡蛋3～4个就足够了。

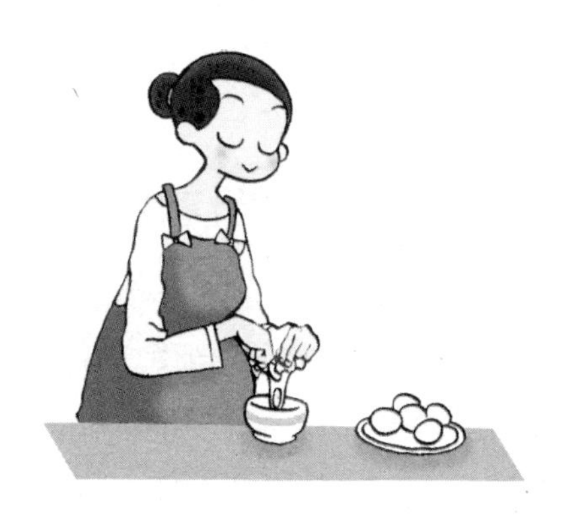

研究还表明，一个新妈妈或普通人，每天吃十几个鸡蛋与每天吃3个鸡蛋身体所吸收的营养是一样的。吃多了，并没有好处，而是带来坏处，增加肠胃负担，甚至容易引起胃病。

同样道理，油炸食物也较难消化，新妈妈也不应多吃。并且，油炸食物的营养在油炸过程中已经损失很多，比面食及其他食物营养成分要差，多吃并不能给新妈妈增加营养，倒是增加了肠胃负担。

新妈妈的七个饮食误区

新妈妈经过一番辛苦的分娩后，需要好好休息，好好调养，尽快地恢复身体。然而，一些传统的饮食却存在很多的误区，现列举以下8个饮食误区，让新妈妈有个更新的认识，以确保坐个舒适的好月子。

误区一：吃母鸡不吃公鸡

新妈妈分娩后血中雌、孕激素浓度降低，这有利于催乳素发挥作用促进乳汁的形成。母鸡的卵巢、蛋衣中含有一定量的雌激素，可使新妈妈催乳素的效能减弱，影响泌乳。而雄鸡睾丸中含有雄性激素，具有对抗雌激素的作用。因此，产后若吃上一只清炖的大公鸡（连同睾丸一起吃），无疑将会使新妈妈的乳汁增多。雄鸡中脂肪较少，食之对母婴均有益，还有助于新妈妈在哺乳期保持较好的身材。

误区二：喝麦乳精滋补

虽然麦乳精营养丰富，味道可口，能够滋补身体，但新妈妈在哺乳期间常喝麦乳精是不科学的。因为麦乳精中的麦芽会抑制乳腺分泌。哺乳期新妈妈经常喝麦乳精，就会使乳汁的分泌量明显减少，所以中医历来把麦芽作为回乳的用药。

误区三：料理一定要加酒

酒的作用是活血，对于刚刚分娩后的新妈妈烹调时加些料酒可以帮助排出恶露。但如果恶露已经排干净，仍然用酒烹调食物就不适宜了，特别是在夏天。因为酒有可能导致子宫收缩不良，恶露淋漓不尽。

误区四：经常喝茶水

多进汤汁固然可增加乳汁分泌，但茶叶中含有的鞣酸会影响肠道对铁的吸收，容易引起产后贫血。而且，茶水中还含有咖啡因，新妈妈饮用茶水后不仅难以入睡，影响体力恢复，咖啡因还可通过乳汁进入宝宝的身体内，导致发生肠痉挛或突然无故地啼哭。

误区五：汤比肉营养好

产后应适当多喝些鸡汤、鱼汤、排骨汤、豆腐汤等，以利于泌乳，但同时也要吃肉，因为肉比汤的营养更丰富。但高脂肪的浓汤容易产生油腻感，影响食欲，并导致产后发胖，还容易引起宝宝腹泻，因此新妈妈不宜多饮。

误区六：菜越淡越好

产后体弱、出汗多、乳腺分泌旺盛，体内容易缺水和精盐分，所以产后新妈妈还是应该适当进食食精盐，只是不宜放精盐过多。

误区七：过多忌口

一些地方对新妈妈忌口讲究过多，如忌鱼虾羊牛肉或不准吃粳米、只能吃小米粥之类，这些都是不可取的。更有些地区的新妈妈在坐月子期间，认为蔬菜、水果水气大而忌食，怕吃了会伤身，结果新妈妈在分娩后容易发生大便秘结。其实，新妈妈产后需要各种营养，主副食都应兼备且多样化，仅吃一二样不能满足新妈妈的需要，也不利于乳汁的分泌。

因此，新妈妈在适当运动、多饮汤水的同时，更应该吃一些富含纤维的蔬菜和水果，既利于乳汁分泌，又有润肠作用。

过量摄取营养的危害

在坐月子期间，很多新妈妈大量吃鸡蛋、水果，还有鸡鸭鱼肉。然而，这种做法并不科学，不利于新妈妈的身体健康。

1. 过量的摄取营养，会使新妈妈的身体肥胖起来。肥胖不仅使体形难以恢复，不利于心理健康，更加重要的是会导致体内糖和脂肪代谢失调，增大糖尿病、冠心病等疾病的发生概率。

2. 过度摄取营养还可使奶水中的脂肪含量增多，使吃母乳的宝宝也过多吸收脂肪，引起肥胖。

有研究报道，过多摄入脂肪的宝宝，在肥胖的同时还常常伴有扁平足一类的发育异常。

3. 另外一些消化能力比较差的宝宝，不能吸收妈妈奶水中过多的脂肪，可能会出现脂肪性腹泻。长时间的脂肪性腹泻会使宝宝营养不良，生长发育受到明显影响。

新妈妈每日食谱举例

在食物选择方面，新妈妈“坐月子”期间，要比平时多吃些动物性食品，如鸡、鱼、瘦肉、动物的肝脏、血等。豆类及其制品也是不可忽视的佳品，同时每日还不可缺少新鲜蔬菜，如吃甜食可用红糖。还要饮用适量的牛奶和吃适量水果，不要偏食。每餐要干稀搭配、荤素结合。

在食物烹调方面，应多选用带汤的炖菜，如炖母鸡汤、排骨汤、龟肉汤、牛肉汤、猪蹄汤等。如吃不到这些食物，也可选用鸡蛋汤、豆腐汤、青菜汤等，少吃煎、炸等不易消化的食品。

如果新妈妈是正常分娩，没有什么特殊情况的话，稍做休息就可以进食了。产后的第一餐饮食应首先易消化、营养丰富的流质食物。如糖水煮荷包蛋、蒸蛋羹、冲蛋花汤、藕粉等。等到第二天就可以吃一些饮食或普通饭了。产后进食可以促进乳汁的分泌，所以准备哺乳的新妈妈产后的饮食应热量充足，营养全面，做到食物多样化。

推荐的每日食物构成及数量	
粮食	粳米、面粉、小米、玉米面、杂粮等450克
动物类食品	禽类（鸡肉、鸭肉等）、畜类（猪、牛肉等）、动物内脏等200克
鸡蛋	150克
烹调用油	豆油、花生油、香油等20克
牛奶或豆浆	250毫升
糖	20克
芝麻	20克
蔬菜	450克
水果	100克

产后1～3天食谱举例		
餐别	种类	成分
早餐	肉丝面片汤 猪肝芹菜	猪肉25克，面粉50克 猪肝25克，芹菜100克
早点	蒸蛋羹	鸡蛋50克，牛奶50克
	橘子	50克
午餐	粳米绿豆稀饭 鸡蛋炒菠菜	粳米150克，绿豆10克，红糖10克 鸡蛋50克，菠菜100克
午点	豆腐脑	100克
	橘子	100克
晚餐	小米稀饭 煮鸡蛋 白菜炖豆腐 紫菜汤	小米110克，红糖10克 鸡蛋100克 白菜100克，豆腐50克，发菜20克 紫菜10克，虾皮10克
晚点	玉米面粥	玉米面50克
	芝麻精盐	10克（芝麻）
	牛奶	150毫升
全日用油20克		

全日提供营养成分：蛋白质99.5克；脂肪63.1克；碳水化合物362.7克；能量2361千卡；维生素A当量2599微克；维生素B_1 1.93毫克；维生素B_2 2.19毫克；维生素C195毫克；钙1545毫克；铁77.3毫克；锌18.3毫克。

产后3～30天食谱举例		
餐别	种类	成分
早餐	面包 牛奶卧鸡蛋	标准粉100克，芝麻酱15克 鸡蛋100克，牛奶250克，糖10克
早点	芦柑	50克
午餐	西红柿牛肉面	挂面175克，牛肉100克，西红柿100克，豌豆苗10克
午点	牛奶	250毫升
	橘子	100克
晚餐	米饭 虾皮炒瓢菜 鸡肉炒黄豆	粳米200克 虾皮15克，瓢菜150克 鸡肉100克，黄豆50克
晚点	醪糟蛋	鸡蛋100克，醪糟20克，糖10克
全日用油20克		

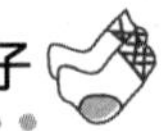

全日提供营养成分（按中等强度的体力劳动计算）：蛋白质144.8克，占推荐摄入量161%；脂肪87.2克，脂肪提供的能量占总能量的25.6%；碳水化合物424.8克，碳水化合物提供的能量占总能量的55.4%；能量3068千卡，占推荐摄入量10%；维生素A当量1529微克，占推荐摄入量127%。

月子期间3个阶段的餐谱

十月怀胎，一朝分娩，终于迎来了可爱的宝宝，可是新妈妈也消耗了大量的体力，照顾宝宝又颇费精力，新妈妈需要通过合理的饮食来调补身体。新妈妈为了供应足够的高质量乳汁，更需要提高维生素的摄取量，包括适当提高维生素、烟碱酸、维生素A、维生素C的摄入，还需要保持一定量的钙、磷、铁摄入量。

我们把整个月子期分为3个阶段，并将每阶段的吃法和菜谱逐一介绍给新妈妈。

第一阶段

产后第一周，应拒绝油腻，口味要清爽。新妈妈刚刚分娩以后会感觉身体虚弱、胃口比较差。

如果这时吃一些太油腻太油腻的食物会令人反胃，妈妈摄入油脂过多可能会让乳汁也变油，使宝宝发生腹泻。在产后的第一周里，可以吃些清淡的荤食，如肉片、肉末。瘦牛肉、鸡肉、鱼等，配上时令新鲜蔬菜一起炒，口味清爽营养均衡。橙子、柚子、猕猴桃等水果也有开胃的作用。本阶段的重点是开胃而不是滋补，胃口好，才会食之有味。比如芦笋牛柳、菠萝鸡片、青椒肉片、茄汁肉末这样的家常小炒就非常合适。若能少吃白米，改吃糙米、胚芽米、全麦面包就更好了。

第二阶段

产后第二周，多吃补血食物并补充维生素。进入月子的第二周，新妈妈分娩时的伤口基本复原了。而且经过前一周的精心调理，胃口也明显好转。这时可以开始尽量多食补血食物。苹果、梨、香蕉能减轻便秘症状又富含铁质，动物内脏更富含多种维生素，是挺完美的维生素补剂和补血剂。比如麻油炒猪心、大枣猪脚花生汤、鱼香猪肝等，加入少许枸杞、山药、茯苓等也是不错的补血补充维生素的食谱。

第三阶段

进行催奶的分娩半月后，这个阶段是催乳的好时机，一定要多补充些汤料。宝宝长到半个月以后，胃容量增长了不少，吃奶量与时间逐渐建立起规律。妈妈的产奶节律开始日益与宝宝的需求合拍，反而觉得奶不涨了。

其实，如果宝宝尿量、体重增长都正常，两餐奶之间很安静，就说明母乳是充足的。免不了有些新妈妈会担心母乳是否够吃，这时完全可以开始吃催奶食物了。比如鲫鱼汤、昂子鱼汤、猪手汤、排骨汤都是公认的很有效的催奶汤。如果加入通草、黄芪等中药，效果更佳。新妈妈还应养成每日喝牛奶的良好习惯，多吃新鲜蔬菜水果。既能让自己奶量充足、又能修复元气而且营养均衡不会发胖，只有这样才能达到预期的效果。

逐周向健康饮食迈进

在饮食方面逐步地进行改变是很重要的。新妈妈可以在每星期中逐渐地进行改变。如果发现这些改变很困难，可以用更多的时间来调适，然后再进行其改变。以下的建议或许你愿意尝试。

第一星期

1. 以全麦面包取代白面包。

2. 以蒸的方式取代煎、炸、烤的方式。

第二星期

1. 以新鲜的水果代替含糖量多的点心。

2. 以低脂乳品取代奶油。

第三星期

1. 在烘豆时，不加精盐或糖。

2. 以半脱脂奶粉取代全脂牛奶。

第四星期

1. 购买罐头天然果汁，以取代糖浆，如此可减少糖分的摄取量。

2. 减少红肉的摄取量，多吃鱼与鸡肉。

第五星期

1. 早餐的麦片改为高纤维麦片。

2. 烹调时，不要加精盐。

第六星期

1. 多摄取蔬菜，同时减低红色肉类的摄取量。

2. 减少食谱中糖分的含量，并以全麦面粉代替白面粉。

产后前三天的食物选择

产后新妈妈三天的饮食是很重要的，因为这段时间的饮食不仅有利于生殖器官和身体的尽快复原，而且还可以及时补充分娩时的消耗以及促使乳汁的分泌。

这里列举一些食物的种类供选择。

小米粥

小米每100克中含膳食纤维1.6克，含铁5.1毫克，含维生素$B_1$0.33毫克，这些营养物质是新妈妈急需的，而且还可以促进肠蠕动，预防便秘。

挂面

面条中加水煮鸡蛋，放少量的鸡丝、肉丝和新鲜蔬菜，食用方便，营养价值高。

绿豆

绿豆的蛋白质含量与芝麻相似，粗纤维含量高，具有消暑降温、清热解毒作用，尤其适宜新妈妈夏季食用。

鸡蛋

鸡蛋的蛋白质含量高，人体易吸

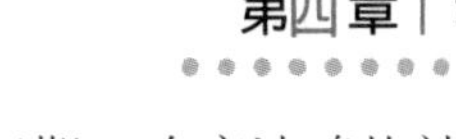

收，是食物中的佼佼者，产后头几天每天吃2～3个较适宜。

牛奶

人体必需的氨基酸及钙、磷等多种微量元素和维生素A。

鸡、鱼、排骨、牛肉

这些食物中含有丰富的蛋白质，钙、磷含量高，味道鲜美，是新妈妈的营养佳品。烹调鱼、排骨时可取少量醋，能去腥味，并有助于钙、磷的溶解，便于人体吸收。

海带

海带（干）每100克中含铁4.7毫克，膳食纤维6.1克，有排出体内的淤血、补充分娩时的失血、预防贫血、刺激乳汁分泌和作用。

月子食物补疗要点

食品“补”的程度应与恶露的排出量成反比，即恶露排出量多时，应弱补；当恶露的排出量少时，应强补。

食补的内容适宜最重要，无需大吃特吃，影响肠胃消化；三餐主食配以点心即可，也可采取少食多餐。

阶段性食补，依照时间调理饮食为重点。

排泄期：吃麻油猪肝和乌仔鱼，因其有破血排毒的功效，可将子宫里的恶露排出。

收缩期：吃麻油猪腰配杜仲粉，可收缩骨盆与收缩子宫、脊椎。

恢复期：吃麻油鸡热补，以活化内脏细胞补充元气及奶水。

黑芝麻、老姜、米酒是坐月子食补不可取代的主角。其中黑芝麻油具有补中益气、滋养五脏的功效，大量的不饱和脂肪酸可去除胆固醇，丰富的前列腺素还能抗衰老。和老姜炒热后，有祛寒保暖、加强新陈全谢、活化内脏、预防子宫动脉硬化阻塞之功效。而老姜本身则有利尿与促进食欲等作用。至于米酒则是具有催化的作用（不宜用其他酒类），所以怕酒者可以用半水半酒替代，或是细火慢炖将酒精蒸发掉。

肉类的麻油炖品以鸡最为适宜，因其热量与脂肪较少，又富含修补身体组织所需的蛋白质，以及多元不饱和脂肪酸，不仅可增加新妈妈的抵抗力，还可促进乳汁的分泌。

素食者可以用五谷类、豆类、面筋类、黄豆类、核果类及种子、蔬菜、根茎类等六大类素食取代猪肝、腰花和鸡，与麻油、老姜、米酒一起炖煮，但每日应食用三五种以上的素食，且六大类混合食用。

素食的新妈妈易缺乏维生素B_{12}、铁和钙，应注意适量补充。其中铁质可由干豆类（黄豆、红豆、黑豆）、干果类（红枣、黑枣）与坚果类（杏仁、腰果、核桃）中摄取，而牛奶、胚芽米、全麦、深色蔬菜中则含有丰富的钙。

食用酒精过敏者，可以米酒100毫

升加炒过的精盐10克擦患部，即可以获得改善。

月子期滋补食品的选择

新妈妈营养是指分娩期与产褥期的营养。新妈妈生完宝宝后，身体比较虚弱，还要哺育宝宝，这时需要摄取大量的营养成分以补充怀孕和分娩时的消耗及生殖器官的恢复，以及分泌乳汁，保证新妈妈和宝宝的健康。

根据我国居民的传统习惯，大多数人们多给产后的新妈妈食鸡蛋、红糖、小米粥、木耳、鸡汤、鱼汤、肉汤、芝麻等食品，这是符合营养原则的，如果这些食品调配适当，应该说能满足新妈妈的每日营养需求量。

鸡蛋

鸡蛋的营养价值很高，含蛋白质丰富并且鸡蛋中的蛋白质吸收利用率最高，还含有脂肪、卵磷脂、卵黄素、钙、铁及维生素A、维生素B、维生素D等，脂肪极易被人体消化吸收和利用，并且卵磷脂和卵黄素在维护神经系统的健康中发挥重要作用。

因此，新妈妈多吃鸡蛋，有助于体力恢复健康、促进分泌乳汁，对宝宝的生长发育大有好处，但是要注意适量，不要吃得过多。如过多进食鸡蛋，会使体内蛋白质过剩，增加机体负担，诱发其他营养素缺乏，导致机体生理功能失调，结果也会引起多种疾病。

小米

与粳米相比，小米中铁、维生素B的含量要高出1倍至数倍，纤维素也高出2倍以上，因此，新妈妈适量进食小米粥有助于体力的恢复。

芝麻

芝麻富含蛋白质、脂肪、钙、铁、维生素E等营养素，并且黑芝麻又明显高于白芝麻。在制作新妈妈食品时，使用适量的芝麻可改善和提高膳食的营养质量。

新妈妈还需要注意，多饮汤类，例如鸡汤、鱼汤、肉汤等，这些汤类不仅味道鲜美还能刺激胃液分泌、改善食欲，帮助消化，促进乳汁的分泌。鸡汤、鱼汤、肉汤的营养丰富，含有可溶性氨基酸、维生素和矿物质等营养成分；用大豆类、花生加上各种肉类（如猪腿或猪排骨）煮成汤，例如鲫鱼汤、黄花菜煨鸡汤、醋或米酒与猪腿和鸡蛋一起煮汤等可促进乳汁分泌。

并且，由于新妈妈的基础代谢较高，容易出汗和分泌乳汁，需水量高于一般人，因此，新妈妈多喝一些汤是有益的。

同时新妈妈的食品应多样化，适量喝些牛奶，增加肉类食品的摄入量，如瘦肉类（肝脏）和鱼、虾类等。还要有适量的豆类及其制品、谷类、新鲜蔬菜和水果等，以达到均衡营养合理膳食的目的。

月子料理三大要素

基于产后热补的原则，产后调理的食物，都是用麻油炒老姜为主料，再把其他材料（猪肝、猪腰、鸡肉等）放入一起烹调。每一道食品都要先将老姜爆成浅褐色后（不可焦黑），才会对人体产生温和的作用。

此种作用会刺激内脏，使其活化，所以会从身体内部暖和起来，是一种相乘作用，可以使产后疲劳的身体及内脏活化。

同时，在烹调产后调养品时，米酒是不可缺的，因为加了它可增进新妈妈的血液循环，并且能把怀孕中积存的废物从体内排出。

麻油

选用低温烘焙的胡麻油，才不会太燥热、火气大，对新妈妈恢复健康才有帮助。胡麻油中含有大量的多元不饱和脂肪酸，而不饱和脂肪酸已被认为是构成细胞不可缺的因子，可以预防血管硬化或老化现象，促使子宫复原；但多元不饱和脂肪酸在高温下容易裂解，所以最好以低温来烹煮。

姜

必须用老姜，切成薄片，爆成浅褐色后（不可焦黑）方可使用。因为爆透的老姜会对人体产生温和作用，并且会刺激体内脏器，使身体从内部暖和起来，不至于造成口干舌燥、痔疮、咳嗽等现象。此外，姜还具有健胃的作用，可以增加食欲、促进新陈代谢，治疗呕吐、咳嗽及头痛等。

米酒水

坐月子料理中，米酒水是不可缺少的。米酒的酒精浓度为22%，而酒精1克可提供7大卡的热量，能供给不少于人体所需的热量，促进新妈妈血液循环。米酒除了能活血化淤，把怀孕中积存的废物从体内排出外，对于哺育母乳也有很大的帮助。

经典月子补疗食物

补血活血的食物

红糖，又名黑糖、赤糖，其性温，味甘，是一种未经提炼的糖。据分析，每100克的红糖含钙90毫克，是白糖的3倍；含铁4毫克，为白糖的3倍。此外，还含有核黄素、烟酸以及锰、锌、铬等微量元素。红糖有祛风散寒、补血、活血化淤、镇痛、健脾暖胃化食、利尿的作用。

在月子里，新妈妈怕受寒着凉，红糖可以祛风散寒；新妈妈失血过多，红糖可以补血；产后淤血导致的腰酸、小腹痛、恶露不净，红糖具有活血化淤和镇痛的作用；新妈妈活动少，容易影响食欲和消化，红糖有健脾暖胃化食之功；红糖还具有利尿作用，可使新妈妈排尿通畅。

红糖对新妈妈的好处很多，但是吃

红糖还是以适量为宜；以免多余的糖分转化为脂肪，导致肥胖。

鸡蛋黄中的铁质对贫血的新妈妈有疗效。

莲藕排骨汤具有缓和神经紧张的作用，可治疗坐月子期间的贫血症状。

花生能养血止血，可治疗贫血出血症，具有滋养作用。

菠菜含有丰富的铁质，具有补血的作用，新妈妈要多吃。菠菜除含有铁质外，还有丰富的维生素A、维生素B、维生素C、维生素E及造血所需的叶酸，是坐月子所不可缺的蔬菜。中医称其能清热消渴、补肝明目、养血止血、治疗便秘、口干、头昏眼花等症状。

治疗腰酸背痛的食物

猪腰有强化肾脏、促进新陈代谢、恢复子宫机能、治疗腰酸背痛的作用。

能治疗忧郁症的食物

干贝有稳定情绪的作用。

猪心有宁心安神之功效。

金针的铁的含量是菠菜的数倍，又有许多纤维质，可以促进新陈代谢，并有镇定的作用。

使眼睛明亮的食物

红萝卜是一种很好的蔬菜，含胡萝卜素、维生素A、维生素B、维生素C，血压低、贫血、容易疲劳、眼睛不好的新妈妈要特别多吃。

猪肝含有丰富的维生素A、维生素B、维生素C，能使眼睛变得明亮。

强健骨骼的食物

芝麻含钙高，多吃可预防钙质流失及防便秘。

通乳的食物

猪蹄能补血，可治疗产后缺乳症。

红豆能健脾利湿，散血解毒，多食能瘦人，适用于产后缺乳及恢复身材的作用。

百合补虚润肺、镇咳止血、宁心安神，有滋补养神、美肌催奶等作用。

预防便秘的食物

西芹含纤维质，多吃可预防新妈妈便秘。

改善肌肉松弛的食物

黑豆含有丰富的植物性蛋白质及维生素A、维生素B、维生素C，对脚气水肿、腹部和身体肌肉松弛者有显著的改善作用。

改善产后虚弱的食物

海参是零胆固醇的食品，蛋白质高，适合产后虚弱、消瘦乏力、肾虚水肿及黄疸者食用。

虾子、鱼酱对需要哺乳的新妈妈而言是最好的食物，不仅有开胃作用，还有增加气力、补充体力的作用。产后体力不佳的新妈妈应多食用。

糯米性味甘、平，能补中益气，产后食用能帮助恢复元气。

鲑鱼能止血活血，补气强筋骨除风湿，适合产后服用。

鸡肉具有补虚益气的功效，能补充

体力，促进血液循环，对贫血和虚冷症的新妈妈特别有效。

促进食欲的食物

鸡胗具有促进胃液分泌、帮助消化作用，胃胀无食欲的新妈妈应多吃。

有利肝功能的食物

四季豆可促进胆汁的分泌，有利于肝功能运作。

月子中吃三七炖鸡的功用

分娩之后，有很多新妈妈喜欢吃三七炖鸡，而且还说三七炖鸡能去余血、补气血，养身体防百病等等。三七真的有这么大的作用吗?

产后服用三七炖鸡的确有一定好处，但是须注意服用的方法和剂量以及个体因素，如果掌握不准确，也会有副作用。

中药书籍记载：三七有活血止血、化淤止痛的作用，常用于人体各种出血症，如吐血、衄血、便血、崩漏等，用于各种淤滞疼痛，跌打损伤，尤其长于止痛。云南白药，其主要成分就是三七粉。据药理实验：三七对动物有强心作用，能扩张血管，增加血流量，降低血压，降低胆固醇；三七还能使动物血凝时间短，达到止血目的。

老母鸡最好用2～3年的母鸡，有益气养血、安胎定志作用。治疗崩漏、产后虚弱、自汗、盗汗，有滋阳强壮作用。所以三七炖鸡确实有补气养血、活血化淤止痛的功效。对于产后身体虚弱、恶露经久不止、小腹疼痛、产后多汗确有一定疗效。其正确用量为：一只母鸡10～15克三七为宜，2～3天吃一次。如果用量过大，反而有害。容易吃后感到全身发热、疲困、疼痛、常流鼻血。所以，凡体质壮实，子宫无淤滞、无腹痛，或者有感冒、发热、便溏、腹泻者，就不要再食用三七炖鸡。

产后水果的选择

新妈妈在月子期间是可以吃蔬菜和水果的。关键是如何选择水果的种类。

从中医角度来讲，水果可以分为寒凉型水果、甘平型水果和温热型水果三类。这三类水果分别包括：寒凉型水果有：柑、橘、香蕉、梨、柿子、西瓜等；甘平型水果有：苹果、李子、椰子、梅、枇杷、山楂等。温热型水果有：枣、桃子、栗子、杏、桂圆、荔枝、葡萄、樱桃、石榴、菠萝等。

以上几类水果除了寒凉型水果是坐月子期间的新妈妈不宜选用的外，其余的水果都可以适当地摄入。

虽然水果很有营养，产后也是可以吃水果的，但水果的量并不是多多益善。一般每日有3～4两水果就足够了。3～4两水果再加上每日1斤半左右的蔬菜，就完全可以满足月子中的新妈妈需要了。

但注意吃水果要吃室温下的水果，

不要吃刚从冰箱中取出的。以免过凉引起胃肠道不适。

向新妈妈推荐山楂和桂圆

山楂和桂圆都是一种营养丰富的食物。但又都不适于孕期选用。

山楂中含有山楂酸、苹果酸、维生素B_2、维生素C及多种微量元素和总黄酮等多种有益于人体的物质。其中有机酸有促进食欲的作用，维生素和微量元素也是人体健康所必需的，总黄酮有扩张血管、降血压和降低胆固醇的作用，对于一般人来说，山楂是有益于健康的食物。

由于山楂有刺激子宫收缩的作用，所以不适用于孕妇。但对于新妈妈来说，这个作用却是有益的。因为促进子宫收缩会加速子宫的恢复，而子宫收缩也会使子宫的血管收缩，起到止血的作用。对于产后出血和产后恶露不尽的康复有积极的意义。吃山楂还能够刺激食欲并提供营养，不能不说是一件一举多得的好事。

桂圆又称龙眼，是古往今来滋补药中的一味佳品。近代的科学研究证实，龙眼中除含有蛋白、脂肪、糖类、膳食纤维及矿物质、维生素等一般的营养素外，还含腺嘌呤、酒石酸、胆碱、皂素、鞣质等成分。能够收敛止血、消除疲劳。可以针对产后气血不足导致的体弱、乏力、食欲缺乏、失眠等症状进行补益，促进产后恢复进程。

在这里我们为大家介绍2个山楂和龙眼制作的膳食。

山楂酱：山楂250克，水250克，糖50克。

将山楂洗净放入沙锅中，放入水及糖，待开锅后用小火，炖烂。

本品可直接食用，也可用来抹面包或馒头。

龙眼枸杞粥：龙眼肉15克，枸杞子10克，红枣4个，粳米100克，分别洗净。沙锅内放人适量清水，加粳米煮开后10分钟加入龙眼肉、枸杞子、红枣同煮成稀粥。早晚可作为粥食用。

新妈妈喝汤要讲究

新妈妈分娩以后，家里人都免不了要给新妈妈做些美味可口的菜肴，特别是要炖一些营养丰富的汤。这不但可以给新妈妈增加营养，促进产后的恢复，同时还可以催乳，使宝宝得到足够的母乳。但是很多新妈妈不知道喝汤也有一些讲究。

有的人在宝宝呱呱坠地后就给新妈妈喝大量的汤，过早催乳使乳汁分泌增多。这时宝宝刚刚出世，胃的容量小，活动量少，吸吮母乳的能力较差，吃的乳汁较少，如有过多的乳汁淤滞，会导致乳房胀痛。

此时新妈妈乳头比较娇嫩，很容易发生破损，一旦被细菌感染，就会引起急性乳腺炎，乳房出现红、肿、热、痛，甚至化脓，增加了新妈妈的痛苦，还影响正常哺乳。因此，新妈妈喝汤，一般应在分娩1周后逐渐增加。以适应宝宝进食量渐增需要。

有人给新妈妈做汤，认为越浓、脂肪越多营养就越丰富，以致常做含有大量脂肪的猪脚汤、肥鸡汤、排骨汤等，实际上这样做很不科学，因为新妈妈吃了过多的高脂肪食物，会增加乳汁的脂肪含量，宝宝对这种高脂肪乳汁不能很好吸收，容易引起腹泻损害宝宝身体健康。同时，新妈妈吃过多高脂肪食物，很少吃含纤维素的食物，会使身体发胖，失去体形美。

所以，应多喝一些含蛋白质、维生素、钙、磷、铁、锌等较丰富的汤，如精肉汤、鲜血汤、蔬菜汤和水果汁等以满足新妈妈和宝宝的营养需要。同时，还可防治产后便秘。

为新妈妈推荐几款粥和汤

粥和汤味道鲜美，含水量丰富，可以促进产后乳汁的分泌及体质的恢复。

凡体质强健、产后无病，仅属于一般产后损伤的新妈妈，可以选用保健类药膳。下列各药膳方，有促进身体康复的功能，凡产后身体无异常情况的均可选用。

淮山药粥

原料：淮山药100克，米200克。

做法：淮山药切成片，米淘洗干净，按平时煮粥的方法，以煮烂为宜。

功效：健脾开胃，固肠止渲。凡产后均可服食，以脾胃虚弱者为宜。

花生粥

原料：生花生连衣150克，米150克。

做法：将花生压碎如泥，米淘净，如平常煮粥法煮粥。

功效：补气生血下乳，润肠通便，性味平和。产后任意服用。若产后缺乳，可连续进食半月。

鸡汁粥

原料：鸡汤4碗，米400克。

做法：鸡汤内人适量清水，在沙锅内煮沸，粳米洗净，入鸡汤内同煮熟即可食之。

功效：益气健脾。凡产后均可选用，初产一周内尤宜。

服法：以食饱为宜。

赤豆粥

原料：赤小豆、糯米等量，可根据新妈妈平日食量确定。

做法：将赤小豆、糯米淘净，用平常煮粥法。食用时加少量红糖以微甜为度，也可在煮时加少量食精盐。

功效：健脾益气生奶，利尿消肿。凡产后均可选用，对于乳汁缺乏、产前水肿者尤宜。

红杞鲫鱼汤

原料：枸杞15克，鲫鱼3尾（约750

克），葱花适量，姜末适量，胡椒粉、食精盐少量。

做法：将活鲫鱼除鳞、鳃和内脏，洗净，用开水略烫一下。将枸杞用温水洗净后，用沙锅先煮20分钟，去渣，再将鲫鱼、姜末入汤内同煮至熟。临食前加胡椒粉、食精盐。

功效：温中益气，健脾利湿，凡产后均可服用。

服法：一日1剂，分3次服，连服3～5剂。

花生当归猪蹄汤

原料：猪蹄4只，生花生250克，当归头（或归身）50克。

做法：将蹄、当归头洗净，与花生同炖食用。

功效：滋阴养血，润肠通便，下乳汁。此汤性味平和，产后均可选用。乳汁少及便秘者尤宜。

服法：产后3日内宜食汤，3日后汤、肉、花生、药同食。2日1剂，可连服或断续服数剂不拘。服汤后若出现大便溏稀则可停服，大便自然转干。

鲫鱼五味汤

原料：鲫鱼500克，五味子10克。

做法：先将五味洗净，熬水去渣，再将鲫鱼入五味子汤中，煮熟食之。

功效：益气补血，产后多汗多眠者尤宜。若产后乳少者忌服。

服法：一日1剂，分3次服完。连服3～5剂。

人参肘子汤

原料：人参（红参、生晒参）10克，或党参30克，肘子1500克。

做法：人参切片或磨粉，肘子洗净，同炖烂。

功效：补气益血，滋阴增乳。此汤平补不燥，新产后尤宜，若平时有心悸、气短者，可将人参加至20克。

服法：此量分3～4天服完，产后前3天只宜喝汤吃参，3天后汤肉同食。若参切片者，应将参嚼食。

猪肾粥

原料：猪肾2个，葱白5根，粳米200克。

做法：猪肾切碎，葱白洗净捆成团，将米掏净，如粥之煮法，食之。

功效：健脾益肾，补虚强筋骨。产后均可服用，还对脚气有治疗作用。

扁豆粥

原料：白扁豆100克，人参6克，粳米200克。

做法：将白扁豆先煮烂去皮，人参切细如末，粳米淘净同煮粥。

功效：补脾健胃，增进食欲，养血益精，止吐泻。产后均可选用。

人参山药乌鸡汤

原料：人参（红参、生晒参）10克或党参30克，山药100克，乌鸡1个（1.5～2千克）。

做法：人参打粉或切片，山药洗净，乌鸡去毛和内脏，入沙锅内炖至药、肉烂。食用前加入适量红糖或少许食精盐。

功效：益气健脾开胃，新妈妈任用无妨。

服法：此量分3～4天服完，产后3天内只宜喝汤，3天后汤肉同食。

芡实粥

原料：芡实200克，糯米200克。

做法：芡实新鲜者研烂如膏，陈者研如粉，糯米淘净，如煮粥法煮之。食时加少量糖或红糖。

功效：健脾止泻。产后均可食用。若体质脾胃虚弱者、反复腹泻者尤宜。

小麦糯米粥

原料：小麦60克，大枣15枚，糯米1撮。

做法：用沙锅将水烧开，放入小麦、糯米和大枣（去核）煮粥，以熟烂为宜。食时可加糖，分数次服完。

功效：健脾益气，敛汗安神。凡产后均可食用。若产后汗多心烦者尤宜。

甘蔗粥

原料：甘蔗500克，糯米250克。

做法：甘蔗去皮，破碎小块，糯米洗净，如煮粥法煮熟。

功效：健脾益气温阳，凡产后正常者均可服用。

龙眼肉粥

原料：龙眼肉15克、莲子15克、糯米100克。

做法：莲子去心与龙眼肉、糯米一起煮烂成稀粥，每日早晚空腹服。

功效：补血益气，产后一般均可以服用。

母乳喂养的重要性

新妈妈的怀孕、分娩与哺乳是一个相当完整的过程。其中，新妈妈亲自喂哺宝宝，也是极为天然的，最符合人体生理的行为。如果新妈妈本身具有很好的泌乳能力，而又不喂哺宝宝的话，这将会使日后的母体因违背自然规律而产生多种疾病。调查显示，亲自哺乳的新妈妈日后患乳癌和卵巢癌的概率，将比不亲自哺乳的新妈妈要低得多。如果喂母乳的时间够久，也不易患有骨质疏松症。而不哺乳的新妈妈，会因体内内分泌的失调，极容易患上肥胖症。还有一些新妈妈，由于在哺乳期拒绝亲自哺喂宝宝，以致日后的内疚情绪挥之不去，从而造成终身的遗憾。亲自哺乳对新妈妈的好处有以下几点：

1．宝宝在吮吸乳头时，可刺激妈妈的子宫收缩，能帮助恶露尽快地排出体外，使新妈妈子宫内的秽物排得更加彻底和干净。同时也可以减少产后的出血现象。

2．每天哺乳能消耗400～1000卡的热量，可帮助快速恢复产后的身材。

3．泌乳激素的分泌可有效抑制排卵，在月经恢复之前的受孕率只有2%，可以说是最佳的避孕方法，但前提是：每天不分日夜，完全喂母乳。

4．新妈妈可获得很大的满足感，绝对会增进和宝宝之间的默契也会对长大后的他（她）有更多的了解，他（她）也会对你有更多的信任。

营养对乳母的重要性

营养对于新妈妈的重要意义主要有两点：一是促进新妈妈身体健康的恢复，二是为乳汁的分泌和乳汁的质量提供物质基础。

新妈妈要特别注意营养的吸收。因为新妈妈每天都要分泌数量充足和营养丰富的乳汁，还要保持身心愉快，保证充足的睡眠。

也有的人认为营养不良的新妈妈乳中的蛋白质浓度不低于营养良好的新妈妈，其实这是由于新妈妈消耗自身的蛋白质来合成乳汁的结果，这是一种拆东墙补西墙的做法。时间长了，不但乳汁中营养素的质量会变差，而且新妈妈的身体状况也会变得很差。所以良好的营养对乳母泌乳非常重要。

能量

合成1千克母乳要消耗900千卡能量。母乳本身能量200千卡/千克，母体的营养素转换到母乳的效率仅达80%。新妈妈授乳时也要有耗能量。所以从事轻体力劳动的新妈妈每天应供能量2800千卡，农村重体力劳动的新妈妈每天应供能量3300千卡，其中蛋白质应占15%～20%，脂肪占20%～25%，其余由粮谷类碳水化合物供给。如果能量不足，就将消耗宝贵的蛋白质作替代，就会降低乳汁的质量。

蛋白质

孕期在乳腺组织贮存了相当多的蛋白质，如果贮量不足或贮量降低会影响泌乳。贮存的蛋白质仅为乳腺增殖及早期泌乳之用，如果产后一个月内只摄入平常饮食，母体会出现负氮平衡，故应补充蛋白质以促进泌乳。推荐最轻体力劳动乳母应每日供应90克，重体力劳动乳母应供应115克。其中半数以上应为动物性优质蛋白质。

脂肪

供给宝宝大脑及神经系统发育之用，尤其是DHA（俗称脑黄金，22碳6烯酸22：6n～3和EPA（廿碳五烯酸20：5n～3）对中枢神经发育很重要。可从深海鱼油或淡水鱼的脂肪中获得。母乳的中后段脂肪含量较丰富，宝宝用力吮吸可获取母乳中的不饱和脂肪酸，包括上述两种主要脂肪酸。

经研究证实，母乳中所含脂肪的种类与哺乳的新妈妈所摄入的脂肪种类相似。所以，新妈妈要从膳食中获取足量的不饱和脂肪酸，才能使母乳有充足的不饱和脂肪酸。脂肪应占总热量的20%～25%。即轻体力劳动新妈妈每天60克脂肪，从事繁重体力劳动的新妈妈由于热量摄入的增加，每日脂肪的摄入量应大约达到90克，其中半数为动物油，半数为烹调植物油。

碳水化合物

我国一般人的膳食中粮谷占70%～80%。产后哺乳期需要摄入高蛋白和相应高能量（热量）膳食，应先计算蛋白质和所需维生素、矿物质的食物所供应的能量，再减去膳食中脂肪和烹调油的热量，不足部分就是粮谷类需要量。新妈妈膳食中的碳水化合物摄入量不会影响乳汁中乳糖的比例，因为血液中的糖可由碳水化合物、蛋白质和脂肪共同取得平衡。但是如果产后摄食不足，就会消耗母体的脂肪和蛋白质，使母体严重亏损。

维生素

要从膳食中摄取维生素A促进宝宝发育，防止感染及新妈妈乳头裂口。每日5000～20000国际单位，不足部分可用胡萝卜素补齐。维生素D每日要供应400～800国际单位，预防宝宝佝偻病，食物不足可晒太阳或从鱼肝油中补充。维生素E可防止宝宝溶血，每日需12毫克，可从植物油如葵瓜子油及豆类中摄取。维生素B_2可预防宝宝皮炎，每日需要量为2.1毫克，可从肝、蛋、奶、蘑菇、紫菜中摄取。烟酸可防治癣皮病，需21毫克，一般膳食已足。维生素C可防止出血，每日需要100毫克，要求新妈妈吃新鲜水果或一些凉拌菜。有些地区害怕产后食生冷，禁止新妈妈吃新鲜水果蔬菜，应加强宣传，因为母乳中的维生素C可直接让宝宝吸取，乳汁的维生素C来自膳食中的维生素C。另外值得一提的是维生素B_{12}。新妈妈乳汁中的维生素B_{12}含量与血液中的含量是相关的。也就是说，如果新妈妈缺乏维生素B_{12}，将会导致宝宝发生维生素B_{12}的缺乏。而维生素B_{12}一般只来源于动物性食品，所以我们不提倡哺乳的新妈妈吃素食。

矿物质及微量元素

在哺乳期间，钙的需要量为每天1500毫克，膳食中牛奶、海带、虾米皮、麻酱等都富含钙。如果从膳食中得不到足量，可用钙剂和骨粉补充。铁的每日需要量是28毫克，新妈妈应摄入充足的铁以防止宝宝发生缺铁性贫血，哺乳期可适当调配猪肝、鸡肝、猪血等食物。膳食中铁的利用率较低，如食物不能补够可酌量添加增补剂。哺乳期每日需碘200微克，用以合成甲状腺素，新妈妈最好经常食用海带和紫菜等，用加碘食精盐，一般不必额外补充碘。哺乳期还要注意锌的摄入，瘦肉及海洋中的牡蛎等动物性食品含锌较高。

乳母膳食举例

米、面主食400～500克，豆类及豆制品50～100克，蛋类50～100克，畜、禽或鱼类150～200克，新鲜蔬菜500克，水果200克，植物油40克。

乳母食谱举例一		
餐别	种类	成分
早餐	甜牛奶	牛奶250克，糖10克
	花卷	标准粉75克
	五香鸡蛋	鸡蛋50克
	拌海带粉丝	干海带15克，干粉丝25克
加餐	芝麻糊	芝麻糊15克
午餐	馒头	标准粉150克
	米粥	小米50克
	清炖鸡	鸡块100克
	海米油菜	干海米10克，油菜250克
加餐	水果	200克
晚餐	米饭	米150克
	玉米粥	玉米糁50克
	排骨汤	猪排骨75克
	蚝油生菜	生菜250克
加餐	酸牛奶	酸牛奶250克
全天植物油量30克，食精盐及调味品适量。		

以上食谱含能量3224千卡。蛋白质112克；脂肪105克；碳水化合物458克；维生素A1694微克，维生素E38毫克，维生素$B_1$1.9毫克，维生素$B_2$1.78毫克，维生素C136.5毫克，烟酸24.2毫克，钙1.408毫克，铁32.6毫克，锌18.83毫克，硒58毫克，铜2.9毫克，基本达到了乳母的需要量。

乳母食谱举例二		
餐别	种类	成分
早餐	甜牛奶	牛奶250克，糖10克
	煮鸡蛋	鸡蛋50克
	面包	面粉75克
	虾皮白菜	虾皮20克，白菜100克
加餐	核桃粉	20克
午餐	米饭	米150克
	猪肝菠菜汤	猪肝75克，菠菜200克
	猪肉片西葫芦	肉25克，西葫芦200克
晚餐	米饭	米150克
	鲫鱼豆腐汤	鲫鱼100克，豆腐50克
	氽丸子冬瓜	猪肉末25克，冬瓜100克
加餐	甜牛奶	牛奶250克，糖10克
	面包	面粉50克
全天植物油用量50克，食精盐及调味品适量。		

以上食谱含能量3100千卡。蛋白质121克，占总能量的15%；脂肪102克，占总能量的30%；碳水化合物415克，占55%；维生素A5327微克，维生素E54毫克，维生素$B_1$1.61毫克，维生素$B_2$3.15毫克，维生素C138毫克，烟酸26毫克，钙1364毫克，铁44.2毫克，锌25毫克，硒85毫克，铜3.31毫克。

可见以上膳食基本满足了乳母的营养需要。

产后催乳美味滋补餐

猪蹄豆腐汤

原料：猪蹄1个，豆腐60克，黄酒少量，葱白2根，食精盐适量。

做法：将猪蹄洗净切成小块，与葱白、豆腐同放沙锅内，加水适量，用小火煮半小时，再倒入少量黄酒，加入少量食精盐即可食用。

用法：吃豆腐，喝汤。

功效：舒肝解郁通乳，适用于肝郁气滞型产后缺乳。

豆腐丝瓜猪蹄汤

豆腐500克、丝瓜（带瓤）250克、香菇50克，猪蹄1只，调料适量，先煮猪蹄和香菇，加葱、姜、精盐调味，待熟后放丝瓜、豆腐同煮为汤，一天分3次食完，连服5天。

黄酒炖鲫鱼

原料：重500克左右的活鲫鱼1条，黄酒适量。

做法：将鲫鱼去鳞及内脏洗净，加水适量，煮至半熟，加黄酒清炖。

用法：吃鱼喝汤，每日1次。

功效：通气下乳，治产后气血不足、乳汁不下。

黄花菜瘦肉粥

原料：黄花菜50克，瘦肉、粳米各100克，精盐、葱、姜各适量。

做法：黄花菜洗净，瘦肉切片，与粳米同煮成粥，肉将熟时，加入调料即可食用。

用法：每日1次，温热食。

功效：生津止渴、利尿通乳，适用于产后乳汁不足症。

黄酒鲜虾汤

原料：新鲜大虾100克，黄酒20克。

做法：大虾剪去须足，煮汤，加黄酒；或将虾炒熟，拌黄酒。

用法：每日2次，吃虾喝汤或吃炒虾拌黄酒。

功效：下乳，适用于产后体虚、乳汁不下。

黑芝麻粥

原料：黑芝麻25克，粳米适量。

做法：将黑芝麻捣碎，粳米掏净，加水适量煮粥。

用法：每日2～3次。

功效：补肝肾、润五脏，适用于产后乳汁不足、消瘦、便秘、须发早白等。

阿胶大枣羹

原料：阿胶250克，大枣1000克，

核桃500克，冰糖500克。

做法：将核桃去皮留仁，捣烂备用。将大枣洗净，加适量水放入锅内煮烂，滤去皮核，放入另一锅中，加冰糖、核桃仁用小火同炖。将阿胶放入碗中上屉蒸化后，倒入炖大枣、核桃仁的锅内熬煮成羹即可。

用法：产后每日早晨服2～3汤匙。

如果乳汁分泌过少，经用食物催乳效果不理想的话，可以试试用中医药膳来催乳。药膳是药物与食物的结合，既营养又催乳，可谓一举两得。下面介绍5种实用、美味的催乳药膳：

莴苣子粥

原料：莴苣子15克，甘草6克，粳米100克。

做法：将莴苣子捣碎，加甘草，再加水200毫升同煮，煮至水剩余100毫升时，滤汁去渣。将滤汁、粳米一同入锅，加水同煮，米烂即成。

功效：莴苣子是菊科植物莴苣的种子，以颗粒饱满、干燥无杂质者为佳。它性味苦寒，能下乳汁，通小便。甘草性味甘平，能和中缓急，调和诸药。粳米粥被誉为世间第一补人之物。三物合用，是很好的催乳药膳。

山甲炖母鸡

原料：老母鸡1只，穿山甲（炮制）60g，葱、姜、蒜、五香粉、精盐等适量。

做法：母鸡去毛及内脏，穿山甲砸成小块，填入鸡腹内。入锅，加水及调味料，炖至肉烂脱骨即可食用。

功效：穿山甲性味咸凉，通经下乳。李时珍在《本草纲目》中写道："穿山甲、王不留，妇人食了乳长流，亦言其迅速也。"鸡肉营养丰富，性味甘温平，既补气，又补血。

花生粥

原料：花生米30克，通草8克，王不留行12克，粳米50克，红糖适量。

做法：先将通草、王不留行煎煮，去渣留汁。再将药汁、花生米、粳米一同入锅，加水熬煮。待花生米、粳米煮烂后，加入红糖即可食用。

功效：通草性味甘淡凉，入肺胃经，能泻肺、利小便、消肿、下乳汁。王不留行是石竹科植物麦蓝菜的种子，性味苦平，二药合用治疗乳汁不足，疗效更佳。

炒黄花猪腰

原料：猪肾（腰子）500克，黄花菜50克，淀粉、姜、葱、蒜、味精、糖、植物油、精盐各适量。

做法：将猪肾一剖为二，剔去筋膜腺体备用。锅烧热后，放植物油，烧至九成热时，放葱、姜、蒜入锅煸香，再放人腰花爆炒片刻，至猪腰变色熟透时，加黄花菜、精盐、糖再炒片刻，加淀粉勾芡推匀，最后加味精即成。

功效：猪肾性味咸平，主治肾虚腰痛，身面水肿。黄花菜性味甘平，能补虚下奶，利尿消肿。另外，黄花菜根亦有催乳作用。本药膳适合于肾虚导致的缺乳。

王不留行炖猪蹄

原料：猪蹄3～4个，王不留行12克，调味料若干。

做法：将王不留行用纱布包裹，和洗净的猪蹄一起放进锅内，加水及调味料煮烂即可食用。

功效：猪蹄性味甘咸平，常用以治疗乳汁不足。加上王不留行，对缺乳具有良好的疗效。

月子期间防便秘美味滋补餐

如果产前灌肠的新妈妈，产后2～3天才大便；若产前没有灌肠，新妈妈可能1～2天首次排便。一旦产后超过3天还没有大便，应注意是否发生了便秘，如果便秘持续3天以上时，则一定要请医生给予适当的处理。为了防止便秘，产后应养成每日定时大便的好习惯。

月子期新妈妈为了预防便秘，就要注意调理好膳食，多吃些含粗纤维多的绿叶蔬菜和水果。粗纤维有刺激消化液分泌、促进肠蠕动、缩短食物在消化道通过的时间等作用。粗纤维在肠道内吸收水分，使粪便松软，容易排出。含粗纤维较多的食物有：粗粮、薯类、蔬菜和水果。例如：小米、玉米、红薯、萝卜、韭菜、芹菜、圆白菜、大白菜、香蕉、苹果等。

要进行适当的活动，这样可促进肠管运动增强，缩短食物通过肠道的时间，并能增加排便量。要多喝水，可在每天早晨空腹饮用一杯开水或凉开水，这样有助于刺激肠管的蠕动，也可促进排便。由于蜂蜜有润肠通便的作用，有条件的地方，可取适量用温开水冲服（水温不宜超过60℃）。

以下是营养专家建议的一些预防便秘美味滋补餐：

凉拌芹菜

原料：芹菜300克，豆腐干150克，精盐、酱油、葱、姜、鲜汤和植物油各适量，淀粉、香油各少许。

做法：择去芹菜老叶，去根洗净，切成3.3厘米的段；将豆腐干切成薄片，葱、姜切成末。把芹菜、豆腐干放入开水锅内烫透捞出，控去水分。将锅放火上，放入植物油，待油热时，下入葱、姜末炸出味，放适量酱油，倒入豆腐干、芹菜煸炒几下，放入适量精盐、鲜汤，稍煨一会儿，勾入流水芡，淋入香油即可。

醋熘白菜

原料：白菜250克，醋20克，糖、精盐、酱油、淀粉、植物油各适量。

做法：将白菜帮洗净，先切成2厘米宽的长条，再切成3.3厘米长的斜方片，用植物油炒至八成熟，然后放入精盐、酱油、糖、醋、淀粉。炒拌均匀后出锅盛盘后食用。

炒白萝卜丝

原料：白萝卜500克，荤油、葱花、姜末、海米、酱油、精盐各适量。

做法：将萝卜洗净，顺长切成薄片，再切成丝，放入开水锅内焯一下捞出。锅内添入荤油，待油热时，下入葱、姜、海米炸一下，然后放入萝卜丝，加适量酱油、精盐、煸炒，加水少许（约50克），炒拌均匀，烤尽汁时出锅盛盘食用。

蜜汁红薯

原料：红心红薯250克，冰糖、蜂蜜各适量。

做法：将红薯洗净去皮，切去两头，再切成约1厘米粗的寸条。锅内加水200毫升，放入冰糖熬化后，然后放入红薯、蜂蜜，烧开后，弃去浮沫，用小火焖熟，待汤汁黏稠时，先夹出红薯条摆在盘内成花朵形，再浇上原汁即可食用。

海米烧菜花

原料：菜花300克，海米50克。酱油、葱、姜、淀粉、香油、豆油、鲜汤各适量。

做法：用温水将海米泡软；将菜花掰成小块，放开水锅内汆透捞出；把葱、姜切成末。锅内添入适量豆油，待油热时，下海米、葱末、姜末，煸炒出香味，倒入菜花，放入适量酱油、鲜汤，烧开后，用小火煨透菜花，勾入流水芡，淋入香油出锅盛盘食用。

熟透的香蕉、青苹果、黑芝麻、新鲜红枣和蜂蜜等均都具有刺激肠蠕动的作用。例如，可在早晚各1匙蜂蜜用温开水调服，也可早晚各吃1～2个香蕉等都有通便的作用。

剖宫产后的膳食安排

剖宫产手术与其他外科手术相比，术后的恢复较快，一般手术后24小时胃肠道功能就恢复了。手术后当日应禁食，等胃肠道功能恢复后可以供给些容易消化、不易引起胀气的清淡的流质膳食。不要食用牛奶、豆浆、蔗糖和浓厚的甜食，以避免发生胀气。每天可以安排六餐。因为流食含大量水分，所以热量及各种营养素的供给不充分，不能够完全满足新妈妈自身及哺乳的需要，所以流食不宜长时间采用。当一天以后，胃肠道功能进一步恢复后，可换为易消化、少纤维的半流质膳食或软食。手术后的第3～4天就可以吃普通饮食了。

新妈妈产后宜用食疗

食疗又叫饮食疗法，就是利用饮食的偏性如偏寒、偏热、偏温、偏凉的属性，以及饮食的不同功效来治疗疾病。或以饮食为主，与药物搭配，做成可口的药膳用补益身体或治病的方法，称饮食疗法。

产后气血虚弱，最宜用食疗。凡治虚弱证均以食疗为宜。如产后宜吃鸡、

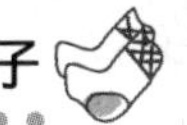

蛋、肉类；产后淤血不下宜吃鲤鱼；产后便秘，宜食蜂蜜、水果、蔬菜等。

食物疗法是中国医学的组成部分，有几千年的历史。食物疗法价廉物美，简单方便，一直为大家所喜用。

用食物治疗疾病，性味较为平和，无毒副作用。用食物治病多数有补益作用。慢性病、老年性疾病、虚弱病、产后气血虚弱，故尤为食疗。

由于饮食有不同的性味、功效、归经、新妈妈又有阴、阳、气、血的偏盛偏衰，所以使用饮食治疗疾病时，应在医生的指导下进行。

新妈妈何时需要药补

新妈妈在产后绝对不要贸然进补，因为很容易补出上火一派热象。产后若无伤口感染、感冒及余火未尽，像口干、嘴破等热象即可进入中药的“补身”阶段。

中药的补药，基本上有补气药（四君子汤类）、补血类（四物汤类）、气血双补药（八珍汤、十全大补汤类）、补阴药（六味地黄汤类）、补阳药（桂附八味丸类）等。如果能清楚自己的体质与需要，在这些基本方中加减，即可适用于一般产后状况。如产后腰酸背痛，骨盆腔韧带松弛，常加入杜仲、怀牛膝、桑寄生等补肾壮筋药。

坐月子期间新妈妈容易口渴，也可以在生化汤中加上麦冬或五味子，或新妈妈腹胀疼痛可以加香附或肉桂，食欲不佳者可以加山楂或神曲，尤其产后最常见的腰背酸痛则可加杜仲。过去人们常在煮腰子汤时加上少许的杜仲粉来预防新妈妈的腰背酸痛，可能是过去杜仲贵，所以使用这样服法。杜仲是一种树皮，剂量少或是煎煮不久，药效皆不佳，现在杜仲便宜，可以和生化汤同煎，则功效最好，服用后甚至分娩前常有的腰酸背痛也能一并痊愈。

还有新妈妈多会有贫血现象或者因害怕吃生冷食物，蔬果吃得少，往往有排便不顺，生化汤里当归可以使用至50克，因为当归除了能补血外，量多又有滑肠的作用，所以新妈妈服用生化汤后排便通常也较顺畅，中药的运用就是这么的奥妙。

中国人一向爱吃补，尤其产后身体最虚弱的时候，更少不了要补了，但产后要如何补呢？谈到补则离不开中药，古籍上说：“产后气血大虚理宜峻补，但恶露未尽，峻补须防壅滞”。所以产后不能因身体虚弱就乱补一通，补是要有方法的。

坐月子时的药补

坐月子是古人流传下来的传统智慧，不仅能指引新妈妈走上保健之道，也能帮助新妈妈拾回青春、健康、美丽。所以新妈妈产后不仅需要一段时间的静养，更需要食补与药补，使身体器官与组织恢复妊娠前的状态；使身体气血得以调理、元气与精力得以恢复。

其实每个新妈妈的体质与症状都不同，若能请中医依据个人的身体特色与当时的气候状况，并结合中医三审的方法：从恶露、排便和肠胃消化功能三方面了解身体虚弱的程度与淤阻的状况，建立最切合自己的坐月子方向，必定能收到最大的效果。

坐月子的功效主要包括：预防妇科疾病、预防身体酸麻胀痛疾病、预防外界环境造成的感染（风、寒、暑、湿、燥、火）以及预防饮食错误造成的伤害。

在进行食补与药补时，新妈妈一定要记得产后先服用活血化淤药方（如生化汤）数天，将子宫内的脏血、未排净的胎盘组织等清除干净然后才能进补，以免留下后遗症，如：白带异常、月经失调、不孕或腰酸背痛等。

坐月子期间有许多的中药可以用来调理身子，不过，使用少剂量的中药配合食物当做一种药膳来服用，不但能增进食欲，还有它特殊的功效。建议产后可服用的中药分类如下。

补气中药

人参（单独服用会减少乳汁的分泌，新妈妈需要哺喂母乳者，则不建议服用）。

西洋参、黄芪（一般和当归一起服用，功效更大）、白术、山药等。

补血中药

当归、熟地、何首乌、枸杞、阿胶（新妈妈出血多时尤佳）等。

补阴中药

麦冬、百合、玉竹、女贞子、黄精、石槲等。

补阳中药

鹿茸、肉苁蓉、附子、菟丝子、肉桂等。

产后贫血的食疗

宝宝在生长时期消耗了新妈妈许多营养，分娩时也会有一定量的失血，再加上新妈妈还有哺乳的任务，这也要消耗大量的能量和营养。为了使新妈妈更好地恢复体力，并保证乳汁的质和量，应该从新妈妈的饮食上下一些功夫。新妈妈可以有针对性地吃一些有助于补血的食物，以起到治疗和预防的作用。下面介绍几种治疗产后贫血的药膳。

芪归鸡汤

母鸡1只，生黄芪100克，当归30克，党参30克，白芍20克，葱、姜、黄酒、精盐各适量。将鸡宰杀、洗净，生黄芪、当归、党参、白芍纳鸡腹中，放入锅中加葱、姜等调料炖煮，以鸡肉熟烂为度，食肉饮汤，1日1次。

羊肉枸杞粥

羊肉100克，枸杞子30克，炙附片10克，大枣15枚，冰糖适量。先将羊肉切细待用；粳米洗净与炙附片、枸杞、

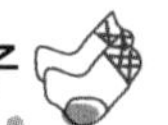

大枣一同放入锅内，加水适量煮熟成粥，待粥煮至熟烂时，再放入羊肉和冰糖煮至粥浓稠时即可食用，隔天1次。

阿胶瘦肉汤

瘦猪肉100克，阿胶15克，生姜、胡椒、葱、味精各适量。先将净猪瘦肉放入沙锅内，加水适量，放入生姜、胡椒、食精盐，用小火炖熟后下入阿胶炖化，调味后饮汤食肉，隔天一次，连续食用一个月。

八味养血粥

糯米200克，薏仁米50克，赤小豆30克，红枣20枚，莲子20克，芡实米20克，生山药30克，白扁豆15克。先将薏仁米、赤小豆、芡实米、白扁豆入锅内煮烂，再入糯米、红枣、莲子同煮。最好将去皮的生山药切小块，加上述原料用中火煮，以熟烂为度。每日早晚食用，连续20天为一疗程。

汽锅乌鸡

乌骨鸡1只，冬虫夏草15克，黄芪10克，熟地黄10克，党参10克，玉兰片、冬菇、绍酒、精盐各适量。先将乌骨鸡洗净，与冬虫夏草、黄芪、熟地黄、党参、玉兰片、冬菇和调料一同放入蒸钵内，加少许清汤，隔水蒸熟即可食用，每日1次。

二冬甲鱼汤

甲鱼1只（约250克），天门冬30克，麦冬30克，百合30克，枸杞子20克，火腿50克，绍酒、葱、生姜各适量。先将甲鱼去头及内脏，洗净放入锅中，加水适量，煮20分钟后取出剔去上壳和腹甲，切成3厘米长的段，与上述原料及精盐同入锅内，清汤炖煮至甲鱼熟透，饮汤食肉，每日1次。

参杞狗肉

狗肉1000克，党参50克，枸杞20克，菟丝子13克，砂仁5克，陈皮5克，牛膝15克，酱油、糖、黄酒、葱、姜、味精各适量。将诸药料入锅前煮30分钟，倒出汤汁，再将狗肉切成块加入酱油、糖、黄酒、葱、姜、味精腌渍入味，放入锅中，加入药汁，煮沸后改用小火慢煨2小时，狗肉烂熟即可食用，隔日1次。

茯苓糕

面粉200克，白术20克，茯苓20克，党参12克，陈皮5克，龙眼肉20克，糖适量。

将上述药料均粉碎成细末，与面粉拌匀，加适量糖和水，调和成面团，上屉蒸成糕。此糕既可直接食用，也可将其放入烤箱，小火烤干后食用。

桂圆桑葚汁

桂圆50克，桑葚100克，加水煮至桑葚烂熟，去渣留汁，再加入适量冰糖熬至稍稠后食用。每日3次，每次2～3匙，连服30天。

首乌芝麻鸡

何首乌150克，未下蛋的母鸡1只（约500克），芝麻适量。先将鸡宰杀剖洗净后，去头足，再将首乌、芝麻纳入鸡腹，用白丝线缝合，放入沙锅内煲汤至鸡烂熟，即可食用。每天一次，连续食用一个月。

花生枸杞蛋

花生100克，枸杞30克，大枣15枚，红糖50克，鸡蛋2个。先将花生、枸杞放入锅内煮熟，然后放入大枣、红糖、鸡蛋煮15分钟食用。每天一次，连服15～20天。

大枣木耳汤

大枣15克，黑木耳15克。大枣、黑木耳用温水泡发洗净，放入小碗内，加水及冰糖适量，隔水蒸至大枣烂熟即可食用，每日2次。

中医食疗药膳

柏子仁炖猪心

适应证：产后血虚，肠燥便秘。

原料：柏子仁12克，猪心一个。

做法：先将猪心洗干净，开一个口，将柏子仁放入猪心内，隔水用大火炖。3天服一副，一般服用2～3次即可见效。

功效：大便稀、量多，痰多的妇女忌服本方。

胎盘炒炖鳖肉

适应证：产后乳少，产后恶露不止。

原料：胎盘1个，鳖肉120克，生油12克，精盐适量。

做法：将胎盘洗净，切成长2厘米，宽2厘米的小块，鳖肉切成长宽各2.5厘米。

将沙锅放在大火上，倒入生油烧到八成熟时，再倒入胎盘、鳖肉速炒，半分钟后加入清水两碗，稍烧片刻一起装入钵内，然后上蒸笼，用大火蒸半小时即可服用，一般服5～7次见效。

益母草煮鸡蛋

适应证：产后恶露不止（对月经不调、痛经、血淤型崩漏也有疗效）。

原料：鸡蛋2个，益母草30克。

做法：将益母草、鸡蛋加水同煮。鸡蛋煮熟后去壳取蛋再煮1～3分钟，吃蛋饮汤。

冬虫夏草炖蛏干

适应证：产后虚损。

原料：冬虫夏草30克，蛏干60克。

做法：将冬虫夏草用冷水浸泡片刻，略洗一下，与蛏干一起放入加盖的炖罐内，加开水750毫升，炖3小时。药装入炖罐后用棉纸盖将罐口封起来，再加上盖，使气和原味不致外溢。

姜枣红糖汤

适应证：产后恶露不畅，寒湿凝滞型痛经。

原料：干姜，大枣30克。

做法：将干姜、大枣洗净，干姜切片，大枣去核加红糖煎汤服。

功效：气血虚弱，肝肾亏损型的痛经本方无效。

山楂糖水

适应证：产后恶露不尽。

原料：山楂30克，红糖30克。

做法：山楂切片晒干，加水1斤半煎至山楂熟烂，加入红糖即可服用。一般3～5次有效。

穿山甲肉炖芎归

适应证：产后乳房胀硬，乳汁不下。对乳腺增生也有效。

原料：穿山甲肉，川芎，当归。

做法：将穿山甲肉洗净，切成块装进沙锅内加川芎、当归和水750毫升，用大火隔水炖至穿山甲肉熟后饮汁吃肉。一般服5～7次见效。

功效：阴虚火旺，肝阳上亢的病人忌服本方。

益母草红糖饮

适应证：产后恶露不绝。

原料：益母草30克，红糖适量。

做法：将益母草洗净加水并放入红糖水煎20分钟。

荠菜炒鲜藕片

适应证：产后出血。

原料：鲜荠菜30克，鲜藕片60克，生油15克。

做法：将荠菜、鲜藕片洗净。炒锅放在大火上，倒入生油烧熟后，放入荠菜、鲜藕片，炒熟即可服食。一般服5～7次有效。

功效：本药方只适应于血淤引起的产后腹痛等病症。

人参黄芪粥

原料：人参15克，黄芪30克，粳米60克。

做法：先将人参、黄芪入沙锅中，加水约150克，大火烧开后，改为小火慢熬40分钟，去渣取汁。再将粳米淘洗干净，放入锅中，兑入药汁，再加适量清水，煮至米烂汁黏时即可食用。

功效：益气养血，健脾摄血，对于产后气虚、固摄元力所致的出血疗效甚好。亦可用于气虚所致的其他疾病，如产后自汗，恶露不止等。

人参粥

原料：人参30克，粳米60克。

做法：先将人参放入沙锅中，加水约100克，煎煮约40分钟后去渣取汁。粳米洗净，放入锅中，兑入药汁，再加清水适量，煮至米烂汁粘者即可食用。

功效：此粥大补元气，健脾养血，益气补血，能有效地治疗产后气虚失血。对于产后气虚所致的自汗、昏厥等疗效宜佳。

人参大枣红糖汤

原料：人参20克，大枣20个，红糖20克。

做法：先将人参、大枣放入沙锅中，加入约120克水、煮约40分钟后，去渣取汁，再将红糖放入药汁中搅化即可服用。

功效：益气健脾，和胃调胃，兼有化淤养血，对于产后气虚或气虚兼有淤血所致的出血有较好疗效。亦可治疗其他气虚或气虚兼有血淤所致的产后疾病，如产后恶露不止、自汗等。

山楂香附汁

原料：山楂340克，香附15克，红糖20克。

做法：用干净纱布包好香附；山楂洗净；将山楂、香附同放锅中，加水约120克，煎约半小时，去香附，取汁，放入红糖搅化，即可服用。

功效：行气活血，化淤止痛，养血止血，此方重在行气活血而止血，故对气滞血淤所致产后出血甚为有效。

桃仁粳米粥

原料：桃仁30克，粳米100克，红糖30克。

做法：粳米淘洗干净；桃仁去皮尖，洗净；将粳米与桃仁放入锅中，加清水，煮至米烂汁黏时即可离火，放入红糖搅化即可食用。

功效：化淤止血，养血益胃，对于淤血内停所致的产后出血较为有效。

茜草猪蹄汤

原料：猪蹄250克，茜草30克，大枣50枚。

调料：葱10克，姜10克，精盐5克，料酒10克。

做法：猪蹄洗净，切块；将猪蹄、茜草、大枣及调料放入锅中，加清水约750克，先用大火烧开，再改小火炖至肉烂即可。

功效：益气养血，化淤止血，调中和胃，对于产后气虚血弱，兼有淤血致出血者有效，既可补益，又可祛病，相得益彰。

归桂粥

原料：当归20克，肉桂10克，粳米100克，红糖30克。

做法：将当归、肉桂加水约150克，煮约30分钟，取汁去渣；粳米淘洗干净，放入锅中，加入药汁，再加水适量，煮至米烂汁粘时放入红糖搅化即可食用。

功效：温经散寒，化淤止血，益气养血，适用于产后寒凝，淤血内阻所致的产后出血。

茶味黄酒

原料：红糖100克，茶叶5克，黄酒10克。

做法：将茶叶碾成细粉，与红糖同放碗内，将黄酒烧热，倒在红糖茶粉内即可食用。

功效：养血活血，通经活络，温阳行气，对于产后淤血内停，络脉阻滞之恶露不畅者甚为适宜，并有促进子宫复旧之功。

香附当归米粥

原料：香附15克，当归15克，红糖30克，粳米60克。

做法：将香附、当归放入锅中，加水约100克，煎煮约半小时后去渣取汁；将粳米淘洗干净，放入锅中，加入药汁，再酌加清水，煎煮至米烂汁粘时加入红糖，即可食用，每日1～2次。

功效：行气活血，化淤止痛，益气养血，对于气滞或气滞血淤所致的恶露不下者有畅行恶露之效，亦可用于其他气滞或气滞血淤所致的产后病症，如产后腹痛、恶露不尽等。

三七粥

原料：三七粉3克，粳米60克，红糖30克。

做法：将粳米淘洗干净，放入锅中，加水约200克，同时放入三七粉，煎煮至米烂汁黏时离火，加入红糖搅匀，即可食用，每日1～2次。

功效：化淤止痛，益气益血，对于产后淤血内阻，络脉不畅所致的产后恶露不下疗效甚好，亦可用于因淤血内停所致的其他产后疾病，如产后腹痛、恶露不尽等。

参芪鸡

原料：人参6克，黄芪30克，肥母鸡1只（约1500克）。姜末5克，葱花5克，食精盐5克，味精2克。

做法：母鸡宰杀去毛，剖腹去内脏，洗净、切成小段；参、芪与母鸡同放锅中，加入清水（约3000克）煮至鸡肉烂熟，再入姜、葱、食精盐、味精，继续煮片刻后即可离火。食肉喝汤。

功效：养血生精，益气摄血，补养五脏，对于产后气虚、血失固摄而致恶露不尽疗效较好。

沙锅人参鸡

原料：嫩母鸡1只（约1250克），人参5克，奶汤1500克，猪油75克，精盐5克，料酒5克，味精5克，葱段20克，姜块10克。

做法：将人参用清水洗净，切成精制薄片；母鸡宰后，去净毛，剁去爪，放入开水锅中氽透，捞出控去水分；锅内放入猪油烧热，投入葱、姜（拍松），煸出香味，烹入料酒，加入奶汤、精盐、味精，待汤开几次，拣出葱、姜，倒入沙锅内，再把母鸡及人参放入锅内，小火炖至肉烂（用筷子能扎动），撇去浮油即可食用。

功效：益气养血，补养脏腑，增乳催奶，对于产后气虚自汗者可益气而摄津，达到止汗目的。此外还可作为产后营养食谱以及催乳食谱。

黄芪猴头汤

原料：猴头菌150克，黄芪30克，嫩鸡肉250克，油菜心100克，清汤750克，精盐5克，料酒15克，葱20克，生姜15克，味精3克，胡椒面0.5克。

做法：猴头菌冲洗净，放入盆内用温水发胀，约30分钟后捞出，削去底部的木质部分，再洗净，切成约2毫米厚的大片，发猴头菌的水用纱布过滤待用；黄芪洗净，切斜片；鸡肉剁成约3厘米长、1.5厘米宽的长方块；葱切段，姜切片，油菜心清水洗净待用；锅烧热下入猪油，投入姜、葱、鸡块共煸炒后放入精盐、料酒、发猴头菌的水、黄芪和少量清汤，用大火烧沸后，再用小火烧约1小时左右，然后下入猴头菌片再煮半小时；先捞出鸡块放在碗的底部，再捞出猴头菌片盖在上面。汤中下入油菜心、味精、胡椒面，略煮片刻舀入碗内即成。

功效：生精养血，补益脏腑，益气敛津，可用于产后自汗者。

姜葱枣汤

原料：生姜10克，葱白5克，大枣10枚。

做法：将生姜、大枣、葱白分别洗净，姜切片，葱白劈成条，大枣砸烂，放入锅中，加水约100克，烧开可饮汁。

功效：调和营卫，解肌发表，适用于外感风寒所致的产后发热。

枸杞子粥

原料：枸杞子20克，山萸肉12克，粳米60克，糖30克。

做法：将上述原料分别淘洗干净；锅中加水约500克置炉上先用大火煮开，再改用中小火慢熬，至粳米开花，粥汁浓稠时放入糖，片刻后离火，即可食用。

功效：补肝肾，益精血，健脾胃。现代研究表明，枸杞子富含胡萝卜素，维生素B_1、维生素B_2、维生素C、烟酸、钙、磷、铁、亚油酸等多种营养物质，有降低血糖及胆固醇的作用，可促进肝细胞再生，促进造血机能，增强免疫力；山萸肉具有养血生血、补肾固精作用，与粳米为粥，健脾和胃，久服而不伤脾胃，所以本食谱对产后失血、各种血虚症有明显的疗效。

桑葚粥

原料：桑葚30克，粳米100克，糖30克。

做法：干桑葚浸泡片刻，去柄，洗净；粳米淘洗干净；锅中放入桑葚、粳米，加水约700克置火上煮。先用大火烧开，再改小火熬至粳米开花，粥汁黏稠时放糖，拌匀，片刻后离火食用。每日可食1次。

功效：滋阴养血，益气和中。桑葚营养丰富，含有丰富的葡萄糖、蔗糖、果糖、苹果酸、维生素A、维生素B_1、维生素B_2、维生素C、维生素D及烟酸、钙等，具有滋补肝肾，充养血液，止消渴、乌须发、聪耳明目等作用，与米为粥，其味甘美，对肝肾阴亏、阴血不足所致的头眩目晕、耳鸣、虚烦失眠、口咽干燥、腰膝酸软、大便干结等均有很好的疗效。

香菜茶

原料：香菜30克，饴糖15克，粳米30克。

做法：将香菜洗净，切成小段；粳米淘洗干净，放入锅内，加水（约150克）烧开，熬10分钟左右，取米汤半碗，将香菜和饴糖放入碗内，上锅蒸至饴糖溶化即可。

功效：流风散寒，益胃，适用于外感风寒所致的产后发热者。

姜糖液

原料：红糖60克，鲜姜10克。

做法：将生姜洗净，切片，放入锅中，加水约100克，并将糖放入，置火上烧开即可饮汁。

功效：辛温散寒，适用于外感风寒所致的产后发热之症。

金菊茶

原料：金银花15克，菊花15克，红糖20克。

做法：将金银花、菊花放入茶杯中，加入红糖，再取烧开的开水倒入茶杯，浸泡15分钟左右即可饮汁。每日可数次。

功效：清热解毒，辛凉透邪，兼有化淤养血之功，适用于外感风热所致的产后发热之病。

糯米鲜藕粥

原料：新鲜藕200克，糯米50～100克，红糖适量。

做法：将藕洗净，切成小块备用，同糯米、红糖一起放入沙锅，加水煮成稀粥。

用法：每日三餐温服。

功效：适用于产后调养。

西瓜汁

原料：西瓜1个。

做法：西瓜去籽取瓤，干净纱布绞汁，代茶饮服。

功效：清热生津，解暑益气，适用于夏季外感暑热所致的产后发热者。

益气养血猪蹄汤

原料：人参5克，黄芪15克，白术10克，当归10克，白芍10克，地黄10克，地骨皮10克，甘草15克，猪蹄250克，精盐5克。

做法：将人参、黄芪、白术、当归、白芍、地黄、地骨皮、甘草用干净纱布包好；猪蹄肉剁块，放入沙锅中，加水约1000克；并把药包放入同煮，煮至猪蹄烂熟即可离火食肉喝汤。

功效：益气养血，滋阴清热，生精壮骨，强筋生乳，适用于产后失血过多，气血虚弱，阴血不足，阳气外浮所致的发热之症，同时还可催乳，促进乳汁分泌作用，治疗产后缺乳或无乳等。

服用药膳应注意的事项

1．凡用药膳，需视体质强弱。产后无疾病者，宜每日服一次，连吃3～4日；脾胃虚弱者，可服至半月。

2．凡体质强健、产后无明显虚损者，服药肉膳，一般只宜服1～2次。

3．凡用药膳，冬季宜选择羊肉药膳；夏季宜选用鸭、猪、鱼肉类药膳；春秋季宜选择鸡、鱼、猪肉类药膳。

4．凡药膳中有肉桂者，最好在冬季产后服用，阳虚者例外。

5．凡服药膳，最好早晨服，或空腹服。

6．凡服药膳，吃后感到身体舒适者，可以连服几剂，若出现不适，应立即停服。

健康新妈妈月子菜谱范例

下面几款菜谱分别有滋补强身或增乳的功效，新妈妈产后最适宜进食。

酥炸珍肝

鸡肝是动物肝脏中营养最高的，含丰富维生素及铁质，是很好的补血食品。酥炸珍肝味道鲜美，特别适宜产后食用。

原料：鸡肝30克，蛋黄2个，生粉1大匙，精盐半大匙，姜汁、酒各1大匙，生抽、麻油各半大匙。

做法：蛋黄、生粉拌匀成蛋浆。鸡肝切去油脂洗净，抹干水分，一切开4件，加入调味拌腌30分钟，蘸上蛋浆，再蘸生粉，放入滚油中炸2分钟盛起，再放入油中炸脆上碟，可与精盐或者咸汁伴食。

金针云耳蒸鳜鱼

金针有利尿、止血的功效，更有补血及促进乳汁分泌的作用，若产后没有乳汁分泌，可吃金针炖瘦肉，一直吃到有乳汁分泌为止。

原料：鳜鱼1条，金针、云耳各10克，冬菇2只，红枣2粒，姜丝1大匙，葱1棵，精盐、生粉、油1/4大匙，胡椒粉少许，生抽1/2汤匙，老抽、糖、生粉、油各1/2大匙，麻油数滴。

做法：鳜鱼去鳞及内脏，洗净抹干，以配料涂匀鱼身，放于碟上。金针浸软洗净，剪去梗蒂；云耳浸软去脚，冬菇浸软，去蒂切丝；红枣去核切半。金针、云耳、冬菇、红枣加调料拌匀，铺放在鱼身上再放上姜丝及葱段，隔水蒸12分钟取出。烧开少许油，淋在鱼上即成。

蒸酿豆腐角

虾的营养价值很高，含丰富蛋白质及钙质，具有壮阳及通乳的功用，新妈妈若要亲自哺乳的话，便要多吃虾，但若有皮肤敏感或过敏性疾病的人都不适宜食用。

原料：三角形豆腐泡100克，虾肉400克，精盐1/4大匙，糖1/4大匙，蛋清1汤匙，生粉半大匙，麻油、胡椒各少许，回生油2大匙，精盐、糖1/4大匙，生粉1/2大匙，麻油数滴，清水3汤匙。

做法：豆腐泡洗净，切开一边，挖出少许豆腐肉。虾肉去肠，用精盐擦净，冲水吸干，拍烂，加入调味料拌匀成虾胶，放入冰柜1小时。将虾胶酿入豆腐泡内，排于碟上，隔水蒸8分钟。烧热锅，下少许油煮滚芡汁料，淋在豆腐角上即成。

蒜心木耳牛肉丝

蒜心是大蒜的花梗，含丰富纤维质，对于虚冷引起的腹痛特别有效。蒜心木耳牛肉丝能补充因分娩时大量出血，或产后因贫血引致月经不顺、腰痛等症状的最佳调养食品。

原料：蒜心200克，木耳25克，牛肉300克，姜2片，红萝卜丝2汤匙，酒1大匙，糖半大匙，生粉半大匙，麻油、胡椒各少许。

芡汁料：精盐0.7大匙，糖1/4大匙，生粉半大匙，麻油数滴，生抽1大匙，清水2汤匙。

做法：蒜心切去梗部分，洗净切段，以油、精盐略炒盛起。木耳浸透，洗净切丝，飞水待用。牛肉切粗丝，加入调味料腌15分钟，泡嫩油盛起。烧热锅，下油一汤匙爆香姜片、木耳及红萝卜，加入牛肉、蒜心、加酒、下芡汁料兜匀即可上碟。

白灼腰肝

猪腰及猪肝含丰富铁质、维生素A、维生素B，有补血、明目和补肝的功效，能治疗水肿、脚气病、夜盲症及贫血，产前产后应常用。

原料：猪腰1对，猪肝250克，姜丝2汤匙，葱丝3汤匙，红椒粒1大匙，上汤3杯，姜汁，酒、油各1大匙，生抽、老抽各1汤匙，麻油1大匙，胡椒粉1/4大匙，滚油1汤匙半。

做法：猪腰对半切开，用刀割净内部白筋，斜切厚片。猪肝亦切厚片。猪腰、猪肝分别用清水浸泡1小时，换水2～3次，浸至水没有血色为止，取出加入腌料拌匀。盛碟预早蒸热，放上姜丝葱丝。煮开上汤，放入猪腰、肝片焯，随后即盛起放于碟上，淋上调味及酒红椒粒，即可趁热供食。

鲮鱼肉煎蛋角

鲮鱼含丰富蛋白，肉质细洁丰美，但多细刺，最适宜起肉剁碎，有滋阴疗养的功效，是有益而经济的食用鱼。新妈妈若要亲自哺乳，应大量摄取蛋白质，鲮鱼肉煎蛋角最适合了。

原料：鲮鱼肉300克，鸡蛋4个，葱（切粒）2棵，精盐半大匙，糖1/4大匙，生抽1大匙，生粉、清水各2大匙，麻油、胡椒粉各少许。

做法：鱼肉洗净剁烂，加入调味料搅至起胶，放入葱粒，拌匀待用。鸡蛋加精盐1/4大匙，拌匀成蛋液。烧热锅，下少许油，放入1汤匙蛋液，当蛋未全熟再加入1大匙鱼肉，用锅铲对折成角形，以小火煎熟即可上桌。

红烧狮子头

红花是妇女保健良药，有活血、通经、止痛等功效，能消除疲劳，强身健体，并有滋养的功效，产后食用最佳。

要谨记红花会破血，怀孕时不能食用。

原料：半肥瘦猪肉400克，番茄2个，红萝卜、洋葱各半个，芫荽少许，红花（中药店有售）6克，精盐半大匙，生抽、生粉、油各1大匙，姜汁、葱汁、糖各半大匙，清水1汤匙。

芡汁料：精盐1/4大匙，糖、酒各1大匙。

做法：猪肉分割成肥肉及瘦内两部分，分别切幼粒，剁碎，一同放入大碗中，加入腌料拌匀至起胶，成多个肉丸，放人滚油中炸至金黄色盛起。红花加水1杯半煎至0.75杯红花汁。番茄切块，红萝卜、洋葱去皮洗净，切块。烧热锅，下油2汤匙爆香番茄、红萝卜，加入红花汁、调味料及狮子头焖30分钟，放人洋葱再焖片刻，以生粉水打芡，拌匀上碟即成。

滑熘肉片

原料：嫩瘦猪肉200克，玉兰片50克，油菜100克，胡萝卜30克，葱、姜、蒜、鸡蛋清、花椒水等。

做法：将肉切成薄片，先在鸡蛋清中拿一下，再用干淀粉抓拿；葱、姜、蒜切片，其他配料如玉兰片、油菜、胡萝卜洗净后切成片；油菜、胡萝卜在开水锅中汆一下。

锅内放油，至五成热时，将肉片下锅，用筷子翻搅至八成熟时出锅。将花椒水、味精、精盐、料酒、湿淀粉和汤调成汁。

锅内入少量油，烧热时先将配料下锅煸炒，随即倒入肉片翻炒；再将备好的调汁勾上，略炒即可出锅。

功效：美味可口，好吃有营养。新妈妈产后失气亏血，极需营养丰富的食物以补充大体。本菜肴中的胡萝卜被称为蔬菜中的人参，营养价值很高，产后吃非常需要。

清炖羊肉

原料：羊肋条肉1000克，葱段，姜块，青蒜，料酒，精盐，味精，高汤。

做法：羊肉洗净，切成3厘米方块，锅烧热，放油，待烧至五六成熟时，先下葱、姜炝锅，再将羊肉块放入煸炒，炒到羊肉块变色时，烹料酒，加高汤，烧开，用小火炖约2小时，肉已酥烂，汤已收了多半时，放葱、姜、蒜等，加精盐、味精、青蒜段即可。

功效：由于产后极需恢复身体，故其营养特点要高热量，而单靠碳水化合物不能满足新妈妈的需要，故需多吃些羊肉、瘦猪肉等动物性食品。

玫瑰花烤羊心

原料：羊心1枚，玫瑰花50克，藏红花6克，精盐适量。

做法：将羊心洗净切片备用，玫瑰花捣烂取汁，放入小锅内，加清水，红花略煮片刻，取其煎液，加入食精盐备用；羊心串在不锈钢烤针上，蘸玫瑰花汁在火上翻烤，反复数次至羊心熟透，装盘盛之。

功效：味美。产后食用，有助于恶露排出，原因是菜中的藏红花有活血化淤的作用。

姜汁菠菜

原料：嫩菠菜400克，姜30克，精盐3克，酱油12克，味精3克，米醋3克，花椒油4克，香油3克。

做法：将菠菜去黄叶、须根，留红根，洗净，切成7厘米的段，沥净水分；姜去皮，捣烂挤出姜汁于碗中备用。净锅中加清水约1200克烧沸，倒入菠菜，断生后捞出，用凉水冲凉，沥净水分，摆入盘中。盛姜汁白碗中加精盐、酱油、醋、味精、花椒油、香油拌匀，浇在菠菜上即成。

功效：此菜嫩爽，营养损失少，略带酸味。因菠菜可补血、生血，故产后宜食之。

黄蘑炖小鸡

原料：水发黄蘑150克，净小鸡1只（750克左右），水烫油菜少许，精盐，味精，花椒水，肉汤，姜，葱块，大料。

做法：将鸡剁成3厘米见方块，把黄磨洗净，大的用手撕开；油菜切成段；勺内放水烧开后，将黄蘑放开水里烫透，捞出，控净水分。勺内另放水烧开，将鸡块放入烫出血味，捞出，控净水分。勺内放少量油烧热，用葱、姜块炸锅，放入肉汤，加鸡块、黄蘑、花椒水、大料、精盐，烧开后放在小火上，把鸡肉炖烂时加油菜、味精，再炖2～3分钟，取出大料、葱和姜块，盛入碗内即可。

功效：本汤清鲜味美，黄蘑含蛋白质、脂肪、碳水化合物，多种氨基酸和多种微量元素以及维生素，而鸡肉补益五脏，非常适合产后新妈妈食用。

乌鱼蛋拌菠菜

原料：乌鱼蛋90克，菠菜90克，精盐、味精、酱油、醋、辣椒油、芥末、香油各适量。

做法：将乌鱼蛋收拾干净，在开水里煮熟，逐步揭开；菠菜切成段，用开水烫透，用凉水过凉，沥干水分。将菠菜放在盘内垫底，上面码上乌鱼蛋，然后用各种调料兑好的汁浇上即成。

功效：本菜清淡爽口，是新妈妈滋补佳品。

松花猪肉

原料：瘦猪肉50克，鸡蛋150克，冬笋15克，干冬菇3克，香菜叶1克，五香粉0.25克，酱油5克，糖2克，味精2克，精盐2克，葱末6克，面粉30克，猪油500克。

做法：先将冬菇用开水泡刀，摘去根蒂；香菜洗净待用；猪肉、冬笋、香菇、葱均切碎，加入酱油、糖、味精、五香粉调和好，用少许猪油炒调好的肉馅；将鸡蛋打匀，加进面粉、葱、味精、精盐打搅均匀，将其一半倒入放有少许猪油的热锅内，随时摇转炒锅，把蛋汁煎成165厘米左右直径的圆饼时，再把炒好的肉馅倒在圆饼的中心铺平，另把剩下的一半蛋汁倒在肉馅的上面，使之形成一圆盖，盖在锅的上面，然后把洗好的香菜撒在蛋片上，将剩下的猪油用大火烧开，用勺盛起热油，慢慢浇在蛋饼上，把肉馅上的蛋汁烫熟成淡黄色时，取出蛋饼，控去余油，即可装盘食用。

功效：补益脏腑，健脾生血，养肝明目，营养筋骨，对于新妈妈的身体恢复及乳汁的分泌均有促进作用。

鸡蛋黄花汤

原料：鸡蛋3个，黄花10克，海带5克，木耳5克，白菜心10克，酱油3克，精盐2克，味精1克，高汤350克。

做法：将海带泡好洗净后切丝；黄花择洗净后切段；木耳泡发，洗净；鸡蛋打入碗中搅拌均匀；锅内加高汤烧开，投入调料及海带、黄花、木耳、白菜心，烧开后再冲入鸡蛋，再烧片刻后勾芡即成。

功效：海带养肝明目，滋补阴血，生精下乳，本品营养全面，补益之功效极高。

锅巴肉片

原料：粳米锅巴100克，猪里脊肉75克，水发香菇10克，水发玉兰片25克，料酒5克，味精1克，水淀粉20克，肉汤250克，蒜片、精盐、红辣椒各3克，醋10克，糖8克，酱油8克，葱10克，姜片3克，植物油500克（料耗75克）。

做法：将里脊肉横着肉纹切成长5厘米、宽2厘米、厚0.2厘米的片，放入5克水淀粉、2克料酒、1克精盐的混合液中拌匀；水发玉兰片和水发香菇切成厚片；将精盐2克、料酒3克、水淀粉15克、糖、醋、酱油、味精和肉汤放入另一碗内调成液汁；选干透的厚薄适宜的锅巴，用手掰成6厘米见方的块；将里脊肉片放入烧至七成热的炒锅内炒，再依次放入姜、葱、蒜、兰片、香菇片及辣椒，与肉片一起炒匀，倒入液汁，待收汁后盛入碗内；将锅巴放入八成热的油锅内炸酥，待浮面呈金黄色时捞入较深的大圆盘内，并舀入沸油15克，趁沸油温高及时把肉片连汁倒在锅巴上，即可食用。

功效：健脾益胃，增进胃肠功能，有助消化作用，并能养血益气，生精壮体，能促进新妈妈康复。

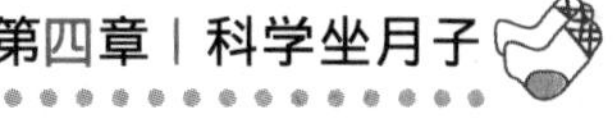

大排蘑菇汤

原料：大排骨500克，鲜蘑菇100克，西红柿100克，黄酒10克，精盐5克，味精3克。

做法：每块大排骨用刀背拍松，再敲断骨髓后加酒、精盐腌15分钟；锅中加水适量，放炉火上烧煮，水沸放入大排，撇去浮沫，加酒，用小火煮30分钟，加入蘑菇片再煮10分钟，放入上述调料后投入西红柿片煮沸可食用。

功效：养血生精，健脾益气，开胃增食，生津润肺、强壮筋骨，本品钙、磷、铁丰富，能促进乳母及乳婴的骨质生长发育及造血机能，可以预防及治疗佝偻病、软骨症及贫血。产后大出血食之尤宜。

海参羊肉汤

原料：海参50克，羊肉250克，生姜2片，葱5克，胡椒末1/2小匙，精盐1小匙。

做法：海参以40℃温水泡软后，剪开参体，除去内脏，洗净，再用开水煮10分钟左右，取出后连同水倒入碗内，泡2～3小时；羊肉洗净，去血水，切成小块，加水适量（约500克），小火炖煮，煮至欲熟，将海参切成小块放入同煮，再煮沸15分钟左右，加入生姜末、葱段、胡椒末及精盐，即可。温食参肉，饮汤，或供佐餐用。

功效：海参生于海中，其性温补，类似人参，故名海参，其肉质细嫩，营养价值极高，其蛋白质含量较瘦猪肉、瘦牛肉还高，并含其他矿物质（如钙、磷、铁、碘等），历来被视为餐中珍肴，对虚损劳弱有补肾益精、养血润燥、滋阴健阳等作用。而羊肉甘温，能温肾助阳，补益精血，益气补中，温暖脾胃。

因此，海参、羊肉相配，补肾、益肾、养血功效尤为增强，实为滋补强壮佳品。

肉末蒸蛋

原料：鸡蛋3只，猪肉50克，葱末5克，酱油10克，精盐2克，味精0.5克，湿淀粉5克，食油25克。

做法：将鸡蛋磕入碗内搅散，放入精盐、味精、清水搅匀，上笼蒸熟；选用三成肥、七成瘦的猪肉剁成末；锅放炉火上，放入食油烧热，投入肉末，煸炒至松散出油时，加入葱末、酱油、味精及水，用湿淀粉加水调匀芡后，浇在蒸好的鸡蛋上面即成。

功效：鸡蛋及猪肉均有良好的养血益精、长肌壮体、补益脏腑之效，尤其是维生素A含量高，除对新妈妈有良好的滋补之效外，对维生素A缺乏症也有很好的治疗作用。

产后“亲密接触”宝典

月子期一般为6～8周，一般情况下，性生活也是在月子期结束之后才可以进行，即使有些人分娩顺利，恢复较快，体质又好，性生活也不可过早恢复，分娩后4周之内，绝对不可进行性生活。

产后性生活面面观

根据一项调查结果显示：大多数的夫妇在怀孕期间多半会把性行为的次数减少甚至于禁欲，在怀孕期间这种行为是可以被接受和理解的，但好不容易熬过妊娠期却又到了产褥期，这段时间就算想也不行，比起怀孕期间，这段时间更难受了。

据英国妇产科学刊一篇报道指出，在产后8周有53%的新妈妈在性生活上发生问题，而在随后的一年中有49%的人问题仍旧存在，其中只有7%～13%的妇女表示有这方面的问题而需要协助，但仍然有1/4的人并没有寻求专业的帮忙。

本来一个新生命的诞生理应使家庭生活趋于圆满，这时候反而却像投进了一个变数，使得本以调适好的家庭生活产生波澜，性生活虽不是夫妻生活的全部但却占了非常重要的地位，因此有性学家曾做调查发现产后一年是外遇及婚姻问题的高峰期，虽然不能完全归咎于性生活的不圆满，但却不可否认的这一定是个重要的因素。

现在让我们来分析一下其原因。大部分的新妈妈在自然分娩时需要做会阴切开术，其伤口需要3～4周的时间才会痊愈，这时候就无法直接进行性器官接触的性行为，习惯上新妈妈们多数会在坐完月子后，到医院鉴定过，批下通行令才开始过夫妻生活。

临床上在产褥期过后仍然无法恢复正常性生活的夫妇最经常抱怨的是：会阴疼痛、情绪低落及极度困倦等。所以性行为并不是单纯的肉体接触，还包括了复杂的心理情结。肉体上的不适大部分比较容易治疗，而最重要的第一步是勇敢地提出你的问题，千万不要默默地承受，因为这可能造成将来的性障碍，把问题更复杂化而难以治疗。

所以专家建议新妈妈要勇敢地面对产后性生活，以使夫妻间的感情和婚姻生活更加稳固。

坐月子，要结束了

什么时候可以在一起

产后的新妈妈又多了一个角色——为人母。

初为人母，一切都是新鲜和兴奋的，但是也会有很多烦恼。这一时期的新妈妈对性生活有些淡漠，因为所有的心思都给了一个幼小的生命。如果夫妻还希望像以前一样过正常和谐的性生活，就需要往后推迟一段时间，待新妈妈心理和生理恢复后再进行，这时新爸爸得有点耐心，帮助新妈妈摆脱生理和心理的障碍。

产后何时开始性生活仍取决于新妈妈和爱人。但是因为新妈妈产后生理上完全复原需要一段时间，专家建议在产后6～8周后再开始性生活为宜，对新妈妈保健无大妨碍，也是安全的。也可根据自己的体力情况而定。

如果新妈妈因阴道干燥而疼痛，或者因为有过伤口缝合而不舒服，阴道润滑剂可以提供帮助。特别是当新妈妈使用屏障避孕法时，建议用水溶性的阴道润滑剂，因为它们不会破坏避孕套和避孕膜。同时，因为支撑阴道的肌肉在分娩时会变得松弛，从而影响了性生活的质量。

因此，新妈妈在产后适当地进行锻炼，可以帮助新妈妈得到全面恢复。

新妈妈过早过夫妻生活的危害

新妈妈分娩之后，生殖器官会或多或少有不同程度的损伤，而且还要排恶露，因此需要较长时间的恢复。但有的新妈妈会误认为，生完宝宝后只要恶露干净了，就可以开始性生活。殊不知，过早进行性生活，会对身体的康复非常不利。

危害之一

新妈妈如果有会阴裂伤、会阴侧切术等，过性生活时会发生疼痛、出血及其他，从而影响伤口愈合。

危害之二

新妈妈身体内的雌激素水平低，阴道黏膜平坦、皱襞少，性兴奋启动慢，阴道分泌物较少，阴道内干涩并弹性差。提早开始性生活，容易损伤阴道，甚至撕裂造成大出血。

危害之三

新妈妈在产后10天左右宫颈口才开始关闭，胎盘附着处的子宫内膜正常情况下需要6～8周才能完全长好、愈合；而且分娩时体力消耗大、身体虚弱、抵抗力下降。因此，提早进行性生活容易将细菌带入，影响子宫内膜创面的愈合，延长恶露排出时间，导致许多妇科疾病的发生。

新妈妈分娩后月经的恢复

因个人身体情况不同，所以导致新

妈妈分娩后月经和排卵恢复的差异也很大。通常不喂奶的新妈妈可在产后6～8周恢复月经，喂奶的新妈妈月经恢复较晚，甚至整个哺乳期都不行经。第一次复经月经量常常较多，且多为不排卵月经，来过三四次月经后，月经和排卵才恢复正常状态。

新妈妈喂奶时，宝宝吸吮乳头的刺激能反射性引起脑垂体不断释放催乳素，抑制卵巢排卵，不来月经。产后一个月内这种反应最强，到产后3个月左右，反应逐渐减弱，对排卵的抑制得到解除而恢复排卵，排卵是在月经来潮之前。根据资料显示，未哺乳的新妈妈最早排卵在产后31天，因每个人的情况不同，用哺乳来达到避孕目的并不可靠，月经恢复前先有排卵亦可受孕，因此产后就应该采取有效的避孕措施。

产后新妈妈的避孕

新妈妈在分娩后的一段时间之内，可能没有月经，也没有排卵，此时性生活是否可以不避孕？当然这种理解是正确的。在宝宝出生以后，新妈妈就要进行哺乳，在哺乳的过程中，新妈妈体内有一种泌乳素是由女性的垂体分泌的，这个泌乳素可以抑制卵巢的排卵，同时，也会不出现月经。但是，为什么在产后过性生活一定要避孕呢？这是因为排卵的生理现象是出现在月经来潮前的，因此，新妈妈不知道自己什么时候会排卵、什么时候月经来潮，许多意外妊娠就发生在产后的头几个月，产后21天起，一些新妈妈的卵巢就有可能恢复正常，排出卵子，这时如果有性生活，就有可能再次怀孕。因此，新妈妈不要等到经期恢复了才开始避孕，这是因为在来月经的前2周左右你就会排卵，所以新妈妈可能再次怀孕。

不同新妈妈的月经恢复时间差异很大，同时与喂养宝宝的方式也有关系。如果不是母乳喂养，在产后的5～8周第一次月经就可能出现；如果是母乳喂养，可能直到停止哺乳，月经才会再来，但大部分新妈妈在产后半年恢复月经。切记不能依靠哺乳作为一种避孕方法。因此新妈妈在重新开始性生活前决定使用哪一种避孕方法是很重要的。

专家认为孕妇产后不久就开始过性生活实际是非常危险的事情，性生活开始的时间最好是按要求做，有些新妈妈没有等到生殖系统恢复到正常就开始性生活才激发产后感染的，甚至还引发严重感染、子宫切口的感染，最后导致子宫由于感染引起大出血，甚至做子宫的切除。所以产后新妈妈的性生活问题应该备受重视，尤其是产后避孕更不能出现问题。

哺乳期避孕方法

哺乳期新妈妈如何选择避孕方法？

哺乳期新妈妈因为承担哺育宝宝的

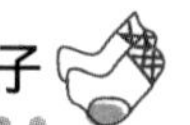

重任，有些药物能通过乳汁进入宝宝体内，影响宝宝的生长发育，避孕药或避孕针也不例外。因此哺乳期新妈妈不宜选择药物避孕。这是因为人工合成的避孕药（针）中的激素可从乳汁中排出，影响乳量和乳质，降低乳汁中的蛋白质、脂肪和乳糖的含量，不利于宝宝的生长发育。

如果没有月经过多过频、生殖道急性炎症、生殖器官肿瘤、宫颈口过松、重度子宫脱垂、子宫畸形或严重全身性疾病，且为避孕、方便、安全、有效，就可选择放置宫内节育器。如果是足月分娩，一般可在产后3个月放置，此时子宫已经恢复，宫腔形态与正常差不多，且多数还未恢复排卵，受孕概率低；若是剖宫产，就可在产后6个月后再放置。这是因为剖宫产使子宫前壁下段有手术瘢痕，使子宫复原较慢，过早放环不利于子宫复原。

产后既不能服避孕药，又不适宜放宫内节育器的新妈妈可选择避孕药膜、避孕栓或请丈夫选用阴茎套，这些方法既不影响内分泌、月经周期和性生活，又能达到较好的避孕效果。

产后不哺乳的妇女，一般选用药物或工具避孕。

需要提醒的是：产后哺乳虽然可抑制排卵出现闭经，这是正常生理现象，人们也利用哺乳来达到自然避孕，但这种避孕法并不十分可靠，因为少数产妇在月经来潮之前就已经恢复排卵，这就意味着此时有性生活时就有可能受孕。所以产后6周经妇科检查证明女性生殖器官已经复原，可考虑恢复性生活，否则相应延迟。

在此之后，无论月经是否复潮，无论是哺乳，还是人工喂养，都应该采取严格的避孕措施。最好在医师的精心指导下确定和选用。

无论采取哪种方法避孕，都必须按规定正确使用。只有这样才能保证避孕的安全、可靠、有效，保障新妈妈的身心健康。

新妈妈忌产后短期内再孕

新妈妈在产后初次排卵和来月经的时间有很大的差别。未哺乳者一般在产后10周左右恢复排卵，在产后6周左右月经来潮。所以有月经来潮并不意味着排卵，初来月经量较分娩前为多，多为无排卵性月经。但也有尚未见月经就已恢复排卵受孕者，在正常情况下，哺乳时可通过抑制脑垂体腺分泌和排卵而自然地使月经周期暂停。但这种作用并不是绝对的。据调查，在产后1年内怀孕的妇女中，有2/3是在哺乳期中怀孕，而其中又有10%还未来月经。

因此，新妈妈产后一旦恢复性生活，就应该坚持避孕。千万不要用延长哺乳的方法来达到避孕的目的。这是很不可靠的。

产后亲密接触要小心

出现伤口裂开、出血的几种情况

新妈妈在经过6～8周的调养之后，虽然会阴伤口早已愈合，但在首次性生活时，还会出现伤口裂开、出血。分析其原因，主要有以下几种情况：

与新妈妈体质有关。当新妈妈患有贫血、营养不良或阴道会阴部发生炎症时，都可延迟会阴伤口的愈合。

与伤口缝合情况有关。除了会阴部表皮层用丝线缝合外，内层肌肉、皮下脂肪层均用羊肠线缝合。由于人体组织羊肠线的吸收有明显的个体差异加上羊肠线的质量、会阴部是否严格消毒等问题，也会影响人体组织的吸收愈合。

还有一种情况就是性生活。一般在6～8周才能得以恢复，如果过早地进行性生活，可导致伤口裂开、出血。

基于以上几种情况，新妈妈一定要等会阴伤口完全愈合后方可恢复性生活。丈夫在过性生活时，不要太粗暴，一定要温柔。

应特别注意以下几点

1．每次过性生活的时间不宜太长，以免影响妻子休息和消耗过多精力。每次性生活以20～30分钟为宜，要多施爱抚行为。

2．过性生活时，丈夫不可行动过猛，否则会伤害妻子刚刚恢复的阴道。

3．丈夫在过性生活时要注意保护妻子的乳房，因为这时的乳房经常充盈大量奶水，如果受压，会导致乳房疾病，给大人孩子造成痛苦。

产后新妈妈为何性快感减退

有些新妈妈在产后性快感比以前减退了。

这是由于生宝宝以后，改变了阴道的紧张度，阴道变松弛了，或者由于产后得了较重的子宫脱垂症以及阴道壁膨出等原因，造成阴道过松。发生这些改变后，性生活时阴道壁对阴茎摩擦的接受能力比以前低了，阴道得不到足够的刺激量就会影响快感的产生，以致出现性快感减退。但并不是所有生过宝宝的人都如此，一般来说，只有分娩后阴道过松的人容易发生性快感减退。

另外，影响性快感的产生也不能排除心理因素：有人生宝宝后，把注意力都集中到如何哺育好宝宝身上，对性生活的兴趣下降。

也有的人性生活主要是为了生育，在完成了生儿育女的大事后，对性交产生了冷淡心理，这样也必然会影响快感的产生。另外，也有个别人在分娩过程中，感受了分娩的痛苦，她们惧怕再分娩，所以对性生活也存在反射性的恐惧心理，也会影响到快感的产生。

故此，应该正确理解性生活本身不单纯为了生育，而是人的生理与心理上

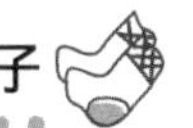

的需要，是夫妻感情上的需要。如果缺乏良好、和谐的性生活，将会使夫妻感情淡化。

为了防止生宝宝后性快感减退，保持积极而又和谐的性生活，除了在心理上端正对性生活的认识之外，在生宝宝后要努力促使阴道早期恢复其紧张度，可以在做产后保健操时，特别注重加强阴道收缩的锻炼。

如果经上述预防措施未能得到良好恢复，产后1年左右确实因为阴道松弛造成性快感减退，严重影响夫妻性生活的可行阴道整殖手术，改变其松弛状态，恢复满意的性生活。

产后性欲缺乏的解决方案

新妈妈在产后会发生许多变化，性生活的差异亦极大，有些人在分娩后数周就可与丈夫恢复如胶似漆的关系，有些人却在产后5～6个月内一直都缺乏对性生活的兴趣，甚至排斥，夫妻之间的性关系趋于恶化。据对101位妇女的调查，有48位妇女于产后第3个月初期性欲减低，甚至根本没有。是什么原因使妇女在产后一段时间性欲降低？其解决方法又有哪些呢？

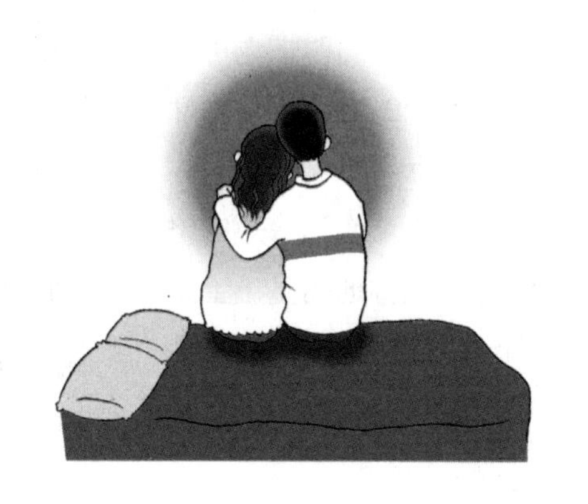

医学研究显示，妇女在产后过度疲劳、内分泌变化、身体虚弱、阴道刺激性的分泌等，使她们害怕产后早过性生活会有碍健康；曾进行外阴手术，阴道和会阴部遭受一些损伤、伤口疼痛、子宫颈触痛、阴道干涩，即使会阴无裂伤，分娩亦使阴道黏膜伸展而影响性欲的强度；加之哺乳期间体内催乳素骤增，乳房肿胀、触痛等生理变化，确实使部分妇女产后性欲缺乏。另外，性交后所引起的阴道刺激和会阴疼痛亦是性行为减少的原因。再者，由于母爱的发挥，有些新妈妈在产后常把精力和感情放在哺育刚出生的宝宝身上，因而会忽略性生活的经营和感觉。解决的方法是夫妻双方在日常生活上彼此沟通协调，相互体谅，共同度过这段绵绵“性”痛的日子，明媚的春光就在前面。

解决方案一

性生活开始的时间最好是在产后2个月以后，因为会阴切开术或阴道裂伤的伤口需要2～3周才会愈合，而剖宫产的伤口也需要2～3周愈合，所以产后妇女会阴有缝合的伤口，最好在性生活前先用镜子自我检查伤口愈合与否，然后再用手指捏住伤口看是否有疼痛的感觉。如果疼痛的话，即表示性生活时也会疼痛；如果为瘢痕体质，伤口瘢痕较明显时，可以在洗浴时，用两指轻轻按摩伤口，促进伤口软化，这样就可以减轻性生活疼痛感。如果伤口较长时间疼痛或不适，就应到医院请医生做检查。

产后性生活时，丈夫应该懂得怜香惜玉，考虑到妻子产后诸多的不适，必须尊重妻子的感觉，彼此沟通出一个双方都能接受的性爱方式。

在产后第一次要进行性生活之前，妇女可以在淋浴时用两个手指头先慢慢地放入阴道内，再转动之使阴道松弛，同时也刺激性兴奋启动。

在性生活的时候，可以采取主动将阴茎置入阴道，避免阴茎在会阴部位碰撞伤口产生疼痛及压迫感觉。如果在性生活时阴道疼痛，可使用一些润滑剂，增加阴道滑润感，利于阴茎进入和抽动。对于骨盆腔和阴道的松弛，可以利用提肛运动或一次小便分数段排空的练习，以训练阴道收缩力等。

为了解决性生活时不适感和避免压迫产后肿胀的乳房和乳头，产后性生活时可采取变换性交体位的做法。例如采取女性在上面的姿势、从侧面或后面进入的姿势，尤其以女性在上位较为适合，主要是因为这个体位可以使女性自己掌握阴茎进入的深度，减少性爱时的不适。

解决方案二

性生活前最好先将宝宝喂饱，让宝宝安心睡觉。这样她（他）就不会打扰夫妻间的好事；而且哺乳后乳房肿胀充盈消失，胸部不适减轻，有助于性生活的进行。如果有条件可以考虑单独设置婴儿房间，或将婴儿床移至另外的房间，暂时抛却烦恼，可以减少性生活时的心理压力，放松心情，增加彼此的性爱气氛和愉悦感。

解决方案三

尽量避免在劳累、情绪不佳或筋疲力尽时进行性生活，最好向丈夫说明情况，取得理解，彼此互相配合。先养精蓄锐，以蓄势待发。可以尝试在不同的时间进行性生活，如可以选择清晨半梦半醒时，经过夜间的休息，体力和精力都得到恢复；也可以选择午后小憩时，制造一个浪漫、温馨的环境；晚上睡觉时由于一天的疲劳齐聚，精力不足就不要勉强。若是夫妻双方的时间都不够充裕或兴趣都不高时，也可以采取拥抱、接吻或爱抚的方式来达到性爱的目的，并非要全套不可。

性是心灵沟通最短的路，而爱的成长是建筑在沟通的基础上，借性彼此互相沟通，感情能量的交流会更融洽，生命中洋溢着奋发的能量，会使你过得幸福美满。

第五章

产后恢复

分娩以后，新妈妈身体的各个器官和组织，尤其是乳房和刚刚经受过分娩考验的生殖器官，都要逐渐地恢复到妊娠前状态。但是这种变化相当缓慢，需要6～8个星期才能完成，这一段时间就叫做产褥期。产褥期的时间，虽然比妊娠期短得多，但它的重要性并不不亚于妊娠期，可以这么说，产后康复的好坏，关系到女人的终生幸福。

身体的变化

你或许注意到了，在宝宝降生后的数天，你的身体会有些戏剧性的改变，因为它开始恢复正常状态，并分泌乳汁以哺育你的宝宝了，这个过程始于怀孕期间与生产后。这些突如其来的变化，会使你对自己的身体感到有点奇怪与陌生。

腹部肌肉的变化

产后的妈妈除了欣喜小宝宝终于降生了以外，同时也开始担心了起来，因为怀孕前后会造成的一些身材、皮肤问题，如身体变形、腹部肥胖等。

准妈妈怀孕的时候，为了满足宝宝成长发育的需要，吃饭和补充营养是每天常做的事，这时过多的脂肪就会囤积在腹部，而产后缺少运动和营养过剩，就会造成腹部肥胖。从怀孕开始，到婴儿娩出，新妈妈的身体会发生一系列戏剧性的变化。一般女性分娩后体重会增加10～12千克，这是正常的；但有很多女性怀孕期没做好饮食控制，分娩后体重增加了15～20千克，这样很难瘦下来。在怀孕期间，腰围大约增加了50厘米，因此产后新妈妈会感到腹部是如此地伸张与松弛。

其实要预防“大肚子”，防范重于治疗。在怀孕阶段避免体重急剧增加，配合适度运动及按摩，是维持腹部肌肉弹性、避免妊娠纹及产后小腹突出的最好办法。以产后女性来说，腹部筋膜松弛也是重要的原因之一。其成因可大致分析如下：

皮肤老化松弛

随着年龄增长，皮肤的弹性逐渐下降，近七成以上的中年女性都有这方面的困扰。另外，超重或肥胖的女性，经过快速减重后，也会因为皮肤的弹性没有完全恢复，而出现小腹微凸的现象。

怀孕分娩

这是造成腹部筋膜松弛的主要原因。肚皮因怀孕、分娩而被撑大，所以凡生过小孩的妈妈，都会被肚皮松弛的问题所困扰，其松弛程度取决于分娩次数和怀孕期体重有无急剧增加。

肥胖

全身性肥胖，或者局部腹壁脂肪组织的堆积，都会造成小腹突出。

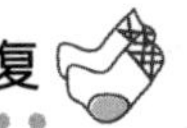

产后腹部臃肿，体态不雅，给生活和工作带来诸多不便，令人烦恼和沮丧。这时，需要花一些时间才能使腹部肌肉恢复原先的状态。

子宫的变化

当孕育了九个多月的胎儿从母体娩出的那一刻起，小宝宝就离开了妈妈的子宫，开始了自己的生活，可是妈妈的子宫，可不会一下子就恢复到原来的状态。如今，它神圣的使命已经完成，此时的子宫更需要关心和照顾，才能早日恢复健康。

经过漫漫的280天怀孕，妈妈的子宫从原来的50克一直增长到妊娠足月时的1000克。分娩后当胎盘排出子宫外时，子宫会立刻收缩，子宫底的高度会随着产后的天数而有改变。

分娩后，子宫底高度降于脐平或脐下一指，产后第二天会稍高于脐，以后每日下降约一指宽度，约2周后子宫即下降至骨盆腔，从腹部无法摸到。一般来讲，产后的子宫需要6～8周才能恢复到原来的大小。

在测量子宫底高度时，应先排空膀胱，以免影响子宫收缩。自行按摩子宫及哺乳可以帮助子宫收缩。按摩子宫后，若发现子宫仍大而软，有压痛，是子宫复旧不全的症状之一，需立即请医生诊治。

产后，子宫底的位置应在腹部正中，但事实上怀孕时乙状结肠将子宫底推到右边，因此子宫底有时会偏右，子宫在产后可以自行清除黏附于子宫壁上的物质，经由阴道流出类似经期的血，和经血量差不多，有时量稍微多一点，称为恶露。刚开始2～3天，量多色红，渐渐的颜色会变淡红色，量少，到第10天后为黄色或白色。产后4～6周左右，多数已干净，若产后恶露量过多，有大血块，有恶臭，恶露时期过长或并有发热，腹痛时，须立刻找医生诊治。

子宫恢复主要包括三方面

子宫体的复原

在胎盘排出之后，子宫会立即收缩，在腹部用手可以摸到很硬并呈球形的子宫体，它的最高处和肚脐的水平同高。以后子宫底的高度会每天下降1～2厘米，在产后10～14天内，子宫变小，降入盆腔内。这时，在腹部就摸不到子宫底了。

子宫颈的复原

在分娩刚刚结束时，子宫颈因为充血、水肿而变得非常柔软，子宫颈壁也很薄，皱起来就像一个袖口的形状，7天之后才会恢复到原来的形状。7～10天后子宫颈内口会关闭。一直到产后4周左右，子宫颈才会恢复到正常大小。

子宫内膜的复原

胎盘和胎膜与子宫壁分离，由母体

排出以后，从子宫内膜的基底层，会再长出一层新的子宫内膜。产后10天左右，除了胎盘附着面外，其他部分的子宫腔会全部被新生的内膜所覆盖。刚刚分娩后，胎盘附着部分的子宫壁面积约手掌大，到产后2周左右，直径已经能缩小到3～4厘米，但产后6～8周才能完全愈合。

子宫收缩恢复的判断指标

1．刚分娩完的子宫底从肚脐可以触摸得到，如果子宫恢复良好，约到2周，子宫就无法摸到，除非是长了子宫肌瘤。

2．恶露的颜色从鲜红、暗红、深黑到淡红，最后无色。

子宫快速复原的几个办法

产后及时排尿

新妈妈不要使膀胱过胀或经常处于膨胀状态。

产褥期不要整天躺在床上

产后6～8小时，新妈妈在疲劳消除后可以坐起来，24小时后身体如果没有异样，就可以下床活动，以利于身体生理功能和体力的恢复，帮助子宫复原和恶露排出。如果子宫已经向后倾曲，应做膝胸卧位来纠正。

产后应该哺乳

因为婴儿的吮吸刺激会反射性地引起子宫收缩，从而促进子宫复原。

乳房的变化

产后，新妈妈的乳房变得非常丰满且有了乳汁，很多妈妈都会面临着一系列的乳房问题：比如，如何清洁，如何自检，以及如何防止乳汁渗漏等。

产褥期乳房变化是妊娠期变化的继续。产后2～3天，乳房持续增大，皮肤紧张，表面静脉扩张、充血，有时可形成硬结并使新妈妈感到疼痛。

以前胸部扁平的女性，此时也会增大。但是怀孕时皮肤会发生微妙的变化，结缔组织因身体的膨胀变得比较柔软，容易延展。支撑组织的一些纤维也会因此变得松弛，胀大的乳房重量增加，加重了支撑组织的负担，容易造成下垂。

由于乳房充血影响血液和淋巴液回流，就很容易引起淋巴结肿大的问题。病情严重时，腺管阻塞，乳汁不能排出，乳头水肿，同时可有不超过38℃的低热，称之为“泌乳热”。有些妈妈因某种原因未采用母乳喂养的，上述的乳房变化一般在1周左右恢复正常。

产褥哺乳和乳汁的分泌和排出是不可分的，它由十分复杂的神经内分泌调节。妊娠期乳腺已做好充分准备，具备了泌乳的功能。但在分娩前大多并无乳汁分泌，这是受激素的调节作用所致。分娩结束后，受体内激素变化的影响，乳汁开始分泌。

分娩后的24小时

分娩是令人难忘的时刻，盼望，阵痛，紧张，每个人都等待令人激动的那一刻来临。当宝宝从妈妈的肚子里来到世上，当人们把注意力都集中在呱呱落地的小宝宝身上，历尽艰辛的妈妈，就像凤凰涅槃一样，用尽最后一点力气而升华得到了“妈妈”这伟大的称呼，她将要迎来的是崭新的一天。

好好休息

分娩之后看到自己的宝宝，不少新妈妈都会心花怒放，感到非常满足，紧接着由于分娩的疲倦，会不知不觉地睡意袭来。

这时，你可闭目养神或打个盹儿，不要睡着了，因为要给宝宝喂第一次奶，医护人员还要做产后处理，顺产的新妈妈还要吃点东西。

让婴儿吸吮乳头

分娩后半小时就可以让婴儿吸吮乳头，这样可尽早建立催乳和排乳反射，促进乳汁分泌。同时，还有利于子宫收缩。哺乳时间以5～10分钟为宜。产后第一天可以每1～3小时哺乳1次，哺乳的时间和频率与婴儿的需求以及新妈妈感到奶胀的情况有关。产后第一天，新妈妈身体虚弱、伤口疼痛，可选用侧卧位喂奶。每次哺乳后应将新生儿抱起轻拍几下，以防回奶。

预防产后出血

产后1小时左右你会出很多血，这是子宫里未排净的余血、黏液和其他组织。血量会逐渐减少，刚开始是暗红色的，然后会变成粉红色，最后会变成褐色。产后出血会持续6周左右。一旦阴道有较多出血或掉出组织物，应通知医生，查明原因，及时处理。

尽早排尿

自然分娩的新妈妈，在分娩后4小时即可排尿。少数新妈妈排尿困难，发生尿潴留，其原因可能与膀胱长期受压及会阴部疼痛反射有关，应鼓励新妈妈尽量起床解小便，也可请医生针刺或药物治疗，如仍不能排尿，应进行导尿。

预防便秘

产后最初几天，新妈妈几乎都有便秘的困扰。这是由于肠道和腹部肌肉松弛的缘故。所以，顺产的新妈妈从分娩当天就可多补充液体和吃些青菜水果来加以改善。

注意会阴卫生

分娩时体力消耗大，产后疲乏，抵抗能力差，恶露多，若不注意会阴卫生，就易发生感染，引起生殖道和盆腔炎症，影响生殖器官康复、身心健康甚至殃及新生儿，所以要及时更换无菌卫生纸或卫生巾，及时清洗会阴部，并注意科学清洗（自尿道向肛门单方向清洗）。

产后24小时内，若有发热、会阴部或肛门下坠不适感及疼痛时，应请医生诊治，以防感染、血肿。

注意环境

从产房转至病房后，房间要注意卫生，室内温度适宜（一般控制在18℃～20℃），空气新鲜，通风良好。即使在冬季也要有一定时间开窗通风，保持空气新鲜，但要注意避免直接吹风。居室内要清洁舒适，在房间内不要吸烟。

由于刚分娩后的新妈妈需要静养以恢复体力，亲友最好不要在此时来探望。有慢性病或感冒的亲朋好友更是不要来探视新妈妈及新生儿，以免引起交叉感染。

调理饮食，加强营养

分娩让身体经历了一场严酷的考验，虚弱的身体急需补充营养。哪怕你什么都不想吃，也要强迫自己慢慢吃点东西，至少也要喝一点水，否则可能会脱水。

第一餐进补充足的碳水化合物有利于恢复能量；蛋白质可以快速修复身体；新鲜水果和蔬菜可以利尿通便；丰富的铁和帮助铁吸收的维生素C也是必需的营养素，可以帮助身体恢复分娩时失去的血液。

另外，给宝宝喂哺母乳时，骨骼会流失很多钙，所以，新妈妈及时补充钙也很必要。

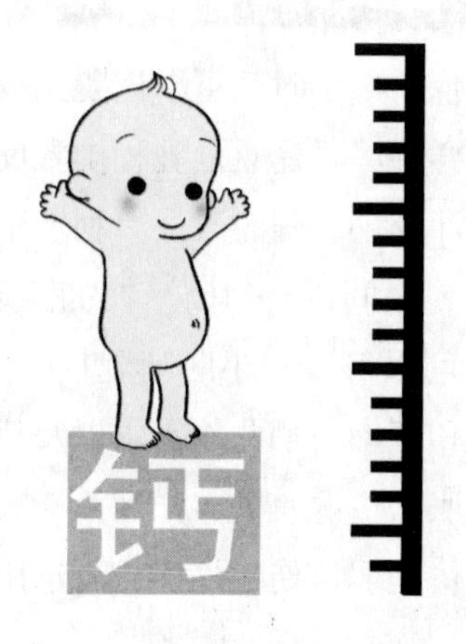

产后症状

怀孕时，大多数准妈妈都对如何减轻分娩痛很关注，但是很多人都没有意识到产后的一些疼痛，这是产后的症状。

产后痛

大部分的新妈妈在产后都会出现子宫收缩疼痛，这就是所谓的“产后痛”。产后痛的原理和分娩时的子宫阵痛一样，都是子宫间歇性的收缩引起的，通常会持续两三天。产后子宫收缩的目的在于帮助子宫止血，并且将子宫内部残余的血块排出，以促进子宫的恢复，有其正面的意义。通常第一胎产后的子宫，由于子宫肌肉较为有力，能够持续收缩，产后痛的感觉不明显。第二胎以上的子宫，由于子宫肌肉的力量较差，无法持续收缩，必须要间歇性的收缩用力，疼痛的感觉就会比较明显。多胞胎或是羊水过多的新妈妈，产后子宫积满血块没有排空，子宫必须努力收缩，也会有比较明显的疼痛。

通常分娩以后，医师会开出帮助子宫收缩的药物，有些新妈妈对于子宫收缩药物反应较强，就会感到强烈的子宫收缩痛。此外，哺乳新妈妈因为宝宝吸奶的时候会刺激分泌子宫收缩的激素，疼痛也会比较厉害。

如果产后痛的程度很强烈，引起身体不舒服或是焦虑失眠，可以采取下面的步骤改善。

1．告知医生，视情况停止使用子宫收缩药物或减量。

2．请医生开镇静止痛药物。

3．适当地下床走路，帮助子宫积血排空。

4．新妈妈采用俯卧的姿势，可以减轻疼痛。

5．避免吃刺激性的食物或是冰冷的食物。

6．按摩足部的三阴交穴，或是背部膀胱经的相关穴道，可以减轻疼痛。

新妈妈要对产后子宫的变化进行观察，不要听其自然，以防出现问题或耽误治疗。子宫疼痛的处理方法大多是使用抗生素、止痛药，并加以适当引流。还有极少数疼痛是因子宫内感染物无法排出，这就必须手术取出感染物了。

为使子宫尽快回位，可以选择适当睡姿，经常变换睡姿和卧姿。产后如果一直平卧，多会引起子宫后倾和产后腰痛，还会影响下次受孕，故应经常变换姿势。此外，不可久坐，也不要用手臂支撑身体哺乳，否则会引起关节痛。

肌肉酸痛

产后常常有手、脚、腰、背等处肌肉的酸痛，尤其是产程过长或平时很少运动的新妈妈更容易出现肌肉酸痛。

一般人都会想到，分娩后会阴疼，或是剖宫产刀口疼，可是为什么胳膊和腿也疼呢？这是因为分娩时会变换不同的姿势，把腿长时间放在产床的脚蹬上，或身体下垫了一些什么东西，致使腿一直处于比较别扭的姿势，因而引起腿痛。

另外，分娩时用力，胳膊也在帮助使劲，或许当时根本没什么感觉，可在之后就会发现胳膊也很酸痛。由此说生孩子就像跑一次马拉松并没有夸张，即使分娩过程很顺利，时间很短，肌肉也可能被拉伤。

解除这类疼痛的最好方法是热水浴、按摩和一些能够放松的方法，产后适当做一些运动也能减轻症状。一般来说，这类疼痛无需服药就可自行消失。疼痛明显时局部进行热敷或理疗，也可采用针灸、中药熏蒸等方法，或到医院做超短波等物理治疗。另外还可以采用食疗法缓解疼痛。

推荐食谱

五爪龙乌骨鸡汤

原料：乌骨鸡500克，五爪龙、千斤拔各30克，红枣5个（去核），精盐适量。

制作：乌骨鸡去毛、内脏后斩件，五爪龙、千斤拔切碎，与红枣同入锅，加清水适量，大火煮沸后改小火煲2小时，汤成后加精盐调味。饮汤食肉，每日2次，连用3～5日。

功效：补益气血，舒筋活络。主治产后气血两虚型萎痹；症状表现为面色苍白，头晕心悸，下肢酸软，行走不便，肌肤麻木，易抽筋。

八珍汤

原料：黄芪15克，羊肉500克，莲藕块50克，山药块50～100克，黄酒、精盐各适量。

制作：黄芪加水300毫升，煎取汁200毫升，加入羊肉块、莲藕块、山药块、黄酒适量共炖成汤，加入精盐。2～3次/日，连服5～7日，宜常服。

功效：补气血。主治气血虚弱型产后身痛。

巴戟当归羊肉汤

原料：羊肉块250克，巴戟天30克，当归12克，生姜6片。

制作：羊肉块入沸水去除膻味，与巴戟天、当归、生姜同入炖盅，加沸水适量，盖好盅盖，隔沸水以小火炖2～3

小时，调味食用。

功效：补血温肾，强壮筋骨。主治产后体虚。

乳房胀痛

新妈妈在分娩后的2～3天，乳房会逐渐开始充血、发胀，分泌大量乳汁。如果乳汁分泌得过多，又未能及时排出，就会出现乳房胀痛。如果未能及时排空乳房，持续胀痛容易引起乳腺炎。不过这些症状都是正常的。

乳房胀痛的主要原因

一是产后3～5天乳腺不够通畅、乳汁积聚造成的。二是新妈妈的乳头凹陷，加上乳汁黏稠，新生儿吸吮困难，造成乳房胀痛。三是在妊娠期间心情郁闷等使乳房形成硬块，使乳汁不畅。

乳房胀痛多发生在产后数日到数周，其成因多为乳汁排出不畅，所以处理方法以局部冷敷、少喝汤，少吃高蛋白、高热量食物，或是减少乳头刺激为主，这样可以减少乳汁的分泌。此外，由肿胀处向乳头方向按摩，或用真空吸乳器吸乳汁都有利于解决乳房问题。如果真觉得很疼，哺乳是最好的解决办法。只要宝贝饿了就让吸吮乳房，而不要考虑定时定量的问题，这样能够帮助乳腺尽快畅通。

另外，热敷也可以帮助乳腺通畅。除非宝贝真的不肯吃奶，一般不要使用吸奶器，那样会使身体分泌更多的乳汁，加剧疼痛。要尽量让宝贝根据需要吃奶，这样乳房很快只分泌宝贝需要的乳量。

如果乳房红肿、疼痛，新妈妈发热，就是乳房发炎了，此时应挤出乳汁服抗生素和止痛剂，经过1～2周的治疗就可以痊愈。

降低乳房疼痛的办法

1．乳房出现胀痛时，用双手将乳汁挤出。方法为洗净双手，握住整个乳房，均匀用力，轻轻从乳房四周向乳头方向进行按摩挤压，乳汁排出后新妈妈会立感轻松，疼痛减轻。在按摩期间，新妈妈衣服要宽松，多喝水，吃易消化的食物，保持心情舒畅。

2．尽管挤压会使新妈妈感到乳房胀痛，但切不可因怕疼痛而不进行及时处理，这样只会加重胀奶，使乳房胀痛更为加剧。

3．给宝宝哺乳时，一定注意排空双侧乳房。如果小宝贝吸不完乳汁应该及时挤出，这样既能减少乳房胀痛，又能促使乳汁分泌。

膀胱痛

无论是自然分娩或剖宫产，如果尿频和小便疼痛，表示尿道和膀胱可能发生感染。整个分娩过程中，膀胱都会受到胎儿先露部位（最常见的是胎头）的压迫，而在进入第二期产程时，受到压迫的程度更严重。长时间的压迫，一方面可能造成产后膀胱下垂，另一方面则可能伤害到膀胱，使得新妈妈在分娩后发生排尿困难，甚至无法自解小便。

分娩的过程越辛苦，胎头越大，则新妈妈发生分娩后小便困难的概率越高。因为膀胱充盈的时间越长，膀胱受到伤害的可能性也越大，所以，新妈妈在分娩中，应该注意随时将膀胱内的小便解干净。总之，膀胱内的小便越少，膀胱受伤害的可能性也越小。

自然分娩的新妈妈由于产程过长，排尿不顺畅，尿液积在膀胱无法排出，新妈妈会感觉小腹胀痛。新妈妈产后膀胱的肌肉暂时还比较松弛，容易积存尿液。妊娠后期体内潴留的水分在产后主要通过肾脏排泄，从而增加了膀胱的负担，降低了膀胱的防病能力。这时细菌容易侵入尿道引起膀胱炎。预防膀胱炎发生的方法是：在产后宜多饮水多排尿，不要使尿液在膀胱里滞留过久，以免细菌繁殖，还要经常清洗外阴部，保持清洁，同时要防止脏水流入阴道。

咽喉痛

咽喉是咽与喉的总称，指舌根后喉腔最宽处，是口腔与气管、食管之间的通道，全身有许多经脉循环或贯穿于此。其疼痛除外伤外主要由炎症引起。

当伤风、感冒、麻疹、急慢性咽炎和喉炎、扁桃体炎等都可以出现咽喉疼痛。此外，气候干燥、喝水少、过度疲劳或某些物质过敏，也可以发生一时性咽喉疼痛。

产后咽喉痛常见于分娩时大喊大叫、发生上呼吸道感染或剖宫产时插管进行全身麻醉的新妈妈，治疗和处理方式就是让新妈妈多喝水，使用消肿止痛药，并发细菌感染时使用抗生素。这种疼痛大多数日可以消失。

缓解咽喉疼痛的方法

搓手疗法

此为日本流行的一种防治感冒的手掌操。手指拇指根部，医学上称其为大鱼际。大鱼际肌肉丰富，伸开手掌时明显突起，占手掌很大面积。大鱼际与呼吸器官关系密切，每日搓搓，对防治感冒大有益处，而且对咽痛、打喷嚏、流清鼻涕、鼻塞、咳嗽等症状，也可一治即消。方法很简单，对搓两手大鱼际，直到搓热为止。一只手固定，转另一只手的大鱼际，像搓花生米皮一样，两手上下交替。两个大鱼际向相反方向对搓，搓2～3分钟，整个手掌便会发热。这样做可促进血液循环，强化身体新陈代谢，所以能增强体质，防治感冒、咽痛等。

热蒸气吸入疗法

吸入热蒸气可使咽喉部干痒和刺激性咳嗽等好转。简单的方法：用水壶煮沸水，让患者张口对着水蒸气缓缓吸入，有条件的取按油少许加入沸水内吸入，效果更好。

推荐食谱

滋阴清热饮

原料：每次用天门冬12克，麦冬12克，橘梗9克，山豆根6克，岗梅30克，甘草6克，水煎服，每天1剂。

功效：有滋阴清热、解毒利咽之功效。适用于治疗咽喉肿痛、急性咽喉炎和扁桃体炎等。

罗汉果利梅煎

原料：用雪梨1个或雪梨干30克，罗汉果半个，岗梅20克，水煎服或代茶水饮，每天1剂。

功效：有滋阴清热、解毒的功效。可治疗急慢性咽炎。

乌梅饮

原料：每次用乌梅5枚，打烂，放杯内，开水适量浸泡15分钟，去渣，慢慢含咽，每天1次。

功效：有敛阴生津等功效。适用于治疗慢性咽喉痛及声音沙哑等症。

头痛

头痛的原因非常多，也是让医师最“头痛”的问题。一般常见的是“紧张性头痛”，多发生于压力大、感冒、睡眠不足、体力透支的新妈妈。

疼痛是多种疾病共有的症状，这些疼痛让人吃不好饭，睡不着觉，有的确实让人难以忍受。产后头痛的原因，很有可能是因为激素分泌水平的改变而引起的。

还有一种可能是，如果在分娩时采用了硬膜外腔麻醉镇痛或脊椎穿刺，也会引起剧烈头痛。不过，这种情况并不多见。

感觉到太阳穴紧绷，像有带子在勒着一样，可以服用止痛药缓解症状。如果是偏头痛，一般都有头痛病史，伴有眼眶疼痛、畏光、流泪，治疗时需要多种药物的配合才可达到疗效。如果是血管搏动性头痛，就需小心是否有血压过高的问题。

对于第一种头痛，放松是最好的方法，头痛症状会随着激素分泌逐渐恢复正常而消失，如果需要，也可以适当地吃些止痛药。

如果是后一种原因引起的头痛，应平卧几天，必要时可使用咖啡因止痛。当疼痛特别严重时，可使用药物、针灸、推拿按摩、局部神经阻滞等综合疗法治疗。

如除了器质性疾病所致的头痛外，一般功能性疼痛如头痛，采用非药物疗法，常常可收到意外效果。例如：

音乐止痛法

疼痛中的新妈妈可通过欣赏自己喜欢的乐曲，以缓解疼痛。可以边听边唱，也可闭目静听或随节拍轻微活动手脚。这样既可分散注意力，又可缓解紧张情绪。选曲原则，一种是按新妈妈情绪给以同样的音乐。如新妈妈情绪处于兴奋状态，就给予兴奋的音乐，去增强她的兴奋性，过一会儿，她就会感到疲劳了，自然会产生疲劳的情绪。抓住这个时机，再给以有镇静效果的乐曲，最终会达到让兴奋情绪平静下来的目的。如果新妈妈的情绪处于郁闷状态，则应给以较压抑的小调。因为某种情绪在音乐的支配下，达到顶峰时，会出现一个向相反情绪转化的时刻，而这一时刻，正是新妈妈感到畅快的时刻。另外，也可根据新妈妈的文化修养水平，对音乐的欣赏能力和爱好选曲，而不是根据疾病的种类，对新妈妈给以良好的音乐刺激，会增加治疗效果。

转移止痛法

当新妈妈疼痛时，可通过多种形式分散对疼痛的注意力，从而起到减轻疼痛的作用，如看电视、听故事、读书、逛公园与朋友交谈。

呼吸止痛法

疼痛时深吸一口气，再慢慢呼出，然后慢呼慢吸，呼吸时双眼闭上，想象新鲜空气缓缓进入肺中，同时，心中默数“1、2、3、4”。

松弛止痛法

人们都知道疼痛难忍，而同一强度的疼痛刺激，对于不同生理和心理状态的人反应不同。有的感觉略有疼痛，有的觉得忍无可忍。医学认为，疼痛刺激在人体的反应强弱，明显受心理因素的影响，积极调整心理状态能够减轻疼痛感。患有疼痛的新妈妈如能解除心理紧张、松弛肌肉，就会减轻或阻断疼痛反应，从而起到止痛作用。松弛的方法很多，如叹气、打哈欠、深呼吸、闭目静思等。

自我暗示止痛

当新妈妈疼痛难忍时，自己要明白，疼痛是机体的保护性反应，说明机体正处在调整状态，疼痛感是暂时的。通过新妈妈的自我暗示，新妈妈可增强同病魔作斗争的决心和信心，疼痛的感觉就会减轻了。

刺激健侧皮肤法

疼痛时，可以通过刺激疼痛部位对侧的健康皮肤，以分散注意力，使其注意不到患处的疼痛感觉。如左臂疼，可刺激右臂皮肤，刺激的方法有按摩、冷敷、涂清凉油等。

幸福妈妈出院须知

出院的准备工作同入院的准备工作一样重要，这一点常常会被忽视。首先，新妈妈、新爸爸往往以为，孩子平平安安生下后，一切大功告成，其他的都无关紧要，对于出院的事情不容易引起重视。其实，新手父母在产前就应该开始收集各方面的信息，及早准备为人父母应具备的相关知识。

读懂新生儿不舒服的表现

新生儿遇到不舒服时，会以异于平常的表现及肢体动作表现出来，所以你在医院的日子里要学会如何去读懂。当出现以下状况时，应就医诊治。

1．活动力变差，哭声弱，突然不太哭闹、不爱活动。

2．昏昏欲睡，显得特别累，不易叫醒，吵醒后又立即入睡。

3．食欲变差，奶量明显减少，若强迫吃奶即吐奶。

4．吃奶时变得很累、喘，口鼻周围发紫，异常的盗汗等。

5．体温38℃以上。

6．喷射性吐奶。

7．严重的水泻。

8．肤色愈来愈黄。

9．耳朵有分泌物流出。

10．呼吸时有异于平常的呼吸声或有浓稠的鼻涕。

了解出院应该做好的准备

1．出院前医生须为新生儿完成全身的健康检查。

2．确定黄疸值是可以接受的范围内。

3．护理人员须确认宝宝的新生儿代谢筛查工作已完成。

4．护理人员核对预防注射（卡介苗及乙型肝炎第一剂）是否完成，若未接种者，应该查明原因，并且完成预约时间。

5．备妥出院前医院提供的物品，如健康手册、诊断证书、出生证、乙型肝炎手册、育婴手册、脐带护理包、临时挂号证、预约挂号单等（有的医院还提供月嫂的家政公司电话）。

出院准备工作，对于新手父母来说是相当重要的，希望父母们能善用医院提供的资源，使每个宝宝皆能在父母的爱心呵护下健康地成长。

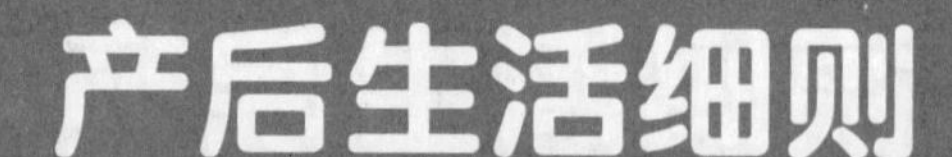

产后生活细则

宝宝降临人世以后，新妈妈的生活节奏骤然紧张起来。月子里既要照料宝贝，还要调养自己虚弱的身体，纷繁忙乱中稍不留意便有可能犯下一个个错误，影响身体康复和宝贝的健康。那么，在月子里新妈妈都容易犯一些什么错误?

房间要舒适宜人

在一些传统观念中，坐月子的新妈妈无论是在什么样的季节，都需要“捂”，衣服穿得厚厚的，窗户关得严严的。殊不知，如果新妈妈“捂”得太紧，室内空气不流畅，加之产后虚弱的身体，很容易导致疾病的发生。

室内环境安宁、整洁、舒适，有利于新妈妈的休养。如果室内摆设杂乱无章，空气污浊，喧嚣吵闹，就会影响新妈妈的身心健康。优美的环境既能美化新妈妈的生活，有利于新妈妈休息，又能美化新妈妈的心灵，致使其精神愉快，早日康复。新妈妈在月子里的居室往往是门窗紧闭，俗称“捂月子”，这是没有道理的。新妈妈新陈代谢旺盛，出汗多，乳汁的分泌，恶露的排出，加上在室内大小便等，各种气味混在一起，对新妈妈的恢复十分不利。医院病房空气消毒实验证明，紧闭门窗的房间，空气中有大量的细菌，通风换气后，细菌很快下降，说明空气流通是空气消毒的最好方法。不要因为产后或发热而紧闭门户，应该保持居室温暖通风，即使冬天也要短时间地开窗换气，但注意门窗不要对流，不要让冷风吹到新妈妈及婴儿身上，以免着凉。

房间里的阳光要充足，而且非常值得注意的一点是任何人都不可在这里吸烟，以免新妈妈和宝宝成为二手烟的受害者。无论春夏秋冬，每天都要定时开窗换气，使房间里总是保持新鲜的空气。需要提醒的是，换气时最好让妈妈和宝宝暂时离开房间一会儿。

新妈妈的居室环境，对她的康复可谓意义重大。新妈妈的居室应保持空气新鲜，经常通风，室内温度最好保持恒定，以20℃～22℃为宜，湿度保持在50%～60%，避免室温过高和湿度过大。天气过于炎热时，为了避免妈妈中暑，可用电风扇或空调来降室温。但切不可把温度降得过低，以免妈妈和小宝宝受凉，患上伤风感冒。

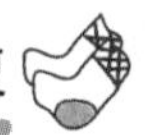

别忘了给卧具、家具消毒，阳光直射5小时可以达到消毒的目的。除此以外，保持卫生间的清洁卫生不可忽视，要随时清除便池的污垢，排出臭气，以免污染室内空气。在新妈妈的卧室内宜放些卫生香，这样可调节室内空气，消毒抑菌。当卫生香点燃后，紫烟缭绕，芬芳飘逸，清洁空气，芳香提神，非常有益于室内的环境卫生。一般一间屋内每次点燃1支卫生香即可，以防化学香精的烟雾引起中毒。

新妈妈的房间要卫生整洁，新妈妈及婴儿的物品要分类放好，不要乱用乱放，杂乱的居室，易导致新妈妈心情不好，尤其是喜欢整洁的女性。新妈妈的身体比较虚弱，抗病能力变弱，要注意避风寒湿邪，尤其是妊娠时骶髂韧带松弛，骶髂关节损伤，一旦受风、受寒、受湿，便极易导致腰腿疼痛。所以，新妈妈必须避风寒和潮湿。但避风寒和潮湿，并非紧闭门窗，特别是在盛夏季节，紧闭门窗往往会导致新妈妈中暑。

充分地卧床休息

新妈妈在分娩时消耗了很大的体力，加之出血、出汗，产后一定要注意充分地休息。产褥期应保证新妈妈有充足的睡眠，每天要保证10小时左右的睡眠时间，这样有助于体力恢复，并可提高食欲，促进乳汁的分泌。

在宝宝出生后的前几个月，许多女性惊讶地发现她们非常容易感到疲惫，这个时候就不要过于着急，做事一定要慢慢来——你需要一定的时间来适应。通常产后半个月可做较轻的家务劳动，一个月后可逐渐恢复正常活动。但产褥期应避免重体力或蹲位姿势的劳动，也不要站立过久，以免造成日后的阴道壁膨出和子宫脱垂。

穿着要薄厚适中

产后身体大量出汗，内衣宜穿吸水性较强的棉制品，外衣要柔软透气。炎热季节不一定非得穿长衣、长裤，这样容易生热痱或引起中暑。

新妈妈的内衣内裤的选购原则应该是：吸汗、透气性好、无不良刺激的纯棉织品，应宽大舒适。衣着要常换，特别是贴身内衣更应经常换洗。内裤最好一天一换，内衣也要两天一换，以保持卫生，防止感染。

新妈妈的穿、盖应适中，以不感到过冷、过热为宜，尤其是夏天，切忌穿得过厚，以免影响机体散热。有的人认为新妈妈不能见风，在夏天也穿得厚厚的，这样容易导致中暑。

为防止产后发胖，在坐月子期间，新妈妈可选用前开式的内衣和塑身束裤。前开式的内衣好像运动内衣一般，可以体贴地包裹胸部又没有过分紧张的

束缚感，前开式的设计也可方便授乳；塑身束裤则帮助子宫及伤口复原，促进皮下脂肪收缩，对恢复身材很有帮助。

产后还可选用腹带适当裹紧腹部，以防腹壁松弛下垂，但不可过紧，以免引起腹压过高，影响正常的生理功能。

新妈妈的鞋子，最好选用舒适的平底布鞋，不要穿高跟鞋，因为它可使身体的重心改变，加重各肌肉群的负担，容易引起腰酸腿痛。新妈妈的袜子应选纯棉线的，即使在夏天也不要赤脚，以免引起脚底及相应的关节疼痛。

冬天新妈妈的床铺衣着均须柔软，床上厚铺垫褥，被盖宜软，衣着宜穿棉衣、羽绒服之类，脚着厚棉线袜，下肢须注意保暖。春秋季节新妈妈衣着、被褥注意较平常人稍厚，以无热感为好，穿薄棉线袜。

别让身体受凉风

产后风湿病即是产后受了风寒湿邪，伤及关节、筋脉、肌肉组织所表现的“月子病”。

女性产后风湿病，又被称作“产后风”，又叫“月子病”，是女性在分娩的时候，因肌表、筋骨大开，身体虚弱，内外空虚，不慎风寒侵入造成的。在“月子里”的恢复期，肌表、筋骨合闭，使风寒停留于体内，为产后风难治的原因。典型症状是全身怕风畏冷，稍有开窗就有“凉风钻到骨头里”的感觉；哪怕是炎热的夏季，关节处也要绑上棉护套才稍感舒适；全身关节、肌肉凉痛，十分痛楚。部分病人多伴有头痛、头晕、怕风、眼眶疼痛、眼睛干涩多泪，也有的病人关节和肌肉处有钻风感。实验室检查血沉、抗链“O”抗原，类风湿因子可正常也可以不正常，并不特异。此类病人用抗风湿药物治疗无效，说明该病既属于风湿类疾病，但又与产后血虚、风寒湿邪有关，故而将其称为“产后风湿病”。在女性中有相当多的人患有此病，故对该病的预防和治疗尤为重要。

风湿寒邪侵入人体的途径

1．产后大汗淋漓，而未保暖，感受了风寒之邪。

2．新妈妈所住房屋潮湿阴冷。

3．新妈妈感受门窗过道之穿堂风的侵袭。

4．新妈妈过早劳累或过早使用冷水洗衣。

5．新妈妈过早行房事。

6．新妈妈淋雨受湿。

女性产后由于胞宫受伤出血，导致血脉空虚，元气大伤，经络、血脉肌肉筋骨空虚，如果外邪乘虚而入，就会使肌肉、关节疼痛酸困沉重，怕风怕冷，从而导致此病。

一般产后风治疗不当，后果会比较

严重，晚期可能会转为严重的风湿病、类风湿病症，风湿为风邪由表入里、渗透骨表、导致骨营养不良，变形，活动关节部位干枯坏死，风湿代谢物存积关节腔或腠理之间不得排出，浑身虚肿或水肿、活动关节腔积液、代谢紊乱、部分病人发展为类风湿，长期风湿侵入人体，占位机体，影响血脉流通，导致体内器官血脉失去营养、变形，有些机体肌肉组织萎缩，重者直接侵入到五脏六腑，引起脏腑疾病，导致脏腑功能衰退，气血运行无力，四肢供营不足，筋骨干燥，形成严重的类风湿。而致产后风湿难治的一个主要原因，如风入肾脏可导致肾功能下降。产后风湿病在治疗上西药疗效差，可对症予以中医中药治疗，如果此病能够及早得到诊治，其愈后良好，但是治疗不及时，则病情由表入里、由浅入深，愈后较差，部分患者可能诱发其他难愈疾病。

要避免产后风湿的发生，产后至少20天内要避免吃冷饮、下凉水，老祖宗传承下来的“坐月子”也并不是完全没有道理，有一部分还是十分符合东方人的体质。一旦患产后风湿病十分麻烦，西医几乎无特效疗法，只有用中药敷脐疗法并打通经脉，缓解症状。很多中医认为，患者连续6～7天用温黄酒100克送服筋骨痹痛消系列药物，关节处的酸痛可减轻许多。整个敷脐疗法要坚持约2个月才有持久疗效。

及时排尿

新妈妈因分娩时用力，产后疲倦思睡，故应该在最初24小时卧床休息。但是产后应尽早在床上自解小便，否则胀大的膀胱会妨碍子宫收缩，不利于子宫的复原。

让新妈妈及时排尿的原因

产后4小时要让新妈妈解小便。为什么要让新妈妈及时排尿？有2方面的原因：

产后尿量比怀孕期要多得多

这是因为内分泌的改变，雌、孕激素及醛固酮的作用，使孕妇的新陈代谢发生改变，使体内水钠潴留增加，这是怀孕期的生理需要，能够起到稳定母体环境的作用。增加的水分，一部分潴留组织间，另一部分使血液稀释。分娩后情况发生变化，由于胎盘排出，子宫缩小，大量血液进入体循环；胎盘激素的突然撤退，醛固酮及皮质醇量减少，组织间液的回吸收增加也进入体循环，使循环血容量上升，孕期潴留的水钠通过肾脏排出体外，因而产后尿量大大增加。在最初的几天里，24小时可排尿2000～3000毫升，应属正常现象。

预防产后出血

在分娩过程中，膀胱受压，黏膜充血、水肿、张力降低，会阴伤口疼痛及不习惯于卧床姿势排尿等原因，容易发生尿潴留，胀大的膀胱妨碍子宫收缩会引起产后出血，还易引起膀胱炎。所以，一般在产后4小时让新妈妈解小便。许多新妈妈，尤其是初为人母，在分娩后一段时间内会出现小便困难，有的新妈妈膀胱里充满了尿，虽然有尿意，却尿不出来；有的新妈妈即使能尿，也是点点滴滴地尿不干净；还有的新妈妈膀胱里充满了尿，却毫无尿意。这是怎么回事?

原来，在怀孕期，孕妇体内的水分主要靠排尿和出汗等排出体外。但在怀孕晚期，由于增大了的子宫压迫膀胱，使膀胱肌肉的张力降低，在分娩时，胎儿的头又长时间紧紧地压迫着膀胱，使膀胱肌肉的收缩力减弱，因此，虽然分娩后子宫对膀胱的压迫减轻，但由于膀胱肌肉张力的下降和收缩功能的减弱，膀胱已无力将其中的尿液排泄干净。

另外，有些新妈妈在分娩时做了会阴侧切术，小便时尿液刺激伤口引起疼痛，导致尿道括约肌痉挛，也是产后小便困难的原因，也有些新妈妈不习惯在床上小便，也会影响及时排尿。如果产后5～6小时仍排不出尿液，医学上称之为产后尿潴留。

产后小便困难采取的方法

产后小便困难是一件很难受的事，如果产后发生了小便困难可采取以下方法处理：

1．产后多饮水是使尿量增多的最好办法。新妈妈尽早自解小便，最好在产后6～8小时主动排尿，不要等到有尿液再解。排尿时要增加信心，放松精神，平静而自然地去排尿，特别要把注意力集中在小便上。小便时争取半蹲半立的姿势。

2．用热水熏洗外阴或用温开水冲洗尿道周围或让新妈妈听流水声，以诱导排尿。

3．在下腹正中放置热水袋以刺激膀胱收缩。

4．针灸治疗，可采用强刺激法刺激关元、气海、三阴交及阴陵泉穴。

5．药物治疗，肌内注射，帮助膀胱肌肉收缩。

如上述疗法均无效时，应在严密消毒情况下导尿，采取定期开放的方法，同时口服抗生素预防感染，1～2天后拔除尿管。通常经过上述新妈妈多能自行恢复排尿功能。

另外，还应指出，即使排尿后仍需注意防止膀胱内有残余尿。检查的方法为新妈妈排尿后在耻骨上方用力压小腹部，体会一下是否还有尿意。如果仍有尿意，说明有残余尿，需用上述方法治疗一个阶段，直到恢复正常排尿为止。

预防妇科感染

不论是孕期或产后，妇科感染的问

题都不容被轻视。

孕妇分娩后，生理发生巨大变化，机体抵抗力下降，容易发生感染和其他病理情况而致病。同时，气候冷暖不调、情绪不稳定、周围环境差、饮食调理不当等也是致病因素。

从女性的生理解剖看，女性的内生殖器——阴道、子宫、输卵管都是管腔器官，彼此相通。而阴道与外界直接相通，输卵管伞端开口于腹腔，所以外界经阴道、子宫、输卵管与腹腔是相通的。阴道口前邻尿道，后邻肛门，因此，外阴部的细菌可以经阴道逆行感染，直达腹腔。产后或小产后体质虚弱，宫颈口经过扩张尚未很好地关闭，此时阴道、宫颈中存在的细菌有可能感染盆腔；如果宫腔内尚有胎盘、胎膜残留，则感染的机会更大。

生殖器感染的表现

产后感染的表现是各式各样的，自外生殖器到内生殖器可有以下的表现。

1．会阴、阴道、宫颈、剖宫产后腹部伤口的感染，感染多限于局部，除增加新妈妈的痛苦外，新妈妈全身情况良好。

2．子宫内膜炎、子宫肌炎。病菌通过胎盘剥离面侵入，扩散到子宫内膜层，由于入侵的细菌毒力和新妈妈的抵抗力不同，病情轻重不同。轻症者，除发热外，子宫有压痛，恶露有臭味；重症者，局部症状虽不明显，但全身毒血症明显，有高热、寒战、头痛、嗜睡等症状。

3．盆腔结缔组织炎、输卵管炎、腹膜炎。炎症进一步扩散，全身中毒症状加重。

产后护理应注意4个方面

1．新妈妈居室的温度要适宜，要保证空气流通、阳光充足。新妈妈的衣被要清洁，适时增减衣物，以防受凉和中暑，应避开窗口和空调风口。

2．注意新妈妈的个人卫生。每天用温热毛巾或干毛巾擦汗，坚持温水洗漱，用木梳梳头，并做到卫生用品专用。饭前饭后及喂乳前都要洗手。

3．合理搭配饮食。新妈妈的饮食要多样化，要少食多餐，夜间也可加餐1～2次。饮食以温、软易消化食物为主，应多食用高蛋白、高维生素、低脂肪的食物，忌食辣、生、冷及过硬的食物。对于人参、当归等大补药品，应遵照医嘱服用。

4．对于体温、血压等要注意观察，如发现异常，应及时到医院就诊。

采取科学的睡姿

宝宝降生后，新妈妈们从手术室回到病房，第一件事就是被扶到床上休息。这个时候平时看似最普通的睡觉就要被当做一件很重要的事情来做，卧姿也有了很多的讲究。作为新妈妈，你知道产后什么样的睡姿最有利于自己身体的恢复吗?

新妈妈的卧姿不应有特别的规定，以经常地自由变换体位为佳。若身体无异常情况，在产后的第二天便可开始俯卧，每天1～2次，每次15～20分钟，便于子宫恢复原来的前倾曲位。新妈妈在月子里多做胸膝卧位，多做加强盆底肌肉弹性和缩肛运动，均有助于防止子宫向后倾倒。

女性怀孕时子宫逐渐增大，这些韧带也随之被渐渐拉长。分娩结束，子宫迅速回缩，而韧带很难较快地恢复原状，且还由于盆底肌肉、筋膜在分娩时过度伸展，或有些撕裂，因而使得子宫随着体位而发生变动。

若经常采取仰卧位，子宫位置就会由于重力的关系而向后倾倒，而正常情况下子宫的位置是前倾前屈的。

当子宫因躺卧姿势不当而变成后位时，子宫的长轴与阴道形成了一条直线，因此日后在站立时，子宫很容易从阴道内下降，促使子宫脱垂发生，新妈妈常会感到小腹坠痛和腰酸。

若子宫颈长期露在外面，还可因干燥、摩擦而发生溃烂、糜烂和感染，流出脓样分泌物和血水，出现排尿困难及尿失禁，日后还可能出现痛经、经血量过多等症状。

顺产：左侧右侧有讲究

自然分娩的新妈妈在会阴部有切口，如果切口在左侧应当向右侧睡，如果切口在右侧就应向左侧睡，这是为了防止切口受到压迫。建议新妈妈可以以一种最佳卧姿为主，同时注意其他姿势的交替进行，才能达到最佳效果。

剖宫产：6小时前后不一样

6小时前

新妈妈术后回到病房，需要头偏向一侧、去枕平卧6个小时。原因在于大多数剖宫产选用硬脊膜外腔麻醉，头偏向一侧可以预防呕吐物的误吸，去枕平卧则可以预防头痛。

6小时后

6个小时以后，可以垫上枕头了，并应该鼓励进行翻身，以变换不同的体位。采取半卧位的姿势较平卧更有好处，这样可以减轻身体移动时对伤口的震动和牵拉痛，会觉得舒服一些。同时，半卧位还可使子宫腔内积血流向后穹隆，以防止子宫腔内积血渗入到腹腔

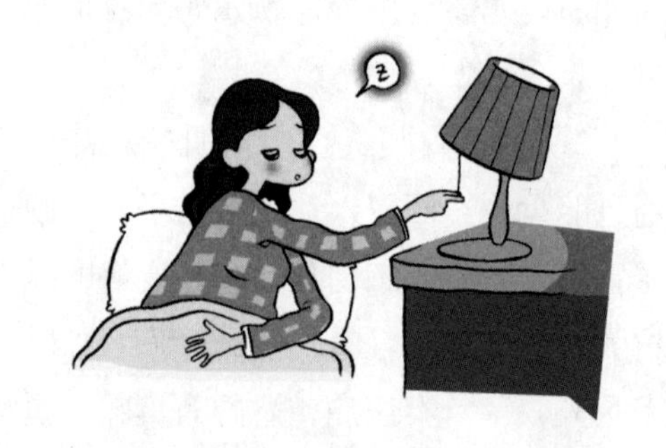

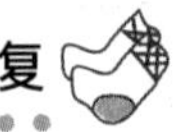

内。对新妈妈而言，半卧位的程度，一般使身体和床成20°～30°左右为宜，方法可用摇床，或者垫上被褥即可。

尽早开始运动

正常分娩后，经适当休息就可以下床活动了。即使是剖宫产的新妈妈，在手术后一天甚至当天，也可以下床活动，不会影响伤口的愈合。除非有明确的医学原因必须卧床外，孕妇也需要运动。分娩时新妈妈付出很多体力劳动，感到十分疲劳，的确需要很好休息，但长期卧床休息，不活动也有许多坏处，因此一般情况下，新妈妈无特殊情况，阴道分娩或剖宫产后24小时，就可起床下地活动了。及早下床活动有以下几个好处：

1．促进宫内积血排出，减少感染的发生。

2．产后血流缓慢容易造成血栓形成，早下地活动可以促进血液循环，组织代谢，防止血栓形成，这对有心脏病及剖宫产的新妈妈尤为重要。

3．早下地活动，可促进肠蠕动，排气早，防止肠粘连，这对剖宫产的新妈妈是很重要的；早下床活动有利防止便秘、尿潴留的发生。有利于体力恢复，增加食欲，促进母乳产生及产后的营养吸收。产后所谓“坐月子”，并不是指要卧床休息一个月，而是要适当地休息加活动，才能更好地恢复。

起床以后的活动量应当慢慢增加。起床的第一天，早晚各在床边坐半小时，第二天可以在房里走走，以后再逐渐增加活动范围与时间。1周后可适当地做些轻微的手、腿、腰部的摆动练习，并逐渐过渡到做床上操、塑形体操或广播体操。俯卧撑，仰卧起坐等锻炼方法，对于减少腹部、腰部、臀部的脂肪积累具有明显的效果。值得一提的是，应该注意避免一开始就锻炼时间过长，活动强度过大，以免适得其反，影响新妈妈身体康复。另外，产褥期间不宜站立过久，尽量少做蹲位练习动作，以防止子宫脱垂等女性病的发生。

吃些养生食品

为了补充分娩后身体消耗和准备哺乳，产褥期应增加各种营养素的供给量，调配新妈妈膳食应注意：膳食质量好，食物品种多，松软可口，多食汤类，少食多餐，干稀搭配，荤素相宜。

产后1～2天，因产时体力消耗大、出汗多等原因常感口渴，应多进食汤类，如猪蹄加木耳煮汤、酒酿加水煮蛋、鲫鱼汤、鸡汤等，汤类不仅营养丰富而且有利于下奶，使乳汁增多。

产后1～2周内胃肠蠕动减慢，胃液中精盐酸分泌少，会影响食欲，故需少量多餐，既可保证热量又避免餐后不适。多选择一些营养价值高、易于消化的食物，如汤类、香菇、瘦肉、鸡蛋、鱼等。饮食宜清淡，脂肪不要过多，每日三餐之外，增加点心2～3次。待泌乳后才可以多喝汤，如鸡汤、排骨汤、猪蹄汤、鲫鱼汤、桂圆肉红枣汤、肉骨汤煮黄豆等，新妈妈切不可一味地喝汤，还要吃些汤中的鸡肉、鱼肉、猪蹄等，因为大量的蛋白质在肉中，汤中蛋白质含量很少。新妈妈容易发生便秘，蔬菜、水果类维生素和纤维素含量丰富，可增加肠蠕动，促进排便，减少便秘。

科学洗澡

一般认为，正常分娩的新妈妈分娩后2～5天便可以洗澡，但是不应早于24小时，以选用淋浴为佳。产后6周内不宜洗盆浴或在大池洗浴，以免不洁澡水流入生殖道，引起感染。新妈妈虽然应当经常洗澡，但是产后气血虚弱、抵抗力差，容易受邪气侵害，所以产后洗澡时应注意保暖，以防风、寒、暑、热乘虚而入。

洗澡前应避免空腹，防止发生低血糖，引起头晕等不适。洗澡时间不宜过长，每次5～10分钟即可。室温20℃最为适宜。在产后洗澡应做到“冬防寒、夏防暑、春秋防风”。在冬天洗澡，必须密室避风，浴室宜暖，水温适宜，洗澡时不能出太多的汗，因为出汗过多会伤阴耗气，导致头昏、恶心欲吐等情况发生。夏天的浴室宜空气流通，洗澡水与人的体温相宜，37℃即可，不可贪凉，否则会因为满足一时之快而导致无穷后患。

如果分娩过程不顺利，出血过多，或平时体质较差，不宜勉强过早淋浴，可改为擦浴。洗澡后，不要立刻把湿头发扎成辫子，不可立即睡觉，否则湿邪侵袭会导致头痛、颈痛。过分饥饿或刚吃饱时都不宜洗澡，最好洗淋浴。如果身体仍比较弱，新妈妈可以坐着洗。另外，新妈妈用洗发液洗头也没关系，因为洗发液里的化学成分少，冲洗干净了不会危害新妈妈健康。洗澡的次数不能太多，比正常人略少为宜。

正确刷牙

为了新妈妈的健康，新妈妈不但应该刷牙，而且必须加强口腔护理和保健，做到餐后漱口，早、晚用温水刷牙；另外，还可用些清洁、有消毒作用的含漱剂，在漱口或刷牙后含嗽，每次15毫升左右，含1～1.5分钟，每日3～5次。含嗽后15～30分钟内勿再漱口或饮食，以充分发挥药液的清洁、消炎作用。可在产后3天采用指漱，即把食指洗净或在食指上缠上纱布，把牙膏挤于手指上并充当刷头，在牙齿上来回、上下擦拭，再用手指按压齿龈数遍。这

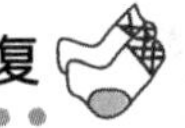

种方法可活血通络，坚固牙齿，避免牙齿松动。有些人采用拉锯式横刷法，这种刷法不但不能把牙齿刷干净，还会擦伤牙龈造成出血，引起牙龈炎和牙龈萎缩。长年累月横着刷牙，牙齿会被摩擦出一条条小横沟，形成一个三角形缺损，医学上称之为“楔形缺损”，严重时遇到冷、酸食物刺激，会产生不同程度的酸痛感觉。正确的刷牙姿势应为，先从牙齿内壁刷起，再刷牙外侧，牙刷和牙齿成45°角，使牙刷振动式运动，从牙根刷起，后及全牙，包括牙齿的3个面用刷毛重复洗刷3～5次，将每个牙面都彻底清刷干净，每次刷牙时间应不少于3分钟。

要坚持早晚刷牙、饭后漱口。临睡前刷牙比早晨刷牙更重要。刷牙要选头小、软毛、富有弹性的保健牙刷，做到每人1把牙刷，刷后用清水冲洗、甩干，置于通风、干燥处，最多不超过3个月要换一把牙刷，刷牙以水温35℃左右为宜，牙刷刷不到的牙齿邻面，提倡用牙线来清除牙菌斑。

不能长久地看书或电视

产后过早或长时间看书、上网，会使新妈妈特别是孕期合并妊娠高血压者眼睛劳累，日后再长久看书或上网容易发生眼痛。所以，在产褥早期不宜多看书或上网，待身体康复后量力而行。

分娩大约2周后，新妈妈可逐渐习惯三口之家的生活。虽然忙于给宝宝喂奶和洗尿布，有时感到睡眠不足，但只要丈夫勤于帮助，仍然可以好好休息，消除疲劳。在宝宝睡觉时，母亲有时感到无事可做，想看看育儿知识、看看电视，写写育儿日记，但又碍于长者的说法，产后要在床上休息一个月，此期间不能拿针、拿笔，使母亲不知所措。

实际上，这些都是出于爱护母亲的身体。产后也不是绝对地不能看书写字，只是要注意劳逸结合。

我们知道，分娩不仅影响性器官，还影响到母亲全身。产后身体各个系统，包括皮肤、眼睛都需要一定的时间慢慢恢复，所以消耗精力的事情应等到产褥期结束后再去做。在产褥期内一定要休息好，不要过于疲劳。分娩1周后，若精神体力恢复得较好，可以短时间地看书看报，掌握在半小时左右，不要使眼睛疲劳。

产后2周后，只要不感到疲劳，可以适当地看电视、报纸、书籍。育儿日志也可以记，但应避免写一些很长的费神的东西。当然想把宝宝成长过程记录下来的心情是可以理解的，此事可请丈夫参与。在选择育儿日志本时尽量选择宽格子的，铅笔也宜用深颜色的。尽管叫日志，并不一定每天都要记，可根据具体情况而定。上网时注意皮肤清洁，做相应皮肤护理。

哺乳期营养指导

哺乳期，因为身体暂时处于虚弱状态，新妈妈在恢复期内有些事多少可偷点懒，但是有一件事情绝不能马虎——饮食。因为，它不仅关系到新妈妈的身体康复，更和小宝宝的营养供给息息相关。可见，在这个特殊的时期，饮食对新妈妈来说是多么的重要！

乳母的生理特点

乳母由于分泌乳汁、哺育婴儿，消耗的能量及各种营养素较多，因此必须及时补充，以保证母、婴营养充足。乳母的营养对哺乳的影响是非常肯定的。只是由于哺乳过程中乳汁形成的物质来源，可由合成代谢而来，也可由母体组织分解代谢而来，因而不容易发现它的问题。

但是在孕前营养不良而孕期和哺乳期摄入的营养素又不足的情况下，乳汁分泌量就会下降。在泌乳量下降不明显之前，如果乳母各种营养素摄入量不足，体内代谢就会增加。实际上已经存在着母体营养的不平衡，最容易看到的是乳母的体重减轻，甚至可出现营养缺乏病的症状。

因此，乳母的营养有2个要求：其一是为泌乳提供基本的物质基础和正常泌乳的条件；另一个是为恢复母体健康的需要。

母乳最好

母乳是目前唯一能够给人类提供全面、均衡营养的单一食品，对于婴儿来说，母乳喂养有着任何食物都不可替代的优点。

母乳具有免疫作用。母乳中含有多种免疫因子如分泌型免疫球蛋白及乳铁蛋白、溶酶体等，这些则有利于婴儿疾病的预防。

母乳中含有牛磺酸。牛磺酸是一种有助于婴儿神经系统发育的氨基酸衍生物，母乳中的含量比牛乳中要高10倍。此外，母乳卫生、安全、经济、便利，并有利于建立良好的母子关系。

母乳有着完全的营养素，尤其是初乳，能够满足出生头6个月婴儿生长发育所需的全部营养素，能够提供给婴儿前6个月的免疫力。而且母乳中蛋白质、脂肪和糖类等物质之间有着合适的比例和相对稳定的浓度以及最好的吸收率。母乳的营养成分有：

蛋白质

母乳蛋白质含量比牛奶约少3倍，但母乳中乳白蛋白占蛋白总量的60%以上，而酪蛋白只占30%，即乳白蛋白与酪蛋白的比例为接近2：1。而牛奶则恰好相反。70%以上为酪蛋白，乳白蛋白低于30%。乳白蛋白生成的凝块较小，易于消化和吸收。对婴儿来说，母乳最好也最安全。

糖类

母乳中乳糖含量高，对婴儿大脑发育特别有利。而且还能促进乳酸杆菌、双歧杆菌生长，抑制致病菌的繁殖，减少肠迫感染和发生腹泻的机会。

脂肪

母乳中脂肪的量高于牛奶，脂肪球小，易消化，且含有较多的不饱和脂肪酸和必需脂肪酸以及胆固醇。而必需脂肪酸和胆固醇对于婴儿神经系统的发育是非常重要的。其中，亚油酸含量是牛奶的4.5倍。胆固醇含量也高于牛奶。因此，与牛奶比较，母乳更优越。

无机盐

母乳中无机盐的含量比牛奶少，早产儿和新生儿的肾功能尚未发育完善，母乳喂养不会增加肾负荷。且母乳钙磷比为2：1，非常适宜，有利于钙的吸收和利用。母乳中的铁的含量虽不高，但其吸收率却在50%以上，能适应新生儿头几个月的需要。母乳中还含有很高的锌，而且吸收率也较好。

乳母的营养需求

能量

哺乳期母体对能量的需要量较大。因为乳母除要满足自身的能量需要外，还要供给乳汁所含的能量和分泌乳汁过程本身需要的能量。虽然女性在正常怀孕条件下，其脂肪储备可为泌乳提供约1/3的能量，但是另外的2/3就需要由膳食提供。乳母每日热量摄入量，在原有摄入量的基础上每日增加800千卡，其中最好有100千卡来自蛋白质。衡量乳母摄入的能量是否充足，可根据母乳量和母亲的体重来判断。泌乳量应能使婴儿饱足，而母亲应逐步恢复至孕前体重。如果母亲较孕前消瘦或孕期储存的脂肪不减，表示能量摄入不足或过多。

蛋白质

乳母的蛋白质营养状况对乳汁分泌能力的影响很大。如果膳食中蛋白质的质和量不理想，可使乳汁的分泌量减少，并影响到乳汁中蛋白质、氨基酸的组成，所以供给乳母足量、优质的蛋白质就显得非常重要了。泌乳过程可使体内代谢加速，产后1个月之内，如摄入常量蛋白质，产妇仍达不到平衡，就需要补充蛋白质。体内多余的氮储存能刺激乳腺分泌，增加泌乳量。按我国营养学会规定，乳母应每日增加蛋白质25克。某些富含蛋白质的食品，如牛肉、鸡蛋、肝等，有促进泌乳的作用。

脂肪

母乳中脂肪含量可受婴儿吮吸的影响而发生变化，每次哺乳过程中后段乳中脂肪含量比前段乳的含量高。乳母能量的摄入和消耗相等时，乳汁中脂肪酸与膳食脂肪酸的组成相似，乳汁中脂肪含量与乳母膳食脂肪的摄入量有关。脂类与婴儿的脑发育有密切关系，尤其是其中的不饱和脂肪酸对中枢神经的发育特别重要，脂溶性维生素的吸收也需要脂类，所以乳母的膳食中要有适量的脂类，并且动物性与植物性脂肪应适当搭配，所供给的热量应低于总摄入热量的1/3。乳母摄入脂肪的量以占总能量的27%为合适。

碳水化合物

关于乳母膳食中碳水化合物的含量，暂无推荐摄入量，随着所摄入的总热量与膳食构成而改变。

水分

乳母每天摄入的水量与乳汁分泌量有密切关系。当水分不足时，乳汁的分泌量减少，所以乳母流质的食物如肉汤、各种粥等，都可以用来补充乳汁中的水分。

无机盐

钙

乳母钙的需要量是指维持母体钙平衡的量和乳汁分泌所需钙量之和。如果母亲膳食钙的摄入量不能满足需要，乳母就会因缺钙而患骨质软化症，常常出现腰腿酸痛、抽搐等症状。乳母钙的推荐摄入量为每日1500毫克，通过日常膳食很难达到，因此需要增加奶类及奶制品的摄入量，还要多注意选用富含钙的食物或骨粉等，也可在医生的指导下补充适量的钙剂。

铁

母乳中铁含量很低，增加乳母膳食铁的摄入量对乳汁中铁的含量的影响并不明显。为防止乳母发生贫血，应该注意铁的补充。膳食中应多供给富含铁的食物。

乳母铁的推荐摄入量为每日28毫克，通过日常膳食虽可达到，但是由于铁的利用率低，特别是植物性食物来源的铁的利用率更低，故仍需要另行补充以预防缺铁性贫血的发生。

锌

锌与婴儿的生长发育及免疫功能有密切关系，可有助于增加乳母对蛋白质

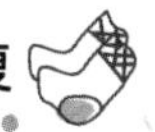

的吸收，乳汁中锌含量受乳母膳食锌摄入量的影响。我国推荐的成人每日锌摄入量为20毫克。

碘

由于乳母的基础代谢率和能量消耗增加，碘的摄入量也应随之增加。乳汁中碘含量高于母体血浆中碘的浓度，乳母摄入的碘可立即出现于母乳中。乳母碘的摄入量为每日200微克，多吃海带、紫菜等海产品可增加碘的摄入量。

维生素A

乳母维生素A的推荐摄入量为每日1200微克。我国膳食中维生素A一般供应不足，因此乳母需要注意膳食的合理调配，多选用富含维生素A的食物。

维生素K

维生素K有促进乳汁分泌的作用，乳母维生素K的摄入量为每日12～15毫克，通过多吃植物油，特别是豆油、葵花籽油等，能够满足需要。

维生素B_1、维生素B_2

维生素B_1能促进食欲和乳汁的分泌。乳母的维生素B_1、B_2的摄入量均为每日2.1毫克，通过日常膳食都不易达到，应多吃瘦猪肉、粗粮、豆类、肝、奶、蛋以及蘑菇、紫菜等食物可补充维生素B_2。

维生素D

乳母维生素D的摄入量为每日10微克（合400国际单位）。我国日常膳食中富含维生素D的食物很少，故应通过多晒太阳来改善维生素D的合成状况以促进膳食中钙的吸收，必要时可补充维生素D制剂，但是必须要在医生的指导下，因为补充维生意D过量也是有害的。乳汁中维生素D的含量很低，婴儿必须通过多晒太阳，补充鱼肝油或其他维生素D制剂方能满足需要。

烟酸、维生素C

乳母烟酸摄入量为每日21毫克，合理膳食通常能够满足。乳母维生素C的摄入量为每日100毫克，经常吃新鲜蔬菜、水果、鲜枣、柑橘就可满足需要。

哺乳期的饮食调养

乳母营养状况的好坏将直接影响乳汁中营养素的含量，进一步影响婴幼儿的生长发育与健康。为了保证乳汁质量，乳母要注意平衡膳食与合理营养。

乳母的饮食应做到：

1.保证供给充足的能量。

2.增加鱼、肉、蛋、奶、海产品的摄入。

乳母每天分泌600～800毫升的乳汁来喂养孩子，当营养供应不足时，即会破坏本身的组织来满足婴儿对乳汁的需要，所以为了保护母亲和分泌乳汁的需要，必须供给乳母充足的营养。

乳母在怀孕期间所增长的体重中约有4千克为脂肪，这些孕期储存的脂肪可在哺乳期被消耗以提供能量。以哺乳期为6个月计算，则每日由储存的脂肪提供的能量为200千卡。我国推荐膳食营养素摄入量建议乳母能量每日增加800千卡，故每日还需从膳食中补充600千卡。

800毫升的乳汁约含蛋白质10克，母体膳食蛋白质转变为乳汁蛋白质的有效率为70%，因此，我国推荐膳食营养素摄入量建议乳母膳食蛋白质每日应增加25克。

母乳的钙含量比较稳定，乳母每日通过乳汁分泌的钙近300毫克。当膳食摄入钙不足时，为了维持乳汁中钙含量的恒定，就要动员母体骨骼中的钙，所以乳母应增加钙的摄入量。

我国推荐膳食营养素摄入量建议乳母钙摄入量每日为1500毫克。钙的最好来源为牛奶，乳母每日若能饮用牛奶500毫升，则可从中得到570毫克钙。

此外，乳母应多吃些动物性食物和大豆制品以供给优质蛋白质，同时应多吃些水产品。海鱼脂肪富含二十二碳六烯酸（DHA），牡蛎富含锌，海带、紫菜富含碘。乳母多吃些海产品对婴儿的生长发育有益。

哺乳期缺乳的饮食疗法

1．猪蹄2只。将猪蹄切成两半，加水煮，用大火炖至猪蹄熟透后即可吃肉喝汤。

2．猪蹄1只，黄酒60毫升。将猪蹄切成两半，加水适量，用大火煮至猪蹄熟透后加入黄酒服食。

3．猪蹄1只，葱白2段，豆腐60克，黄酒30毫升。猪蹄、葱白、豆腐加水适量同煮，用小火炖半个小时后加入黄酒调服。

4．穿山甲15克，当归10克，花母鸡1只。把穿山甲，当归用纱布包好，同母鸡一齐下锅，待母鸡肉熟后吃肉喝汤即可。

5．鲤鱼1条，粳米100克，姜末、香油少许，葱花、料酒、精盐微量。将鲤鱼剖肚，去内脏，保存鱼鳞，洗净后以小火煮汤，同时加入姜末、料酒，煮至鱼肉脱骨刺时为止。随之去骨刺，留汁备用；将粳米淘净后煮粥，待粥汁黏稠时，放进鱼汁及精盐，搅匀后，稍煮片刻即可。食用时加入香油和葱花。每日早晚空腹服用。

哺乳期宜吃的食物					
莲藕	丝瓜	豌豆	茭白	黄豆芽	葡萄
草莓	荔枝	橘子	苹果	木瓜	虾肉
干贝	鲤鱼	鳝鱼	鲇鱼	猪蹄	鸭肉
乌鸡肉	羊肉	开心果	榛子	鹌鹑蛋	

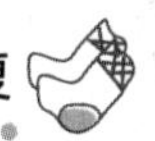

6．红薯200克，粳米100克。将红薯洗净去皮，切成块；粳米淘净后一并入锅加水煮成稀粥即可食用。不过红薯粥糖分高，所以糖尿病人、胃溃疡和胃酸过多者不宜食用。

7．虾肉100克，黄酒1000毫升。取虾肉捣烂为膏，将虾肉膏2匙调黄酒1杯温服，每日3次。

哺乳期推荐食谱

鸭血豆腐汤

原料：鸭血50克，豆腐100克。

调料：香菜、上汤、醋、精盐、澄粉、胡椒粉等各适量。

做法：将鸭血、豆腐切成丝，放入煮开的上汤中炖熟。加入醋、精盐、胡椒粉调味。用澄粉勾芡调匀，最后撒上香菜叶即可。

栗子冬菇焖鸽

原料：鲜乳鸽1只，栗子150克，冬菇6只。

调料：姜1片，干葱1段，麻豉酱、酒各1小匙，上汤或水1杯，生抽1/2大匙，精盐、糖各1/2小匙，姜汁、胡椒粉、麻油、胡椒粉各适量。

做法：将鲜乳鸽剖洗净、抹干，用调味料搽匀鸽身内外，腌约15分钟，待用。把栗子去壳去皮后，洗净，用滚水煮至七成熟，捞出，沥干水分待用。浸软冬菇，去蒂，洗净，沥干水分待用。烧热3大匙油，把鸽略煎，爆香干葱、姜片及磨豉酱，溅酒，注入调味料，煮沸，加入冬菇及栗子，用小火焖约20分钟至熟，待汁料收干至浓，上碟即可。

瘦肉冬瓜汤

原料：猪瘦肉75克，冬瓜150克，鸡汤750克。

调料：香菜、姜葱少许，精盐、味精、麻油、绍酒各适量。

做法：将冬瓜洗净去籽、皮，切成大片，葱洗净切成寸段，姜洗净切成片，香菜洗净切成段；将瘦肉洗净切成大片。将锅烧热，注入鸡汤，加入瘦肉，冬瓜煮至熟，加入精盐、绍酒、葱、姜略煮一会儿，加味精、麻油各少许，加入香菜即可出锅。

花生鸡脚汤

原料：鸡脚10只，花生50克。

调料：黄酒、姜片、精盐、味精、鸡油各适量。

做法：将鸡脚剪去爪尖，洗净；花生米放入温水中浸半小时，换清水洗净。将锅置火上，加入适量清水，用大火煮沸，放入鸡脚、花生米、黄酒、姜片后，把锅盖盖上，煮2小时。加精盐、味精调好口味，再用小火焖煮一会儿，淋上鸡油，即可食用。

豆腐猪蹄汤

原料：豆腐250克，猪蹄1只。

调料：料酒、姜、葱、熟油、肉汤各适量。

做法：将豆腐洗净，切成块；猪蹄去毛洗净，切成块。在锅内加适量清水，待水开时，放入猪蹄汆去血水，捞出洗净。在炖盅中放入肉汤、精盐、味精、胡椒粉、葱、姜、料酒、猪蹄，用大火烧开，再用小火烧一段时间，放入豆腐炖至肉熟烂即可。

银鱼豆芽

原料：银鱼20克，黄豆芽300克，鲜豌豆50克，胡萝卜丝50克。

调料：精盐、植物油各适量。

做法：将银鱼焯水、沥干；豌豆煮熟。在炒锅加底油，油热后把葱花爆香，然后放入黄豆芽、银鱼及胡萝卜丝翻炒。略炒后加入煮熟的豌豆，再炒一会儿即可。也可调成糖醋味。

香菇烩豆腐

原料：豆腐1块，猪瘦肉100克，香菇2朵，葱3棵，大蒜1粒。

调料：酱油1大匙，澄粉1大匙，胡椒粉、香麻油各少许。

做法：将香菇泡软，切成4小块；大蒜去皮，切成末；葱洗净、切成段。将猪瘦肉放入碗中加入一半酱油，抓拌并腌5分钟。将豆腐洗净，切成四方块，再横切一半，切成薄片，蘸裹澄粉备用。在锅中倒入1大匙油烧热，放入豆腐煎至双面焦黄，盛起。在锅中再倒1大匙油烧热，爆香大蒜，加入猪瘦肉炒熟，放入香菇炒匀，再加入煎好的豆腐、酱油和1杯水，焖煮10分钟至汤汁快收干时，加入葱段，并用澄粉和胡椒粉勾芡，滴上香麻油即可。

奶汁烩生菜

原料：生菜250克，西兰花200克，牛奶100毫升。

调料：植物油、精盐、澄粉、味精、上汤各适量。

做法：把生菜、西兰花切成小块。在炒锅中放入油，待油烧热后，倒入切好的菜。加入精盐、上汤等调味，盛盘即可，把西兰花放在中央。把牛奶放在锅中煮，加一些上汤，用精盐、澄粉及味精调味，熬成稠汁，浇在菜上即可。

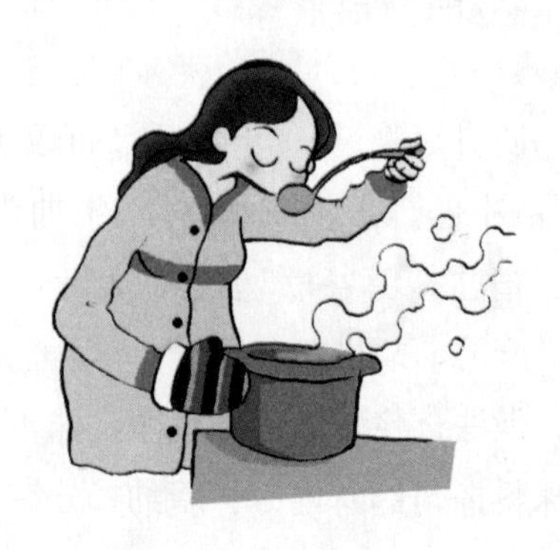

附录

宝宝在妈妈体内的9个月中要不断地生长、发育，宝宝的营养从哪里来呢？大家都能想象，一定是依靠妈妈身体中的营养物质。另一方面，妈妈怀孕，身体的负担加重，也需要足够的营养供给。因此，准妈妈一定要使自己的身体里有足够的、为宝宝和自己所需要的一切营养物质。在宝宝生长发育的各个时期，准妈妈对能量和各种营养素的需求也是不断变化着的。另外，准妈妈孕期要多注意运动。孕期适度运动，对准妈妈和胎儿都有好处。

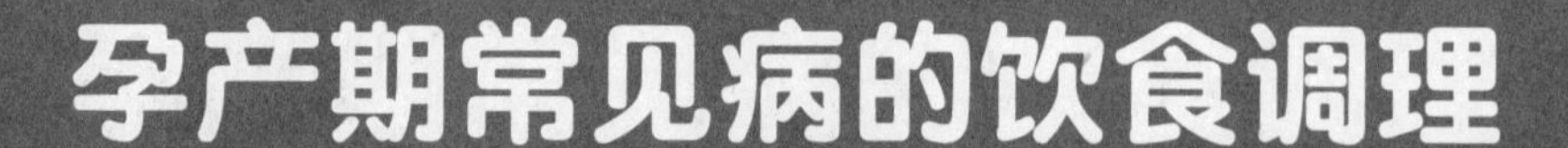

孕产期常见病的饮食调理

每个妈妈都希望在孕期里，自己和宝宝都能平平安安的。但是有些准妈妈要比别人多一些禁忌，这不仅对自己的健康有好处，还能够最大限度地保证宝宝的健康。本节着重介绍了孕期各种异常情况及常见病的各种食疗方法，为准妈妈和胎儿的健康护航。

孕期贫血

孕期贫血的发病原因

孕期贫血是孕期常见的营养缺乏病之一。由于准妈妈血容量增加了约40%，超过红细胞增加的幅度，致使血液相对稀释，血中血红蛋白的浓度下降，从而出现生理性贫血。孕期贫血以缺铁性贫血最为常见。铁和叶酸是形成红细胞的重要物质，准妈妈在孕期对铁的需求比孕前增加近4倍，准妈妈如果长时间铁摄入不足就极易发生缺铁性贫血。若准妈妈在怀孕前就患有贫血或有影响铁吸收及有慢性失血的疾病，则会让准妈妈与胎儿更易发生缺铁性贫血。

孕期贫血的危害

孕期贫血不但影响母体健康，而且直接影响胎儿的生长发育和出生后的神经行为以及智力水平。贫血可使准妈妈发生妊娠高血压综合征，增加孕期的危险性。更重要的是，血细胞具有携氧能力，贫血的直接后果就是准妈妈的血细胞携氧能力降低，从而导致胎儿的宫内缺氧，进而造成分娩低体重儿。由于胎儿先天铁储备不足，出生后很快就发生营养性贫血，也会导致智力水平下降。

预防孕期贫血的食物

我国推荐准妈妈每日铁的摄入量为28毫克。动物类食品的血红素铁吸收更好，因此膳食中铁的良好来源为动物肝脏、动物的血、畜禽肉类、鱼类，尤其是红色瘦肉、绿色蔬菜是补充叶酸的良好食物来源。对于孕前就有贫血的人，建议准妈妈在怀孕4个月以后可补充硫酸亚铁0.3克，每日1次，配合用维生素C吸收更好，以预防缺铁性贫血；同时建议怀孕4个月以后准妈妈每日补充叶酸5毫克，预防巨幼红细胞性贫血。此外，要及时治疗慢性失血，如痔疮、牙龈出血、钩虫病等。如有慢性消化不良，要及时治疗，促进营养物质吸收。

鲜蘑汆小丸

原料：猪肉泥150克，鲜蘑菇50克，菜心100克，鸡蛋清30克。

调料：葱姜汁、绍酒、精盐、味精、胡椒粉、麻油、淀粉各适量。

做法：菜心洗净；蘑菇洗净切成片；猪肉泥加葱姜汁、绍酒、精盐、味精、鸡蛋清、淀粉搅上劲。锅置火上，放水烧沸，挤入肉丸子汆熟，放入菜心、蘑菇片，烧沸至熟，加入精盐、味精、胡椒粉、麻油，起锅装碗即成。

香菇合

原料：香菇50克，瘦猪肉150克，鸡汤90克，火腿25克，鸡蛋40克。

调料：姜3克，淀粉25克，酱油、葱、精盐、熟猪油各少许。

做法：温水泡好香菇，捞出摊开压平。猪肉、火腿、葱均切成碎末，鸡蛋打散，放入淀粉、酱油、精盐一起拌匀，作成肉馅待用。将香菇摊开，把调好的肉馅摊在香菇片上，另用一片香菇夹起来，制成香菇合，平放在盘子上，上屉蒸15分钟取出。将剩下的酱油、精盐、鸡汤调成汁，浇在香菇合上即成。

孕期贫血食疗粥

人参粥

人参末15克，冰糖少量，粳米100克煮粥。可治疗贫血。

菠菜粥

先将菠菜放入沸水中烫数分钟后，切碎；放入煮好的粳米粥煮沸。防治贫血有一定效果。

芝麻粥

黑芝麻30克，炒熟研末，同粳米100克，煮粥食之。准妈妈常食，能辅助治疗妊娠贫血。

甜浆粥

用鲜豆浆与粳米100克煮粥，熟后加冰糖少许。可辅助治疗贫血。

牛奶粥

粳米100克煮粥，将熟时加入鲜牛奶约200毫升。可辅助防治孕期贫血。

鸡汁粥

先将母鸡煮汤汁，取汤汁适量与粳米100克煮粥。准妈妈常食，可辅助防治贫血症。

香菇红枣粥

水发香菇20克，红枣20枚，鸡肉150克，加姜末、葱末、精盐、料酒、糖隔水蒸熟。可辅助治疗孕期贫血。

大枣粥

大枣10枚，粳米100克，煮粥。常食，防治孕期贫血。

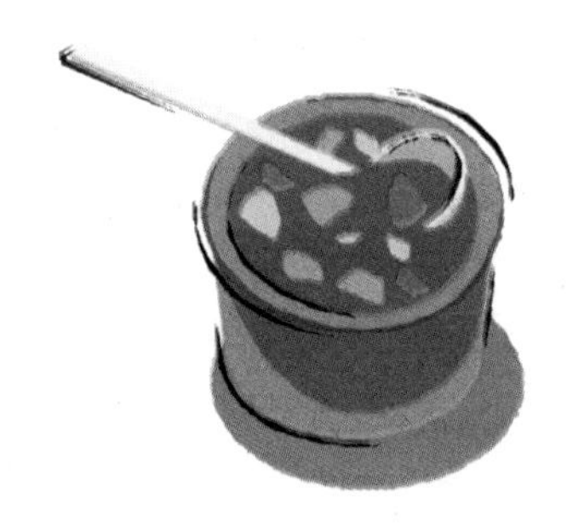

孕期便秘

孕期便秘的原因

便秘，俗称大便干燥。一般来说，大便间隔超过48小时，粪便干燥，引起排便困难就称为便秘。孕期胃肠蠕动减慢，胎儿逐渐增大，膨大的子宫压迫小肠，使其难以蠕动，准妈妈就容易发生肠胀气或者便秘。产褥期女性经常卧床休息，也容易导致排便不畅。

孕期便秘的饮食疗法

1．选择含纤维多的食物。如各种制作较粗糙的粮食，如糙米、麦、玉米；各种蔬菜，如豆芽、韭菜、油菜、茼蒿、芹菜、荠菜、蘑菇等等；各种水果，如草莓、梅子、苹果、梨、无花果、甜瓜。

2．多饮水。晨起空腹喝1杯淡盐水，对防治便秘非常有效。

3．多吃些富含维生素B_1的食物，如粗粮、豆类、瘦肉等。可以促进胃肠蠕动。

4．适当食用莴笋、萝卜、豆类等产气食物，刺激肠道蠕动，利于排便。

5．适量增加运动，尤其锻炼腹肌力量，或增加提肛运动，既增加产力又防治便秘。

6．选择含水分多的食物。如鲜牛奶、自己制作的鲜果汁等。

孕期便秘的危害

便秘时，排便用劲增大，有可能导致流产、早产和痔疮。

三色毛豆仁

原料：猪绞肉、毛豆仁各100克，胡萝卜150克。

调料：酱油、淀粉、黑胡椒粉、精盐、香麻油各适量。

做法：毛豆仁洗净，放入滚水中汆烫，捞出、泡冷水，沥干待凉。胡萝卜切丁，放入滚水中汆烫，捞出；猪绞肉放入碗中加腌料抓拌均匀备用。锅中倒入2大匙油烧热，放入猪绞肉大火炒匀，加入1小匙水将肉炒散，再加入胡萝卜丁、毛豆仁一起翻炒数下，加入调料调匀即可。

金栗鳕鱼丁

原料：鳕鱼肉、玉米粒各200克，松子仁30克，西芹、红萝卜各50克。

调料：酒、精盐、椒粉、生粉、鸡汤、糖、生粉各适量，蒜蓉、姜粒各5克，绍酒3克。

做法：将鳕鱼肉切粒，用调料腌10分钟。西芹、红萝卜切粒，与玉米粒一起放入油精盐滚水中焯八成熟，捞起待用。锅烧热，下油100毫升，放入松子仁用小火炒至金黄色，捞起滤油，再放入鳕鱼肉用大火煎熟，倒起滤油。利用锅中余油10克，放入蒜蓉、姜粒爆香，再加入西芹、红萝卜及玉米，倒入绍酒，倒入芡汁打芡，最后放入鳕鱼肉炒匀上碟，面上撒上松子仁即成。

妊娠高血压综合征

妊娠高血压综合征是一种常见的妊娠并发症。若准妈妈平时血压一直正常，而在妊娠24周后发生高血压，同时有水肿、蛋白尿的，称为妊娠高血压综合征，是产科四大死亡原因之一。其主要表现为高血压、水肿、蛋白尿三大症状，多发生在妊娠晚期，发病原因医学上至今还不十分明确。

妊娠高血压综合征的危害

妊娠高血压可影响准妈妈的健康及胎儿的发育。妊娠高血压主要表现为全身的小动脉痉挛及钠离子储留。小动脉痉挛引起血管管径变窄，血液循环阻力增高，造成高血压征象。由于小动脉痉挛，毛细血管缺氧，使血管壁受损而引起渗透性增加，出现水肿或蛋白尿。脑血管痉挛可引起脑缺氧及水肿，出现头痛、头昏，甚至抽搐昏迷而继发先兆子痫，若不及时处理控制病情，会进一步发展成为子痫。一旦发生子痫，母婴的死亡率均明显升高。严重的妊娠高血压对胎儿的影响很大，由于血管痉挛，使胎盘供血不足，可发生早产、宫内缺氧、宫内发育迟缓、死胎、死产、新生儿窒息和死亡。

临床表现

主要症状：早期：可有水肿，严重者有头痛，尤其是前额痛，是子痫抽搐的先兆。晚期：可有恶心、呕吐、头晕、眼花、视物不清等表现。

易患人群

1．精神过度紧张或受刺激致使中枢神经系统功能紊乱者。

2．寒冷季节或气温变化过大，特别是气压升高时，尤其是秋季。

3．年轻初产妇或高龄初产妇。

4．有慢性高血压、慢性肾炎、糖尿病等病史的准妈妈。

5．营养不良，如贫血、低蛋白血症者。

6．体形矮胖者。

7．宫张力过高（如羊水过多、双胎妊娠、糖尿病巨大儿及葡萄胎等）者。

8．家族中有高血压史，尤其是有重度妊娠高血压综合征史者。

饮食原则

控制能量摄入量

妊娠期间准妈妈的体重增加应控制在10～12千克，尽量少食用或不食用糖果、点心、甜饮料、油炸食品以及含脂肪高的食品。

控制脂肪特别是饱和脂肪的摄入量

脂肪提供的能量不要超过膳食总能量的30%。动物性脂肪为饱和脂肪，应少吃，多吃植物油（不饱和脂肪酸）。

防止蛋白质摄入不足

由蛋白质供给的能量必须达到总能量的15%以上。因此，应多吃禽肉、鱼类和大豆类食物，补充由于妊娠和妊娠高血压综合征所致的血清蛋白质下降。

增加钙、锌、铁的摄入量

补钙有助于降低血压，减少妊娠高血压综合征的发病率，因此应多吃牛奶、大豆及其制品、海产品等含钙丰富的食品。孕期贫血的女性更容易发生妊娠高血压综合征，因此要补充适量的铁，既可预防贫血，也可降低妊娠高血压综合征的发生。

多摄入蔬菜和水果

绿叶蔬菜中含有大量的胡萝卜素、B族维生素、维生素C、钙、镁等。根茎类蔬菜如土豆、红薯等含钾丰富。水果是维生素C和钾的良好来源，因此，应该保证每日摄入蔬菜和水果应在500克以上。

适度控制每日精盐用量

孕期膳食应清淡，少吃精盐、酱油和味精。不要吃腌咸的肉和菜，如咸菜含精盐量高的食品，以减少钠在体内的沉积。控制水肿和高血压，还必须禁用碱或小苏打制作的食物。

妊娠水肿

妊娠水肿，是指女性在怀孕五六个月以后，出现下肢水肿、腹部胀满、腹围增大迅速、体重明显增加、甚至头面及全身皆肿的一种病症。此病若不及时进行治疗，对胎儿的发育有着严重的影响。下肢水肿是由于下腔静脉受增大的子宫压迫、使血液回流受阻引起的。主要症状是准妈妈下肢皮肤紧而发亮，弹性降低，用手指按压后出现凹陷。水肿的程度分轻重，由踝部开始，逐渐向上扩展到小腿、大腿、腹壁、外阴，严重的可蔓延全身，甚至伴有腹水。妊娠水肿症状较轻者，要多休息，睡眠时抬高下肢。饮食中一定要注意控制精盐分和水分的摄入量，以免加重水肿。孕晚期胎儿的营养需求增加，这时需要食用高蛋白食物，以补充血浆的蛋白含量，维持血浆胶体正常的渗透压。

妊娠水肿的饮食调节

多吃冬瓜

冬瓜富含碳水化合物、淀粉、蛋白质、脂肪、胡萝卜素、钙、磷、铁以及多种维生素等，有利尿消肿、解毒化痰、生津止渴等功效，对妊娠水肿及各种原因引起的水肿、肝炎、肾炎、支气管炎的食疗效果很好。取鲜冬瓜500克，活鲤鱼1条，加水煮成冬瓜鲜鱼汤，味道鲜美，可治妊娠水肿。

多吃西瓜

西瓜富含水分、果糖、维生素C、钾精盐、苹果酸、氨基酸、胡萝卜素等多种营养成分，具有清热解毒、利尿消肿的作用。

多吃鸭肉

鸭肉富含蛋白质、脂肪、铁、钾、糖等多种营养素，有清热凉血、祛病健身之功效。青头鸭肉通利小便，常吃可利尿消肿，尤其是妊娠水肿有很好的治疗作用。有慢性肾炎病史的准妈妈常吃，可有效保护肾脏。

多吃猪腰花

猪腰花有滋肾利水的作用，适宜准妈妈偶尔食用以滋补肾脏。但注意一定要将肾上腺割除干净。清洗腰花时，可以看到白色纤维膜内有一个浅褐色腺体，那就是肾上腺。它富含皮质激素和髓质激素。

如果准妈妈误食，皮质激素可使准妈妈体内血钠增高，排水减少而诱发妊娠水肿。髓质激素可促进糖原分解，使心跳加快，诱发妊娠高血压或高血糖等疾患。同时可以出现恶心、呕吐、手足麻木、肌肉无力等症状。因此，吃腰花时，必须割除肾上腺。

多吃荸荠

荸荠又称为地栗，富含淀粉、蛋白质、脂肪、钙、磷、铁、硫胺素、烟酸、胡萝卜素及多种维生素等营养成分，有清心泻火、润肺凉肝、消食化痰、利尿明目之功效。准妈妈常吃荸荠，可防治妊娠水肿、妊娠期间并发的急、慢性肾炎，妊娠合并肝炎等疾患。荸荠加海带适量煮汤，被称为“二仙饮”，可以防治妊娠期间的缺碘、妊娠水肿、妊娠高血压及痔疮便血等症。取荸荠、鲜藕、白萝卜各200克，洗净切片煎水同服，每日一剂，可治疗妊娠水肿。将荸荠榨汁当茶饮，可治咽喉炎、舌炎及声音嘶哑。

妊娠水肿的饮食疗法

茯苓粉粥

茯苓粉15克，稻米50克，红枣7枚（去核），合煮成粥。

鲤鱼赤小豆粥

鲤鱼1尾，去鳞及肚肠，洗净，用水煮熬成白汤，滤汁。再将赤小豆100克煮粥，待赤小豆熟放入鱼汁2～3大匙调匀即可。

冬瓜羊肉汤

冬瓜50克（去皮、籽），瘦羊肉50克（切片），葱、姜、大料、精盐、香油适量。先煮冬瓜，放入佐料，再将羊肉用葱花、香油拌匀，待冬瓜熟时，放入羊肉，煮沸即可。

鲫鱼羹

鲫鱼500克，大蒜1头，胡椒3克，陈皮3克，砂仁3克，葱、精盐各少许。将所有调料放入鱼肚内，煮熟作羹，五味调和。

山药扁豆糕

山药500克，扁豆100克，陈皮丝6克，红枣肉500克。先将山药去皮切成薄片，再将扁豆、枣肉切碎，与陈皮丝和匀，加入淀粉糊少许，分放在小碗中蒸熟后即成碗糕。

鸭汁粥

先煮鸭汤去油，取粳米煮粥，临熟时入鸭汁2～3匙，调匀食用。

鲤鱼汤

鲤鱼1尾（去肚肠，留鳞），加冬瓜300～500克，加葱白、大蒜少许，不加精盐。用水煮烂熟后，滤汤，每日喝1次（300毫升左右）。连饮7天。

黑豆鲤鱼汤

鲤鱼1尾（去鳞及内脏），黑豆50克。先将黑豆放入鱼肚中缝合，用水煮熟至鱼烂豆熟成浓汁，不拘时饮之。

鲤鱼赤豆汤

原料：鲤鱼1尾，赤小豆150克，瘦肉50克，蜜枣2只。

调料：姜3克，精盐、鸡粉、胡椒粉适量。

做法：鲤鱼留鳞去内脏，洗净待用。瘦肉洗净后切大粒，赤小豆洗净待用。将所有材料放入煲内，加入适量清水，用大火煲滚，然后再用小火煲1小时即成。

鲤鱼茯苓汤

原料：鲤鱼1尾，茯苓25克，黑豆50克。

调料：精盐1匙，味精、胡椒粉、姜各适量。

做法：鲤鱼洗净，去腮、鳞后备用。将鲤鱼、茯苓、黑豆加清水放入锅中，煮至鱼肉熟透，加入调料即可。

营养分析：改善妊娠水肿、产后小便不利或身体水肿虚胖等症状。

孕吐

孕吐是怀孕早期征象之一，多发生在怀孕2～3个月期间，轻者即妊娠反应，出现食欲减退、挑食、清晨恶心及轻度呕吐等现象，一般在3～4周后即自行消失，对生活和工作影响不大，不需特殊治疗。少数女性反应严重，呈持续性呕吐，甚至不能进食、进水、伴有上腹饮闷不适，头晕乏力或喜食酸咸之物等，这时称孕吐。

孕吐产生的原因

孕吐的原因主要为绒毛膜促使性腺激素分泌过多，胃酸分泌减少，胃肠蠕动降低，饮食消化吸收减缓而引起反射性呕吐。精神紧张、情绪抑郁、对妊娠恐惧以及神经系统功能不稳定的人尤易发生恶阻。

孕吐的症状

临床上一般分为脾胃虚弱与肝胃不和两种类型，前者可见恶心、呕吐清水、厌食、精神倦怠、嗜睡等症；后者可见恶心、呕吐酸水或苦水、胸胁胀痛、精神抑郁、口苦、烦躁等症。

孕吐的注意事项

1. 保持精神愉快，心情舒畅，切勿情绪大幅度波动，多参加娱乐活动，多听音乐。

2. 可照常参加劳动，但不要过度，要注意休息，每日保证8～9小时睡眠，保持室内空气清新，温度适中。

3. 妊娠初3个月禁止性交；孕末特别是临产前3个星期必须禁房事；妊娠4～8个月间，虽可性交，但要节制，有流产史者，更要节制性生活。

4. 严禁妊娠期抽烟，禁食刺激性食物，调味不宜过咸，多食粗粮。

5. 不可滥用药物治疗。

孕吐的饮食疗法

甘蔗鲜姜汁

鲜姜汁1小匙，甘蔗汁240毫升，调匀，加热温服。本方可以治准妈妈呕吐，饮食难下，具有健胃、下气、止呕之功效。

鲜姜韭菜汁

鲜姜200克，韭菜200克，糖适量。将韭菜、生姜切碎，捣烂取汁，用糖调匀饮汁。本方用于治疗怀孕后恶心呕吐、不思饮食之症，具有温中止呕、行气和中的作用。

鲜姜萝卜汁

鲜姜15克，萝卜籽15克，用水1碗，煮成半碗后服。本方用于妊娠呕吐，具有温中止呕的作用。

生姜茯苓汤

生姜12克，茯苓12克，半夏6克，用水煎服。本方可以治妊娠初期恶心、呕吐。

姜汤

鲜姜30克，糖30克。水煎服。本方主治妊娠呕吐。每日频频饮用，具有良好的止呕作用。

老姜柚皮汤

老姜9克，柚皮18克。姜切成片，和柚皮一起入锅，加1杯水煮，至半杯水的量，取出残渣，等凉后再食用。老姜有止呕作用，柚皮有抑制上逆的功能，故治疗孕吐，颇有功效。但本方稍有刺激性，不可过量服用。

鸡蛋米醋汤

鸡蛋1只，糖50克，米醋100克。加水适量同煮，熟后吃蛋喝汤。

鲤鱼汤

活鲤鱼1条。洗净隔水蒸熟，食之（不可放油精盐等调料）。

鲤鱼粥

活鲤鱼1条，粳米100克。鱼洗净与粳米共煮粥，每日2次服食。

绿豆扁豆汤

绿豆10克，扁豆15克，刀豆15克，生姜5克，煎水代茶。

产后恶露不尽

产妇在分娩后，阴道内会持续地排出一些液体，医学上称之为“恶露”。恶露的主要成分是血液，其中还包含有坏死的蜕膜组织，以及宫腔内的渗出物。正常的恶露有血腥味，无臭味，总量约为500毫升，随着子宫出血量的逐渐减少，恶露的排出也会逐渐减少，大约4周后完全停止。如果超过这段时间仍淋漓不断，则为产后恶露不尽。

恶露不尽的发病原因

中医认为主要是气血运行失常，血淤气滞，或气虚不能摄血，以及阴虚血热，均可导致恶露不尽。或产后感染、子宫收缩恢复不良、胎盘残留宫腔，都可出现恶露不尽的症状。

恶露不尽的饮食疗法

1. 鲜藕适量，去泥洗净，捣烂，用纱布绞汁，每服2匙，一日3次。

2. 乌鸡蛋3个，醋、酒各1杯，三者搅匀，煮成1杯，分2次服完。

3. 鲜芥菜40克，加水煎浓汁饮服。一日3次。

人参蒸乌鸡

原料：乌鸡1只，人参10克。

调料：精盐少许。

做法：将乌鸡宰杀，去毛及内脏，洗净；将人参用温水泡软后切片，装入乌鸡腹内。将乌鸡放入蒸碗内，放适量的精盐和味精，蒸至鸡熟烂时即可。

人参蒸乌鸡

原料：鸡蛋2个，大枣10个。

调料：料酒10克，醋10克。

做法：将大枣洗净、去核；鸡蛋打入汤碗内，加入料酒、醋调匀，再放清水调匀，放入大枣。锅置火上，放入盛蛋液的汤碗，隔水炖20分钟即可。

习惯性流产

妊娠在6个月（不足28周）以内，胎儿尚不具备独立的生存能力就产出，叫做流产。自然流产连续发生3次以上，每次流产往往发生在同一个妊娠月，称为习惯性流产。

习惯性流产的原因

胚胎发育不全

孕卵异常是早期流产的主要原因，在妊娠头两个月的流产中，约有80%是由于精子和卵子有某种缺陷，以致使胚胎发育到一定程度而终止。

内分泌功能失调

受精卵在孕激素作用下，才能在子宫壁上着床，生长发育成胎儿。当体内孕激素分泌不足时，使子宫蜕膜发育不良，从而影响受精卵的发育，容易引起流产。

如果前列腺素增多，会引起子宫肌

肉的频繁收缩，也会导致流产。甲状腺功能降低，可使细胞氧化能力障碍，进而影响胚胎的生长发育而流产。

生殖器官疾病

子宫畸形如双角子宫、纵隔子宫、子宫发育不良。盆腔肿瘤，尤其是黏膜下肌瘤等均可影响胎儿的生长发育而导致流产。子宫内口松弛或宫颈深度裂伤都引起胎膜早破而发生晚期流产。

准妈妈全身性疾病

准妈妈患有流感、伤寒、肺炎等急性传染病，细菌毒素或病毒通过胎盘进入胎儿体内，使胎儿中毒死亡。高热可促进子宫收缩而引起流产。

准妈妈患有重度贫血、心力衰竭、慢性肾炎和高血压等慢性病，可因胎盘梗死及子宫内缺氧而使胎儿残废，而致流产。

外伤

准妈妈的腹部受到外力的撞击、挤压，以及准妈妈跌倒或参加重体力劳动、剧烈体育运动；腹部手术如阑尾炎，或卵巢囊肿手术均可引起子宫收缩而发生流产。

情绪急骤变化

准妈妈的情绪受到重大刺激，过度悲伤，惊吓，可引起体内环境失调，促使子宫收缩引起流产。

胎盘发育不良

胎儿在母体内生长发育，主要通过胎盘将母体的营养物质和氧输送到胎儿，如果胎盘发育不良或出现疾病，胎儿得不到营养物质和氧而停止生长引起流产。

母儿血型不合

准妈妈过去曾接受过输血，或在妊娠过程中产生和血型不合的致凝因子，会使胎儿的体内细胞发生凝集和溶血，从而引起流产。

习惯性流产的饮食疗法

杜仲鸡

制法和服法：乌鸡500克，炒杜仲30克，桑寄生30克。先将乌鸡去毛，将杜仲、桑寄生包好后，放置于鸡腹内，加水至鸡烂熟后，弃去杜仲、桑寄生，再加入少许精盐，即可用服。饮汤食鸡，分2～3次服完。

功效：本方适用于气血不足、肾气亏虚等习惯性流产女性。孕前常服此方可填补元气。孕后服用，可补肝肾，安胎。

菟丝子粥

制法和服法：菟丝子60克，粳米100克，糖适量。将菟丝子捣碎，加水煎取汁去渣，加入粳米煮成粥，粥成时加糖，即可食用。

功效：本方有补虚损、益脾胃、安胎的作用。适用于所有习惯性流产的女性。怀孕前后服用此方，都有补益作用。本方无禁忌。同时还适用于男子不育。

苎麻根糯米粥

制法和服法：苎麻根60克，红枣10

枚，糯米100克。先将苎麻根加水1000毫升，煎煮至500毫升，去渣取汁加入糯米、红枣，共煮成粥，即可服用，随意食之。

功效：本方有清热补虚、止血安胎之功效。适用于怀孕期间、胎动不安、阴道流血、体虚而有热的女性。习惯性流产的女性，怀孕前有“热气”者，也可服用苎麻根糯米粥。但是本方不宜用于脾肾阳虚的准妈妈。

白烧蹄筋

原料：水发猪蹄筋250克，熟火腿80克。

调料：菜心、葱段、生姜、精盐、绍酒、味精、胡椒粉、鸡油、植物油、鲜汤各适量。

做法：蹄筋切成3厘米长段，氽水；火腿切片；菜心洗净焯熟，铺盘底。锅上火放油烧热，投入生姜、葱段爆香捞去，倒入鲜汤、蹄筋、火腿片烧片刻，加入精盐、绍酒、味精、胡椒粉，淋入鸡油，起锅装盘即成。

营养分析：本品富含胶原蛋白，具有健脾益胃、养血安胎的作用，适宜广大准妈妈食用，尤其适用于习惯性流产、孕后食欲缺乏、腰痛或下腹坠胀的准妈妈。

孕期糖尿病

糖尿病是由于胰岛素的相时缺乏或分泌不足而引起的一种慢性代谢紊乱性疾病。胰岛素的主要作用是加速血糖乳化，促进糖原合成，使糖转变成脂肪，使血糖降低。

糖尿病病人因胰岛素分泌相对或绝对减少，血糖的代谢去路受阻，因而使血糖增高。血糖过多时，可经血循环至肾而随尿排出体外，此即为糖尿，故叫“糖尿病”。

孕期糖尿病的发病原因

准妈妈在妊娠期胰岛素需要量增加，加上其他生理变化，若控制不好准妈妈容易发生酸中毒。所以除控制饮食外准妈妈须服用一些医嘱降糖药。

孕期糖尿病的饮食疗法

1．一天摄入的食物总量，不可随意增减。

2．培养定时定量定餐定性的饮食习惯，饥饱适度。

3．食物种类多样化。

4．饮食清淡，避免煎炸，尽量用蒸、煮、炖等烹调方式。

5．食用水果也要慎重，在全天碳水化合物的总量范围内食用，在2次正餐之间作为加餐食用，甚至在病情控制不满意时应停止食用。

6．在用含淀粉高的根茎类食物如土豆、地瓜、芋头、莲藕等做蔬菜时，则全天主食中应减去相应的量。

孕期同步运动

怀孕后，准妈妈的身体要承担起两个人的“工作”，家人开始不让她干任何家务，开始进入全程“戒备”状态。实际上，这样做并不好。孕期适度运动，不仅对准妈妈和胎儿都有好处，而且准妈妈将来分娩时间会较不运动时缩短，并且疼痛也会减轻。

第一周

直立式运动

1．直立，足与肩同宽，胸部略挺，自然呼吸。

2．双脚平行，分开站立。身体重量平分在两脚上，放松双肩，感受耳垂和肩膀之间的空间感，使肩膀非常自然柔软地落在耳垂下方。

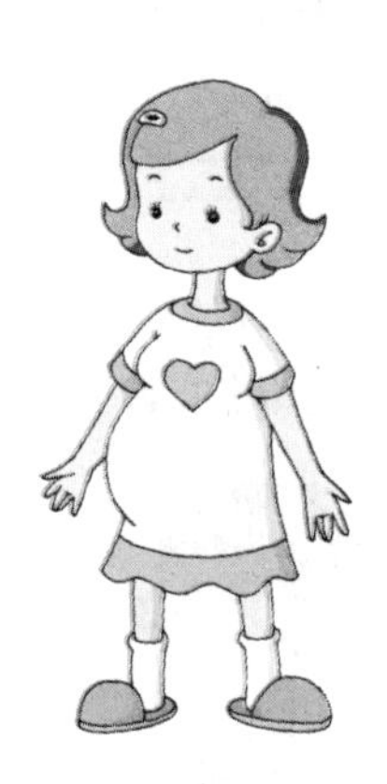

3．侧过身站立，感觉一天的不适和压力都从大脑出来。顺着脊柱和腿，从脚板排除。这个姿势保持的时间越长。身体感觉越平静，注意练习中呼吸要保持平稳。

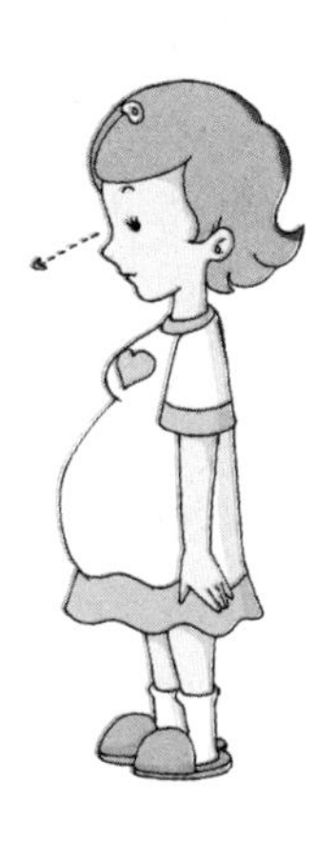

练习过程中眼睛闭上，双膝放松，不要咬紧牙齿，舌头保持柔软平放在口腔底禁食部，不要抵住上颚。

第二周

足部运动与腿部运动

1．直立，足与肩同宽。

2．足部肌肉运动可以借脚趾的弯曲进行，用脚趾夹玩具。

3．左右摆动双脚，可以达到运动足部肌肉的目的。怀孕时因体重增加，往往使腿部和足弓处受到很大的压力，因此，应该随时注意足部的运动，以增强肌肉力量，维持身体平衡。

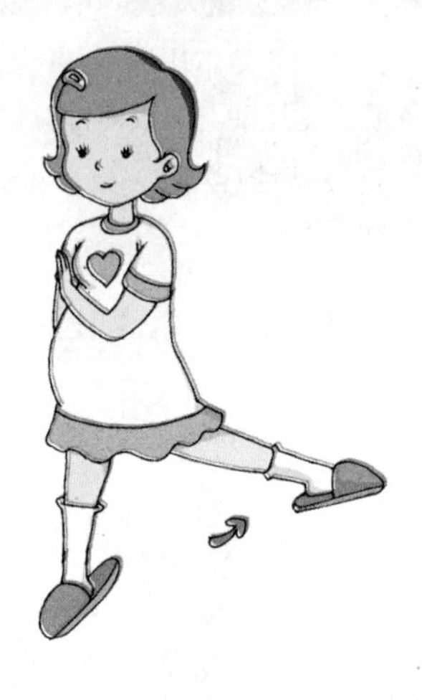

4．腿部运动，站在地上，以手轻扶椅背。左脚做360度旋转，双腿交替做360度旋转，重复做5～6次。这种运动可以增强骨盆肌肉的力量和会阴部肌肉的弹性。

第三周

脊椎伸展运动

仰卧，双膝弯曲。双手抱住膝关节下缘。头向前伸贴近胸口，使脊柱、背部及臂部肌肉成弓形，然后再放松。

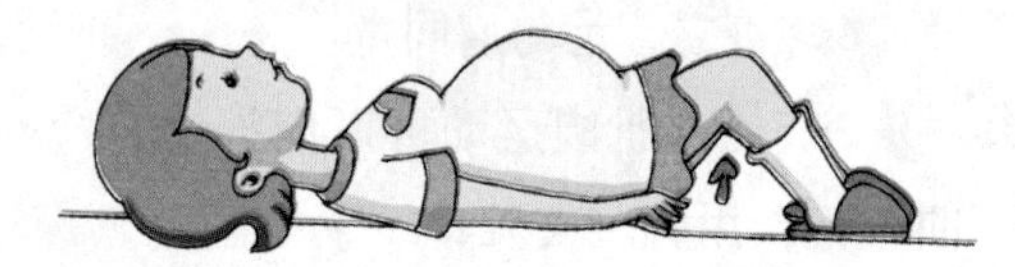

第四周

娃式运动

1．屈膝跪立，两膝分开至恰当舒适的宽度。

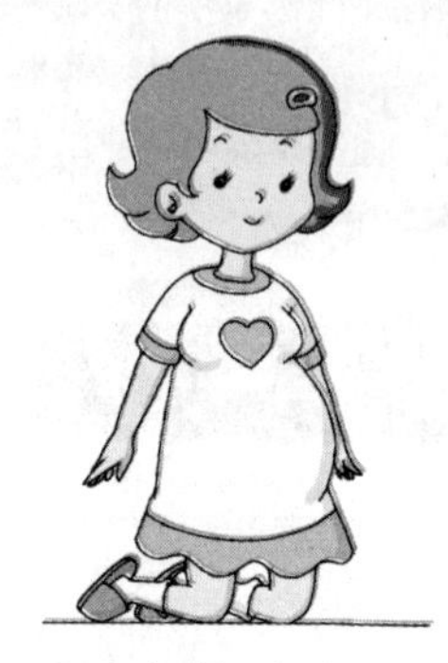

2．双脚大拇指放在两腿内侧并相互接触，双手撑在两膝之间的地面上。

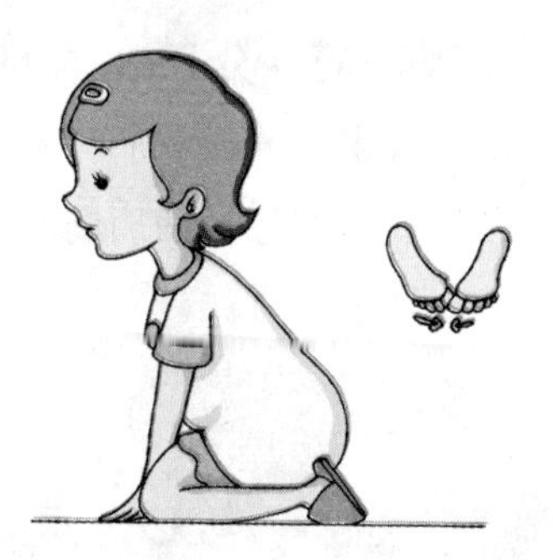

3．吸气并抬升胸骨，保持脊椎直立，呼气时手向前伸直。

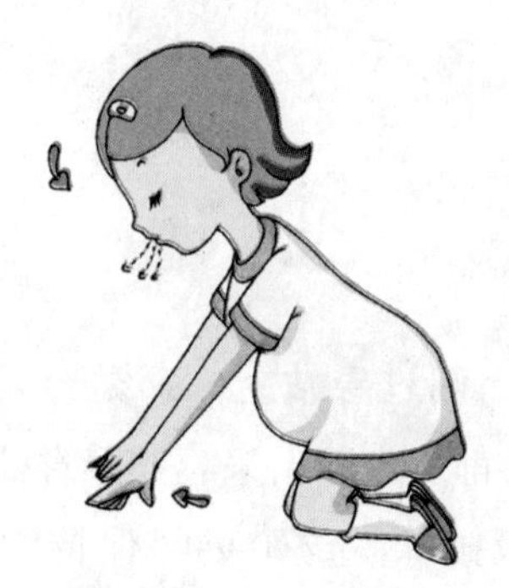

第五周

收臀提肛运动

1．坐在椅子上，上肢置扶手上，上身与椅背紧贴，双足垫起20厘米。

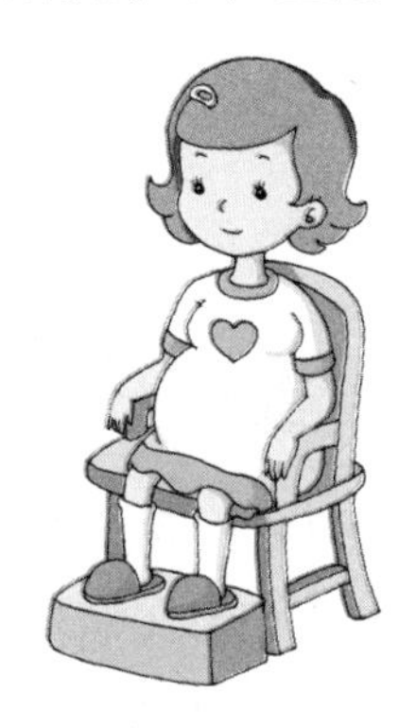

2．左下肢伸直，足尖上翘，然后恢复至预备动作。

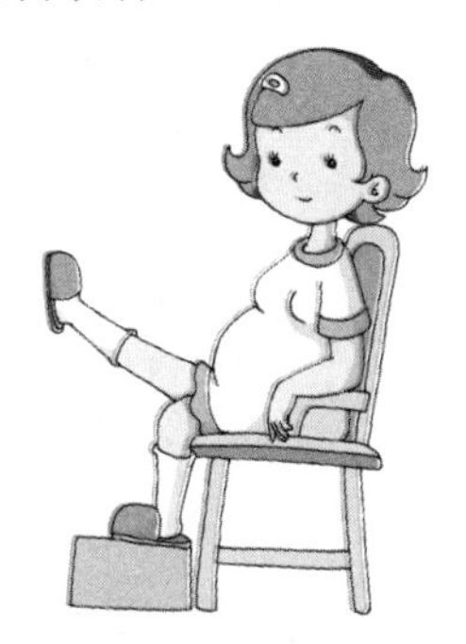

3．右下肢伸直，足尖上翘。

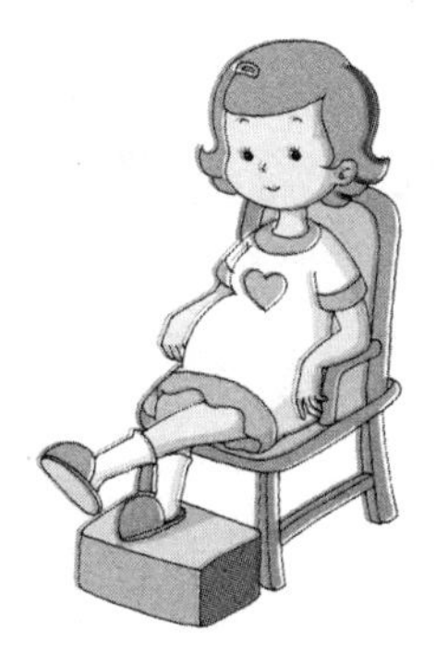

4．恢复至预备动作，收臀提肛缩。

第六周

扭腰运动

1．双手叉腰，足与肩同宽，胸部略挺，自然呼吸。

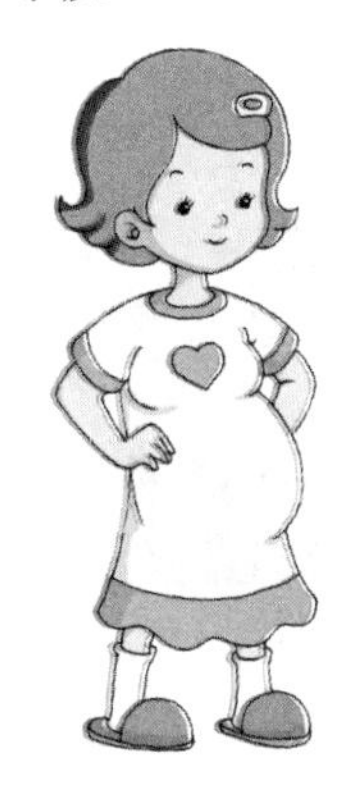

2．腰部向右侧转动90度。

3．恢复原位后，腰部向左侧转动90度。

4．腰部向右侧转动90度，双手握空拳，手心向前、挺胸，上肢向背部伸展。

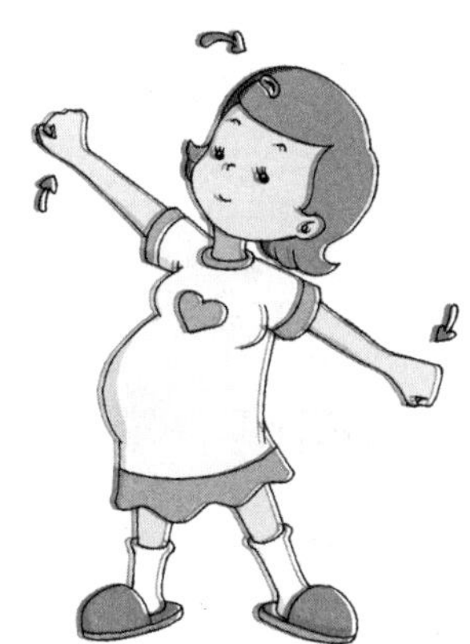

5．腰部向左侧转动90度，双手握空拳，手心向前、挺胸，上肢向背部伸展。

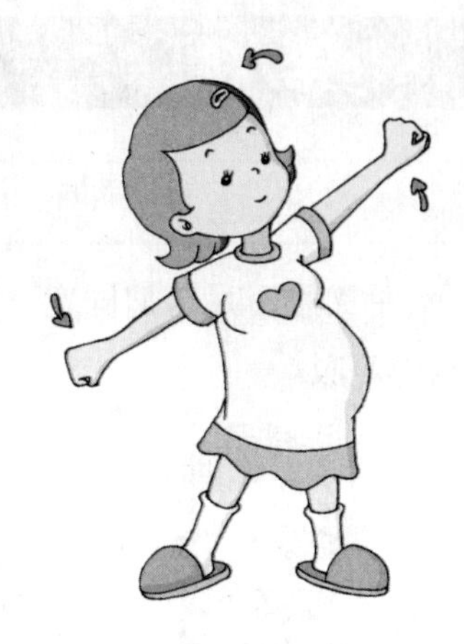

第七周

送胯运动

1．直立，足与肩同宽，胸部略挺，自然呼吸。

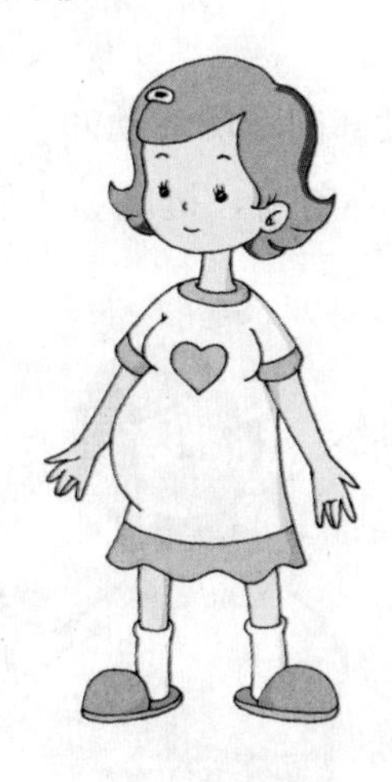

2．上肢向背部伸展，右手握左手。

3．身体自然向左后方扭转45度，左足尖向上翘起，右下肢伸直。

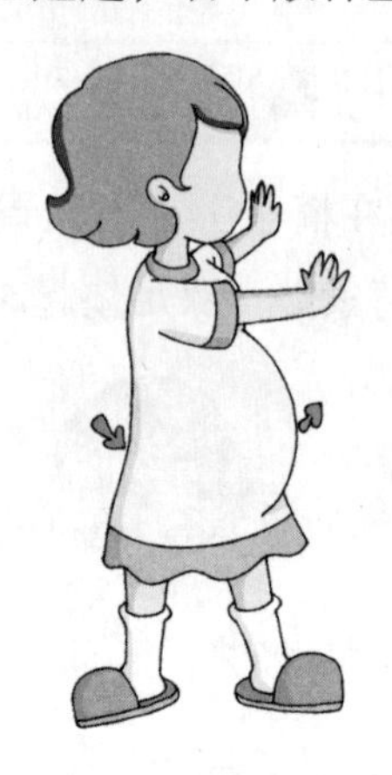

4．身体自然向右后方扭转45度，右足尖向上翘起，左下肢伸直。恢复至预备姿势，重复上述动作。

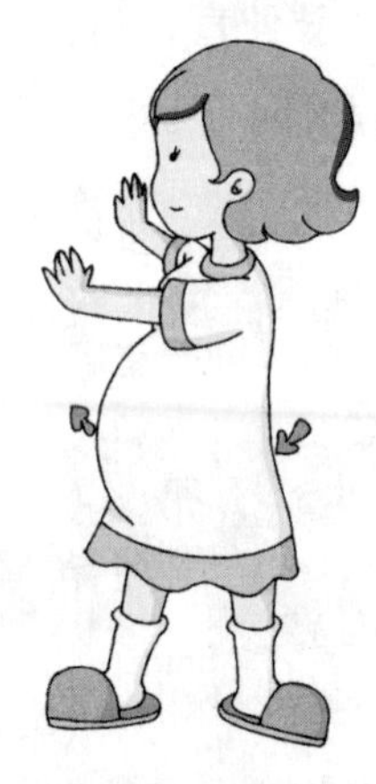

5．恢复至预备姿势。

第八周

全身运动

1．足与肩同宽，挺胸收腹，上肢自然下垂，全身放松。

2．两上肢抬起，与肩平行，手心向下。

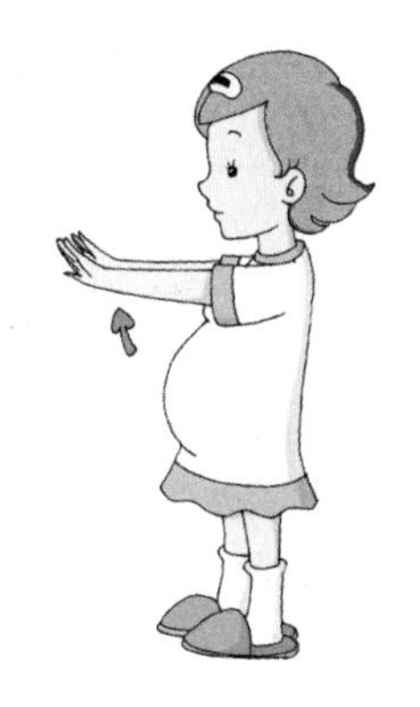

3．左上肢上扬45度，右上肢下压45度。同时腰部向右下方弯曲45度。

4．右上肢上扬45度，左上肢下压45度，然后恢复到预备姿势。

第九周

下肢运动

1．两足与肩同宽，双手自然下垂，全身放松，自然呼吸。

2．两上肢向前伸展，手心由内向下，下肢伸直。

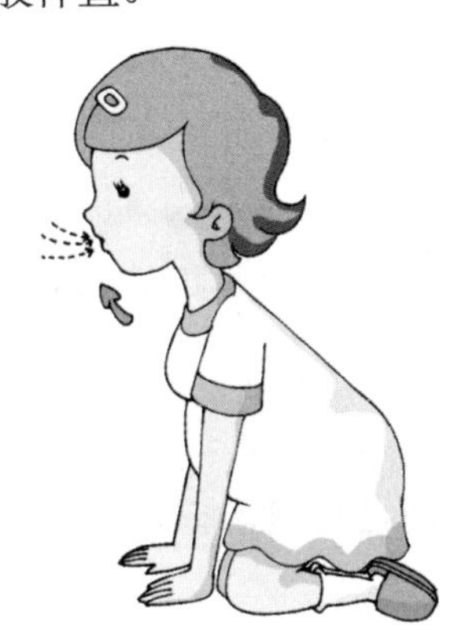

3．下肢屈曲下蹲。恢复到预备姿势，重复上述动作。

第十周

盘腿运动

1．脚心相对而坐，双手握住双脚，尽量拉向身体。

2．身体相左轻轻摇摆。

3．脚心相对而坐，双手握住双脚，尽量拉向身体。

4．吸气伸展脊背，呼气时身体前倾。如果大腿内侧肌肉疼痛，可以稍稍放松，刚开始时不要太勉强。

5．双手置于膝上深呼吸，呼气时下身放松，如此反复训练，可提高身体的柔软性。

第十一周

分腿运动

1．背靠墙壁，双腿合拢而坐。

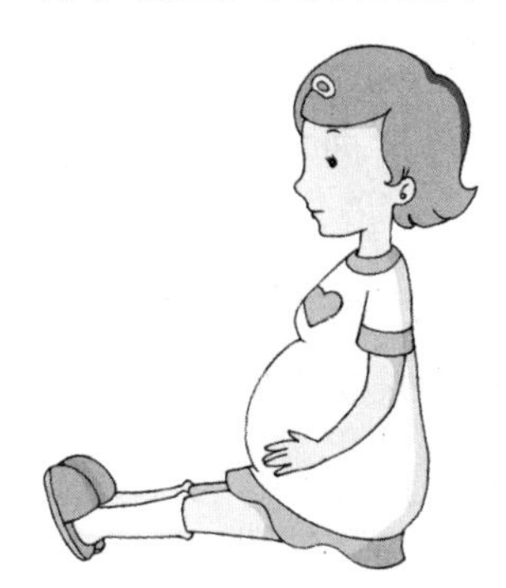

2．两腿渐渐分开，这属于扩展骨盆、放松骨盆底肌肉群的体操。

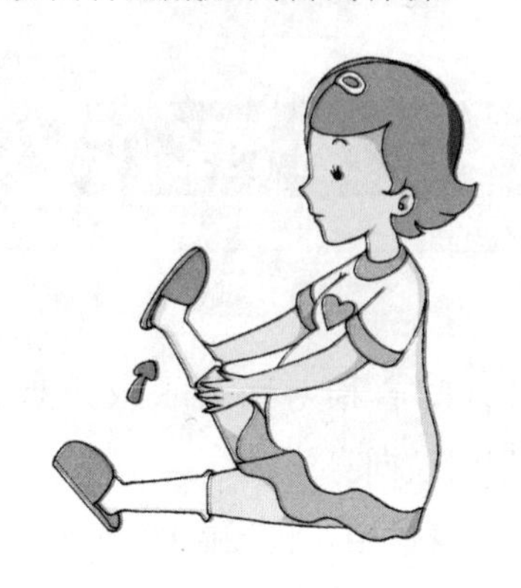

3．两腿向外分，注意，腿弯处不要离开地板。这种肌肉伸展的疼痛不像针刺痛那样，是可以忍受的，最终目标是分娩时学会忍受产痛。

如果大腿内侧肌肉疼痛，可以一边按摩一边伸腿，到极点处，深呼吸，保持姿势1～3分钟，呼气时，放松面部、肩部、大腿。

第十二周

左右跨步

1．挺胸收腹，上肢自然下垂，全身放松。

2．右足向右侧横跨一步(与肩同宽)。

3．左足在右足跟右后方跳进一步，如此向右横跨四步，上肢协同下肢横跨步自然摆动。

4．向左横跨四步，动作同上。

第十三周

瑜伽呼吸法

1．仰卧，双脚并拢，双手掌着地。

2．膝伸直，用鼻子吸气，慢慢抬起右脚成垂直状态，鼻子吐气，慢慢放下右脚。左脚做相同动作。

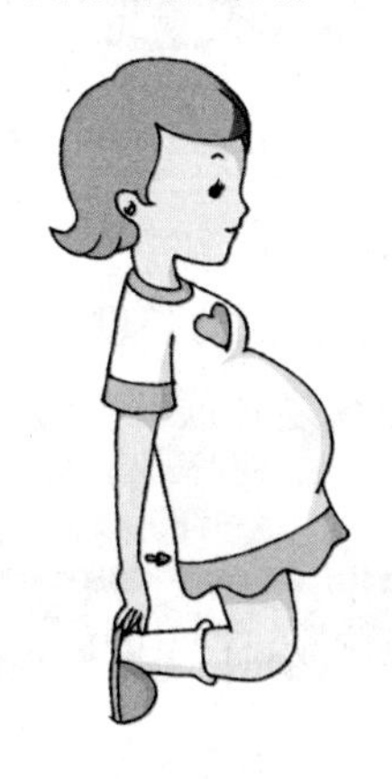

3．鼻子吸气，同时将双手伸直，慢慢地伸到头顶上。

4．鼻子吐气，双手放下，反复上述动作。可净化多血液，强化心肺，适合患支气管炎、气喘的人，增加对感冒的抵抗力。

第十四周

足尖运动

1．两足并拢，脚尖向上，腿和地面呈垂直状态。

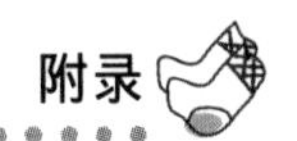

2．也可以坐在椅子上，脚心贴于地板，将脚尖努力上翘，待呼吸一次后，再恢复原状。

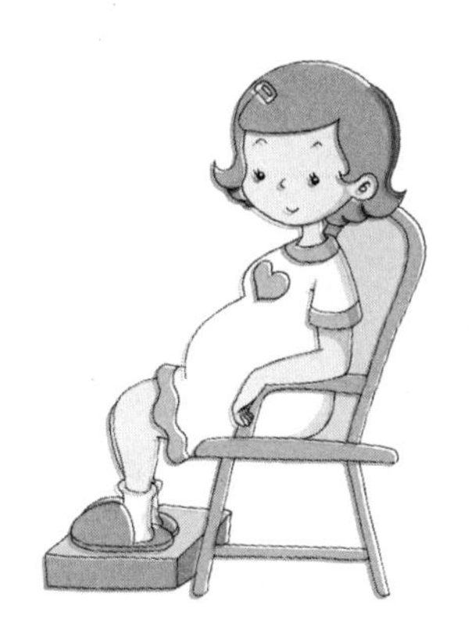

3．把一条腿放于另一条腿上。侧腿的脚踝为支点，上下活动足尖。当足尖向下时，使其与膝盖处于同一直线上。

第十五周

踮脚尖森林式

1．双脚并立，直臂向上合掌，手臂往上伸展。

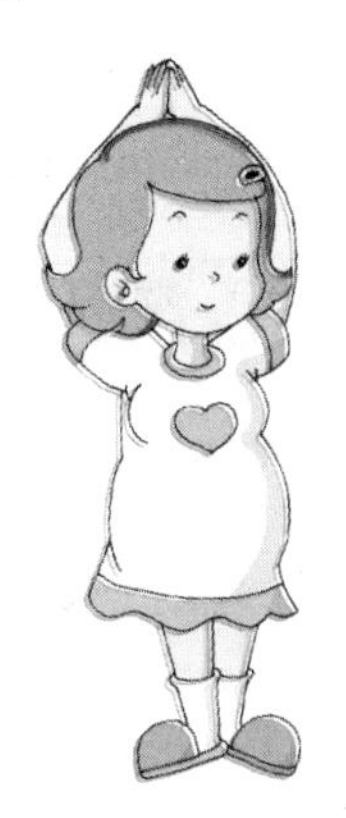

2．脚跟离地，重心在两脚尖上，保持平衡目视前方某一点以平衡身体。

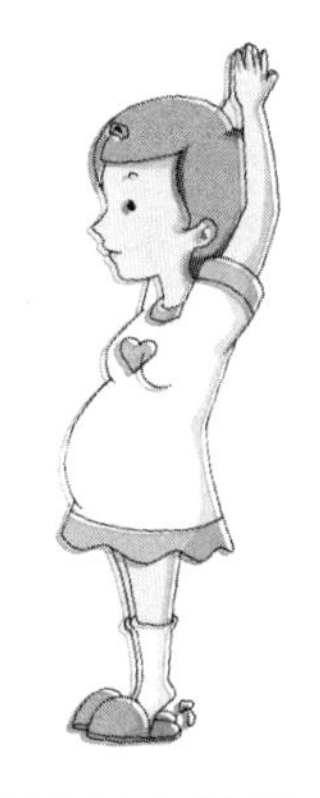

3．慢慢提起右脚把它放在左腿的内侧，越高越好。

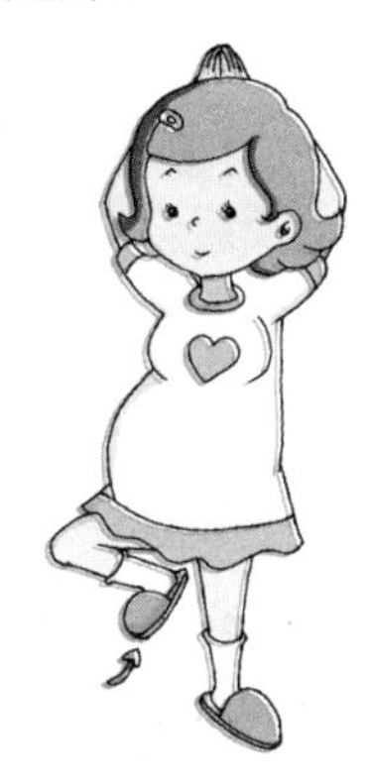

4．慢慢提起左脚把它放在右腿的内侧。随着自信程度的增加，尽可能将两手臂高举过头。

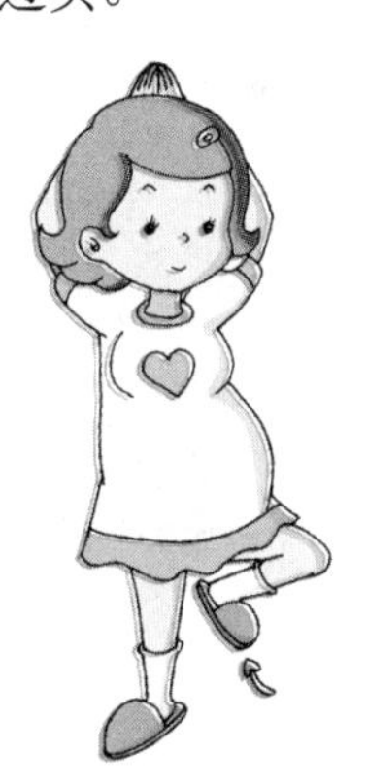

第十六周

上身运动与横屈运动

1．两臂平举至肩部，肘部内屈并轻触肩头。继续上抬肘部，使其与耳朵相接。

2．将整个肘部由后向前旋转。

3．双手在头后交叉，放松呼吸。

4．将上身向一侧弯曲，至肋下肌肉不能伸长时，再回复到原来的姿势，反方向重复上述运动。

第十七周

俯撑弓背运动

1．跪立、两臂前撑体。

2．然后含胸低头、弓背。

3．恢复到预备姿势。

4．再挺胸抬头、塌腰。

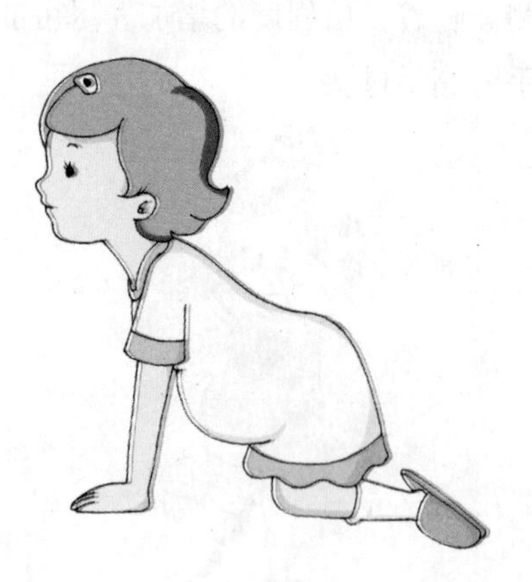

第十八周

仰卧抬臂屈伸腿运动

1．仰卧，两腿伸直平放，然后，两腿屈膝。

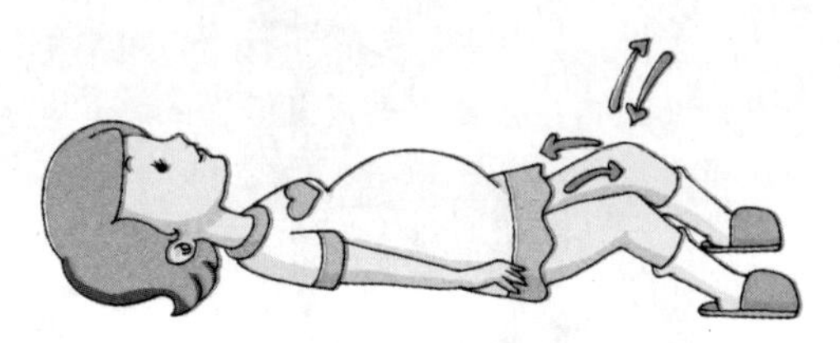

2．再两腿分开，两腿再并拢，最后两腿伸直还原。

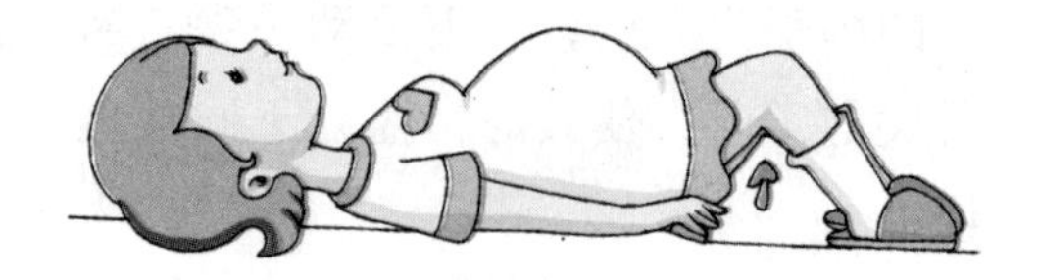

3．仰卧，两腿屈膝，然后挺腹抬臀，稍停顿再还原。

4．右侧卧，两腿伸直。然后左腿上抬，再放下。再左侧卧，两腿伸直。右腿上抬、放下。

第十九周

站立运动

1．手扶椅背站立，然后，右腿向前抬起。

2．还原，再向右侧抬起，还原后，再向后抬起。

3．两脚分开宽于肩站立，两臂侧平举。

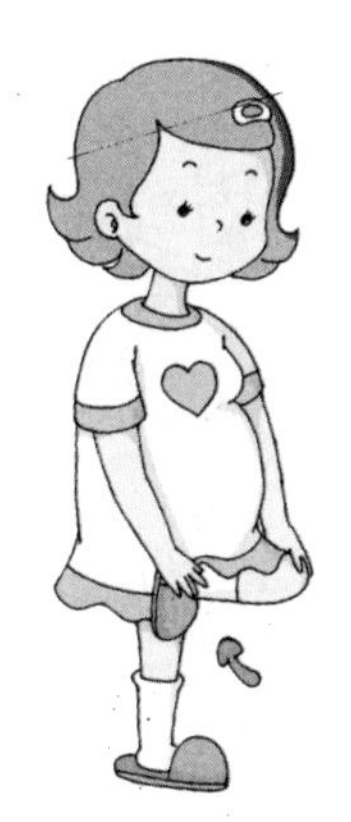

4．再换左腿，向左侧，抬起，还原，再向后抬起。

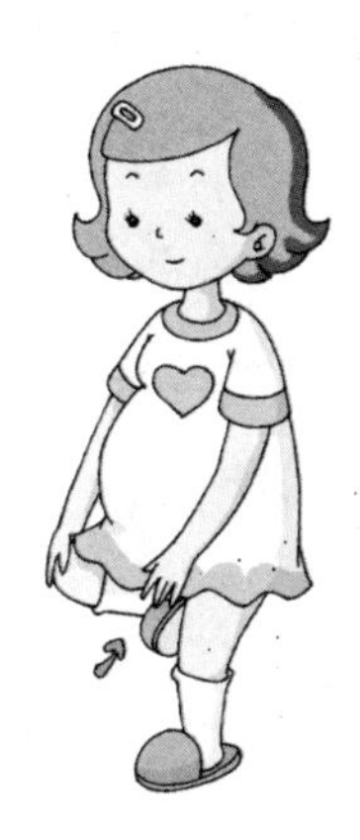

5．腰左侧屈，右臂上抬，左臂体后下伸，再腰右侧屈，左臂上抬，右臂体后下伸。

第二十周

上肢运动

1．双足与肩同宽，全身放松，两手下垂，自然呼吸。

2．上肢向上抬起与肩平行，手心向下。手心向上，上肢向上举起至耳旁。

3．手心向内，两手相握，双上肢与肩平行，手心向下并自然下垂。

第二十一周

立回旋式运动

1．直立，足与肩同宽，胸部略挺，自然呼吸。

2．手心向下，双臂直从身体前方慢慢抬起至与地面平行；呼气2~4秒钟，髋部不动。

3．从腰部扭转，头、臂同时向后转身至最大限度，腿不要弯；吸气2~4秒钟，慢慢还原，保持手臂平伸，不要放下。

4．同上顺序，做另外一边；身体转正还原后，呼气放下手臂；慢慢放下手臂，换边、换臂做。

第二十二周

脚腕运动

1．仰卧，双腿伸直。

2．左右摇摆脚腕10次，左右转动脚腕10次。前后活动脚腕，充分伸展、收缩跟腱10次。

第二十三周

腿部运动

1．两腿交叉向内侧夹紧,紧闭肛门，抬高臀部。

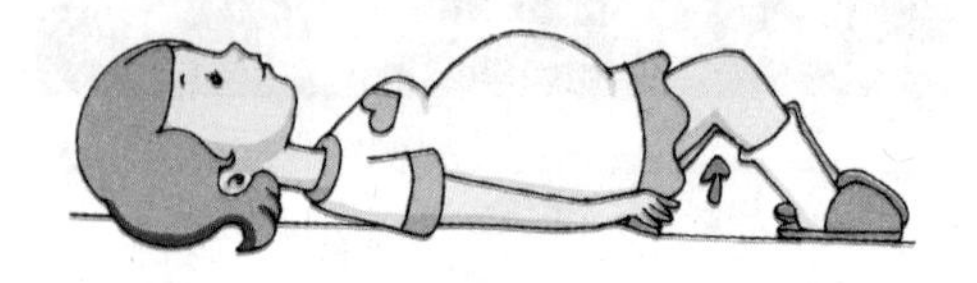

2．把一条腿搭在另一条腿上，然后放下来，重复10次，每抬1次高度增加一些。换另一条腿，重复10次。

3．两腿交叉向内侧夹紧，紧闭肛门，抬高臀部，然后放松。重复10次后，把下面的腿搭到上面的腿上，再重复10次。

第二十四周

骨盆运动

1．双足与肩同宽，全身放松，两手下垂，单膝曲起。

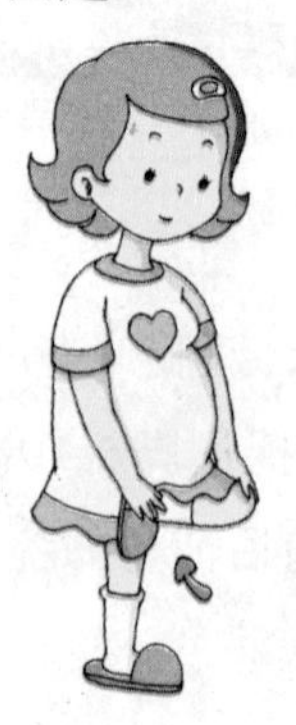

2．膝盖慢慢向外侧放下，左右各10次。坐在椅子上双膝曲起。

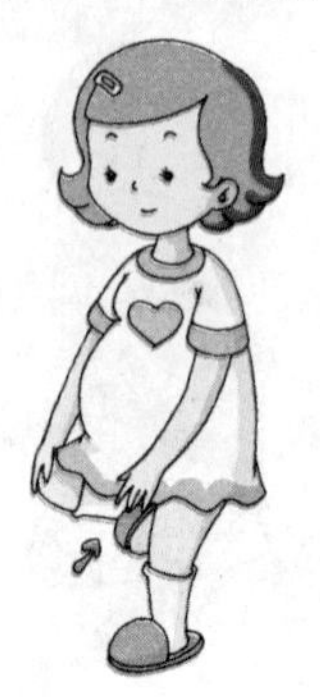

3．左右摇摆至椅边，慢慢放松，左右各10次。

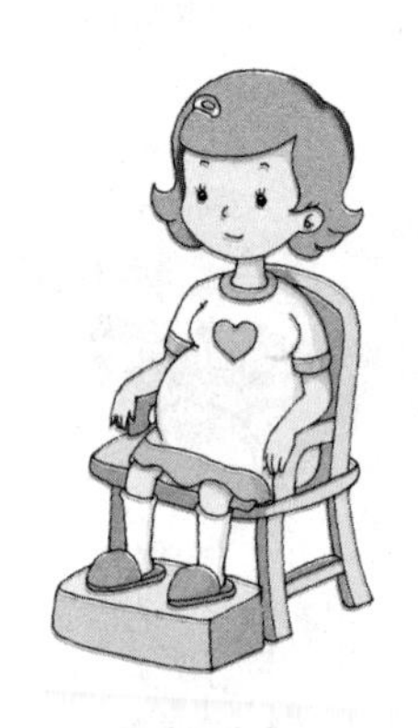

4．笔直坐好，双脚合十，用手拉向身体，双膝上下活动，宛如蝴蝶振翅。吸气伸直脊背，呼气身体稍向前倾，此运动是放松骨盆的关节与肌肉，使其柔韧，利于顺产。

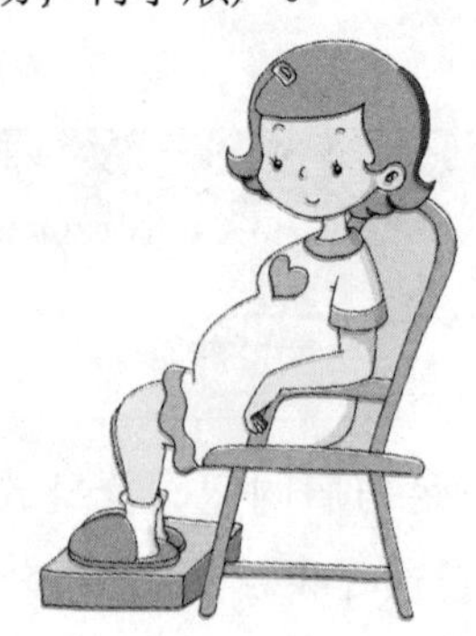

第二十五周

吹蜡式运动

1．仰卧，身体放松。两手自然放于体侧。

2．曲起双膝。

3．将手指立于离嘴30厘米处。把手指视为蜡烛，为吹熄烛焰而用力呼气。

第二十六周

仰卧腿部运动

1．仰卧，两腿伸直平放，眼睛向上看。

2．一条腿向上抬起，抬起的腿要保持伸直的姿势。

3．然后向相反方向移动，使转动过来的腿弯曲，尽量用力拉住，使腿部与地面紧紧贴住。

第二十七周

半鱼式运动

1．仰卧，两腿伸直平放。

2．自然呼吸，屈膝。

3．把右脚放在左侧大腿上。

4．反方向重复上面的动作。

第二十八周

树式运动

1．直立，足与肩同宽，胸部略挺，自然呼吸，目光集中注视身体前方的地面。

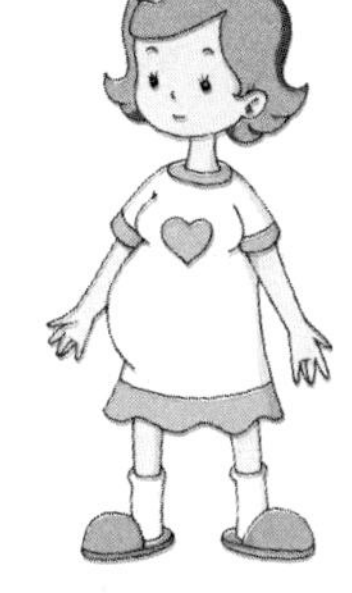

2．抬起右脚，并尽量抬高到左腿内侧，用手帮助把脚放到正确位置，保持平衡。

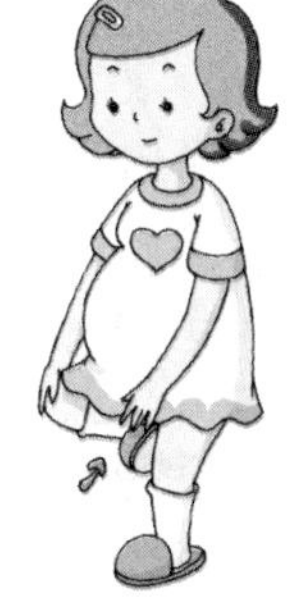

3．反方向抬起左脚，并尽量抬高到右腿内侧，用手帮助把脚放到正确位置，保持平衡。

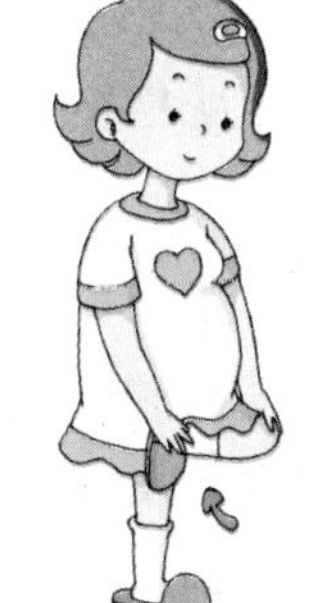

4．右脚要紧压在左腿内侧，不要向下滑动，双手举过头顶。

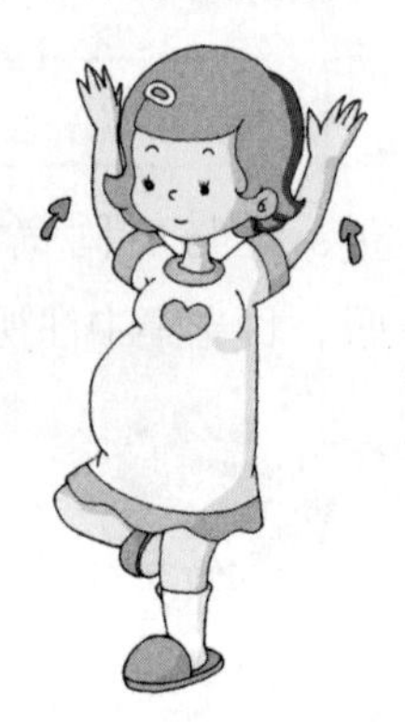

5．左脚要紧压在右腿内侧，不要向下滑动，双手举过头顶。

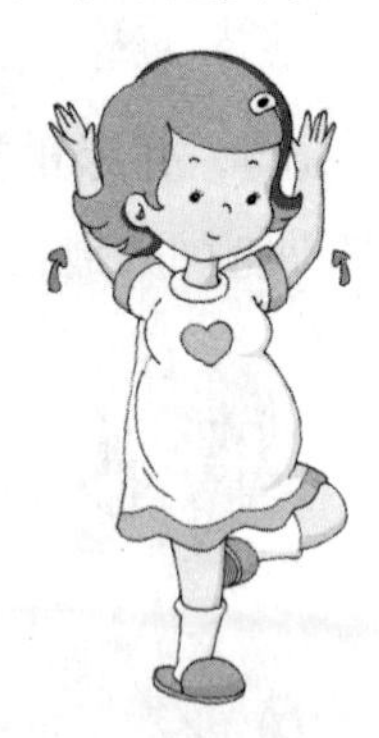

第二十九周

直立运动

1．双脚闭拢站直，两脚大拇指，脚跟和脚踝互相接触，随着腹部的增大。

2．将眼睛闭上，大腿内侧肌肉收紧，这时会觉得臀部肌肉变得有力。进一步收缩臀部肌肉继续收紧大腿内侧肌肉，身体可以前后摆动。

3．身体向左右摆动，想象自己是双脚扎根在土里的植物，不断生长，从土里汲取养分和能量，养分和能量通过腿，经过脊柱到达头，保持这个姿势足够长的时间。

第三十周

双腿高抬运动

1．俯跪地面，用双臂支持地面。

2．右腿向右伸出，举左臂，尽量向前伸直。

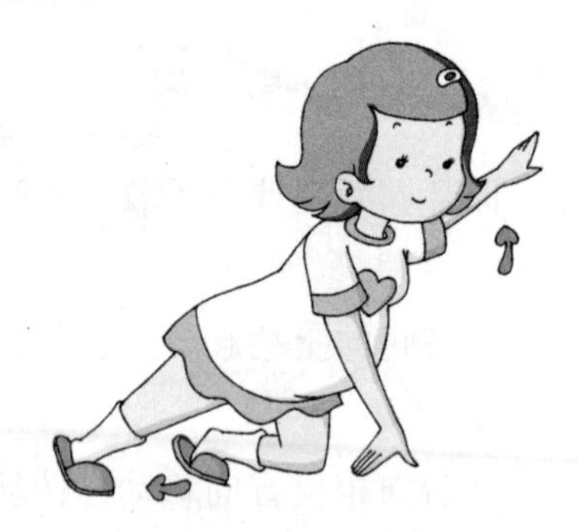

3．恢复预备姿势。

4．左腿向左伸出，举右臂，尽量向前伸直。

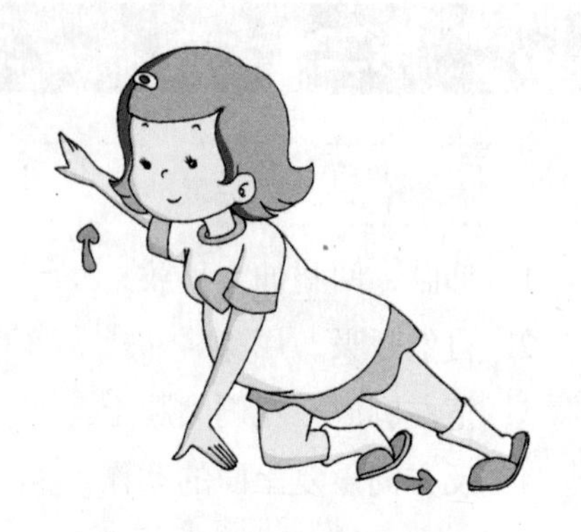

第三十一周

脊椎伸展运动

1．盘腿而坐，挺直腰背，两手腕交叉后用左手抓右臂。再右手抓左臂。腰背也要挺直。

2．在胸前合掌内推，挺胸，放松肩部。

3．此运动也可改为两手同时向外推臂。练习此运动能增进血液循环，强健胸部肌肉，防止乳房下垂，增强臂力。

第三十二周

单腿交换

1．平躺，吸气时双腿并拢。

2．呼气时右腿向斜前方伸出，吸气时收回。

3．呼气同时换左腿。

第三十三周

下蹲练习运动

1．扶椅子下蹲姿势：如果开始时感到完全蹲下有些困难，可以先扶着椅子练习。两脚稍分开，面对一把椅子站好，保持背部挺直，两膝向外分开并且蹲下，用手扶着椅子。如果感到两脚掌完全放平有困难，可以在脚跟下面垫一些比较柔软的物品。起来时，动作要缓慢一些，扶着椅子，否则可能会感到头昏眼花。

2．无支撑的蹲姿：保持背部挺直，两膝向外分开并且下蹲，两脚掌稍外展，保持两脚跟接触地面。

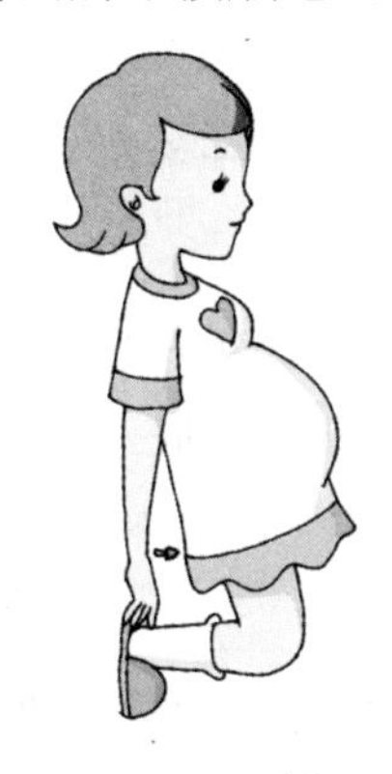

3．用双肘向外稍用力压迫大腿的内侧，借以舒展大腿的肌肉。只要觉得舒适，尽量保持这种姿势时间长一些。

第三十四周

三步蹲功

1．直立，吸气，两手相交于腹前，手心朝上。

2．将身体放低约30厘米，吸气，抬高身体。

3．呼气，将身体放低约60厘米吸气，抬高身体。

4．呼气，将身体放低约90厘米。

5．吸气，抬高身体，放松两手，两腿，放松全身。此运动反复重复3次。

第三十五周

伸展颈部运动

1．直立站姿准备，轻柔地倾斜头部向右侧，使右耳朵舒适地放在右肩之上。

2．换方向练左侧。

3．向前倾斜头部。

4．向后倾斜头部。

第三十六周

分腿前屈运动

1．坐在垫子上，两腿尽量分开，感觉舒适，伸直脚跟。脚趾上翘，把双手放在身体前面的地板上，脊椎不要弯曲，前后摇动身体。手向前移动，保持背部平直，胸部尽量向前。

2．向后伸不要滚动背部以免对腹部造成压力。保持这个姿势一段时间，以感觉舒适为限度，均匀的深呼吸，吸气收回双手。抬头，脊椎直立。

3．恢复自然的坐姿，闭拢双腿并抖动，此运动拉伸大腿内侧肌肉和脊柱，舒展臀部和骨盆部位。

第三十七周

武士式

1．直立站好，两脚尽量分开并保持平行。右脚向外旋转90度，左脚向内旋转45度，右脚跟与左脚背在一条直线上。

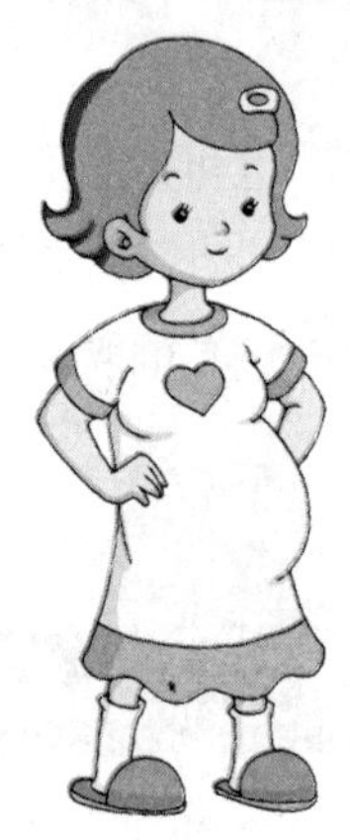

2．身体向右旋转双手放在向上两侧，右侧髋部尽量往后转，带动左侧髋部向前，使得两腿内侧肌肉贴在一起，身体的重量落在双脚上，直视前方。

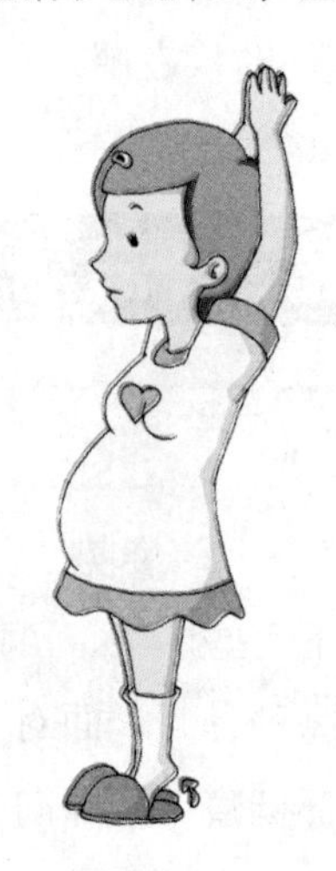

3．右膝向前成弓步，与地面成直角，腹股沟部位尽量与地面靠近，左腿向后伸直。注意不要屏息，检查右膝与脚踝是否同在一条垂直线上。轻轻抬起头，眼睛往上看身体慢慢向后靠，左脚跟不要离开地面，保持这个姿势，以感觉舒适为限度，保持呼吸均匀有节奏。

4．吸气，手臂向两侧打开，手心朝上，然后举过头顶，手心相对，手臂要伸直，肩部要放松。

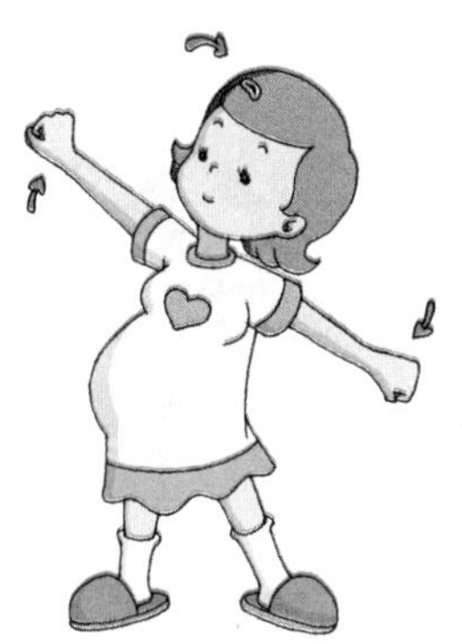

第三十八周

颈部放松练习运动

1．吸气，然后呼气，下颌慢慢放下并尽量靠近胸部。这个动作持续时间与呼气时间相当，然后吸气，慢慢抬起头回复到正常位置。

2．然后伸出右手臂与身体成45度，左耳靠拢左肩。

3．伸开左臂与身体形成45度。呼气，头向右偏，右耳靠近右肩，重复前面的动作。

第三十九周

腿部放松练习运动

1．双腿向前伸直坐下。

2．双手握住右脚并抬到头前，注意不是让鼻子靠近右脚，然后把右脚放在尽量靠近左腿根部的位置。

3．将右脚放在左髋骨的内侧，这样做可以避免把大腿肌肉向内压，并不是每个人都可以做到，但是如果你可以完成，会发觉这个姿势更舒服，然后用手轻柔地将右膝尽量压到地面。

4．握住左脚并将左脚至在右腿根处，保持这个姿势，以感觉舒适为限度。如果你不能将左脚放在右腿根，也可以放在右膝前的地面上。

第四十周

武士闭气运动

平躺深吸两口大气，立即闭口，努力把横膈膜向下压如解大便状。（平时在家练习时不要太过用力）每日早晚各做5～6次。

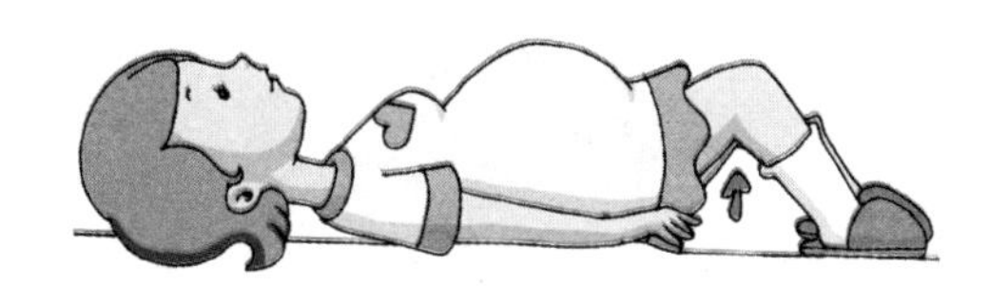